Branko Furst · **Autonomie der Blutbewegung**

BRANKO FURST

Autonomie der Blutbewegung

Ein neuer Blick auf Herz und Kreislauf

salumed
VERLAG

BRANKO FURST, MD, FFARCSI
Professor für Anästhesiologie
Albany Medical College
Albany, NY
USA

First published in English under the title **The Heart and Circulation; An Integrative Model** by Branko Furst, edition: 2

Bibliografische Information der Deutschen Nationalbibliothek
Die Deutsche Nationalbibliothek verzeichnet diese Publikation in der Deutschen Nationalbibliografie; detaillierte bibliografische Daten sind im Internet über http://dnb.d-nb.de abrufbar.

1. Auflage 2020 **ISBN:** 978-3-9289-1433-8

Autor: Prof. Dr. Branko Furst
Lektorat: Dr. Jette Anders, Prof. Dr. Ulrich Meyer
Gestaltung: Nina Polumsky

Printed in Germany (druckhaus köthen GmbH & Co. KG)

Leon Manteuffel-Szoege (1904–1973),
Gisbert Husemann (1907–1997)
und
Otto Wolff (1921–2003)
gewidmet

In dankbarer Anerkennung ihrer wegweisenden Arbeit
an dem hämozentrischen Modell des Kreislaufs

Inhalt

KAPITEL 5

KAPITEL 6

KAPITEL 7

KAPITEL 8

KAPITEL 9

KAPITEL 10

KAPITEL 11

KAPITEL 21

Die Mikrozirkulation

Teil III Der menschliche Kreislauf

KAPITEL 22

Der arterielle Puls

KAPITEL 23

Herzschlag und Atmung – eine Einführung in die funktionelle Chronobiologie

KAPITEL 24

Der Effekt der Schwerkraft und der aufrechten Körperhaltung auf den Kreislauf ... 369

KAPITEL 25

Das integrative Kreislaufmodell – eine Synthese ... 393

Index ... 423

Über den Autor ... 433

Vorwort zur deutschen Ausgabe

Für einen Autor ist es eine Ehre, sein Werk übersetzt zu sehen. Obwohl Englisch heutzutage zweifelsfrei die Lingua franca für den globalen Austausch von Wissen ist, wird jeder, der nach dem Ursprung der in der heutigen Wissenschaft und Medizin als selbstverständlich hingenommenen Ideen sucht, entdecken, dass noch vor wenigen Generationen ambitionierte Forscher sich der deutschen Sprache bemächtigten, um mit den neusten wissenschaftlichen Entwicklungen Schritt zu halten. Es versteht sich von selbst, dass das in diesem Buch vorgestellte Kreislaufmodell ohne das bemerkenswerte Schaffen bekannter zentral-europäischer Physiologen wie u. a. Johannes Müller, Carl Ludwig, Emil du Bois-Reymond, Ernst W. von Brücke, Hermann von Helmholtz und Otto Frank nicht denkbar wäre. Ihre wegweisenden Errungenschaften werden von Physiologen mit Sinn für geschichtliche Zusammenhänge fraglos als Grundpfeiler der modernen Herzphysiologie angesehen.

Das vorliegende Buch hätte jedoch auch nicht geschrieben werden können ohne die Vorarbeit der weniger bekannten, aber nicht weniger fortschrittlichen Denker wie Karl Schmid, Martin Mendelsohn, Kurt von Bergel, Eugen Kolisko, Ferdinand Ježek, Hans Havlicek und Paul Vogler, deren, zu ihrer Zeit, radikal neue Ideen bezüglich der Herz-Kreislauffunktion den vorherrschenden Konzepten widersprachen [1]. Diese deutsche Übersetzung sei ihnen und ihren Nachfolgern gewidmet.

Danksagungen

Den in diesem Buch vorgestellten Konzepten und Ideen liegen viele Jahre der Forschung und klinischen Arbeit zu Grunde. Ohne enge Zusammenarbeit und langjährigen Austausch mit Kollegen aus den verschiedensten wissenschaftlichen Fachbereichen wäre es mir nicht möglich gewesen, diese Monographie zu verfassen, ihnen allen sei hiermit herzlich gedankt.

Wie schon erwähnt gebührt mein Dank den zahlreichen Vorstreitern auf dem Gebiet der hämozentrischen Kreislaufforschung und auch Prof. Dr. med. Johannes W. Rohen für seine bahnbrechende Arbeit über die Funktionsmorphologie des menschlichen Organismus. Mein Besuch bei ihm am Lehrstuhl für Anatomie der Universität Erlangen 2013 hat einen bleibenden Eindruck hinterlassen.

Des Weiteren seien jene Menschen genannt, deren Interesse an meiner Arbeit und kritische Anregungen insbesondere zum Gelingen dieses Projektes beigetragen haben. Prof. Hans-Christoph Kümmell danke ich für seine Begeisterung, Erkenntnisse auf dem Gebiet der integrativen Kardiologie auszutauschen, und Dr. Gunnar Nyberg für die umfangreiche Korrespondenz und seine kritischen Kommentare im Bereich der arteriellen Hämodynamik. Auch gilt mein Dank Prof. Dr. med. Peter Heusser, MME und Ricardo Bartelme, M.D. die wertvolle Hinweise zur Verbesserung des letzten Abschnittes des Manuskripts gaben, wie auch Gopi Krishna Vijaya, PhD und Walter Alexander für anregende Diskussionen sowie Dr. med. Jurij Fürst und Dr. med. Christina van Tellingen, die Teile des Manuskripts kommentierten. Auch den Kollegen aus der Kardiologie

Dr. Dr. med. Andreas Fried, Dr. med. Christof Kaufmann und Dr. med. Christoph Rubens danke ich für ihre rege Anteilnahme. Meine Korrespondenz mit Prof. Dr. med. Matthias Kux aus Wien führte zu wichtigen neuen Erkenntnissen in der Physiologie der Lymphgefäß- und Venensysteme. Für seine unschätzbare Hilfe bei der kritischen Durchsicht und Korrektur des gesamten Manuskripts sei ihm hiermit besonders gedankt!

Dank auch an meine Kollegen von der Abteilung für Anästhesie, Albany Medical College in Albany, NY namentlich Prof. Anthony O'Leary, MBBS, Nibras Bughrara, M. D., Sridhar Musuku, M. D., Sailaja Alapati, M. D. und Philip Hansen, M. D. für ihr Interesse an dem biologischen Modell des Kreislaufs und die daraus resultierenden anregenden Diskussionen. Die langjährige Arbeit in einem Universitätsspital gab mir zahlreiche Gelegenheiten zum Austausch mit Medizinstudenten und angehenden Anästhesisten: Ihre Bereitschaft, Kreislaufphänomene aus einer neuen Perspektive zu betrachten und auch Prof. Dr. Kevin Roberts fortwährende Unterstützung meiner Bemühungen befruchteten diese Arbeit.

Dass eine deutsche Übersetzung in Angriff genommen wurde, verdanke ich der freundschaftlichen Zusammenarbeit mit Dr. med. Armin Husemann. Sein Buch *Die Blutbewegung und das Herz* (2019) ist eine schöne Ergänzung zu dieser Arbeit und unsere Begegnungen sind eine Quelle fortwährender Inspiration.

Allen Mitarbeitern des Salumed Verlags sei ebenfalls herzlich gedankt, v. a. dem Verlagsleiter Prof. Dr. Ulrich Meyer für die Ausführung des gesamten Projekts und Dr. Jette Anders für das sorgfältige Lektorat und die hervorragende Zusammenarbeit. Dank auch an Leonard Irtel von Brenndorff für die fein gestalteten Orginalgrafiken sowie Nina Polumsky für die grafische Gestaltung des Buches.

Die deutsche Ausgabe wäre nicht möglich gewesen ohne großzügige finanzielle Unterstützung. Mein Dank geht an die Christophorus-Stiftung und die Mahle-Stiftung GmbH für die Übernahme der Übersetzungskosten sowie an den Rudolf Steiner-Fonds für wissenschaftliche Forschung e.V. für die Übernahme der Bildlizenzgebühren.
Zu guter Letzt gilt der größte Dank meiner Frau Christina Porkert: Ohne ihre unermüdliche Unterstützung und enorme Hilfe, das Manusskript druckreif zu machen bis hin zum abschließenden Korrekturlesen wäre das Buch schlichtweg nie zur Vollendung gekommen. Ihre herzerfrischende Anteilnahme an meiner Arbeit war das Lebensblut dieses Projekts.

BRANKO FURST

KINDERHOOK, NY, FEBRUAR 2020

Literatur

1 Wolff, O.: Das Herz – ein sekundäres Organ. Beiträge zu einer Erweiterung der Heilkunst 1977; 30 (2). S. 45–55.

Geleitwort I zur deutschen Ausgabe

Dr. Branko Furst hat eine bemerkenswerte Monographie mit dem Titel *Autonomie der Blutbewegung – Ein neuer Blick auf Herz und Kreislauf* (The Heart and Circulation – An Integrative Model) verfasst, die ich mit wachsender Begeisterung gelesen und bei deren Lektüre ich viel gelernt habe. Fast nebenbei hat er, so meint man, die gesamte Literatur der letzten 2000 Jahre zur Herz- und Kreislaufphysiologie und deren Pathophysiologie gelesen und in den einzelnen Kapiteln mit entscheidenden Auszügen dargestellt und kommentiert. Dabei gewinnt man jeweils auch einen tiefen Einblick in Meinungen und Streitthemen der einzelnen Wissenschaftlergenerationen und so entwickelt sich ein sehr lebendiges Bild der Forscherepisoden.

Kernpunkt seiner Abhandlung ist die Abkehr von der kardiozentrischen Betrachtung des Kreislaufs, die das Herz als den Pumpmotor des Blutflusses betrachtet, hin zu einer Sicht der Bedeutung des peripheren Kreislaufs und schließlich des Blutes und darunter der roten Blutkörperchen als ein eigenes und reaktives Organ, das per se in der Lage ist, Blutfluss zu erzeugen und zu regulieren, in Interaktion mit dem Endothel, den Geweben und deren Bedürfnissen.

Folgerichtig hat Dr. Furst seine Hypothese untermauert durch die Beobachtungen am embryonalen Kreislauf sowohl der Säugetiere als auch der Hühnerembyronen und natürlich des Zebrafisches. Dies verfolgt er von den embryonalen Frühphasen bis zur reifen pränatalen Zirkulation, wo auch die Bedeutung des Herzens eher eines regulierenden Widerstands als einer Blutpumpe deutlich wird.

Die Bedeutung des Herzens, der Gefäße und des Blutkomponentensystems wird in zahlreichen Einzelkapiteln eingehend beleuchtet, sowohl hinsichtlich der Morphologie, der Funktionsweise und des Zusammenwirkens mit Nachbarsystemen wie der Respiration, unter Belastung und unter verschiedenen experimentellen Konditionen, als auch bei bestimmten Missbildungen des Kardiovaskulärsystems wie den Vorhofseptumdefekten, arteriovenösen Fisteln, dem singulären Ventrikel und der Fontanzirkulation sowie auch der „Eisenmenger-Reaktion."

Man könnte sich heute vorstellen, manche der Untersuchungen und der Deutungen erneut zu betrachten, da wir heute Bedingungen, auch am Patienten, haben, die manche offenen Fragen der bisherigen Pathophysiologie erklären helfen: Wie von Dr. Furst vermerkt, haben wir heute mit künstlichen Herzpumpen, sogenannten „Ventricular Assist Devices" (VADs), ganz andersartige Kreislaufformen, welche die Hypothese von Dr. Furst bestätigen können. Heute leben manche Patienten schon mehr als 10 Jahre mit solchen Kunstprodukten und mit guter Lebensqualität und guten Funktionen.

Als wir 1998 die erste solche VAD mit Rotationsprinzip, das heißt mit kontinuerlichem Blutfluss, die sogenannte DeBakey Pumpe, einem kranken Menschen implantierten, wussten wir nicht, wie der menschliche Organismus auf einen solchen pulslosen Kreislauf reagieren würde, besonders hinsichtlich seiner sensiblen, z.B. zerebralen Funktionen. Aber nichts Nachteiliges trotz fehlenden Pulses geschah. Heute sind diese Rotations-VADs Routine und werden weltweit bei fortgeschrittenem Herzversagen implantiert zur Überbrückung bis zu einer Transplantation oder, wie wir auch erstmals zeigen konnten, bis zu einer völligen Erholung des Herzens und Explantation des VADs.

Wie die Erscheinungen bei zukünftigen Eingriffen, z. B. der Implantation eines totalen Kunstherzens oder gar bei Versuchen mit einem künstlichen Blutersatz sein könnten, wird sich erst noch zeigen.

In jedem Fall ist die von Herrn Dr. Furst verfolgte Theorie von erheblicher Bedeutung für die moderne Interpretation der Physiologie des Blutkreislaufs und sollte von jedem, der sich mit dieser Physiologie und seiner Pathologie befasst, also Ärzten, Grundlagenphysiologen und auch interessierten Kardiotechnikern, gelesen werden.

Die Lektüre wird für alle ein erheblicher Kenntnisgewinn sein. Herrn Dr. Furst gebührt für diese Monographie großer Dank.

PROF. DR. MED. DR. H.C.MULT. ROLAND HETZER
PROFESSOR EMERITUS FÜR HERZCHIRURGIE
Universitätsmedizin Charité Berlin und Freie Universität Berlin
ehemaliger Ärztlicher Direktor Deutsches Herzzentrum Berlin
ehemaliger Direktor der Klinik für Herz-, Thorax-und Gefäßchirurgie
Deutsches Herzzentrum Berlin

Geleitwort II zur deutschen Ausgabe

Die Physiologie und Pathophysiologie des Herz- und Kreislaufsystems erscheint für den Studenten und Mediziner als sehr klare Struktur und mit gut zu beschreibenden Funktionen. Das Herz wird als Pumpe, die Lunge als Gas-Austausch-System und die Gefäße werden als weitgehend passive Organstrukturen gesehen. In dieser Vorstellung verharrte auch ich bis zum Jahr 2016. In diesem Jahr trafen Wissenschaftler verschiedener medizinischer Richtungen aus der ganzen Welt auf einem Berliner Symposium zusammen. Vorträge, die sonst keinen Eingang in das eigene Wissensgebiet gehabt hätten, weckten das Interesse, so auch der Vortrag von Branko Furst. Seine Darstellung zur Bedeutung des Kreislaufs und die zugrunde liegenden pathophysiologischen Betrachtungen blieben im Gedächtnis. War hier für die Kardiologie der Schlüssel zu finden, um so erstaunliche Resultate wie die negativen Ergebnisse der Schockstudien zu erklären?

Die bereits vor fast 100 Jahren besonders aus deutscher Feder hervorgegangenen alternativen Überlegungen waren in Vergessenheit geraten. *Arbeitet das Herz wie eine Druckpumpe oder wie ein Stoßheber? – Eine neue Herztheorie* lautete der Titel einer Arbeit, die Hans Havlicek 1937 im ersten Heft der neu von der Deutschen Gesellschaft für Kreislaufforschung gegründeten Zeitschrift „Archiv für Kreislaufforschung" [1] veröffentlichte. Er wählte als Erklärung das physikalische Beispiel eines Stoßhebers (hydraulischer Widder, englisch „hydraulic ram"), das 1797 von den Gebrüdern Mongolfier eingeführt worden war, und übertrug diesen Mechanismus auf das Herz in Zeichnungen, die auch heute noch aktuell erscheinen und die Überlegungen von Branko Furst stimulierten.

Das Gefäßsystem wird als Organ mit hoch aktivem Endothel und wichtigen Interaktionen zu den Erythrozyten angesehen, die nicht mehr nur als passive Sauerstoffträger fungieren, sondern aktiv sowohl den mikrovaskulären Gefäßtonus als auch die Sauerstoffversorgung des Gewebes regulieren. Diese Anschauung komplettiert das Gesamtbild des Herz-Kreislauf-Systems als funktionelles Organ, wobei das Herz als Stauorgan (Organ of Impedance) eine sekundäre Rolle spielt.

Mit großer Freude sehe ich, dass dieses Buch in deutscher Sprache erscheint und die „revolutionären" Gedanken von Professor Branko Furst von der Entwicklungsgeschichte über die embryonale Phase des Menschen bis hin zu angeborenen Herzfehlern und klinischen Problemen der Herzinsuffizienz und des kardiogenen Schocks präsentiert, denn so werden die Gedankengänge und Überlegungen noch klarer und verständlicher für die deutschsprachige Community. „Back to the Germans" ist ein geflügeltes Wort in den USA, wenn es darum geht, frühere Überlegungen zu wichtigen und auch neuen aufgeworfenen Fragen in ihrer historischen Dimension zu überprüfen. So freut es mich, dass Branko Furst frühe Belege für seine Überlegungen auch bei Carl Ludwig und seinen Schülern fand und in Zitaten bespricht [2]. Negative Studien zur Therapie des kardiogenen Schocks mit der intraaortalen Ballonpumpe [3,4], aber auch Untersuchungen zur Nutzung des Swan-Ganz-Katheters und zur Revaskularisierung der ischämischen Kardiomyopathie, wie die von O´Connor und Rogers [5], erscheinen in einem anderen

Licht: Die Voraussetzung, um neue und damit erfolgreichere Methoden zur Therapie zu entwickeln. Hierin liegt die große Bedeutung der Überlegungen von Branko Furst.

Dem Buch wünsche ich viel Erfolg, den Beginn spannender Diskussionen und im Sinne der Patienten – viele neue Überlegungen zur Therapie der Herzinsuffizienz und des kardiogenen Schocks. Die Deutsche Gesellschaft für Kardiologie vergibt jährlich als höchste Auszeichnung die Carl-Ludwig-Ehrenmedaille – Professor Branko Furst wäre ein hervorragender Kandidat.

PROF. DR. MED. RAIMUND ERBEL
EMERITUS PROFESSOR, EFAHA, EFESC FASE, EFACC
EUROPEAN CARDIOLOGIST
Institut für Medizinische Informatik, Biometrie und Epidemiologie
Universitätsklinikum Essen

Literatur

1 Havlicek, H.: Arbeitet das Herz wie eine Druckpumpe oder wie ein Stoßheber? Archiv für Kreislaufforschung 1937; 1 (1). S. 188–224.

2 Furst, B.: The Heart: Pressure-Propulsion Pump or Organ of Impedance? Journal of Cardiothoracic and Vascular Anesthesia 2015; 29 (6). S. 1688–1701.

3 Thiele, H. et al.: Intraaortic balloon support for myocardial infarction with cardiogenic shock. New England Journal of Medicine 2012; 367 (14). S. 1287–1296.

4 Thiele, H. et al.: Intra-aortic balloon counterpulsation in acute myocardial infarction complicated by cardiogenic shock (IABP-SHOCK II): final 12 month results of a randomised, open-label trial. The Lancet 2013; 382 (9905). S. 1638–1645.

5 O'Connor, C. M., Rogers, J. G.: Evidence for Overturning the Guidelines in Cardiogenic Shock. New England Journal of Medicine 2012; 367 (14). S. 1349–1350.

Geleitwort I zur englischen Ausgabe

Die traditionellen Modelle des menschlichen Kreislaufs, die auf der Erzeugung eines pulsatilen Flusses in einem gekoppelten viskoelastischen arteriellen System basieren, haben sich stetig weiterentwickelt, seit der Mensch zum ersten Mal die Möglichkeit hatte, die Bewegung des Blutes bei Säugetieren zu beobachten. Diese Modelle sind in der Lage, das Meiste von dem zu erklären und experimentell darzustellen, was wir als Kliniker wahrnehmen, so wie die Newtonsche Physik erklärt, was wir in der physikalischen Welt um uns herum beobachten. Erst wenn jemand, wie Dr. Branko Furst in diesem umfassenden Werk, tiefer in jene Kreislaufphänomene eintaucht, die nicht so einfach erkennbar sind, zeigt sich die Notwendigkeit, die Angemessenheit des Druckantriebsmodells des Kreislaufs in Frage zu stellen. Wir vergleichen die Bemühungen von Dr. Furst hier mit der Anwendung der Quanten- und Stringtheorie zur Erklärung von Phänomenen, die durch die klassische Newtonsche Physik nicht ohne Weiteres erklärbar sind. Es gibt viel Rätselhaftes im menschlichen Kreislauf und in dieser brillanten Publikation hat der Autor unsere Augen für die Notwendigkeit geöffnet, ein einheitliches Modell des menschlichen Kreislaufs zu entwickeln, das alle beobachteten Phänomene erklären kann. Dieses Buch ist ein Muss für jeden, der sich für die Feinheiten des menschlichen Kreislaufs jenseits dessen interessiert, was kausal zu beobachten ist.

JAMES A. DINARDO, M.D., FAAP
PROFESSOR OF ANESTHESIA
Harvard Medical School
Chief, Division of Cardiac Anesthesia
Boston Children's Hospital
Boston, MA, USA

Geleitwort II zur englischen Ausgabe

Das Herz-Kreislauf-System ist kompliziert. Häufig wird es als eine Pumpe (das Herz) dargestellt, die Flüssigkeit in eine Reihe von Leitungen (Blutgefäßen) mit unterschiedlichem Widerstand transportiert. Das Verhältnis zwischen der Pumpleistung und dem Leitungswiderstand bestimmt den Antriebsdruck (mittlerer arterieller Druck), der die Flüssigkeit (Blut) in dem System verteilt. Dieses einfache fluidmechanische Modell ergänzen oder erweitern dann Ideen, die beschreiben, wie die verschiedenen Elemente dieses Systems gesteuert werden. All diese Vorstellungen führen zu dem, was man als kardiozentrische Sicht des Herz-Kreislauf-Systems bezeichnen könnte. Diese kardiozentrische Sichtweise wird durch dramatische Ereignisse wie den Tod bekräftigt, die auftreten, wenn die Pumpe aus irgendeinem Grund stoppt.

In dieser Monographie spricht Branko Furst einige interessante Punkte in Bezug auf die oben skizzierte übertrieben vereinfachte Sichtweise an.

Erstens: Wie viele Pumpen gibt es im Herz-Kreislauf-System? Man könnte behaupten, dass es das Herz selbst gibt und die Skelettmuskelpumpe, die Blut von der Peripherie in den zentralen Kreislauf zurückführt und eine große Menge Blut in Sekundenschnelle verlagern kann. Vielleicht ist eine dritte Pumpe in den großen elastischen Arterien eingebettet, die systolische Energie des Herzens speichert und das Blut über den elastischen Rückstoß antreibt? Sollte es mehr als eine Pumpe geben, wie arbeiten diese dann zusammen, um den Blutfluss zu und von den peripheren Organen zu gewährleisten?

Zweitens: Das Herz gilt weitgehend als eine Pumpe, aber sowohl alte als auch neue Ideen deuten darauf hin, dass die mit der kardialen Ejektion verbundenen Drehbewegungen zu einer Saugwirkung während der Diastole führen. Wie viel trägt diese Saugwirkung zur Füllung des Herzens und zur anschließenden Blutversorgung der Peripherie bei?

Drittens: Das Herz, Blutgefäße und peripheres Gewebe enthalten sensorische Nervenenden, welche die Herz-Kreislauf-Funktion beeinflussen. Gibt es, so wie es ein sogenanntes enterisches Nervensystem gibt, auch ein kardiovaskuläres Nervensystem?

Viertens: Zusätzlich zu diesen Pumpen und dem neuronalen Netzwerk, welches das Herz-Kreislauf-System steuert, existiert eine Vielzahl von lokalen Kontrollmechanismen, die zu zahlreich sind, um in dieser Einführung aufgelistet zu werden. So können beispielsweise Metaboliten, die durch die Kontraktion des Skelettmuskels freigesetzt werden, eine lokale Vasodilatation in einem schwer vorstellbaren Ausmaß (50- bis 100-fach) hervorrufen. Welche Faktoren tragen dazu bei und wie reagiert der Rest des „Systems“ darauf?

Fünftens und zu guter Letzt besteht das Problem der „Herz-Kreislauf-Erkrankungen“. Das traditionelle Verständnis kardiovaskulärer Erkrankungen ist, dass es sich dabei meist um Pumpen- oder Blutgefäßprobleme handelt. Allerdings sind beispielsweise Herzinsuffizienz und Bluthochdruck systemische Krankheiten und eine Vielzahl der oben angedeuteten Feedback-Kontrollmechanismen wurde im Laufe der Zeit kooptiert, um die vorherrschende Auffassung der Pathophysiologie zu bestärken anstatt sie zu korrigieren.

Diese und andere Themen, einschließlich der Frage, woher die Ideen zu den verschiedenen Aspekten des aktuellen Dogmas kamen, diskutiert dieses Buch. So lernen wir die Geschichte des Dogmas, seine Grenzen und eine Vielzahl von neuen Perspektiven kennen, die Studenten, Physiologen und Ärzten helfen werden, das Herz-Kreislauf-System nuancierter und funktioneller zu überdenken. Wie für jedes gute wissenschaftliche und medizinische Denken ist es letztendlich wichtiger, die richtige Frage zu stellen, als nur die aktuellen Ideen zu meistern, und dieses Buch steckt voller Fragen und Ideen, welche die Leser zu ihren eigenen Fragen führen werden.

MICHAEL J. JOYNER, M.D.
PROFESSOR OF ANESTHESIOLOGY
Distinguished Mayo Investigator
Mayo Clinic
Rochester, MN, USA

Geleitwort III zur englischen Ausgabe

Trotz bemerkenswerter Fortschritte in der medizinischen Behandlung in den letzten zehn Jahren sind die Morbidität und Mortalität bei Herzinsuffizienz immer noch hoch: 70 %-80 % der Patienten sterben innerhalb von acht Jahren. Paradoxerweise bleibt es bei dieser hohen Prävalenz der Herzinsuffizienz, da mehr Patienten Myokardinfarkte überleben und weniger an tödlichen Arrhythmien sterben. Die traditionellen biologischen Modelle, die zum Verständnis der kardiovaskulären Funktion bei Herzinsuffizienz Anwendung finden, sind inkonsistent und behindern die Entwicklung neuer und effektiverer Therapien. Einige dieser Defizite sind möglicherweise auf Ungenauigkeiten bei der Modellierung der Struktur und Physiologie des Herz-Kreislauf-Systems zurückzuführen. Insbesondere die Architektur und die Funktion der Herzkammern, welche die hocheffiziente umfassende Tätigkeit des normalen Herzens aufrechterhalten, bleiben umstritten und unvollständig charakterisiert.

In diesem Kontext werden Leser die vorliegende Monographie *The Heart and Circulation – An Integrative Model (Autonomie der Blutbewegung – Ein neuer Blick auf Herz und Kreislauf)* hoch interessant finden. Die Kapitel sind gut geschrieben und umfassen wichtiges Material, das bisher in Fragmenten im Druck erschienen ist, aber noch nie zuvor so prägnant und meisterhaft zusammengestellt und präsentiert wurde. Nach sorgfältiger Betrachtung verschiedener Standpunkte stellt der Autor eine einheitliche Theorie über die Form und Funktion des embryonalen und des ausgereiften Herzens vor. Die Inhalte liefern ein überzeugendes Argument dafür, dass die Herzkammern Druck erzeugen, aber der Druck nicht unbedingt als Antriebskraft wirkt. Vielmehr deuten die Fakten darauf hin, dass das Herz ein Stauorgan ist (was Wirbelströmungsphänomene bestätigen) – ein Konzept, das es seit über einem Jahrhundert gibt, aber nur sehr wenige haben gewagt, es aufzugreifen.

Der Autor und die Herausgeber sind zu beglückwünschen, dass sie diese sehr zeitgemäße und willkommene Arbeit zur Verfügung stellen, die mit ihrer universellen prädiktiven Gültigkeit die traditionellen Grundsätze der Herz-Kreislauf-Physiologie in Frage stellt.

PARTHO P. SENGUPTA, M.D., DM, FACC, FASE
PROFESSOR OF MEDICINE
Chief, Division of Cardiology
Director of Cardiac Imaging
Chair of Cardiac Innovation
WVU Heart & Vascular Institute
West Virginia University School of Medicine
Morgantown, WV, USA

Einleitung zur Erstauflage

Mitte des 19. Jahrhunderts fand eine lebhafte Debatte zwischen den „Cartesianern", die das Herz als alleinige Quelle des Blutantriebs betrachteten, und den sogenannten „Vitalisten" statt, die der Meinung waren, dass periphere Faktoren eine gleichwertige, wenn nicht vorrangige Rolle bei der Kontrolle des Herzzeitvolumens spielten.

Die Einführung des extrakorporalen Kreislaufs in die klinische Praxis in den 1950er Jahren, als sich das Herz zumindest vorübergehend durch eine mechanische Pumpe ersetzen ließ, brachte eine (scheinbar) praktische Bestätigung und bedeutete für viele den letztendlichen Sieg des Druckantriebsmodells über die vitalistischen Theorien der Vergangenheit. Der Ausdruck „Das Herz ist eine Pumpe" wurde Teil des „kollektiven Unterbewusstseins", der sich so tief einprägte, dass sich Generationen von Ärzten immer noch nicht bewusst sind, dass die Frage nach den Energiequellen für die Blutbewegung noch lange nicht beantwortet ist.

Gelegentlich taucht das Problem in seiner elementaren Form erneut auf, wie beispielsweise in der fortwährenden Debatte in der physiologischen Fachliteratur, wo die Frage „Was treibt den Kreislauf an?" Thema einer regen Kontroverse ist zwischen Vertretern der linksventrikulären Druckantriebsfunktion und jenen, die zusätzlich periphere Faktoren (des venösen Rückflusses) als die entscheidenden Determinanten bei der Kontrolle des Herzzeitvolumens heranziehen. Es zeigt sich allerdings (wie in diesem Buch behandelt), dass dieser Auseinandersetzung ein eingeschränkter Blickwinkel zugrunde liegt und sich daher keine Lösung finden lässt auf die Frage, welche Faktoren primär das Herzzeitvolumen kontrollieren.

„Das Problem" hat sich zu einem großen Teil in Subspezialitäten verlagert, wie die embryonale kardiovaskuläre Physiologie, Sportphysiologie und pädiatrische Kardiologie, um nur einige zu nennen. Hier stellt z.B. das Verständnis der Pathophysiologie angeborener Herzfehler und der damit verbundenen pulmonalen Hypertonie eine anhaltende Herausforderung dar. Es ist daher nicht überraschend, dass viele Kliniker und Forscher weiter nach umfassenderen Kreislaufmodellen suchen.

Anfang des 20. Jahrhunderts wies der österreichische Philosoph Rudolf Steiner darauf hin, dass das Herz keine Druckantriebspumpe, sondern ein das Blut stauendes Organ sei, das den Fluss also reguliert, aber nicht antreibt. Er legte ferner dar, dass der beste Beweis hierfür im früh-embryonalen Kreislauf zu finden ist, bei dem das klappenlose schlauchförmige Herz offensichtlich nicht als Antriebspumpe agieren kann, aber dennoch ein kräftiger Kreislauf besteht. Trotz gezielter Bemühungen von Forschern, die mit dem Konzept der autonomen Blutbewegung vertraut sind, insbesondere jener des Herzchirurgen Leon Manteuffel-Szoege, mangelte es bisher jedoch an eindeutigen Befunden zur Stützung dieser Theorie.

Dies ist allerdings nicht länger der Fall und es ist Ziel dieses Buches, die Entwicklung der Grundkonzepte der kardiovaskulären Physiologie unter Berücksichtigung bestehender experimenteller und klinischer Daten zu verfolgen und dabei die Ergebnisse nicht an das übliche Druckantriebsmodell anzupassen, sondern die Phänomene „für sich selbst sprechen“ zu lassen.

Im ersten Teil wenden wir uns dem embryonalen Kreislauf zu, bei dem man bisher annahm, dass die peristaltischen Kontraktionen des frühen Embryoherzens die Ursache des Blutantriebs sei. Neuere hämodynamische Befunde und In-vivo-Bildgebungsdaten zeigen dagegen, dass das Blut schneller als die myokardialen peristaltischen Wellen durch das Herz strömt, was das bisherige Verständnis der Wirkweise des Herzens und damit des Blutantriebs in Frage stellt. Morphologische Merkmale, wie das Fehlen von Klappen, die dicke Herzgallerte und der komplexe Prozess der Schleifenbildung, sind hämodynamisch gesehen für die Flussgenerierung von Nachteil und lassen vermuten, dass die rhythmische Kontraktion des Herzens den Blutfluss unterbricht, anstatt ihn anzutreiben. Die Weiterentwicklung vom schlauchförmigen zum gekammerten Myokard mit einem ausgedehnten System ventrikulärer Trabekulationen erhöht den Kontakt zwischen Endokard und Blut und behindert den Fluss durch das Herz zusätzlich. Die Entwicklung der Endokardkissen und Herzklappen kennzeichnet den Übergang vom primären zum sekundären Kreislauf, bei dem der arterielle Hochdruckschenkel des Kreislaufs funktionell vom venösen Niederdruckschenkel geschieden ist. Das Herz trennt somit die beiden Kreisläufe und erzeugt Druck, aber keinen Fluss.

Zusammen mit der emergenten Atmungsfunktion vermittelt das Herz zwischen dem peripheren und zentralen Kreislauf. Es dient als „negative Feedbackschleife“ für den Stoffwechselbedarf der Gewebe, der die Hauptursache für den Blutkreislauf ist. So gesehen ist die Bewegung des Blutes autonom und bildet einen zentralen Bestandteil der bedarfsabhängigen metabolischen Regulation durch die Gewebe. Eine mechanische Behinderung des Flusses löst akute kompensatorische Reaktionen des peripheren Kreislaufs aus, mit negativen Auswirkungen auf die Entwicklung des Herzens, was die primär epigenetische Rolle des Blutflusses in der kardialen Morphogenese bestätigt.

Ein Vergleich der wichtigsten Entwicklungsstadien des Herz-Kreislauf-Systems von Wirbellosen-, Säugetier- und Vogelarten bekräftigt die Gültigkeit dieses Modells. Die vergleichende kardiovaskuläre Physiologie bestätigt, dass die autonome Bewegung sowohl des Blutes als auch der Hämolymphe ubiquitär vorkommt. Mikroskopische und morphologische Merkmale der „offenen“ Kreisläufe bei niederen Wirbeltieren und Wirbellosen zeigen, dass diese primär den Fluss unterstützen und kaum Druck erzeugen. Das Herz, sofern vorhanden, hat die gleiche Funktion wie bei Wirbeltieren, das heißt es agiert als ein den Fluss regulierendes Stauorgan. Herz, Gefäße und rote Blutkörperchen haben einen gemeinsamen mesodermalen Ursprung und lassen sich funktionell als ein einziges Organ betrachten, das zwischen dem formgebenden (ektodermalen) Nervenpol und dem endodermalen Stoffwechselpol vermittelt. Das evolutionäre (biologische) Kreislaufmodell belegt die erstaunliche artspezifische Anpassungsfähigkeit des kardiorespiratorischen Systems beim Übergang vom Wasser zum Land und in die Luft und kann als gemeinsamer Nenner für die umgebungsbedingten Adaptionen gelten.

Der zweite Teil des Buches behandelt die charakteristischen morphologischen und histologischen Merkmale des Myokards, insbesondere in Hinblick auf seine auffälligen Wirbelbildungen. Das Entstehen von Blutwirbeln in den Kammern – bekannt als energieverbrauchende Flüssigkeitsstrukturen – weist darauf hin, dass das Herz den Blutfluss behindert, anstatt ihn voranzutreiben. Spiralförmige Flussmuster und architektonische Bauformen sind kennzeichnend für den gesamten Arterienbaum, insbesondere die Gefäßverzweigungen, und bestätigen den engen Zusammenhang zwischen Form und Funktion. Des Weiteren wird untersucht, wie es historisch zu einer vorrangigen Beachtung der systolischen Aktivität des Myokards und der relativen Missachtung seiner diastolischen Funktion kam. Immer mehr Befunde zeigen, dass das Vorhandensein stabiler intrakardialer diastolischer Flussmuster und ventrikulärer Drehungsmechanismen eine wesentliche Rolle bei der normalen Herzfunktion spielt. Sind diese gestört, entstehen pathologische Zustände.

Anschließend diskutieren wir die Regulierung des Herzzeitvolumens und die Argumente, welche die Befürworter des „linksventrikulären" und des „venösen Rückfluss"-Kreislaufmodells vorbringen. Da sich der gemeinsame Nenner beider Modelle auf das hämodynamische Äquivalent des Ohmschen Gesetzes zurück führen lässt – bei dem die Antriebsquelle klar eine Pumpe ist (d. h. das Herz) – differieren diese scheinbar gegensätzlichen Ansichten nur semantisch, aber nicht inhaltlich. Das Phänomen des Restkreislaufs wird debattiert als Beispiel für die persistierende Bewegung des Blutes, die bis zu mehrere Stunden nach Stillstand des Herzens nachweisbar ist. Auch die Entwicklung des Konzepts des mittleren Kreislaufdrucks, das Kernstück des weit akzeptierten venösen Rückflussmodells von Arthur Guyton, und die methodischen und konzeptionellen Mängel dieses Kreislaufmodells werden kritisch untersucht.

Beachtenswert ist, dass die Einführung der künstlichen Beatmung das einst einheitliche Konzept der Kreislauf- und Atmungsfunktion des Blutes in zwei unterschiedliche Funktionen aufspaltete: die von der thorakalen „Pumpe" angetriebene Atmung einerseits und den von der kardialen „Pumpe", dem Herzen, angetriebenen Kreislauf andererseits. Das Verfahren der künstlichen Beatmung verdeckte zudem ein Urphänomen des Kreislaufs, nämlich die mit der Oxygenierung gleichzeitig erfolgende Beschleunigung des Flusses innerhalb der Lungenkapillaren.

In dem darauffolgenden Abschnitt geben wir einen kurzen historischen Überblick über Modelle der isolierten Herzperfusion und diskutieren die ungewollte Konsequenz der Verschleierung der Staufunktion des Herzens. Das Druckantriebsparadigma a priori voraussetzend, lassen sich die Ereignisse innerhalb des im Modell fehlenden peripheren Kapillarsystems nicht abbilden. Die isolierten Herzpräparationen zeigen darüber hinaus, dass das Herz selbst unter Basalbedingungen paradoxerweise bei *maximaler* Leistung und Effizienz arbeitet, eine Erkenntnis, die bioenergetischen Prinzipien widerspricht. Es wird dargelegt, dass sich das augenscheinlich energetisch und mechanisch widersprüchliche Verhalten des Herzens erklären lässt, wenn man seine Funktion *mechanisch* mit der eines hydraulischen Widders vergleicht. Weitere Mängel des Druckantriebsmodells werden bei der experimentellen und klinischen Anwendung von Herzunterstützungssystemen deutlich, bei denen es regelmäßig zu Abweichungen kommt zwischen dem anhand von mathematischen Modellen berechneten Fluss und der tatsächlichen

Verteilung des Herzzeitvolumens, das dem metabolischen Bedarf der Gewebe entspricht. Die Abkehr vom „permanenten" Kunstherz spricht ebenfalls gegen das vorherrschende Druckantriebsmodell.

Des Weiteren weisen wir darauf hin, dass sich das „Herz-als-Pumpe"-Modell nicht mit der großen Menge widersprechender Daten aus der Sportphysiologie angemessen in Einklang bringen lässt. So entstand das Konzept der Muskelpumpe, um stark erhöhte Blutflüsse zu erklären, welche die theoretische Pumpleistung des Herzens deutlich überschreiten.

In der Literatur finden sich nur inkonsistente Daten, welche die Theorie der Muskelpumpe unterstützen. Erhöhte „Herzzeitvolumina" lassen sich weder der Herztätigkeit noch den kontrahierenden Muskeln zuschreiben. Die extrem gesteigerte Muskeldurchblutung erfolgt vielmehr als Reaktion auf den stark erhöhten metabolischen Bedarf der aktivierten Muskulatur. Eine größere diastolische Compliance, verstärkte systolische Torsion und erhöhte Myokardmasse sowie ein erhöhtes Kammervolumen bei aerober Konditionierung zeigen, dass das Herz als Stauorgan dient, das sich der starken Zunahme des „Herzzeitvolumens" während körperlicher Aktivität *entgegenstellt.*

Eine der überzeugendsten interventionellen Maßnahmen, die gegen das Druckantriebsparadigma spricht, ist die Aortenklemmung, die routinemäßig in der klinischen Aortenchirurgie zur Anwendung kommt und experimentell intensiv an Tiermodellen untersucht ist. Die paradoxe Zunahme des Herzzeitvolumens und die Verringerung des globalen Sauerstoffverbrauchs der Gewebe sowohl distal wie auch proximal der Aortenokklusion sowie eine Vielzahl damit verbundener Phänomene, die mit dem konventionellen Modell erst noch zu erklären wären, werden verständlich, wenn man das Blut als Organ mit autonomer Bewegung betrachtet, das somit einer Gesetzmäßigkeit unterliegt, die keinesfalls mit der einer inerten Flüssigkeit vergleichbar ist.

Ein weiterer Hinweis für die Staufunktion des Herzens sind Phänomene des hyperdynamischen Kreislaufs als Folge von Kurzschlüssen zwischen dem systemischen und dem pulmonalen Kreislauf. Angeborene Herzfehler mit massiver, nicht-restriktiver Verbindung zwischen dem systemischen und dem Lungenkreislauf im Bereich des Herzens oder der großen Gefäße zeigen zahlreiche Gemeinsamkeiten. Unbehandelt führen diese Herzfehler zwangsläufig zu einem erhöhten Widerstand in den Lungenarterien, der sich zur pulmonalen Hypertonie und zu einem bidirektionalen Shunt entwickelt und unweigerlich zum Eisenmenger-Syndrom führt. Die Widersprüchlichkeit dieses Phänomens klärt sich, wenn man die Hämodynamik dieser Zustände mit dem Fetalkreislauf vergleicht. Dieser ist ganz selbstverständlich „parallel" angeordnet mit umfangreichen Verbindungen zwischen Lungen- und systemischem Kreislauf. Der vorwiegend „venöse" Charakter des unausgereiften fetalen Kreislaufs ähnelt dem Niederdruck-Kreislauf von Amphibien, bei denen das Drei-Kammern-Herz noch zur Vermischung von Lungen- und systemischem Kreislauf führt. Mit dem Übergang zur Luftatmung bei der Geburt durchläuft das Herz eine radikale Umgestaltung: Die Verbindung zwischen den Vorhöfen und den großen Gefäßen (Ductus Botalli) schließt sich funktionell und führt zu einer vollständigen Trennung zwischen Lungen- und Körperkreislauf, d. h. zwischen Nieder- und Hochdrucksystem. Wenn die Verbindung zwischen den beiden Kreisläufen fortbesteht, kommt es zu einer starken Beschleunigung der pulmonalen Flussgeschwindigkeit, die weit höher ist als im systemischen Kreislauf. Da die normale „Stau"-Funktion des Herzens nicht mehr gegeben ist, gleicht dies eine starke Erhöhung des pulmonalen Gefäßwiderstandes aus, wodurch der Pulmonalarteriendruck im Endstadium des Eisenmenger-Syndroms fast so hoch wird wie der arterielle Druck im systemischen Kreislauf.

Ein hyperdynamischer Kreislauf mit gestörtem Gleichgewicht zwischen Lungen- und Systemkreislauf ist darüber hinaus auch bei Patienten mit verschieden Arten von arteriovenösen Fisteln zu beobachten, was das grundsätzliche Phänomen bestätigt, dass ein „Kurzschluss" zwischen dem arteriellen und venösen System zu selbstantreibenden, beschleunigten Flüssen mit weitreichenden Auswirkungen führt. Während kleinere Fisteln, eine Reihe spezieller Phänomene aufweisen, wie zum Beispiel die Flussumkehr in den distalen Arterien und die „Arterialisierung" von der aus der Fistel abführenden Vene, resultieren großvolumige Fistelflüsse dagegen in einer High-Output-Herzinsuffizienz oder führen zum Anstieg des Lungengefäßwiderstands und zur pulmonalen Hypertonie. All diese Phänomene zeigen, dass eine „Stauung" des zirkulierenden Blutes notwendig ist, die normalerweise peripher in den Kapillaren und zentral im Herzen erfolgt. Indem das Herz sich gegen den Blutfluss stellt und als „negative Feedbackschleife" dient, erhält es seine Funktion als zentrales Kreislauforgan aufrecht.

Wir treffen auf eine fast diametral gegensätzliche hämodynamische Situation im Fall des hypoplastischen Linksherzsyndroms, einer Gruppe seltener angeborener Herzfehler, die bei Nichtbehandlung unweigerlich zum Tod des Säuglings führen, da der postnatale Verschluss des Ductus arteriosus auch den wichtigsten Zufluss zum Lungenkreislauf unterbricht. Die faszinierende Entwicklung der medizinischen und operativen Behandlung dieser „ductusabhängigen" Erkrankungen wird unter besonderer Berücksichtigung der palliativen Fontan-Operation besprochen, die sich bei den meisten Patienten mit Einkammerherzen als ausgezeichnete Langzeitbehandlung bewährt hat. Beim Fontan-Kreislauf haben wir es mit einem Paradoxon zu tun, bei dem die einzelne, unterfüllte, oft geschwächte Kammer scheinbar die „Antriebskraft" für den Lungen- wie auch den systemischen Kreislauf liefert. Die komplexe Natur des Fontan-Paradoxons wird verständlich, wenn man seine scheinbar widersprüchliche Hämodynamik vor dem Hintergrund des biologischen Kreislaufmodells betrachtet, das diese Monografie vorstellt.

Abschließend fassen wir die Kernpunkte der Entwicklung des Herz-Kreislauf-Systems, die der erste Teil des Buches behandelt, zusammen und stellen sie in den Kontext des ausgereiften Kreislaufs. Die differenzierte Sensibilität des systemischen und Lungenkreislaufs gegenüber Hypoxie lässt sich als Polarität auffassen, bei der das Blut die vermittelnde Rolle spielt. Die roten Blutkörperchen agieren zusammen mit dem Gefäßendothel als „mobile Sensoren" und sind ein Hauptfaktor für die Abstimmung der Atmung mit der Lungenperfusion, regeln aber auch die bedarfsabgestimmte Sauerstoffversorgung der Gewebe. Das Blut versorgt nicht nur die Gewebe mit Sauerstoff und Stoffwechselsubstrat, sondern hat auch einen eigenen metabolischen Bedarf und erfüllt damit als „Flüssigkeitsorgan" eine Doppelfunktion.

Einleitung zur Zweitauflage

Fünf Jahre sind seit der Veröffentlichung der ersten Auflage von *The Heart and Circulation* (Autonomie der Blutbewegung – Ein neuer Blick auf Herz und Kreislauf) vergangen und es ist ermutigend, das wachsende Interesse an dieser Arbeit zu sehen. Als der Salumed Verlag die Möglichkeit einer deutschen Übersetzung eröffnete und wenig später die Anfrage nach einer zweiten Auflage von Springer-Nature kam, war ich gern bereit, die Monografie zu aktualisieren und mit neuem Material zu erweitern, das nun in Teil III des Buches enthalten ist.

Die erste Auflage präsentierte Resultate zu kardiovaskulären Phänomenen aus den verschiedensten Bereichen, unter anderem der Embryologie, der vergleichenden Anatomie, der experimentellen Physiologie und der klinischen Medizin. Die These dieses Buches ist das biologische Kreislaufmodell, demzufolge der Antrieb der Blutbewegung in der Mikrozirkulation liegt und das Herz als regulierendes Stauorgan agiert, das den Blutfluss rhythmisch unterbricht und dadurch den arteriellen Druck aufrecht erhält. Diese Sicht auf Herz und Kreislauf widerspricht klar dem vertrauten Druckantriebsparadigma, welches das Herz als Pumpe begreift; jedoch spricht das verschiedentlich beobachtbare Phänomen der autonomen Blutbewegung für sich selbst und fordert dazu auf, unser bisheriges Verständnis der relevanten Physiologie neu zu evaluieren. An vorderster Front der medizinischen Entwicklungen zu stehen, erfordert Bereitschaft zum Umdenken, vor allem wenn aktuelle Befunde zunehmend in die gleiche Richtung weisen.

In dem Bestreben zu verstehen, warum das gegenwärtige mechanistische Modell der Herzfunktion und des Kreislaufs so unumstößlich ist, wurde zunehmend deutlich, dass auch der Zeitraum vor der Entdeckung des Kreislaufs durch William Harvey näher zu betrachten ist. Die facettenreiche Entwicklung der Ideen über das Herz-Kreislauf-System, die mit dem Fortschritt der Medizin eng verwoben ist, verlief keineswegs linear, sondern recht verschlungen. Ein allgemein bekannter Umschwung erfolgte im 15. und 16. Jahrhundert, als Nikolaus Kopernikus, Galileo Galilei, Johannes Kepler, William Harvey und Zeitgenossen neu entdeckte Naturgesetze in Bezug auf „Maß, Zahl und Gewicht" formulierten und damit das Zeitalter der modernen Wissenschaft einläuteten. Auch wenn die Entdeckungen dieser großartigen Persönlichkeiten sehr beeindruckend sind, dürfen wir aber nicht vergessen, dass sie sich von großen Denkern und Ärzten, die ihnen vorangingen, inspirieren ließen. In der Tat war es die Wiedergeburt oder die *Renaissance* der griechisch-römischen Kultur, die diesen Bewusstseinswandel antrieb und daher zwangsläufig den Charakter ihres Zeitalters aufweist.

Das Werk der Gelehrten der Antike, gemeinhin als *philosophia* (Liebe zur Weisheit) bekannt, fand seinen Höhepunkt in der Logik von Aristoteles und seinem System der Kategorien, das ein einmaliges, intellektuell-empirisches Verfahren für das Verständnis der Welt darstellt. Zum Beispiel war Aristoteles der Ansicht (Physik, Bücher 7 und 8), dass die kreisförmige Bewegung die primäre Bewegungsform im Kosmos und in der lebendigen Natur sei. Sie ist „natürlich und kontinuierlich" im Gegensatz zur linearen Bewegung, die erzwungen und damit „unnatürlich" scheint. Diese wegweisenden Axiome widerlegten René Descartes und Galileo Galilei, die jegliche Bewegung von geraden und kreisförmigen

Komponenten ableiteten. Für Isaac Newton schließlich gab es überhaupt nur mehr geradlinige Bewegung und selbst die kurvenförmige Bewegung setzte er aus differentiell unendlich vielen geradlinigen Komponenten zusammen. Während Aristoteles die Ursache der Planetenbewegung dem „Unbewegten Beweger" und im Fall von selbstbewegenden Organismen einer Entelechie zuschrieb, wurde dies unbeabsichtigterweise von den Vorläufern der modernen Wissenschaft ignoriert. Es erübrigt sich zu erwähnen, dass ein solcher Perspektivenwechsel die Methodik der Wissenschaft radikal veränderte und damit die weitere Entwicklung der Medizin und Biologie weitreichend beeinflusste.

Harveys Entdeckung des Kreislaufs war das Ergebnis aufwendiger Beobachtungen, doch der entscheidende Schritt in dem Prozess war die *Idee*, ein Gedankenexperiment, nämlich dass das vom Herzen pro Zeiteinheit ausgeworfene Blutvolumen nicht in dieser Geschwindigkeit aus dem Stoffwechsel produziert werden könne. Obwohl die Kapillaren erst nach seinem Tod entdeckt wurden, sah Harvey ihre Existenz voraus und verkündete kühn, dass das Blut zirkuliert! Angesichts dieses im Kosmos und in der Natur ubiquitären Phänomens gelangte Harvey, ein überzeugter Aristoteliker, nicht zu der Schlussfolgerung, dass das Herz eine Pumpe sei, sondern befürwortete eine differenziertere Erklärung. Das Konzept der Stoffwechselaktivität voraussagend, schrieb Harvey die Bewegung des Blutes wie auch des Herzens der *inneren Wärme* zu. Für ihn war das Herz vor allem „die primäre Quelle des Lebens und die Sonne des Mikrokosmos" und trotz seiner intensiven Bemühungen, das neu entdeckte Phänomen mit der Lehre einer Physiologie des Lebens zu vereinen, war er machtlos gegenüber der wachsenden Zahl von Cartesianern, die das Herz aus seiner kosmischen Verbindung herauslösten und es funktionell auf eine Druckantriebspumpe reduzierten. Die Entdeckung des mechanischen Wärmeäquivalents durch Julius R. Mayer und J. P. Joule in der Mitte des 19. Jahrhunderts folgte demselben Trend, der schlussendlich in der Formulierung der Gesetze der Thermodynamik kulminierte und damit die Idee eines Perpetuum mobile und analog dazu einer autonomen Bewegung des Blutes endgültig ausschloss. Somit ist Harveys Entdeckung bezeichnend für ein Zeitalter, in dem die Allgemeingültigkeit von Ideen einer quantitativen Methodik der Wissenschaft an Stelle einer qualitativen den Weg bereitete.

Der Fortschritt der modernen Medizin lässt sich zu Recht als Erfolgsgeschichte betrachten, doch die zunehmende Fragmentierung des einst einheitlichen Fachgebiets in immer mehr Subspezialitäten bietet ebenso Anlass zur Sorge. Es besteht die Gefahr, dass in der Fülle von Informationen, Versuchsdaten und Behandlungsprotokollen die menschliche Perspektive übersehen wird oder gar verloren geht. Man kann debattieren, ob dies im Rahmen der modernen Systembiologie und auf verwandten Gebieten der Genommedizin bereits geschieht, in der man lebendige Organismen auf Moleküle, Gene, Zellen und virtuelle Organe reduziert, nur um sie mithilfe datengestützter Computerverfahren auf „Systemebene" wieder zu rekonstruieren. Angesichts dieser Entwicklungen ist John Martins Vorahnung, dass *„die größte Herausforderung der nächsten hundert Jahre in der Biologie vermutlich sein wird, zu verstehen, was einen Menschen zum Menschen macht"* [1], zeitgemäß und zutreffend.

Die Erkenntnis, dass das Herz-Kreislauf-System der Kernpunkt der evolutionären Entwicklung ist [→ Kap. 11], diente als Leitmotiv für weitere Untersuchungen zum menschlichen Kreislauf, die im neuen Teil III des Buches zusammengefasst sind. Mit

Ausnahme kleinerer Ergänzungen und neuer Illustrationen blieb Teil I im Wesentlichen unverändert, während die meisten Kapitel in Teil II überarbeitet wurden. Kapitel 21 ist deutlich erweitert, um jüngste Forschungsergebnisse auf dem Gebiet der Mikrozirkulation zu berücksichtigen. Die wichtige Funktion der endothelialen Glykokalyx für die metabolische Kontrolle der Gewebeperfusion bestätigt in zunehmendem Maße die zentrale Bedeutung der mikrovaskulären Gefäßbetten als gemeinsamer Nenner bei so unterschiedlichen pathophysiologischen Zuständen wie Herzinsuffizienz, Kreislaufproblemen nach einem Herz-Lungen-Bypass und verschiedenen Arten des Schocks. Die direkte Beobachtung der Kapillaren mittels Intravitalmikroskopie ermöglicht es, die normale und pathologische mikrovaskuläre Funktion zu quantifizieren und frühe Anzeichen eines Schocks durch Diskrepanzen zwischen makro- und mikrozirkulatorischen hämodynamischen Parametern zu erkennen. Unter Berücksichtigung dieser Befunde lässt sich das Diktum, dass die Mikrozirkulation „der Motor der Sepsis" ist, auch auf normale, physiologische Zustände anwenden.

Die Haupteigenschaft des Blutes ist Bewegung. Sein gleichmäßiger venöser Fluss wird in den Arterien pulsatil, was den arteriellen Puls als ein ganz individuelles Zeichen zu einem altbewährten Diagnostikum macht. Während die Kunst der Pulsdiagnose in traditionellen Heilmethoden weiterhin eine wichtige Rolle spielt, wurde sie als klinische Fähigkeit größtenteils von quantitativen Methoden verdrängt. Seither hat sich die arterielle Pulsanalyse zu einem effizienten Hilfsmittel in der Diagnose und Prognose von kardiovaskulären Störungen entwickelt. Die Entdeckung, dass das Herz und die Arterien ein resonantes System bilden, ebnete den Weg für eine neue, reproduzierbare Methode in der Untersuchung von Organdysfunktionen, die über die Risikostratifizierung hinausgeht [→ Kapitel 22].

Die Bestrebung, Aristoteles' Idee der kreisförmigen Bewegung als primäre Bewegungsform zu verstehen, lebte durch das Aufkommen der Physik und Biologie offener Systeme zu Beginn des 20. Jahrhunderts erneut auf. Während materielle Prozesse und mechanische Systeme durch den irreversiblen Verbrauch von Energie ein thermodynamisches Gleichgewicht erreichen, verhindert die Selbstorganisation lebender Systeme dies, insofern Lebensprozesse und organismische Bewegungen mit einer kontinuierlichen Anhebung auf eine übergeordnete Organisationsebene einhergehen. Aus dieser Perspektive betrachtet, ist die „natürliche und kontinuierliche" Bewegung des Blutes eine Manifestation des Lebens [→ Kapitel 23].

Der arterielle Puls ist ein dynamisches Phänomen, das sich als einzelnes, wiederkehrendes Ereignis oder aber auch im Rahmen einer Zeitmatrix betrachten lässt und das zum Organismus als Ganzes gehört, mit Frequenzen, die mehrere Größenordnungen umfassen. Die vom Raum unabhängige Dimension der Zeit bietet zudem die Möglichkeit, funktionelle Beziehungen zwischen Herzschlag, Atmung, Wachzustand, Schlaf und einer Reihe anderer zeitbasierter Funktionen zu untersuchen, die einen Organismus in seinen inneren und äußeren Zusammenhängen definieren. Ebenfalls von Bedeutung ist die Erforschung von Rhythmen, eine Domäne des emergenten Fachgebiets der Chronobiologie, die mittels effizienter Analyseverfahren die inhärente Ordnung in scheinbar chaotischen Ereignissen bestätigt. Im Folgenden wird gezeigt, dass die Klassifizierung des Zeitorganismus in Nerven-Sinnes-, Rhythmisches und Stoffwechselsystem, wie in Kapitel 12 erwähnt, ein Tor zum Verständnis der *funktionellen* Dreigliederung der menschlichen Organisation ist [→ Kapitel 23].

Die Effekte der Schwerkraft und des aufrechten Gangs behandelt Kapitel 24. Im Gegensatz zu Vierbeinern und nicht-menschlichen Primaten entwickelten Menschen eine Reihe von einzigartigen neuronalen und humoralen kardiovaskulären Anpassungen, welche die aufrechte Haltung gegenüber der horizontalen nicht nur in Bezug auf den Energieverbrauch, sondern auch aus Sicht der allgemeinen Gesundheit begünstigt. Dies bestätigen sowohl die funktionelle Morphologie als auch verschiedene Studien an Langzeit-bettlägerigen Patienten und an Astronauten unter Bedingungen der Mikrogravitation in einer Raumstation.

Das letzte Kapitel befasst sich mit einem Paradigmenwechsel hinsichtlich der Frage der Kausalität im Herz-Kreislauf-System. Dies illustriert die *Methodik* der Wissenschaft, für welche die „Berliner Schule der Physiologie" als repräsentatives Beispiel genannt ist. Ihre Mitglieder, alles bekannte Forscher des 19. Jahrhunderts, hatten das Ziel, die Physiologie vom Vitalismus als Überbleibsel der Vergangenheit zu befreien und sie auf eine gleichrangige Ebene mit den physikalischen Wissenschaften zu bringen. Das Ergebnis war ein phänomenaler Erfolg der analytischen Methode, die bis heute maßgeblich für die stetig wachsende Wissensbasis in der Medizin und Biologie verantwortlich ist. Der Nachteil dieses Ansatzes war, wie bereits erwähnt, die „Mechanisierung" von Biologie und Medizin. Seither gab es mehrere Versuche, diesem reduktionistischen Trend entgegenzuwirken, durch Entwicklung von Methoden, mit denen der Organismus als Ganzes und nicht nur als Summe seiner Teile betrachtet wird. Dazu gehört die moderne Systembiologie, welche die „Ganzheitlichkeit" basierend auf den oben umrissenen Grundsätzen betont.

Eine kurze Beschreibung der von Johann Wolfgang von Goethe und Rudolf Steiner als Antwort auf den Reduktionismus des 19. Jahrhunderts entwickelten Typologie bringt unser Augenmerk auf einen wesentlichen Aspekt dieser Methode, das Konzept der Emergenz, welches das Auftreten einer neuen Gruppe von Eigenschaften auf einer übergeordneten Organisationsebene definiert, die nicht aus der darunterliegenden Ebene abzuleiten sind. Anhand dieser Gesetzmäßigkeit lässt sich aufzeigen, wie die hierarchische Organisation der vier Naturreiche mit den entsprechenden Organisationsebenen der multidimensionalen organismischen Struktur korreliert. Abschließend wird das kardiovaskuläre System als Ganzheit aus der Perspektive einer viergliedrigen Organisation beschrieben.

Es bleibt zu hoffen, dass diese erweiterte Fassung des Buches das Verständnis des Herz-Kreislauf-Systems vertieft, dazu anregt, Herz- und Blutbewegung neu zu überdenken und uns somit einen Schritt näher bringt zur Antwort auf die entscheidende Frage *„was einen Menschen zum Menschen macht"*.

Literatur

1 Martin, J.: The idea is more important than the experiment. The Lancet 2000; 356 (9233). S. 934–937.

Abkürzungsverzeichnis

$A\text{-}aDO_2$	alveolo-arterielle Sauerstoffpartialdruckdifferenz (arterial-alveolar oxygen difference)
AcC	Acetylcholin
ADP	Adenosindiphosphat
AGM	Aorta-Gonaden-Mesonephros
AI	Augmentationsindex
AMP	Adenosinmonophosphat
ANP	atriales natriuretisches Peptid
ANS	autonomes Nervensystem
AO	Aortenokklusion
ASD	Atriumseptumdefekt
ATP	Adenosintriphosphat
AV	arteriovenös
BHS	Blut-Hirn-Schranke
bpm	Schläge pro Minute (beats per minute)
BRAC	Basis-Ruhe-Aktivitäts-Zyklus (basic rest-activity cycle)
CFD	numerische Strömungsdynamik (computational fluid dynamics)
CICR	Calcium-induzierte Calciumfreisetzung (calcium-induced calcium release)
CPB	kardiopulmonaler Bypass (cardiopulmonary bypass)
CPP	zerebraler Perfusionsdruck (cerebral perfusion pressure)
CRPS	kardiorespiratorische Phasensynchronisierung (cardiorespiratory phase synchronization)
CSF	Cerebrospinalflüssigkeit
$D(a\text{-}v)O_2$	arteriell-venöse Sauerstoffdifferenz (arteriovenous oxygen difference)
DFM	Dunkelfeldmikroskopie
dpf	Tage nach der Befruchtung (days post-fertilization)
DW-MRT	diffusionsgewichtete Magnetresonanztomografie
E	Embryonaltag
EDMCL	enddiastolische Myokardbandlänge (end-diastolic myocardial cord length)
EDV	enddiastolisches Volumen
EG	endotheliale Glykokalyx
Emax	ventrikuläre Elastanz
ES	Eisenmenger-Syndrom
ESP	endsystolischer Druck (end-systolic pressure)
ESPVR	endsystolische Druck-Volumenbeziehung (end-systolic pressure-volume relationship)
ESV	endsystolisches Volumen
EW	externe Arbeit (external work)

FCD	funktionelle Kapillardichte (functional capillary density)
FEV	forciertes exspiratorisches Volumen
GAG	Glucoseaminoglykan
GHZV	gesamtes Herzzeitvolumen
HF	Herzfrequenz
HH-Stadium	Hamburger-Hamilton-Stadium
HI	Herzindex
HLHS	hypoplastisches Linksherzsyndrom
hpf	Stunden nach der Befruchtung (hours post-fertilization)
HPV	hypoxische pulmonale Vasokonstriktion
HRV	Herzfrequenzvariabilität (heart rate variability)
HZ	Herzzyklus
HZV	Herzzeitvolumen
HZVI	Herzzeitvolumenindex
IABP	intraaortale Ballonpumpe
ICP	intrakranieller Druck (intracranial pressure)
IP	interstitieller Druck (interstitial pressure)
IR	Interstitialraum
ISF	Interstitialflüssigkeit
KCl	Kaliumchlorid
KF	Kammerflimmern
KFB	Kraft-Frequenz-Beziehung
KHK	koronare Herzkrankheit
KKT	Körperkerntemperatur
LA	linker Vorhof (left atrium)
LV	linke Herzkammer (left ventricle)
LVAD	linksventrikuläres Unterstützungssystem (left ventricular assist device)
LVEDP	linksventrikulärer enddiastolischer Druck (left ventricular end-diastolic pressure)
LVEDV	linksventrikuläres enddiastolisches Volumen
LVP	linksventrikulärer systolischer Druck (left ventricular systolic pressure)
MAP	mittlerer arterieller Druck (mean arterial pressure)
MCL	Myokardband (myocardial chord length)
MRT	Magnetresonanztomographie
MSFP	mittlerer systemischer Füllungsdruck (mean systemic filling pressure)
MSP	mittlerer systemischer Druck (mean systemic pressure)
MVU	mikrovaskuläre Einheit (microvascular unit)
MZ	Mikrozirkulation
MZD	mittlerer Zirkulationsdruck
MZFD	mittlerer Zirkulationsfüllungssdruck
NA	Noradrenalin
NIF	nicht bilderzeugend (non-image forming)
NO	Stickstoffmonoxid (nitric oxide)

NOS3	Stickoxidsynthase 3 (nitric oxide synthase 3)
OPS	orthogonale Polarisations-Spektroskopie
P-V	Druck-Volumen (pressure volume)
PA	Lungenarterie (pulmonary artery)
PAF	plättchenaktivierender Faktor
PAH	Hypertonie der Lungenarterie (pulmonary artery hypertension)
PaO_2	arterieller Sauerstoff-Partialdruck
PAWP	Lungenarterien-Verschlussdruck (pulmonary artery wedge pressure)
PCWP	Lungenkapillaren-Verschlussdruck (pulmonary capillary wedge pressure)
PCWPm	mittlerer Lungenkapillaren-Verschlussdruck
PDA	persistierender Ductus arteriosus Botalli (patent ductus arteriosus)
PE	potenzielle Energie
PEA	pulslose elektrische Aktivität
PEEP	positiver endexpiratorischer Druck (positive end-expiratory pressure)
PGI_2	Prostaglandin
PO_2	Sauerstoff-Partialdruck
PRU	periphere Widerstandseinheiten (peripheral resistance units)
PVA	Druckvolumenfläche (pressure volume area)
PVP	maximaler ventrikulärer systolischer Druck (peak ventricular systolic pressure)
PVR	peripherer vaskulärer Widerstand (pulmonary vascular resistance)
PVWP	Lungenvenen-Verschlussdruck (pulmonary venous wedge pressure)
PWV	Pulswellengeschwindigkeit (pulse wave velocity)
Q	Fluss
Qp:Qs	Ratio pulmonaler zu systemischem Fluss
RA	rechter Vorhof (right atrium)
RAP	rechter Vorhofdruck (right atrial pressure)
RBC	rote Blutkörperchen (red blood cell)
RHB	Rechtsherzbypass
RNA	Ribonukleinsäure (ribonucleic acid)
ROSC	Rückkehr des Spontankreislaufs (return of spontaneous circulation)
RPA	rechte Lungenarterie (right pulmonary artery)
Rp	peripherer Widerstand / Gefäßwiderstand (peripheral resistance)
RSA	respiratorische Sinusarrhythmie
RV	rechte Herzkammer (right ventricle)
RVAD	rechtsventrikuläres Unterstützungssystem (right ventricular assist device)
S	Somiten-Stadium
SCN	suprachiasmatischer Kern (suprachiasmatic nucleus)
SpO_2	pulsoxymetrisch gemessene Sauerstoffsättigung
SV	Schlagvolumen

SVI	Schlagvolumenindex
SvO_2	gemischtvenöse Sauerstoffsättigung
SVR	systemischer Gefäßwiderstand (systemic vascular resistance)
TAH	totales Kunstherz (total artificial heart)
TAVI	Transkatheter-Aortenklappenimplantation (transcatheter aortic valve implantation)
TBV	totales Blutvolumen
TBW	Gesamtkörperwasser (total body water)
TEE	transösophageale Echokardiografie
VAC	vakuumgestützter Wundverschluss (vacuum-assisted wound closure)
VAD	Herzunterstützungssystem (ventricular assist device)
VMB	ventrikuläres Myokardband
V_0	unbelastetes Ventrikelvolumen
VO_2	Sauerstoffverbrauch (oxygen consumption)
VR	venöser Rückfluss
VSD	Ventrikelseptumdefekt
VSR	vestibulo-sympathischer Reflex
WI	Wellenintensität
ZVD	zentraler Venendruck

Teil I

Der embryonale Kreislauf

KAPITEL 1

Der früh-embryonale Kreislauf

„*Wer sagt, das Herz treibt als Pumpe den Kreislauf, der bedenkt nicht, daß diese sogenannte Pumpe selbst aus dem Blut heraus entsteht.*“ Eugen Kolisko, 1922

1. Einführung

In den letzten Jahrzehnten konzentrierte sich die Forschung auf genetische Muster als Axiome eines Form und Funktion vereinenden Paradigmas der embryonalen Herzentwicklung [1–3]. Phylogenetische und morphologische Beobachtungen dienten dabei vorwiegend als Ergänzung zur genetischen Sichtweise [4–7]. Neuerdings jedoch ist das Interesse an epigenetischen Faktoren, wie z.B. intrakardialen Flussmustern und Strömungskräften, bei der frühen Herzentwicklung [8, 9] und der Gefäßbildung des Embryos [10–12] wieder aufgelebt. Die Verfügbarkeit neuer Techniken, wie z.B. der konfokalen Mikroskopie, des Phasen-Kontrast-MRTs, der digitalen Teilchengeschwindigkeitsmessung und der hochfrequenten Ultraschallbildgebung, die bei der In-vivo-Beobachtung von embryonalen Strömungsdynamiken Einsatz finden, lieferte neue Einblicke in die früh-embryonale Hämodynamik [13].

Während man allgemein annahm, dass das frühe Herz des Wirbeltierembryos wie eine peristaltische Pumpe funktioniert, wurde diese Ansicht auf der Grundlage neu verfügbarer Bildgebungs- und Hämodynamikdaten in Frage gestellt. Die vorliegenden Befunde stützen die bisherige Auffassung des peristaltischen Blutantriebs durch das Herz nicht länger und haben eine radikale Neubewertung des traditionell akzeptierten Modells der frühen Blutzirkulation erforderlich gemacht [14–18]. Angesichts neuer Erkenntnisse postulierten Arian S. Forouhar et al., dass das früh-embryonale Herz wie eine dynamische Saugpumpe (siehe unten) arbeitet [14]. Die in dieser Arbeit vorgelegten Befunde lassen zusammen mit der von Jörg Männer [15] aufgezeigten Evidenz vermuten, dass das Herz weder wie eine peristaltische Pumpe noch wie eine dynamische Saugpumpe funktioniert. So bleibt die Frage nach dem früh-embryonalen Blutantrieb unbeantwortet.

Fast genau vor 100 Jahren vertrat der österreichische Philosoph und Forscher Rudolf Steiner (1861–1925) die Meinung, dass das Blut im Organismus seine eigene Antriebskraft besitze und das Herz, statt das Organ des Antriebs zu sein, vielmehr den Blutfluss anstaue, um Druck zu erzeugen. Steiner meinte weiterhin, dass die Beobachtung des früh-embryonalen Kreislaufs den besten Beweis für dieses Konzept liefere [19, 20]. Trotz der Tatsache, dass im Laufe der Jahre mehrere Publikationen erschienen, die diese Theorie unterstützen, beschäftigen sich nur wenige speziell mit dem frühen Kreislaufsystem beim Embryo [21–25].

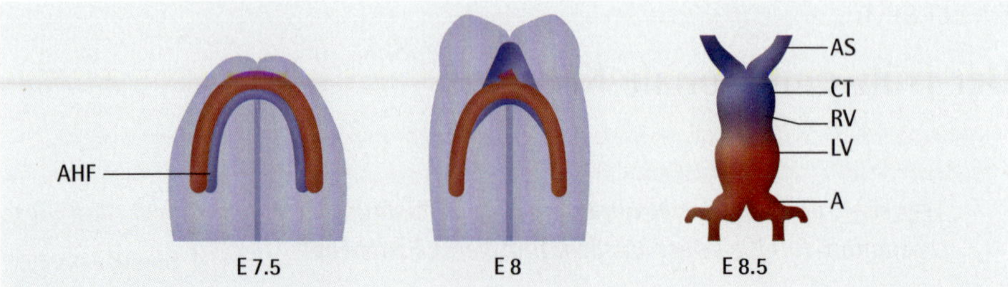

Abb. 1.1 Kardiogenese bei der Maus an den Embryonaltagen (**E**) 7.5, 8 und 8.5: Das primäre herzbildende Feld ist rot und das sekundäre Feld blau dargestellt. Die Herzschattierung entspricht den ungefähren Herzfeldanteilen für zukünftige Herzregionen. A: Aorta, AS: Vorhöfe und Sinus venosus, CT: Conotruncus, RV: rechter Ventrikel, LV: linker Ventrikel, AHF: vorderes (sekundäres) Herzfeld.

2. Morphologische Charakteristika

Das Herz und das Gefäßsystem sind die ersten funktionsfähigen Organe, die sich bei Wirbeltierembryonen entwickeln. Auch wenn die frühen funktionellen und morphologischen Eigenschaften auf subzellulärer Ebene artspezifisch sind, so sind sie doch bei allen Wirbeltieren nahezu identisch [1, 3, 6]. Das früh-embryonale Kreislaufsystem ist eine funktionelle Einheit, die aus dem extraembryonalen Dottersackkreislauf und dem Kreislauf des Embryos selbst besteht.

Bei Säugetierembryonen bilden sich als erstes die Gefäße des Dottersacks (Vitellin) aus. Sie bestehen aus Vorläufern der mesodermalen Endothelzellen und Erythrozyten. Diese wiederum besitzen einen gemeinsamen Vorläufer, die Hämangioblasten, die sich bereits vor der Gastrulation differenzieren und in die Region des Dottersacks wandern. Die erythroiden Zellen sammeln sich in einem schmalen umlaufenden Band am proximalen Ende des Dottersacks an. In diesem Stadium enthält die sogenannte Blutinsel nur wenige endotheliale Vorläuferzellen. Der Großteil der endothelialen Zellelemente jedoch fügt sich zu einem losen Gefäßnetz, dem primären Kapillarplexus zusammen, distal zur Blutinsel. Während der folgenden Entwicklung teilen die Endothelzellen die erythroiden Vorläuferzellen in kleinere Kanäle auf. Schließlich wird das mit Zellen gefüllte Gefäßbett gebildet und mit dem primären Kapillarplexus direkt vor Einsetzen der Durchblutung zusammengeführt. Der Dottersackkreislauf unterstützt die Ernährungs- und Atmungsfunktionen des Embryos [26, 27].

Die erste Anlage des Wirbeltierherzens (Säugetiere und Vögel) entsteht aus dem präsomitischen kranialen Mesoderm (kardiogene Platte) während der frühen Gastrulation. Die Vorläufer der bilateralen Herzfelder verschmelzen am vorderen Rand und bilden so den „kardialen Halbmond". Diese Felder enthalten Vorläufer für myokardiale und endokardiale (endotheliale) Zellen [→ Abb. 1.1]. Die Spezifizierung in Kardiomyozyten und Endokardzellen geschieht kurz vor der Bildung des kardialen Halbmonds. Die Endokardzellen verbinden sich zu einem losen Gefäßnetz, das an die sich entwickelnden Kardiomyozyten angrenzt, und verschmelzen zu einem einzelnen, kapillargroßen Endokardrohr, welches die erste Gefäßstruktur des Wirbeltierembryos bildet.

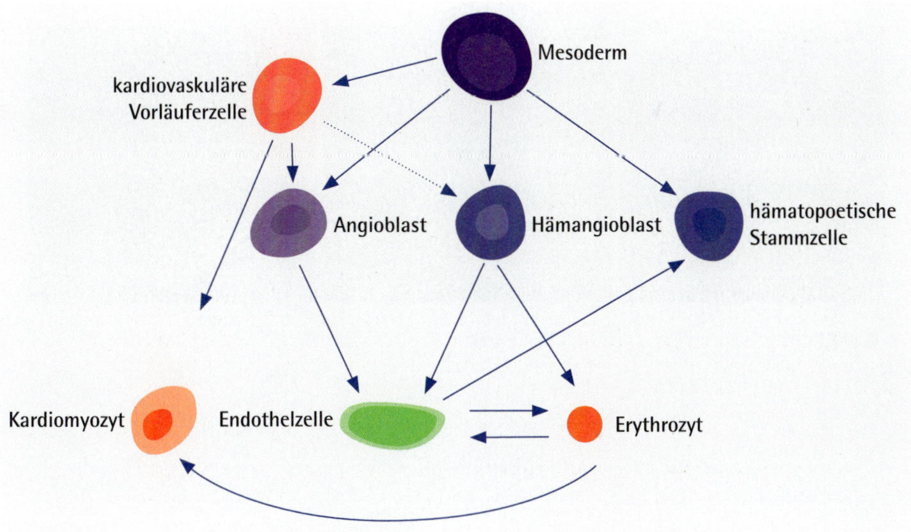

Abb. 1.2 Abstammung der Herz- und Gefäßzelllinien. Vom Mesoderm stammende kardiovaskuläre Vorläuferzellen dienen als Vorstufe der Erythrozyten, Herz- und Endothelzellen sowie der vaskulären glatten Muskelzellen.

Der daraus hervorgehende Herzschlauch besteht aus einer äußeren myokardialen und einer inneren endokardialen Schicht [1, 27, 28]. Es liegen Befunde vor, dass es eine gemeinsame Herz- und Gefäß-Vorläuferzelle gibt, die das Potenzial besitzt, ein Kardiomyozyt, eine Endothel- oder eine glattmuskuläre Zelle, z. B. der Gefäßwand, zu werden. Dies lässt vermuten, dass Herz, Gefäße und ihr Inhalt, das Blut, den gleichen Ursprung haben [29–32] [→ Abb. 1.2].

Der Herzschlauch bildet sich durch die fortschreitende Verschmelzung der paarigen Anlage in kaudaler Richtung. Am oberen Pol besteht das Rohr aus der Anlage des Bulbussacks und den apikalen Anteilen der Ventrikel. Kaudal teilt es sich in die paarigen Venensegmente, den späteren Sinus venosus, der über der vorderen Darmpforte verläuft [33]. Das Myokard umhüllt zuerst die Endokardanlage am bulbären Ende und dann fortschreitend in kaudaler Richtung, während die Verschmelzung der Endokardanlage voranschreitet [34].

Die weitere Entwicklung des tubulären Herzens ist eine Abfolge aus Verlängerung und Krümmung, während es sich aus seiner Verbindung mit dem dorsalen Mesokard löst und eine nach dorsal ausgerichtete C-Schleife bildet. Die nachfolgende Schleifenbildung des Herzschlauchs zeichnet sich durch Polumkehr und -verdrehung aus, bei der sich der venöse Pol des Herzschlauchs nach oben und der arterielle Pol nach unten verschieben, um so ein doppelt gekrümmtes, S-förmiges Organ zu bilden [→ Abb. 1.3 und 1.4]. Die Herzschleife besteht aus vier unterschiedlichen Abschnitten, die in Richtung des strömenden Blutes seriell aufeinanderfolgen (kaudo-kranial):

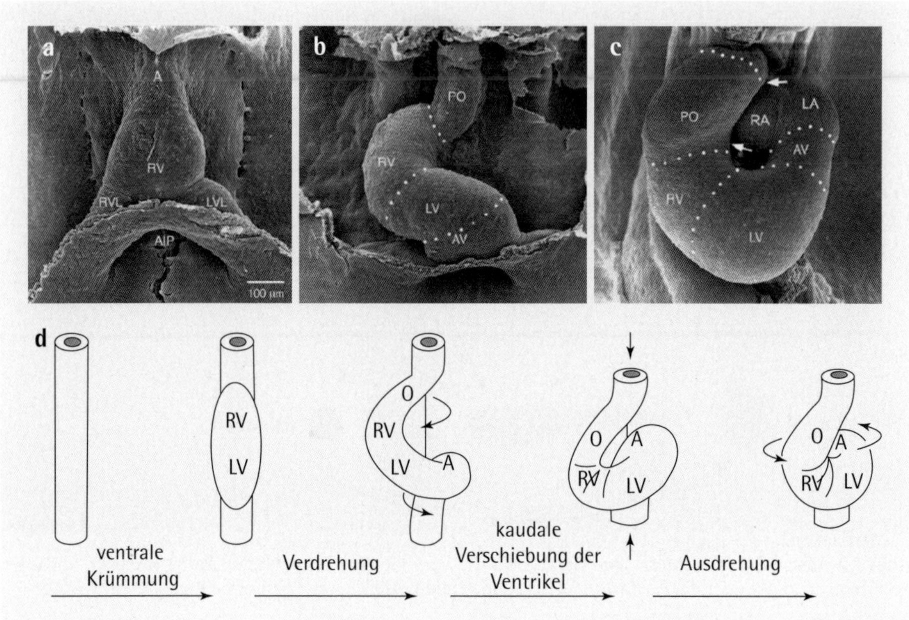

Abb. 1.3 Linearer Herzschlauch der HH-Stufe 9 des Hühnerembryos (**a**). Der vertikale Abschnitt des Herzens besteht aus Gewebemasse, die zum späteren rechten Ventrikel, RV, gehört, dem Aortensack, A, und den paarigen Venenabschnitten, RVL und LVL, die über der vorderen Darmpforte verlaufen, AIP (**b**). Frühe Verdrehung und Schleifenbildung des Herzens in der HH-Stufe 12 des Hühnerembryos und (**c**) abgeschlossene rechtsläufige Schleife in der HH-Stufe 17/18 des Embryos. PO: proximaler Ausflusstrakt, RV: rechter Ventrikel, LV: linker Ventrikel, AV: atrioventrikulärer Kanal, LA: linker Vorhof, RA: rechter Vorhof. (**d**) Schematische Darstellung der Schleifenbildung. Man beachte, dass Torsion und Polumkehrung, wodurch sich der kaudale, venöse Pol des Herzens (RV) nach oben und der arterielle Pol (LV) nach unten verschieben, frühes morphologische Anzeichen dafür sind, dass das Herz primär eher ein Organ des Staus als des Antriebs ist. A: Atrium, O: Ausflusstrakt (aus [33], mit freundlicher Genehmigung von John Wiley and Sons).

- Der Sinus venosus, der sich an der Mündung der Vitellinvenen befindet, erhält das Blut, das aus dem Dottersack zurückströmt, sowie das venöse Blut vom Embryo.
- Der frühe Vorhof als erste Erweiterung des Herzschlauchs.
- Der Ventrikel, der vom gekrümmten Mittelteil des ursprünglichen Herzschlauchs gebildet wird.
- Der Aortenbulbus, der den Ventrikel mit den ventralen Aortenwurzeln verbindet.

Auf Ventrikelebene ähnelt der Querschnitt des Herzschlauchs einem Blutgefäß, das aus der inneren endokardialen Schicht, der zellfreien Matrix, der sogenannten Herzgallerte, und dem mehrschichtigen äußeren Myokard besteht [→ siehe Abb 6.3]. Bemerkenswert ist, dass die Verlängerung oder das „Wachstum“ des Herzens in entgegengesetzter Richtung zum Blutfluss erfolgt und dass sich der Sinus venosus als Sitz des endgültigen Schrittmachergewebes als letztes während der Bildung des Herzschlauchs entwickelt.

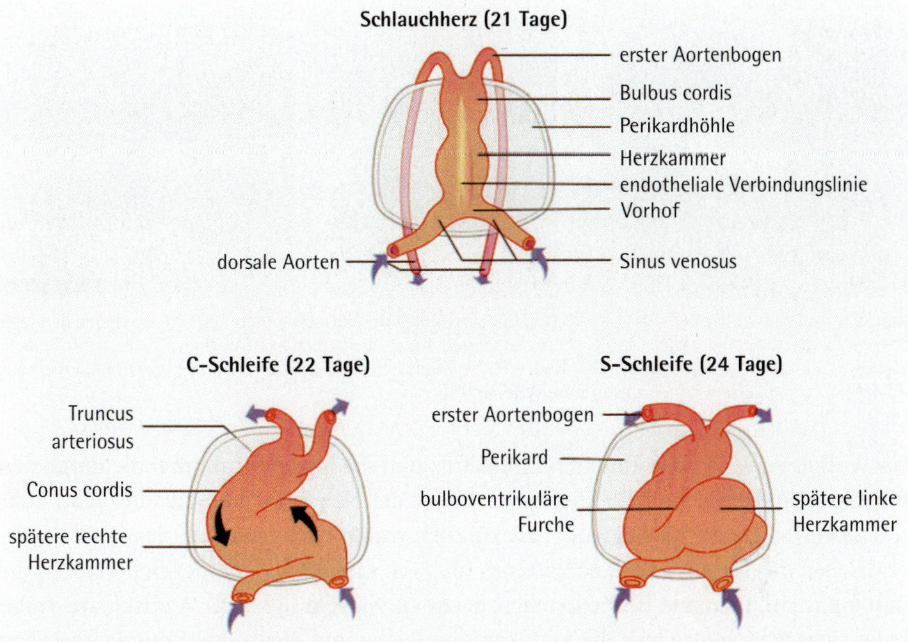

Abb. 1.4 Ventralansicht des menschlichen Herzens während der vierten Entwicklungswoche. Am Ende der dritten Woche verschmilzt das endokardiale Primordia kranio-kaudal in ein Schlauchherz (obere Abb.). Eine weitere Verlängerung des von der Herzwand eingeengten Herzschlauchs verursacht Drehung und Schleifenbildung (siehe schwarze Pfeile, C-Schleife). Der arterielle Pol wird dadurch abwärts und der venöse aufwärts bewegt (S-Schleife). Blaue Pfeile zeigen Richtung des Blutfusses an (adaptiert nach Motifolio Inc.).

Für die Umwandlung des Herzschlauchs in ein gekammertes Herz ist die Entstehung lokalisierter Erweiterungen erforderlich, die sich während des „Aufblähens" zu Herzkammern ausdehnen. Alle Herzen von Wirbeltierembryonen haben zwei Kammern: den glatten, dünnwandigen Vorhof und den dickerwandigen, trabekularisierten Ventrikel [6, 35] [→ Abb. 1.5]. Im Verlauf der weiteren Entwicklung werden Vorhof und Ventrikel jeweils zur Nieder- bzw. zur Hochdruckkammer. Vor der Bildung der Endokardkissen und später der Klappen ist die Herzgallerte entscheidend daran beteiligt, den retrograden Blutfluss während der Herzkontraktionen zu verhindern [15, 36, 37].

Bis zum Stadium der Schleifenbildung sind die Herzen von Wirbeltierembyronen morphologisch nicht zu unterscheiden [1]. Während des Vorgangs der Schleifenbildung bewegt sich die primäre Flexur am bulboventrikulären Übergang nach kaudal. Bei höheren Wirbeltieren wird diese primäre Flexur zum zukünftigen linksventrikulären Apex des Vier-Kammer-Herzens. Die zweite Flexur zwischen dem Sinus venosus und dem Atrium bewegt sich in Bezug auf das ursprüngliche tubuläre Organ nach hinten und nach oben, um den zukünftigen (venösen) Einflusstrakt des Herzens zu bilden [21, 38]. Bei höheren Tieren entwickelt sich das primitive Zwei-Kammer-Herz durch den Prozess der Septierung zum Drei-Kammer- (bei Amphibien) und Vier-Kammer-Herzen bei Säugetieren.

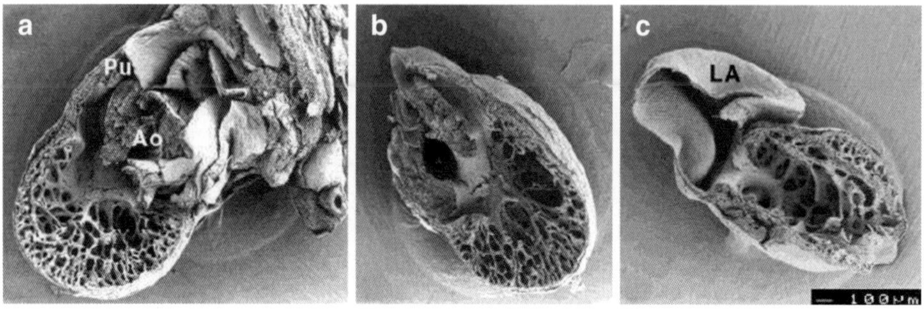

Abb. 1.5 Sagittalschnitte der HH-Stufe 29 (Tag 6) beim Herzen des Hühnerembryos. (**a**) und (**b**) zeigen den rechten und (**c**) den linken Ventrikel. Man beachte das ausgedehnte schwammartige Trabekelwerk des ventrikulären Myokards und die glatte Innenwand der Vorhöfe. Pu: Pulmonalarterie, Ao: Aorta, LA: linker Vorhof (adaptiert aus [6], mit freundlicher Genehmigung von John Wiley and Sons).

Das Vorhandensein eines intakten Endokards und die Strömungskräfte, die durch den Blutfluss entstehen, sind für die Entwicklung der Kammern und für die ventrikuläre Trabekelbildung entscheidend. Erst kürzlich wurde nachgewiesen, dass sich bei Zebrafischen die Trabekel bei Fehlen eines intakten Endokards und der Scherkräfte, die durch das zirkulierende Blut entstehen, nicht entwickeln [39, 40]. Ventrikuläre Trabekularisierungen vergrößern die Endokardoberfläche und damit den Kontakt zwischen den Blut- und den (endokardialen) Endothelzellen deutlich. Immer mehr Befunde lassen vermuten, dass die sich ändernden Strömungs- und Scherkraftmuster während der Bildung der Herzschleife und der Kammern wichtige Signale für die Endothelzellen liefern, die als mechanisch-sensorische Wandler für Herzfunktion und -entwicklung agieren [10, 11, 41]. Ihre mögliche Rolle als Rückkopplungsschleife zwischen dem Herzen und dem peripheren Kreislauf des Embryos untersucht diese Monografie.

Das nährstoffreiche Blut des Dottersacks fließt in den terminalen Sinus der Vitellinmembran und über ein Netzwerk aus Vitellinvenen zurück zum Embryo. Im Innern des Embryos vereint es sich mit dem Blut, das vom Embryo über die gemeinsamen Cardinalvenen zurückfließt und in den Sinus venosus drainiert. Nach der Durchquerung des Herzens wird das Blut kopfwärts in die paarigen ventralen Aorten ausgeworfen. Der Blutfluss wird dann nach kaudal gelenkt und verlässt den Embryo über ein Vitellinarterienpaar. Die Vitellinvenen, die Aorten und die Vitellinarterien sind eine direkte Fortsetzung der endokardialen Uranlagen des Herzens und gelten technisch als Bestandteil des extraembryonalen Kreislaufs [38]. Während der frühen Entwicklungsstadien fließen rund 80 % des Blutes durch die Vitellinmembranen, und die Nährstoffe erreichen den Embryo größtenteils durch Diffusion [42]. Mit dem Wachstum des Embryos verschiebt sich der Anteil der Blutverteilung zwischen dem Embryo und den extraembryonalen Membranen immer weiter zugunsten des Embryos [43]. Das Herz bildet so eine dynamische Brücke zwischen dem embryonalen und dem extraembryonalen Kreislauf. Morphologisch spiegelt dies die Tatsache wider, dass sich das Herz anfänglich in der Nähe des späteren Kopfes des Embryos befindet und sich erst im Laufe der Entwicklung herabsenkt und nach dorsal bewegt, um sich zum zentralen Durchblutungsorgan auszubilden [21].

Literatur

1 Fishman, M. C., Chien, K. R.: Fashioning the vertebrate heart: earliest embryonic decisions. Development 1997; 124 (11). S. 2099.

2 Warren, K. S. et al. : The genetic basis of cardiac function: dissection by zebrafish (Danio rerio) screens. Philosophical transactions of the Royal Society. Biological Sciences 2000; 355 (1399). S. 939.

3 Fishman, M. C., Olson, E. N.: Parsing the heart: genetic modules for organ assembly. Cell 1997; 91. S. 153–156.

4 Männer, J.: Ontogenetic development of the helical heart: concepts and facts. European Journal of Cardio-Thoracic Surgery 2006; 29. S. 69–74.

5 Grosberg, A., Gharib, M.: Physiology in phylogeny: modeling of mechanical driving forces in cardiac development. Heart Failure Clinics 2008; 4 (3). S. 247–259.

6 Sedmera, D. et al.: Developmental patterning of the myocardium. Anatomical Record 2000; 258 (4). S. 319–337.

7 Sedmera, D.: Function and form in the developing cardiovascular system. Cardiovascular Research 2011; 91 (2). S. 252.

8 Hove, J. R. et al.: Intracardiac fluid forces are an essential epigenetic factor for embryonic cardiogenesis. Nature 2003; 421 (6919). S. 172–177.

9 Lucitti, J. L. et al.: Vascular remodeling of the mouse yolk sac requires hemodynamic force. Development 2007; 134 (18). S. 3317.

10 Buschmann, I. et al.: Pulsatile shear and Gja5 modulate arterial identity and remodeling events during flow-driven arteriogenesis. Development 2010; 137 (13). S. 2187.

11 le Noble, F. et al.: Control of arterial branching morphogenesis in embryogenesis: go with the flow. Cardiovascular Research 2005; 65 (3). S. 619.

12 le Noble, F. et al.: Flow regulates arterial-venous differentiation in the chick embryo yolk sac. Development 2004; 131 (2). S. 361.

13 Hove, J. R.: Quantifying cardiovascular flow dynamics during early development. Pediatric Research 2006; 60 (1). S. 6.

14 Forouhar, A. S. et al.: The embryonic vertebrate heart tube is a dynamic suction pump. Science 2006; 312 (5774). S. 751.

15 Männer, J., Wessel, A., Yelbuz, T. M.: How does the tubular embryonic heart work? Looking for the physical mechanism generating unidirectional blood flow in the valveless embryonic heart tube. Developmental Dynamics 2010; 239 (4). S. 1035–1046.

16 McQuinn, T. C. et al.: High frequency ultrasonographic imaging of avian cardiovascular development. Developmental Dynamics 2007; 236 (12). S. 3503–3513.

17 Hu, N., Clark, E.: Hemodynamics of the stage 12 to stage 29 chick embryo. Circulation Research 1989; 65 (6). S. 1665.

18 MacLennan, M. J., Keller, B. B.: Umbilical arterial blood flow in the mouse embryo during development and following acutely increased heart rate. Ultrasound in Medicine and Biology 1999; 25 (3). S. 361–370.

19 Steiner, R.: Die Philosophie des Thomas von Aquino (GA 74). Rudolf Steiner Verlag Dornach 1993. Vortrag vom 24.5.1920.

20 Steiner, R.: Entsprechungen zwischen Mikrokosmos und Makrokosmos (GA 201). Rudolf Steiner Verlag Dornach 2015. Vortrag vom 17.4.1920.

21 Rohen, J. W.: Morphologie des menschlichen Organismus. Versuch einer goetheanistischen Gestaltlehre des Menschen. Verlag Freies Geistesleben Stuttgart 2000.

22 Schad, W.: Aus der vergleichende Anatomie des Herzens. Der Merkurstab 2006; 59 (2). S. 104–111.

23 Woernle, M.: The embryonic development of the cardiovascular system. In: Holdrege, C. (Hrsg.): The dynamic heart and circulation. AWSNA Publications Fair Oaks 2002. S. 115–143.

24 Manteuffel-Szoege, L.: Energy sources of blood circulation and the mechanical action of the heart. Thorax 1960; 15 (1). S. 47.

25 Manteuffel-Szoege, L.: Über die Bewegung des Blutes. Verlag Freies Geistesleben Stuttgart 1977.
26 Ferkowicz, M. J., Yoder, M. C.: Blood island formation: longstanding observations and modern interpretations. Experimental Hematology 2005; 33 (9). S. 1041–1047.
27 Ferguson, J., Kelley, R. W., Patterson, C.: Mechanisms of endothelial differentiation in embryonic vasculogenesis. Arteriosclerosis, Thrombosis, and Vascular Biology 2005; 25 (11). S. 2246–2254.
28 Zaffran, S., Frasch, M.: Early signals in cardiac development. Circulation Research 2002; 91 (6). S. 457–469.
29 Jin, S. W., Patterson, C.: The opening act. Arteriosclerosis, Thrombosis, and Vascular Biology 2009; 29 (5). S. 623–629.
30 Moretti, A. et al.: Multipotent embryonic isl1+ progenitor cells lead to cardiac, smooth muscle, and endothelial cell diversification. Cell 2006; 127 (6). S. 1151–1165.
31 Kattman, S. J., Huber, T. L., Keller, G. M.: Multipotent flk-1+ cardiovascular progenitor cells give rise to the cardiomyocyte, endothelial, and vascular smooth muscle lineages. Developmental Cell 2006; 11 (5). S. 723–732.
32 Qyang, Y. et al.: The renewal and differentiation of isl1+ cardiovascular progenitors are controlled by a wnt/[beta]-catenin pathway. Cell Stem Cell 2007; 1 (2). S. 165–179.
33 Männer; J.: The anatomy of cardiac looping: a step towards the understanding of the morphogenesis of several forms of congenital cardiac malformations. Clinical Anatomy 2009; 22 (1). S. 21–35.
34 Patten, B. M., Kramer, T. C.: The initiation of contraction in the embryonic chick heart. American Journal of Anatomy 1933; 53 (3). S. 349–375.
35 Sedmera, D. et al.: Remodeling of chick embryonic ventricular myoarchitecture under experimentally changed loading conditions. Anatomical Record 1999; 254 (2). S. 238–252.
36 Männer, J. et al.: High resolution in vivo imaging of the cross sectional deformations of contracting embryonic heart loops using optical coherence tomography. Developmental Dynamics 2008; 237 (4). S. 953–961.
37 Männer, J. et al.: In vivo imaging of the cyclic changes in cross sectional shape of the ventricular segment of pulsating embryonic chick hearts at stages 14 to 17: a contribution to the understanding of the ontogenesis of cardiac pumping function. Developmental Dynamics 2009; 238 (12). S. 3273–3284.
38 Carlson, B. M.: Patten's foundations of embryology. McGraw-Hill New York 1988.
39 Peshkovsky, C., Totong, R., Yelon, D.: Dependence of cardiac trabeculation on neuregulin signaling and blood flow in zebrafish. Developmental Dynamics 2011; 240 (2). S. 446–456.
40 Auman, H. J. et al.: Functional modulation of cardiac form through regionally confined cell shape changes. PLoS Biology 2007; 5 (3). e53.
41 Trinh, L. A., Stainier, D. Y. R.: Fibronectin regulates epithelial organization during myocardial migration in zebrafish. Developmental Cell 2004; 6 (3). S. 371–382.
42 Burggren, W. W.: What is the purpose of the embryonic heart beat? Or how facts can ultimately prevail over physiological dogma. Physiological and Biochemical Zoology 2004; 77 (3). S. 333–345.
43 Hu, N. et al.: Effect of atrial natriuretic peptide on diastolic filling in the stage 21 chick embryo. Pediatric Research 1995; 37 (4). S. 465.

KAPITEL 2

Der Beginn des Kreislaufs

„Der Herzschlag ist nicht Ursache des Kreislaufs; vielmehr umgekehrt ist der Herzschlag Folge des Kreislaufs.“ Lorenz Oken, 1802

Man nimmt allgemein an, dass der Blutkreislauf mit der Kontraktion des Herzens beginnt. Empirische Daten lassen vermuten, dass es eine starke Variabilität zwischen dem Einsetzen des Herzschlags und des Blutkreislaufs gibt. Sie deuten ferner auf einen komplexen Zusammenhang zwischen der ersten Bewegung des Plasmas und der roten Blutkörperchen hin. Um dieses komplizierte Phänomen besser zu verstehen, werden wir uns den Beginn des Kreislaufs bei Hühner-, Maus- und Zebrafischembryonen ansehen.

1. Hühnerembryo

Bereits im Hamburger-Hamilton (HH)-Stadium 6 wurden spontane Aktionspotenziale in den Herzen von Hühnerembryonen nachgewiesen [1]. Jedoch entwickelt sich die erste Erregungs-Kontraktionsaktivität erst im HH-Stadium 9 oder 10, nachdem die paarige Herzanlage zum Herzschlauch verschmolzen ist [2, 3]. Kontraktionen lassen sich zuerst im rechten oberen Rand der Herzkammeranlage beobachten und breiten sich während des Wachstums mit zunehmender Geschwindigkeit über den Rest des Herzens aus. Diese schwache Kontraktionsaktivität in der Herzkammer wird von den entstehenden atrialen Schrittmacherzellen im 12-Somiten-Stadium (S) abgelöst. Die vollständig koordinierten peristaltischen Kontraktionen, die vom Sinusknoten ausgehen, entstehen bis S14 [4]. Jüngst entwickelte Videobildgebungsverfahren der ersten Schlagmuster im Herzen von Hühnerembryonen stimmen weitestgehend mit den Ergebnissen der ersten Arbeiten von Bradley M. Patten (1890–1971) überein, der bereits in den 1930er Jahren ventrikuläre Kontraktionen beschrieb, die der Vorhofaktivität vorausgehen [5, 6].

Verschiedene Untersuchungen ordneten den Beginn des Blutkreislaufs beim Hühnerembryo variabel zwischen den HH-Stadien 10 [7], 12 [8], 15 [9] und 16–17 ein [5] [→ Abb. 2.1]. Die meisten Arbeiten unterscheiden jedoch nicht zwischen primärem und sekundärem Kreislauf. Die erste Blutbewegung beim Hühnerembryo, der *primäre Kreislauf*, tritt in zentrifugaler Richtung auf, verläuft in einem Bogen nahe beim Embryo und umgeht anfangs das weiter distal gelegene Kapillarnetz. Sobald es den vom Embryo entferntesten Punkt, den Randsinus, erreicht, kehrt es über die vordere Vitellinvene zurück zum Embryo. Die afferenten und efferenten Bahnen des primären Kreislaufs befinden sich auf einer Ebene. Nach einem Zeitraum von rund 24 Stunden verschmelzen die Kapillarsegmente nach und nach zu größeren Bahnen, in denen sich der einschichtige Plexus zu einer zweischichtigen Struktur, dem *sekundären Kreislauf*, ausbildet [→ Abb. 2.2]. Das Venennetz liegt nun auf dem Arteriennetz. Mit dem schnellen

Wachstum der Vitellinmembran und der Differenzierung der Venen kann das Blut direkter zum Herz zurückströmen, die primären Bahnen umgehen und die Flussgeschwindigkeit steigern. Durch den schnelleren Blutfluss steigt allmählich auch der Druck. Interessanterweise existieren während der überwiegenden Zeit der Entwicklung der primäre Kreislauf mit niedrigerem Druck und der sekundäre Kreislauf mit höherem Druck gleichzeitig: der letztere nimmt an Bedeutung zu [10].

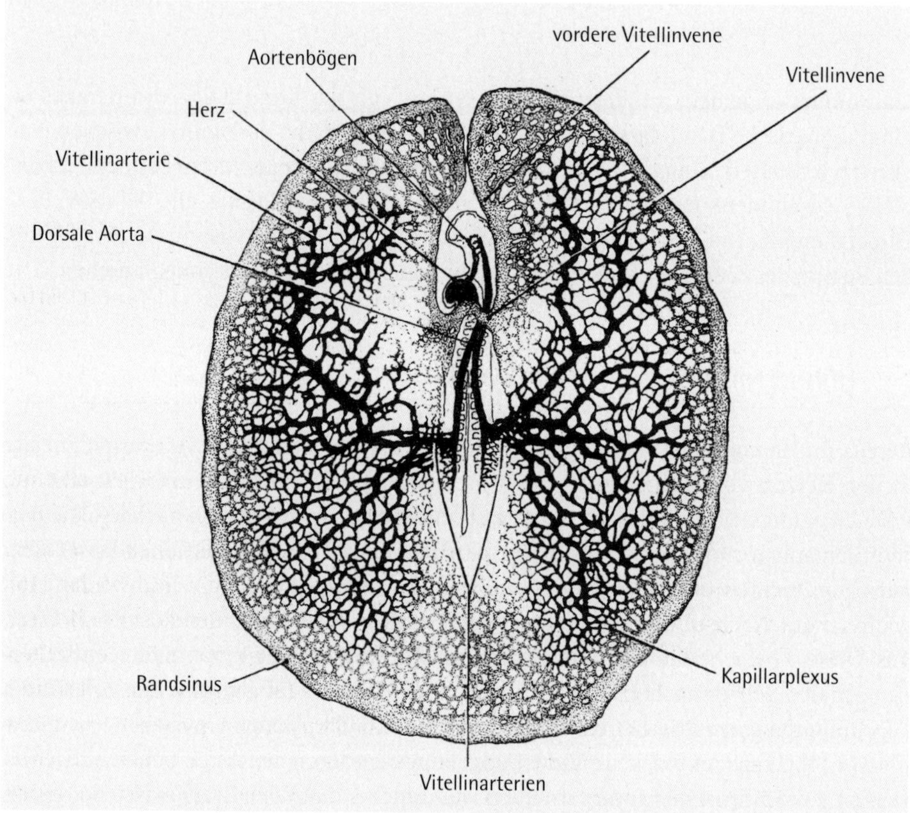

Abb. 2.1 Dottersackkreislauf bei einem Küken nach einer Inkubationszeit von rund 44 Stunden, HH-Stadium 14. Die Arterien sind dunkel und die Venen gestrichelt (aus [11], mit freundlicher Genehmigung von McGraw-Hill).

Bemerkenswert ist ebenfalls, dass die morphogenetische Entwicklung des embryonalen Herzens ebenso wie der periphere Kreislauf in *primär* oder *embryonal* und *Kammer-* oder *Arbeitsmyokard* unterteilt ist. Der erstgenannte ist der frühe Herzschlauch, der durch eine langsame Kontraktionsaktivität gekennzeichnet ist, die der Richtung des Blutflusses folgt und die Fähigkeit besitzt, spontan zu depolarisieren. Die Aufzeichnung des elektrischen Signals zeigt eine einfache Sinuskurve [12]. Die Hauptmerkmale des Arbeits- oder Kammermyokards sind beschleunigtes Wachstum und Schleifenbildung, ventrikuläre Trabekulierung und das Auftreten eines speziellen Leitungsgewebes. Der vom Sinusknoten erzeugte Impuls folgt nicht länger dem Blutfluss, sondern wird *umgekehrt*, wodurch das übliche EKG entsteht [13–15].

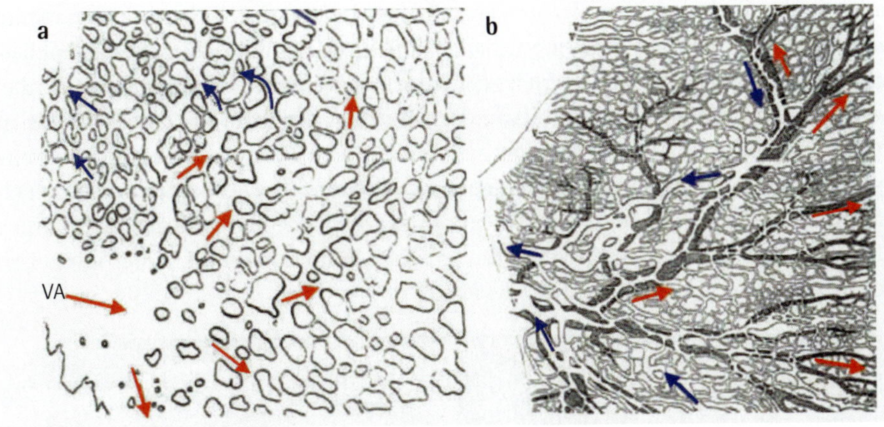

Abb. 2.2 Beginn des Kreislaufs beim Hühnerembryo: (**a**) Beim Einsetzen des Kreislaufs fließt das Blut direkt von den Arterien in die Venen, das Kapillarnetz umgehend. Die Arterien transportieren das Blut weg vom Herzen (*rote Pfeile*) und die Venen (*blaue Pfeile*) zurück zum Herzen. Das Gefäßnetz ist in einer Ebene mit cis-cis-Konfiguration angeordnet. Frühes Entwicklungsstadium der Vitellinarterie (VA), ungefähr im HH-Stadium 12. (**b**) Die Vitellinvenen bilden sich über den Gefäßumbau der Arterienbahnen aus. Während der folgenden 24 Stunden nach HH 12 (**a**), ungefähr im HH-Stadium 19, entwickelt sich der zweidimensionale Plexus zu einer dreidimensionalen Struktur mit einem Netz von verbindenden Venen, die auf (dorsal) und parallel zu den Arterien liegen. *Rote Pfeile* markieren den Blutfluss in den Arterien (*dunkel*), *blaue Pfeile* in den Venen (*hell*) (aus [9], mit freundlicher Genehmigung der Company of Biologists).

Die Bedeutung des Blutflusses für die Differenzierung der Vitellingefäße ist anerkannt, seit W. B. Chapman Anfang des letzten Jahrhunderts nachwies, dass sich bei Hühnerembryonen, bei denen das Herz entfernt wurde, die Vitellinarterien nicht entwickeln, während der Kapillarplexus (Area vasculosa) für mehrere Tage weiterhin wächst [16]. Der Prozess des Gefäßumbaus, wie er unter dem Einfluss hämodynamischer Kräfte auftritt, ließ sich jedoch erst vor Kurzem nachweisen [9, 17]. Mithilfe von Zeitraffer-Videomikroskopie und In-situ-Hybridisierung der jeweiligen Arterienmarker, d. h. Ephrin-B2 und Neuropilin 1, zeigten le Noble et al., dass zusätzlich zur Gefäßpositionierung und -identität die vaskuläre Morphogenese und Verzweigung nicht allein von genetischen Faktoren, sondern auch vom Blutfluss bestimmt werden. Mit dessen Einsetzen bilden die Kapillarsegmente des Dottersack-Kapillarplexus zunächst Verzweigungen der Vitellinarterien. Während des Prozesses werden einige der kleineren Gefäße von der Hauptvitellinarterie getrennt. Sie bilden geballte Punkte oder Knospen, in denen das Blut weiterhin pulsiert. Das Fortbestehen des Pulsschlags in diesen Segmenten führt zum Abfluss oder „Ausspülen" des Blutes in die neu entstandenen Venenbahnen. Somit wird die Entwicklung des Venensystems durch Abtrennen der bestehenden efferenten (arteriellen) Gefäße erreicht, die über die Aussprossung der Endothelzellen zu neuen afferenten (venösen) Bahnen verschmelzen [→ Abb. 2.3]. Die Autoren wiesen außerdem auf die bemerkenswerte flussgetriebene Plastizität des Dottersackkreislaufs durch Okklusion der Vitellinarterie hin. Dies führte zu einer radikalen Umverteilung des Blutflusses, bei dem das Blut vom Endsinus am Rand des Dottersacks „angezogen" wurde und in das blutleere Segment *retrograd* perfundierte. Dabei entwickelten sich die venösen Segmente, die Blut zum Embryo transportierten, zu Arterien, während sich die arteriellen Segmente zu Venen umwandelten. Das schnelle Hoch-/Herunterregulieren der venösen/arteriellen

Marker in den Endothelzellen der umgewandelten Gefäßsegmente bestätigte, dass der Umbau nicht nur funktionell, sondern auch histologisch erfolgte. Aufnahmen der Fließmuster in proximalen Vitellinarterien zeigen eine ausgeprägte Vorwärts- (systolische) und Rückwärtskomponente (diastolisch). Der Blutfluss hörte am Ende der Diastole in den distalen Teilen des Arterienbaums auf. Die Autoren neigten dazu, den wechselnden Fluss durch die fehlenden Herzklappen zu erklären [9]. Dies widerspricht jedoch dem Druckantriebsmodell, dem zufolge der druckerzeugende Ventrikel genügend Druck aufrechterhalten sollte, um einen kontinuierlichen Fluss zumindest in der arteriellen Verzweigung des Kreislaufs zu gewährleisten.

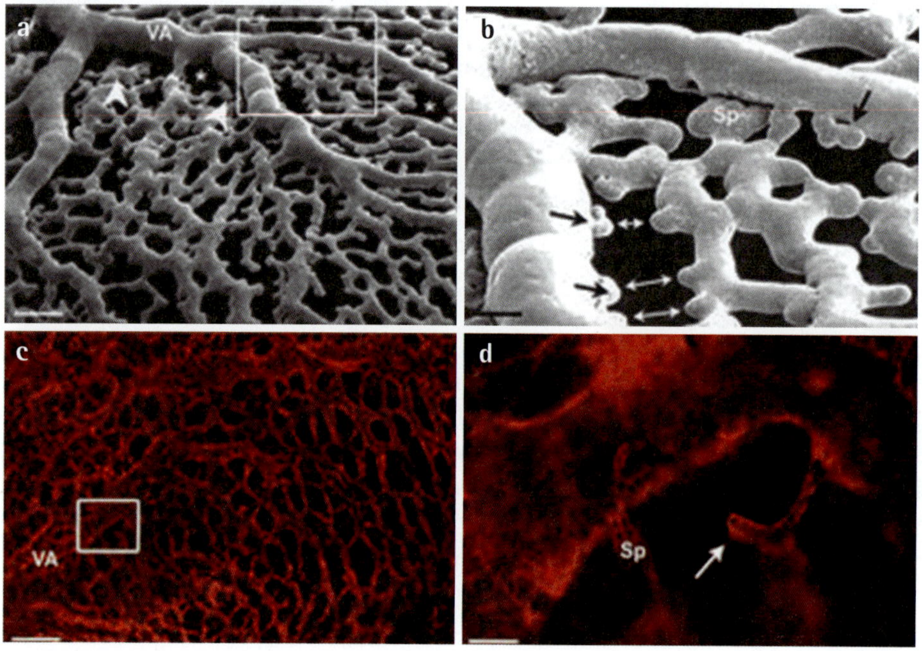

Abb. 2.3 Entstehung des sekundären Dottersackkreislaufs bei Hühnerembryonen im HH-Stadium 35. Vitellinvenen bilden sich durch die Verschmelzung der von der Hauptverzweigung abgetrennten Kapillarsegmente der Vitellinarterie. Das in diesen Segmenten „eingeschlossene" arterielle Blut pulsiert weiterhin und bildet blutgefüllte „Punkte", die sich senkrecht zum Hauptgefäß zu Keimen ausbilden (**a**, **b**). Rasterelektronenaufnahmen der mit Mercox gefüllten Vitellinarterie und Färbung der Endotheloberfläche (**c**, **d**). Die *Sternchen* zeigen kapillarfreie Bereiche an. Die *Pfeilspitzen* markieren abgetrennte arterielle Kapillaren, welche den blutgefüllten „Punkten" entsprechen, die von den distalen Teilen perfundieren. (**b**) Stärkere Vergrößerung des *umrandeten Bereichs* in (**a**). Man beachte die blind endenden Säcke (*schwarze Pfeile*) an zwei Verzweigungen der Vitellinarterie mit entsprechenden Knospen an den Kapillarsegmenten (weiß, *Pfeile mit zwei Spitzen*). VA: Vitellinarterie, Sp: Kapillaraussprossung (aus [9], mit freundlicher Genehmigung der Company of Biologists).

Es gibt zahlreiche Belege, dass ein signifikanter Blutfluss im frühen Embryo vorhanden ist, lange bevor der konvektive Sauerstoff- und Nährstofftransport über das Blut notwendig wird. Wie bereits erwähnt, wird der Bedarf des Gewebes während dieser Zeit größtenteils durch die direkte Diffusion über die Vitellingefäße gedeckt. Eine funktionelle Unterteilung des Blutes in arteriell und venös ist also nicht möglich. Auf Grundlage gepoolter experimenteller Daten stellte Burggren die Notwendigkeit des embryonalen Herzschlags und der starken konvektiven Blutflüsse während der frühen Embryonalentwicklung in

Frage [18, 19]. So gibt es beispielsweise bei Hühnerembryonen bis zum HH-Stadium 18 (Tag 3) keinen Hämoglobin-vermittelten Sauerstofftransport. Dieser wird erst in den Stadien 28–30 (Tag 6) voll wirksam, wenn die Gefäßstruktur des Dottersacks als Atemorgan zu arbeiten beginnt. Zu diesem Zeitpunkt ist das Vier-Kammer-Herz fast vollständig entwickelt [20].

2. Mausembryo

Der frühe Blutkreislauf beim Säugetier besteht aus den Embryonal-, den Dottersack- und den Allantoisschleifen, zu denen die Plazentaverzweigung hinzukommt. Aufgrund der sehr kurzen Trächtigkeitsdauer von 18–21 Tagen dient der Mausembryo allgemein als Säugetiermodell für die frühe Herz-Kreislauf-Entwicklung. Durch die extrem schnelle Organentwicklung ist es schwierig, das genaue Entwicklungsstadium lediglich anhand des Zeitpunkts der Konzeption zu bestimmen. So kommt in der Phase der frühen Herzschlauchbildung beispielsweise alle 1,8 Stunden ein Somiten-Paar hinzu. Bei Embryonen des gleichen Wurfs erfolgt oft eine unterschiedlich schnelle Organentwicklung [21]. Die Herzkontraktion setzt zwischen Somiten-Stadium (S) 4 und 6 ein, was dem Embryonaltag (E) 7.5–8.5 entspricht. Der funktionelle Kreislauf entwickelt sich zwischen S8 und 10 (E 8.5) [22, 23].

Um die Rolle des Plasmaflusses von dem rheologischen Effekt der zirkulierenden Zellen auf die vaskuläre Entwicklung beim frühen Mausembryo abzugrenzen, führten Jennifer L. Lucitti et al. eine Studie durch, in der sie den Plasmafluss maßen und die Bewegung der Erythroblasten getrennt davon nachverfolgten. Die Plasmabewegung wurde beobachtet, indem man fluoreszierendes Dextran in die Herzen von Embryonen der Stadien S2 bis S6 injizierte. Das Vorhandensein der Fluoreszenz im Dottersack zeichnete man nach einem Zeitraum von 10 Minuten auf. Während sich bei fünf der sechs S2-Embryonen das fluoreszierende Dextran auf den Herzschlauch beschränkte, hatte es sich bei einem der Embryonen bis zur Gefäßanlage des Dottersacks verteilt. Dies bestätigte die persistierenden Gefäßverbindungen zwischen Embryo und Dottersack und außerdem, dass der Plasmafluss, wenn auch langsam, vor dem Einsetzen des Herzschlags auftritt. Das Herz begann in S3 zu kontrahieren, was mit der allmählichen Zunahme des Plasmaflusses bis auf ein Zwanzigfaches im Vergleich zum Fluss in S2 korrespondierte. Signifikant ist, dass man in der ersten Stunde nach Beginn des Herzschlags keine zirkulierenden Erythroblasten im Plasmafluss beobachtete. Sie waren weiterhin auf die Blutinselchen begrenzt oder außerhalb der Gefäßstruktur als einzelne, stationäre Zellen verstreut. Eine zeitweilige Bewegung der Erythroblasten beobachtete man ab den Stadien S6–7. Einige Erythroblasten blieben bis zu drei Stunden stationär oder bildeten Klümpchen, bevor sie in den Kreislauf übergingen. Bis S8 war der Kreislauf hergestellt, gefolgt von normalen Gefäßwachstum und Umbau der Vitellingefäße. Um zudem herauszufinden, ob das Vorhandensein von Erythroblasten für den normalen Gefäßumbau notwendig ist, behandelte man die Gefäßinseln bei frühen Embryonen mit Acrylamid, welches verhindert, dass sich die Erythroblasten von ihrer Entstehungsstelle im Dottersack fortbewegen. Die behandelten Embryonen verglich man dann mit der

Kontrollgruppe. Trotz normaler Plasmasflussraten fand kein Gefäßumbau bei den behandelten Embryonen statt. Dies bestätigt, dass die Plasmazirkulation allein nicht ausreicht, um den Gefäßumbau auszulösen. Auf Grundlage vorhandener Daten und ihrer Erkenntnisse nahmen Lucitti et al. an, dass rheologische Kräfte, die auf den Plasmafluss durch zirkulierende Erythroblasten übertragen werden, erforderlich sind, um eine Reihe kraftbezogener Signalwege einzuleiten, einschließlich der Aktivierung der endothelialen Stickoxidsynthase 3 (NOS3). Sie alle spielen eine wichtige Rolle bei der Einleitung einer normalen Gefäßentwicklung [24].

Kathleen E. McGrath et al. beobachteten ebenfalls eine langsame Anfangsbewegung der vom Dottersack ausgehenden Erythroblasten in den Embryo, die in den Stadien S4–7 rund 36 Stunden dauerte und auf eine „gewisse Art von Fluss“ aus dem Dottersack zum Embryo hindeutete. Dies stimmte mit der Verschmelzung der Myokardanlage und dem Beginn der Herzkontraktionen überein. Während der beginnenden Schleifenbildung des Herzens in S8 fand bei der Verteilung der Erythroblasten eine „dramatische Veränderung“ statt, bei der die Zellen aus dem Dottersack wanderten und sich in zunehmender Zahl im Embryo fanden. Ab S24 gab es die gleiche Zahl an roten Blutkörperchen im Embryo wie im Dottersack. Schließlich kehrte sich das Verhältnis ab S35–40 um und es befanden sich zehnmal mehr rote Blutkörperchen im Embryo als im Dottersack. Ab S35 waren die zirkulierenden Erythroblasten im gesamten Gefäßsystem verteilt. Auf Grundlage ihrer eigenen Beobachtungen und vorhandener Daten kamen McGrath et al. zu dem Schluss, dass der funktionelle Kreislauf beim Mausembryo erst nach Ausbildung der Gefäßnetze mit Endothelauskleidung, Umverteilung der erythroiden Zellen aus dem Dottersack in den Embryo und Umbau des Herzschlauchs in Kammern entsteht [23].

Der Beginn des Kreislaufs beim Mausembryo ähnelt dem beim Hühnerembryo, d. h. dass trotz des Vorhandenseins eines signifikanten Plasmaflusses und Herzschlags der Kreislauf erst vollständig ausgebildet ist, wenn eine ausreichende Zahl an Erythroblasten in die Gefäße dringt. Um den genauen Zeitpunkt des Herzschlags und sein Verhältnis zum Einsetzen der Zirkulation des Blutes beim Mausembryo zu prüfen, setzten Rui Ping Ji et al. die Ultraschallbiomikroskopie (UBM) ein, ein recht neues nicht-invasives Verfahren zur Untersuchung der Herz-Kreislauf-Funktion beim Mausembryo im Uterus [25]. Allerdings kann man mit UBM die Plasmabewegung nicht erkennen, da das Dopplersignal von beweglichen Blutkörperchen oder Gewebe abhängt, d. h. vom kontrahierenden Herzen. In den Stadien S2–4, vor Einsetzen des Herzschlags, sind keine intraembryonalen Erythroblasten nachzuweisen. Die ersten rhythmischen Herzkontraktionen im Bereich von 100–130 bpm zeichnete man bei S5–6 Embryonen auf, bei denen noch kein Blutfluss sichtbar war. Ab S7 erkannte man zuerst aortale Dopplerflusssignale und ab S8 wies man sie vollständig nach. Gleichzeitig war eine rudimentäre Bewegung der Zellen in der Gefäßstruktur des Dottersacks zu beobachten [26].

Neuere Arbeiten über Zebrafische bestätigen das Vorhandensein des Plasmaflusses zwischen Embryo und Vitellinmembran und zeigen, dass kurz vor dem Beginn des Blutkreislaufs einige wichtige Entwicklungsschritte im Zebrafischembryo stattfinden [27]. Wenn sich der Kapillarplexus des Dottersacks bildet, beginnen Erythroblasten aus der AGM-(Aorta-Gonaden-Mesonephros)-Region im Embryo ins Lumen der Aorta zu wandern, wo sie an den Endothelzellen haften bleiben. Damit ähneln sie den wandernden Leukozyten im Blut von Säugetieren. Anschließend folgt die Phase der „Inaktivität", in der die primitiven roten Blutkörperchen in den vaskulären Lumen stagnieren, obwohl es einen aktiven Herzschlag und einen nachweisbaren Plasmafluss gibt. Der Beginn des Blutkreislaufs zeichnet sich durch eine fast gleichzeitige Freisetzung von erythroiden Zellen ins Lumen der dorsalen Aorta und in die hintere Herzvene aus. Dabei handelt es sich um einen komplexen Prozess, bei dem die Adhäsion der erythroiden Zellen plötzlich durch einen Metalloprotease-vermittelten Prozess beginnt [27] [→ Abb. 2.4]. Außerdem spielt das von den Endothelzellen produzierte Stickoxid (NO) eine zentrale Rolle bei der endothelialen Zellmigration, der Angiogenese und der Regulierung des Gefäßtonus zu Beginn des Kreislaufs beim Zebrafisch [28].

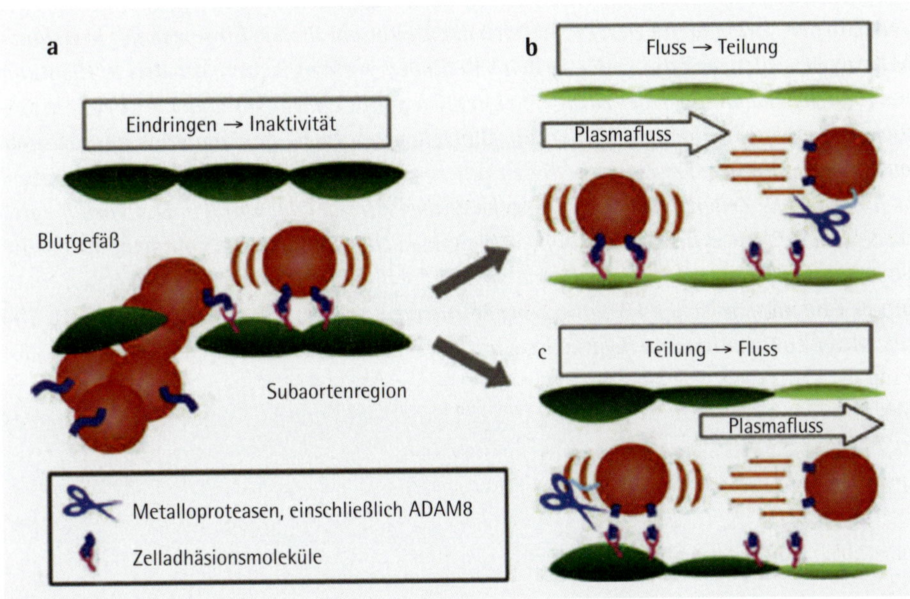

Abb. 2.4 Modelle für den Beginn des Kreislaufs bei Zebrafischen: Während des ersten Stadiums, der „Inaktivität", wandern die Blutzellen durch das vaskuläre Endothel und haften sich am Lumen an (**a**). Die Zirkulation beginnt entweder mit der simultanen Freisetzung von roten Blutkörperchen aus dem Endothel durch die Aktivierung von ADAM8 (eine Metalloprotease) bei bestimmter Plasmaflussgeschwindigkeit (**b**) oder mit der direkten ADAM8-abhängigen Freisetzung von erythroiden Vorläuferzellen aus den endothelialen Adhäsionsstellen (**c**) (adaptiert aus [27], mit freundlicher Genehmigung von Elsevier).

Die vorliegenden empirischen Daten lassen auf das Vorhandensein des Plasmaflusses entweder vor oder beim Einsetzen der ersten Kontraktionen des Herzschlauchs schließen. Dieser primäre Fluss bzw. diese „Progenitorzirkulation“ weist im Wesentlichen einen niedrigen Druck auf und gleicht dem Lymphfluss bei höheren Wirbeltieren. Ihre mögliche Funktion ist der Transport und die Verteilung von erythroiden Vorläuferzellen, die im Dottersack produziert werden, zum Embryo [22, 28, 29]. Der Zeitpunkt dieses Ereignisses scheint nicht mit dem Einsetzen der Herzkontraktionen in Verbindung zu stehen. Die Kombination aus klappenlosem Herzen und unausgereiften Gefäßen mit unvollständiger Endothelauskleidung ist für einen effizienten Druckantrieb ungünstig. Die primäre Strömung muss man vom sekundären oder sauerstofftransportierenden Kreislauf unterscheiden, der die Funktion des Sauerstofftransports in die Gewebe erst nach deutlicher Verzögerung vollständig übernimmt.

Im Hinblick auf neuste „Hightech“-Studien ist es bemerkenswert, wie nah einige Forscher des letzten Jahrhunderts bereits daran waren, das primäre Phänomen des Blutkreislaufs zu entdecken, indem sie den embryonalen Kreislauf lediglich direkt beobachteten. Charles M. Goss (1899–1981) beschrieb den Beginn des Blutkreislaufs wie folgt:

„*Die Blutzirkulation begann bei Embryonen mit 8 Somiten. Davor gab es eine Rück- und Vorwärtsbewegung der Blutzellen in den Dottersackgefäßen oder der gelegentlich freien Zellen in der Aorta und im Herzen. Als sich der Zeitpunkt für das Einsetzen des Kreislaufs näherte, bewegten sich die Zellen in den Vitellinvenen etwas weiter vorwärts in Richtung des Herzens und dann wieder zurück. Schließlich wurde ein vollständiger Kreislauf in den Endothelschläuchen hergestellt und die Blutzellen bewegten sich zögerlich zum Herzen. Zuerst gab es nur wenige Zellen in der zirkulierenden Flüssigkeit, doch die Zahl stieg rapide an, als mehr Zellen aus den Dottersackkapillaren freigesetzt wurden. Der Vorhof hatte zu diesem Zeitpunkt bereits deutliche morphologische Umrisse angenommen, aber seine physiologische Bedeutung beschränkte sich auf seine Funktion als Schrittmacher, da er nichts zum mechanischen Pumpvorgang beizutragen schien. Der Zeitraum zwischen Einsetzen der Kontraktion und Beginn des Kreislaufs liegt zwischen 12 und 15 Stunden.*“ [30]

Literatur

1 Hamburger, V., Hamilton, H. L.: A series of normal stages in the development of the chick embryo. Journal of Morphology 1951; 88 (1). S. 49–92.

2 Hirota, A. et al.: Early events in development of electrical activity and contraction in embryonic rat heart assessed by optical recording. Journal of Physiology 1985; 369 (1). S. 209.

3 Kamino, K.: Optical approaches to ontogeny of electrical activity and related functional organization during early heart development. Physiological Reviews 1991; 71 (1). S. 53.

4 Sakai, T., Hirota, A., Kamino, K.: Video-imaging assessment of initial beating patterns of the early embryonic chick heart. Japanese Journal of Physiology 1996; 46 (6). S. 465–472.

5 Patten, B. M., Kramer, T. C.: The initiation of contraction in the embryonic chick heart. American Journal of Anatomy 1933; 53 (3). S. 349–375.

6 Patten, B. M.: The first heart beats and the beginning of the embryonic circulation. American Science 1951; 39 (2). S. 224–243.

7 Sissman, N. J.: Developmental landmarks in cardiac morphogenesis: comparative chronology. American Journal of Cardiology 1970; 25 (2). S. 141–148.

8 Hogers, B. et al.: Intracardiac blood flow patterns related to the yolk sac circulation of the chick embryo. Circulation Research 1995; 76 (5). S. 871–877.

9 le Noble, F. et al.: Flow regulates arterial-venous differentiation in the chick embryo yolk sac. Development 2004; 131 (2). S. 361.

10 Romanoff, A. L., Romanoff, A. J.: Pathogenesis of the avian embryo: an analysis of causes of malformations and prenatal death. Wiley-Interscience New York 1972.

11 Carlson, B. M.: Patten's foundations of embryology. McGraw-Hill New York 1988.

12 Hirota, A. et al.: Initial development of conduction pattern of spontaneous action potential in early embryonic precontractile chick heart. Developmental Biology 1983; 99 (2). S. 517–523.

13 Christoffels, V. M., Burch, J. B. E., Moorman, A. F. M.: Architectural plan for the heart: early patterning and delineation of the chambers and the nodes. Trends in Cardiovascular Medicine 2004; 14 (8). S. 301–307.

14 Sedmera, D. et al.: Developmental transitions in electrical activation patterns in chick embryonic heart. The Anatomical Record 2004; 280 (2). S. 1001–1009.

15 Houweling, A. C. et al.: Developmental pattern of ANF gene expression reveals a strict localization of cardiac chamber formation in chicken. The Anatomical Record 2002; 266 (2). S. 93–102.

16 Chapman, W.: The effect of the heart-beat upon the development of the vascular system in the chick. American Journal of Anatomy 1918; 23 (1). S. 175–203.

17 Buschmann, I. et al.: Pulsatile shear and Gja5 modulate arterial identity and remodeling events during flow-driven arteriogenesis. Development 2010; 137 (13). S. 2187.

18 Burggren, W. W.: What is the purpose of the embryonic heart beat? Or how facts can ultimately prevail over physiological dogma. Physiological and Biochemical Zoology 2004; 77 (3). S. 333–345.

19 Burggren, W. W., Warburton, S. J., Slivkoff, M. D.: Interruption of cardiac output does not affect short-term growth and metabolic rate in day 3 and 4 chick embryos. The Journal of Experimental Biology 2000; 203 (24). S. 3831.

20 Cirotto, C., Arangi, I.: Chick embryo survival under acute carbon monoxide challenges. Comparative Biochemistry and Physiology 1989; 94 (1). S. 117–123.

21 Theiler, K., Westphal, H.: The house mouse: Atlas of embryonic development. Springer Verlag New York 1989.

22 Phoon, C. K. L.: Circulatory physiology in the developing embryo. Current Opinion in Pediatrics 2001; 13 (5). S. 456.

23 McGrath, K. E. et al.: Circulation is established in a stepwise pattern in the mammalian embryo. Blood 2003; 101 (5). S. 1669.

24 Lucitti, J. L. et al.: Vascular remodeling of the mouse yolk sac requires hemodynamic force. Development 2007; 134 (18). S. 3317.

25 Phoon, C. K. L., Turnbull, D. H.: Ultrasound biomicroscopy-Doppler in mouse cardiovascular development. Physiological Genomics 2003; 14 (1). S. 3.

26 Ji, R. P. et al.: Onset of cardiac function during early mouse embryogenesis coincides with entry of primitive erythroblasts into the embryo proper. Circulation Research 2003; 92 (2). S. 133.

27 Iida, A. et al.: Metalloprotease-dependent onset of blood circulation in zebrafish. Current Biology 2010; 20 (12). S. 1110–1116.

28 North, T. E. et al.: Hematopoietic stem cell development is dependent on blood flow. Cell 2009; 137 (4). S. 736–748.

29 Palis, J.: Ontogeny of erythropoiesis. Current Opinion in Hematology 2008; 15 (3). S. 155.

30 Goss, C. M.: The physiology of the embryonic mammalian heart before circulation. American Journal of Physiology 1942; 137 (1). S. 146–152.

KAPITEL 3

Hämodynamik des früh-embryonalen Kreislaufs

Die Entwicklung des embryonalen Herzens und des peripheren Kreislaufs ist ein dynamischer Prozess des schnellen Wachstums und des ständigen Umbaus, der eng mit der Hämodynamik verbunden ist. Gleichzeitig mit dem zunehmenden metabolischen Bedarf finden Veränderungen der Herzfrequenz, des Herzzeitvolumens, des Blutdrucks und eine Abnahme des peripheren Widerstands statt. Eine Reihe von Studien belegt vergleichbare Werte für die hämodynamischen Parameter bei den Embryonen von Hühnern, Zebrafischen und Amphibien [1]. Jüngste Fortschritte bei der invasiven intravitalen Dopplerfluss-Bildgebung lieferten neue Erkenntnisse über die entwicklungsbezogene Hämodynamik von Säugetierembryonen [2–4]. Wir werden nun einige der grundlegenden hämodynamischen Parameter bei Hühner-, Zebrafisch- und Säugetierembryonen untersuchen. In Tabelle 3.1 sind kardiovaskuläre Entwicklungsstadien bei Hühner-, Zebrafisch-, Maus- und Menschenembryonen aufgelistet.

1. Hühnerembryo

Zu Beginn des Kreislaufs besteht der Herzschlauch beim Hühnerembryo aus einem drei bis fünfschichtigen Myokardmantel, der eine dicke, zellfreie Herzgallertenschicht und eine Schicht des Endokards umhüllt [8]. Innerhalb der einzelnen Myozyten befinden sich die kontraktilen Elemente in räumlicher Unordnung und nur einige ihrer Bestandteile sind funktionell [9, 10]. Das früh-embryonale Herz und das Gefäßsystem besitzen keine nervalen Strukturen. Zuerst entwickelt sich der parasympathische Anteil des autonomen Nervensystems, der ab dem HH-Stadium 39 (Entwicklungstag 12) funktionell ist, der sympathische Anteil dagegen erst ab Stadium 42 (Tag 17) [11].

Die erste Phase der Herzbildung geht mit einer schnellen Ausdehnung des extraembryonalen Bettes einher. Norman Hu und Edward B. Clark maßen die Wachstumsrate des Ventrikels bei Hühnerembryonen in den Stadien 12 bis 29 und verglichen sie mit dem Gewicht des Embryos und seiner Membranen. Sie bemerkten ein deutliches Missverhältnis der Wachstumsraten zwischen dem Herzen und dem Rest des Embryos. In Stadium 12 machte der Ventrikel 4.5 % der gesamten Embryonalmasse aus. Bis Stadium 29 ging der Anteil auf 1.2 % zurück. Im gleichen Zeitraum stieg das Gewicht des Ventrikels um einen Faktor von 30 an, während die Masse des Embryos auf das 120-Fache wuchs [8]. Während das relative Gewicht des Ventrikels während dieser Zeit abnahm, wuchs seine Arbeit paradoxerweise [12]. Die relative Größe des Embryos im Vergleich zum Vitellingefäßbett spiegelt sich in der Verteilung des Herzzeitvolumens wider. Im Stadium 18 wurde rund 80 % des Herzzeitvolumens in das extraembryonale Bett abgegeben. Ab Stadium 24 fiel das Verhältnis mit zunehmendem Wachstum und metabolischem Bedarf des Embryos auf 65 % [13].

Tabelle 3.1 Vergleich der kardiovaskulären Entwicklungsstadien bei unterschiedlichen Arten

	Huhn	Zebrafisch	Maus	Mensch
Entwicklungsmeilensteine	**HH**	**hpf**	**E**	**Tage**
Bildung des einfachen Herzschlauchs	7-9	19	8	22
Erste Myokardkontraktionen	7-10	22	8,5	23
Schleifenbildung des Herzens	11-13	33	8,5	24
Erster Blutfluss durch das Herz	10	26-28	9,5	24
Bildung des Endokardkissens	13-22	48	9-11	28
Vorhofseptum, Beginn	15-23	k. A.	10-12	29
Kammerseptum, Ende	26-31	k. A.	13-15	35+

Hühnerembryostadien gemäß Hamburger-Hamilton (HH), Zebrafischstadien dargestellt in Stunden nach der Befruchtung (hpf), Mausstadien als Tage nach der Empfängnis (**E**) und Stadien des Menschen als Entwicklungstage. Beobachtungen zusammengetragen aus [4–7].

Gleichzeitig mit dem Wachstum gibt es einen linearen Anstieg der Herzfrequenz des sich entwickelnden Embryos zwischen den aufeinanderfolgenden Stadien [14]. In den Stadien 12–29 erhöht sich das Schlagvolumen von 0.01 auf 0.69 mm^3 [8]. Burggren et al. beobachteten einen relativ moderaten Anstieg der Herzfrequenz von 100–130 bpm in den Stadien 16–24 (Tag 3–4), jedoch einen damit einhergehenden fünffachen Anstieg des Schlagvolumens. Darüber hinaus gab es im gleichen Entwicklungszeitraum einen „dramatischen" Anstieg des Herzzeitvolumens um das 10–15-Fache. Daher kamen sie zu der Ansicht, dass die grosse Inkonsistenz der gemessenen Parameter eindeutig auf uns bislang unbekannte Faktoren der kardiovaskulären Dynamik beim frühen Embryo hinweist [15]. Im Gegensatz zu ausgewachsenen Tieren, bei denen es eine reziproke Beziehung zwischen Größe des Herzens und Gewicht und Größe des Tieres gibt, besteht beim Embryo eine paradoxe Beziehung, bei der eine Gewichtszunahme mit einer Erhöhung der Herzfrequenz einhergeht. Trotz der Tatsache, dass die Erhöhung der Herzfrequenz die Zeit der Ventrikelfüllung deutlich verkürzt, gibt es eine stetige Zunahme des Schlagvolumens und Aortenblutflusses (Herzzeitvolumen) [12].

Der Druck der Vitellinarterien bei Hühnerembryonen im Stadium 12 liegt im Bereich von 0.32 mmHg systolisch und im Bereich von 0.23 mmHg diastolisch. Bis Stadium 29 steigt er linear auf 2.00/1.22 mmHg. Die Druckwellenformen sind mit denen ausgewachsener Tiere vergleichbar. Sowohl der ventrikuläre systolische als auch der enddiastolische Druck steigen linear von 0.95 auf 3.45 mmHg bzw. von 0.24 auf 0.82 mmHg während des gleichen Entwicklungszeitraums [8, 16]. Die vorliegenden Daten lassen vermuten, dass der dünnwandige frühe Embryonalschlauch mit singulärem Vorhof und Ventrikel den Blutfluss erfolgreich unterbricht, aber noch nicht die Fähigkeit hat, hohen Druck zu erzeugen. Wir werden sehen [→ Kap. 11], dass dies mit dem niedrigen zirkulatorischen Druck übereinstimmt, der bei Fischen und Amphibien zu beobachten ist, deren Blutzirkulation selbst im ausgewachsenen Alter eher venös ist. In Hühnerembryonen kann das Herz erst nach der Bildung der Klappen, Septen und Kammern effektiven Druck erzeugen, d. h. in Stadium 29 und höher [5].

Verschiedene Studien beschreiben die unveränderliche Beziehung zwischen der embryonalen Wachstumsrate und dem Herzzeitvolumen. Während jedes Entwicklungsstadiums findet fast eine Verdopplung des Aortenblutflusses und des Schlagvolumens statt, die, wenn sie auf das Embryonalgewicht (ohne Embryonalmembranen) normalisiert werden, *konstant* bleiben. Das heißt, dass bei einem 120-Fachen Anstieg des Embryonalgewichts in den Stadien 12 bis 29 der Blutfluss pro Milligramm Embryonalgewicht bemerkenswert konstant bleibt [8, 12, 14]. Die Geschwindigkeit der Wellenausbreitung, der Arteriendruck sowie das zirkulierende Blutvolumen werden während der Entwicklungsstadien ebenfalls streng reguliert und optimiert [18]. Da beim embryonalen Herzen und Kreislauf die Innervation und die hormonelle Regulierung fehlen, stellt sich die offensichtliche Frage: Wie „spürt" das Herz und wie reagiert es auf die eigenen Veränderungen in seiner Entwicklung und wie gleicht es diese mit dem spezifischen metabolischen Bedarf des sich schnell entwickelnden Gewebes mit einer solchen Folgerichtigkeit ab? Man nahm an, dass der metabolische Bedarf der Gewebe das Herzzeitvolumen direkt reguliert [16]. Darüber hinaus lassen neuere empirische Daten auf eine enge Verbindung zwischen Stoffwechsel, Angiogenese und endothelialen Faktoren schließen, die das vaskuläre Wachstum steuern [19]. Dies impliziert, dass das Herz in Bezug auf das periphere Gewebe lediglich eine untergeordnete Rolle bei der gesamten embryonalen Hämodynamik spielt. Diese bemerkenswerte, wenn auch noch ungeklärte Abstimmung zwischen metabolischem Bedarf und Blutfluss weist klar auf die Peripherie als primäre Determinante des Blutflusses hin.

Mithilfe des Drei-Elemente-Windkessels, ist es möglich, die arterielle Impedanz (Widerstand) des Gefäßsystems sowohl gegenüber dem gleichmässigen als auch dem oszillierenden Fluss zu ermitteln [→ Abb. 16.9]. Das auf einer Ohmschen Analogie basierende Modell setzt voraus, dass Druck und Fluss im Frequenzbereich linear miteinander verbunden sind. Es ermöglicht die Berechnung der gesamten ventrikulären Arbeitsleistung sowie der Komponenten im Steady-State- und im oszillatorischen Bereich, indem Kammerdruck und Schlagvolumen gleichzeitig gemessen werden. Diesem Paradigma entsprechend ist Steady-State die durchschnittliche Arbeitsleistung des Herzens, die notwendig ist, um die Fluss-Druck-Energie zu erhalten. Die oszillierende Komponente der gesamten Arbeitsleistung wird dagegen für die rhythmische Ausdehnung der Gefäße verbraucht und gilt als „verschwendete" Arbeitsleistung [20, 21]. (Der Vorteil dieses Modells sowie anderer Kreislaufmodelle wird in Teil II erläutert.) Clark und Hu beschrieben einen dramatischen 350-fachen! Anstieg der stabilen Herzleistung in den Stadien 18 bis 29. Im gleichen Entwicklungszeitraum nimmt der periphere vaskuläre Widerstand, der anhand des Verhältnisses von Schlagvolumen und Vitellinarteriendruck berechnet wird, um einen Faktor von 5 bis 24 ab [8, 12]. Jennifer L. Lucitti et al. berichteten von einem moderateren Anstieg der Steady-State-Leistung um einen Faktor von 8 in den Stadien 21 bis 27 [22], während Kenneth G. Zahka et al. einen 27-Fachen Anstieg in den Stadien 18 bis 29 beobachteten [23].

Ist das embryonale Herz in der Lage, derartig extreme Arbeitsleistungen innerhalb einer so kurzen Zeitspanne auszuhalten? Und falls ja, wo liegen seine Grenzen und Regulierungsmechanismen?

2. Zebrafischembryo

Im Zebrafischembryo beginnen die einzelnen Myozyten 20 Stunden nach der Befruchtung (*hpf*) (Somiten-Stadium S22) mit einer Frequenz von rund 25 Schlägen/Minute sporadisch zu kontrahieren. Ab 22 *hpf* (S26), wenn die erste Blutbewegung zu beobachten ist, schlägt das Herz mit rund 90 bpm rhythmisch mit entsprechender Verschiebung des Schrittmachers zum venösen (kaudalen) Ende des Herzschlauchs. Ab 33 *hpf* beginnt das Herz mit der Schleifenbildung und die Frequenz der Kontraktionen erhöht sich nach und nach von 140 auf 180 bpm [6, 24].

Ab 48 *hpf* besteht das Herz aus einem weichwandigen Schlauch, der in vier identifizierbare Teile gegliedert ist: Sinus venosus, Vorhof, Ventrikel und Bulbus arteriosus. Der Herzschlauch ist mit dem Endokard ausgekleidet und besteht aus einer einfachen Schicht des Myokards, außer in der Kammer, in der es zwei oder drei Zellschichten dick ist. Die Endokardgallerte wird allmählich vom Ventrikel absorbiert, ist jedoch im Vorhof und im Bulbus weiterhin zu sehen [25]. Das Herz ist mit dem Epikard bedeckt und liegt in der Perikardhöhle. Es gibt zu diesem Zeitpunkt keine Klappen, die den Vorhof, den Ventrikel und den Aortenbulbus trennen. Die Klappen erscheinen erst drei Tage später, am Tag 5. Die funktionelle Bedeutung der Gallerte wird nun deutlicher, da trotz des Vorhandenseins der Endokardkissen der Vorwärtsfluss in einen signifikanten Rückstrom zwischen Vorhof und Ventrikel (72–96 *hpf*) übergeht [26]. Vergleichbar mit dem ventrikulären Wachstumsmuster beim Hühnerembryo macht der Ventrikel beim Zebrafischembryo im Stadium 48 *hpf* 10.5 % des Gesamtgewichts aus, und dieser Anteil sinkt beim voll ausgewachsenen Tier auf 1.8 % [25].

Hu et al. wiesen auf die besondere Rolle des Aortenbulbus (Conus arteriosus) beim Zebrafisch hin, der wie bei höheren Wirbeltieren zunächst einen Myokardcharakter hat, dann jedoch im Laufe der vierwöchigen Wachstumsphase nach der Befruchtung von glatter Muskulatur ersetzt wird. Die Autoren vermuten, dass der Bulbus als „Kondensator" fungiert, der eher einen kontinuierlichen als einen pulsatilen Blutfluss in den Kiemenbögen aufrecht erhält [25]. Eine ähnliche Wirkungsweise wurde bei Hühner- und Ochsenfroschembryonen [17] und Ochsenfroschembryonen im Larvenstadium beschrieben, bei denen der Aortenbulbus in den Anfangsstadien einen *höheren* Druck als die ventrikuläre Systole erzeugt [27]. Wir werden sehen [→ Kap. 11.3], dass funktionelle Ähnlichkeiten bei einer Vielzahl von niedrigeren Wirbeltieren zu finden sind, z.B. bei den Lanzettfischchen (Amphioxus), bei denen beerenähnliche Ausdehnungen in den Blutgefäßen, die sogenannten peripheren Herzen, dazu dienen, den Blutfluss vorübergehend aufzustauen und mit höherem Druck in das nachgelagerte Gefäßsystem abzulassen.

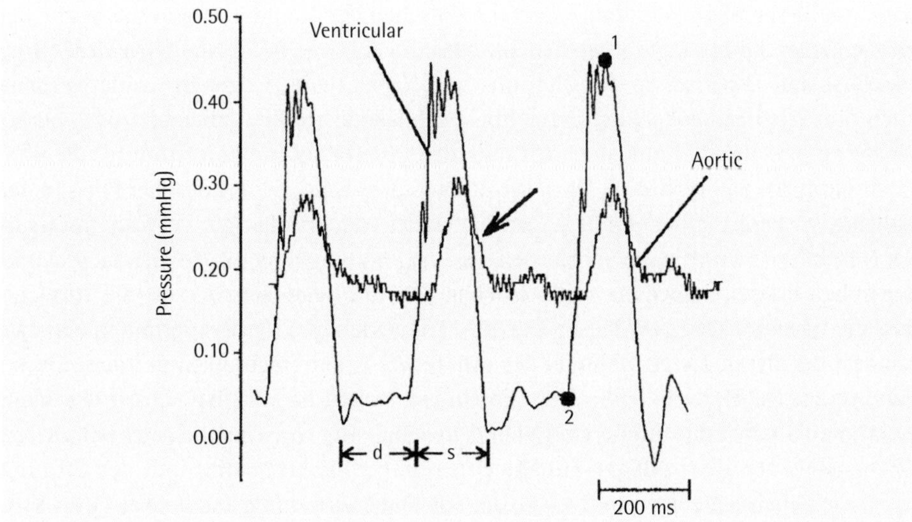

Abb. 3.1 Beispiel für die Wellenform des ventrikulären und dorsalen Aortendrucks beim Zebrafisch fünf Tage nach der Befruchtung. *d* diastolische Komponente, *s* systolische Komponente, 1 ventrikulärer systolischer Spitzendruck, 2 ventrikulärer enddiastolischer Druck. Der *Pfeil* zeigt den Aortenklappenschluss an. Man beachte die Ähnlichkeit mit den Druckaufzeichnungen bei adulten Säugetieren (aus [25], mit freundlicher Genehmigung von John Wiley and Sons).

Über das frühe Zebrafischherz gibt es nur wenige hämodynamische Daten, was kaum verwundert, da es gerade einmal so breit wie ein menschliches Haar ist. Jay R. Hove et al. maßen die Geschwindigkeit des Blutflusses beim Fischembryo im Stadium 37 *hpf* und stellten fest, dass er im Bereich von 0.5 mm s^{-1} [28] liegt. Interessanterweise wurden ähnliche Flüsse während der ventrikulären Füllung *und* Ejektion aufgezeichnet, was darauf hinweist, dass das Herz den Blutfluss kaum unterbricht. Unter Berücksichtigung der Größenanpassung üben diese Flüsse einen überraschend großen Scherstress von rund 75 dyn/cm^2 aus, was ungefähr der Hälfte derjenigen auf die Aorta eines erwachsenen Menschen entspricht [29]. Ab dem 5. Tag nach der Befruchtung beobachteten Hu et al. systolische und diastolische aortale Druckspitzen im Bereich von 0.5 bzw. 0.08 mmHg. Negative frühe diastolische Drucke wurden ab 48 *hpf* bis 3 Monate nach der Befruchtung aufgezeichnet. Somit füllt sich das frühe Zebrafischherz unter extrem niedrigem Druck, was, wie die Autoren vermuten, durch negativen Druck begünstigt wird [25] [→ Abb. 3.1].

3. Säugetierembryo

Bei Säugetieren ist die Plazentaschleife erst nach der Auszehrung der Dottersacknährstoffe, die aus naheliegenden Gründen begrenzter sind als beim Vogelembryo, voll funktionell [→ Abb. 3.2]. Die Dynamik der Verlagerung vom Dottersack- in den Plazentakreislauf macht eine Studie von Mäkikallio et al. deutlich, die mithilfe des Doppler-Ultraschalls eine Zunahme des arteriellen Blutflusses mit ausgeprägten systolischen und diastolischen

Vorwärtsflusskomponenten im Dottersack zwischen der 5. und 7. Gestationswoche bei menschlichen Embryonen feststellen konnten. Nach etwa 10 Wochen hörte der Dottersackfluss auf. Der Fluss in der Chorion- und Nabelarterie (Plazenta) wurde erstmals nach fünf Wochen beobachtet und nahm anschließend kontinuierlich bis zur 8. bis 10. Woche zu, was darauf hindeutet, dass nun die Plazenta der Hauptlieferant für die Blutversorgung des Embryos wird. Es ist signifikant, dass kein enddiastolischer Fluss in der Nabelarterie beobachtbar war [30]. Das Fehlen des enddiastolischen Vorwärtsflusses in der Nabelarterie wurde auch bei Mäusen bis zum Embryonaltag (E) 16.5 beobachtet und der hohen Plazentaimpedanz zugeschrieben [31–33]. Bemerkenswert ist die Tatsache, dass die Gestationszeit bei Mäusen nur 18–21 Tage dauert. Das lässt vermuten, dass zumindest bei diesen Tieren während des größten Teils der Trächtigkeit der diastolische Fluss in der Nabelarterie fehlt. Diese Ergebnisse stehen im Widerspruch zu den oben genannten Studien mit Hühnerembryonen, die eindeutig eine Abnahme des peripheren Widerstands bei gleichzeitiger Zunahme des Embryonalkreislaufes und der Öffnung neuer Gefäßbahnen zeigen [→ Abb. 3.3]. Die Sachlage wird durch Daten von Colin K. L. Phoon et al. noch verwirrender, die zeigten, dass sich die kardiale Kontraktilität, geschätzt anhand der Beschleunigungsphase der arteriellen Wellenformen, bei Mausembryonen zwischen E 9.5 und 12.5 nicht änderten. Tatsächlich deutet der zeitgleiche Anstieg der Herzfrequenz in diesem Zeitraum darauf hin, dass die Kontraktilität im Laufe der Gestation sogar *abnehmen* kann. Die Autoren vermuten, dass der lineare Anstieg des Herzzeitvolumens während des Beobachtungszeitraums durch Zunahme des Blutvolumens und Abnahme der Nachlast, der „down-stream" Impedanz, entsteht [32].

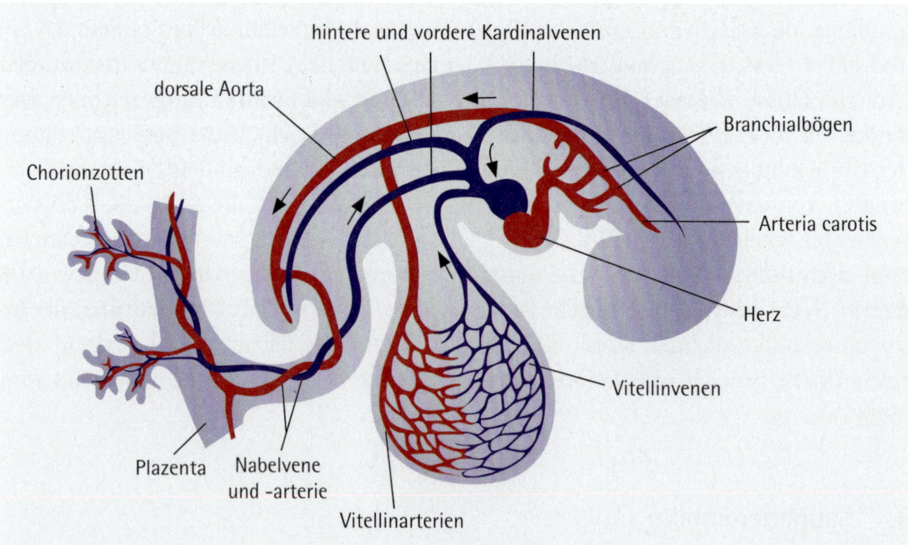

Abb. 3.2 Schematische Darstellung des Kreislaufs beim Säugetierembryo. Der Blutkreislauf besteht aus embryonalen Dottersack- und Plazentagefäßen. Die Nabelschnur enthält zwei Arterien (nicht dargestellt) und eine Vene. Die Nabelvene versorgt den Embryo mit Sauerstoff und Nährstoffen. Die Pfeile zeigen die Richtung des Blutstroms.

Das Fehlen des diastolischen Vorwärtsflusses lässt sich auch in der dorsalen Aorta beim Mausembryo nachweisen [32, 33] [→ Abb. 3.3a]. Das seltsame Phänomen des fehlenden diastolischen Flusses deutet auf die Tatsache hin, dass das Herz während dieser Entwicklungsphase nicht nur einen geringen Druck erzeugt, sondern auch wenig zum Vorwärtsfluss des Blutes beiträgt. Andererseits findet sich das zweiphasige Strömungsprofil mit späterer diastolischer Umkehr in der Vena cava inferior [→ Abb. 3.3d]. Eine erhöhte diastolische Flussumkehr in der Vena cava zeigte sich bei fetalen Rhythmusstörungen und verschiedenen Formen der Herzinsuffizienz [34] und deutet auf die flusshemmende Funktion des Herzens hin.

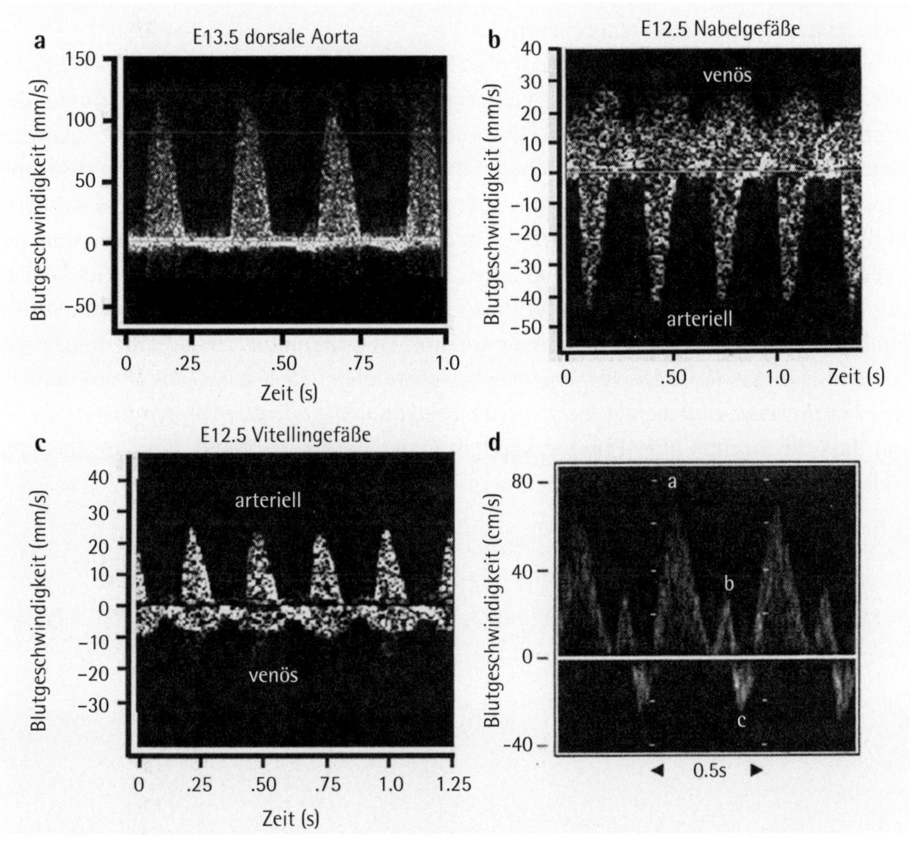

Abb. 3.3 (**a**) Doppler-Wellenform des dorsalen Aortenflusses beim Mausembryo an E 13.5. Man beachte das Fehlen des diastolischen Flusses. (**b**) Flussgeschwindigkeitsprofile der Nabel- und (**c**) Vitellingefäße. Man beachte den kontinuierlichen Fluss in den Vitellin- und Nabelvenen sowie das Fehlen des diastolischen Flusses in den jeweiligen Arterien (aus [33], mit freundlicher Genehmigung der American Physiological Society). (**d**) Wellenform der proximalen Vena cava inferior. Es gibt zwei Phasen des Vorwärtsflusses während der Systole, *a*, und der frühen Diastole, *b*. Der starke Fluss führt zur Flussumkehr in der späten Diastole, c (adaptiert aus [34], mit freundlicher Genehmigung von Elsevier).

Einer der verblüffendsten Aspekte der perinatalen kardiovaskulären Physiologie ist die sogenannte TRAP (Twin Reversed Arterial Perfusion), die bei monozygotischen Zwillingen mit fehlender Herz- und Hirnfunktion auftritt. Der Embryo mit dem funktionierenden Herzen, auch „Pumpe“ oder „Spenderzwilling“ genannt, soll für den Blutkreislauf des betroffenen Zwillings sorgen. Das Blut erreicht den Fötus mit der fehlenden Herzfunktion *retrograd*, für gewöhnlich durch eine einzelne Nabelarterie, über arterio-arterielle Plazentaanastomosen. Trotz einer vermutlich enormen Belastung zeigt das Herz des Spenderzwillings im Allgemeinen keine Anzeichen von Hypertrophie oder Insuffizienz, sofern keine anderen Herz-Kreislauf-Abnormitäten vorhanden sind [35]. Der Zwilling mit der fehlenden Herzfunktion kann eine beträchtliche Größe von bis zu 1900 Gramm erreichen, gilt aber mangels einer Herzfunktion als verstorben, obwohl wiederholte Ultraschalluntersuchungen sein weiteres Wachstum dokumentierten. Mit verschiedenen medizinischen und operativen Eingriffen wurde versucht zu verhindern, dass der Spenderzwilling aufgrund des hyperdynamischen Kreislaufs eine Herzinsuffizienz entwickelt, leider oft mit negativem Ergebnis [36].

Vor über einem halben Jahrhundert stellte Cornelis D. de Langen (1887–1967) bereits die Frage, ob das unterentwickelte fetale Herz die Kraft aufbringen könne, die erforderlich wäre, um sich selbst, die Plazenta und den Zwilling mit der fehlenden Herzfunktion zu durchbluten. Er beobachtete, dass die der Plazenta am nächsten gelegene Nabelvene nach der Geburt als erste aufhört zu pulsieren und in dem Prozess 100–150 ml Blut auf das Neugeborene überträgt. Ein ausgedehntes Klappensystem in der Plazentavene ermöglicht den Blutfluss zum Fötus, verhindert aber den Rückfluss. Zusammen mit der rhythmischen Bewegung der Plazentazotten entsteht so der Druckgradient für den Blutfluss in die Venen und damit zum Fötus. De Langen hielt es außerdem für möglich, dass „*die Kapillare wie ein winziges, unvollständiges Herz wirkt, das Druck auf das hindurchfließende Blut ausübt, es dadurch antreibt und die Filtration fördert und reguliert,*“ und dass die Summe aller Plazentakapillaren als „peripheres Herz“ fungiert, das den Kreislauf antreibt [37].

Literatur

1 Burggren, W. W., Pinder, A. W.: Ontogeny of cardiovascular and respiratory physiology in lower vertebrates. Annual Review of Physiology 1991; 53 (1). S. 107–135.

2 Keller, B. B. et al.: In vivo assessment of embryonic cardiovascular dimensions and function in day-10.5 to-14.5 mouse embryos. Circulation Research 1996; 79 (2). S. 247.

3 Hove, J. A. Y. R.: Quantifying cardiovascular flow dynamics during early development. Pediatric Research 2006; 60 (1). S. 6.

4 Phoon, C. K. L.: Circulatory physiology in the developing embryo. Current Opinion in Pediatrics 2001; 13 (5). S. 456.

5 Sissman, N. J.: Developmental landmarks in cardiac morphogenesis: comparative chronology. American Journal of Cardiology 1970; 25 (2). S. 141–148.

6 Forouhar, A. S. et al.: The embryonic vertebrate heart tube is a dynamic suction pump. Science 2006; 312 (5774). S. 751.

7 Fishman, M. C., Chien, K. R.: Fashioning the vertebrate heart: earliest embryonic decisions. Development 1997; 124 (11). S. 2099.

8 Hu, N., Clark, E.: Hemodynamics of the stage 12 to stage 29 chick embryo. Circulation Research 1989; 65 (6). S. 1665.

9 Manasek, F. J.: Histogenesis of the embryonic myocardium. American Journal of Cardiology 1970; 25 (2). S. 149–168.

10 Lim, S. S., Woodroofe, M. N., Lemanski, L. F.: An analysis of contractile proteins in developing chick heart by SDS polyacrylamide gel electrophoresis and electron microscopy. Journal of Embryology and Experimental Morphology 1983; 77 (1). S. 1.

11 Pappano, A. J.: Ontogenetic development of autonomic neuroeffector transmission and transmitter reactivity in embryonic and fetal hearts. Pharmacological Review 1977; 29 (1). S. 3.

12 Clark, E. B., Hu, N.: Hemodynamics of the developing cardiovascular system. Annals of the New York Academy of Science 1990; 588 (1). S. 41–47.

13 Hu, N., Ngo, T. D.., Clark, E. B.: Distribution of blood flow between embryo and vitelline bed in the stage 18, 21 and 24 chick embryo. Cardiovascular Research 1996; 31 (Suppl. 1). S. 127.

14 Cuneo, B., Hughes, S., Benson, D.: Heart rate perturbation in the stage 17–27 chick embryo: effect on stroke volume and aortic flow. American Journal of Physiology 1993; 264 (3). S. 755.

15 Burggren, W. W.: What is the purpose of the embryonic heart beat? Or how facts can ultimately prevail over physiological dogma. Physiological and Biochemical Zoology 2004; 77 (3). S. 333–345.

16 Clark, E. B., Hu, N.: Developmental hemodynamic changes in the chick embryo from stage 18 to 27. Circulation Research 1982; 51 (6). S. 810.

17 Keller, B. B. et al.: Ventricular pressure-area loop characteristics in the stage 16 to 24 chick embryo. Circulation Research 1991; 68 (1). S. 226.

18 Yoshigi, M., Ettel, J. M., Keller, B. B.: Developmental changes in flow-wave propagation velocity in embryonic chick vascular system. American Journal of Physiology 1997; 273 (3). S. 1523.

19 Fraisl, P. et al.: Regulation of angiogenesis by oxygen and metabolism. Developmental Cell 2009; 16 (2). S. 167–179.

20 Yoshigi, M., Hu, N., Keller, B. B.: Dorsal aortic impedance in stage 24 chick embryo following acute changes in circulating blood volume. American Journal of Physiology 1996; 270 (5). S. 1597.

21 Keller, B. B., Yoshigi, M., Tinney, J. P.: Ventricular-vascular uncoupling by acute conotruncal occlusion in the stage 21 chick embryo. American Journal of Physiology 1997; 273 (6). H2861.

22 Lucitti, J. L., Tobita, K., Keller, B. B.: Arterial hemodynamics and mechanical properties after circulatory intervention in the chick embryo. Journal of Experimental Biology 2005; 208 (10). S. 1877.

23 Zahka, K. G. et al.: Aortic impedance and hydraulic power in the chick embryo from stages 18 to 29. Circulation Research 1989; 64 (6). S. 1091.

24 Stainier, D., Lee, R. K., Fishman, M. C.: Cardiovascular development in the zebrafish. I. Myocardial fate map and heart tube formation. Development 1993; 119 (1). S. 31.

25 Hu, N. et al.: Structure and function of the developing zebrafish heart. Anatomical Record 2000; 260 (2). S. 148–157.

26 Liebling, M. et al.: Rapid three dimensional imaging and analysis of the beating embryonic heart reveals functional changes during development. Developmental Dynamics 2006; 235 (11). S. 2940–2948.

27 Pelster, B., Burggren, W.: Central arterial hemodynamics in larval bullfrogs (Rana catesbeiana): Developmental and seasonal influences. American Journal of Physiology 1991; 260 (1). S. 240.

28 Hove, J. R. et al.: Intracardiac fluid forces are an essential epigenetic factor for embryonic cardiogenesis. Nature 2003; 421 (6919). S. 172–177.

29 LaBarbera, M.: Principles of design of fluid transport systems in zoology. Science 1990; 249 (4972). S. 992.

30 Mäkikallio, K., Tekay, A., Jouppila, P.: Yolk sac and umbilicoplacental hemodynamics during early human embryonic development. Ultrasound in Obstetrics and Gynecology 1999; 14 (3). S. 175–179.

31 MacLennan, M. J., Keller, B. B.: Umbilical arterial blood flow in the mouse embryo during development and following acutely increased heart rate. Ultrasound in Medicine and Biology 1999; 25 (3). S. 361–370.

32 Phoon, C. K. L., Aristizabal, O., Turnbull, D.h.: 40 MHz Doppler characterization of umbilical and dorsal aortic blood flow in the early mouse embryo. Ultrasound in Medicine and Biology 2000; 26 (8). S. 1275–1283.

33 Phoon, C. K. L., Turnbull, D. H.: Ultrasound biomicroscopy-Doppler in mouse cardiovascular development. Physiological Genomics 2003; 14 (1). S. 3.

34 Huisman, T. W. A.: Doppler assessment of the fetal venous system. Seminars in Perinatology 2001; 25. S. 21–31.

35 Hanafy, A., Peterson, C. M.: Twin-reversed arterial perfusion (TRAP) sequence: case reports and review of literature. Australian and New Zealand Journal of Obstetrics and Gynaecology 1997; 37 (2). S. 187–191.

36 Sogaard, K., Skibsted, L., Brocks, V.: Acardiac twins: pathophysiology, diagnosis, outcome and treatment. Fetal Diagnosis and Therapy 2000; 14 (1). S. 53–59.

37 de Langen, C.: The placenta as an example of a peripheral heart. Cardiology 1954; 24 (6). S. 346–352.

KAPITEL 4

Flussmuster im früh-embryonalen Kreislauf

„Wirbel sind die Sehnen und Muskeln der fließenden Bewegung."

Dietrich Küchemann, 1965

Spezifische Flussmuster, die vom peripheren Kreislauf kommen und auf dem Weg durch das Herz relativ ungestört bleiben, bekräftigen die Tatsache, dass die Antriebskräfte für den Blutkreislauf tatsächlich ihren Ursprung in der Peripherie haben, vor allem in der Mikrozirkulation. Unveränderliche Flussmuster sind überzeugende Beweise dafür, dass das Herz nicht als Saug- oder Druckpumpe agiert.

Die einfache Reproduzierbarkeit und Transparenz der Zebrafisch- und Hühnerembryonen bieten ein einzigartiges Modell für die Untersuchung dieser Muster. Es gibt eine Reihe von Studien, die mit dem Ziel erfolgten, den Effekt des Blutflusses auf die Entwicklung des Herzens im früh-embryonalen Stadium zu untersuchen [1–3]. Am anschaulichsten ist vermutlich die Arbeit von Hogers et al., die detaillierte Kreislaufkarten für die HH-Stadien 12–17 beim Hühnerembryo erstellten. Ihre Flussdiagramme zeigen die Vitellin- und intrakardialen Flussmuster, die mit den entwicklungsbedingten Veränderungen des Dottersackkreislaufs übereinstimmen. Der erste Herzschlag beim Hühnerembryo tritt ungefähr im Stadium 9 auf. Vor dem Stadium 12 jedoch ist der Blutfluss noch unregelmäßig und gelegentlich gibt es einen Rückfluss. Ab Stadium 12 lässt sich ein stetiger Laminarfluss durch die Injektion von Intravitalfarbstoff in die Vitellinvenen sichtbar machen. Schon bald nach Beginn des Kreislaufs fließt das Blut symmetrisch in Bezug zur embryonalen Längsachse, von beiden Hälften der Embryonalscheibe am Randsinus der Vitellinmembran entlang über die linken und rechten vorderen Vitellinvenen zum Herzen. Trotz der Herzkontraktionen kann beobachtet werden, dass das Blut in parallelen Strömen durch das Herz fließt, um bestimmte Regionen im Embryo zu versorgen. Ab Stadium 12 verschiebt sich mit dem beschleunigten Wachstum des Embryos in kraniokaudaler Richtung und mit der erhöhten Vaskularisierung der Vitellinmembran die ursprüngliche Links-Rechts-Symmetrie des Blutflusses nach anterior-posterior und macht sechs „Wasserscheiden"-Regionen der Vitellinmembran Platz, die den Embryo versorgen [2]. Es wurden Sauerstoffspannungen in bestimmten Bereichen des intra- und extraembryonalen Kreislaufs gemessen und es ist möglich, dass diverse embryonale Organe Blut erhalten, das eine jeweils spezifische Atemgas- und Nährstoffzusammensetzung aufweist [4].

1. Entstehung des Vortex cordis

Die Umwandlung vom Schlauch- zum Kammerherzen hat mehrere bedeutende hämodynamische Auswirkungen. Während die systolische Kontraktion zu einer *vollständigen* Leerung des Schlauchherzens führt, ist dies mit dem Beginn der Kammerbildung nicht mehr der Fall. Von nun an kommt es zu einer *unvollständigen* systolischen Entleerung der Herzkammer, wobei die Ejektionsfraktion etwa 60 % beträgt und damit sehr dicht an den Werten des Herzens eines ausgewachsenen Säugetiers liegt [5]. Darüber hinaus behält der Fluss durch das schleifenbildende Herz nicht seine Laminarcharakteristik, sondern nimmt eine andere Form an. Mithilfe der digitalen Partikelgeschwindigkeitsmessung zeigten Jay R. Hove et al. das Vorhandensein von paarigen Wirbeln im Ventrikel während der Füllungsphase [→ Abb. 4.1]. Ein Wirbelpaar wurde auch im Aortenbulbus während der Austreibung beobachtet [5]. Eine genauere Untersuchung der Videos zeigte außerdem einen Wirbelfluss im Vorhof, der von den paarigen Vitellinvenen gespeist wird. Obwohl die Wirbelbildung während der diastolischen Ventrikelfüllung beim erwachsenen Herzen seit langem anerkannt ist, waren Hove et al. die ersten, die seine Bildung beim früh-embryonalen Herzen nachweisen konnten. Beim adulten Herzen tritt der negative Druckgradient in der frühen Diastole während der schnellen Ventrikelfüllung aufgrund des Wirbelflussmusters auf. Negativer Druck, der in der frühen Diastole im embryonalen Herzen auftrat, könnte ein ähnliches Phänomen darstellen [6–10]. Das Vorhandensein des ventrikulären diastolischen Sogs wurde als wichtiges Element des Druck-/Sog-Paradigmas des Blutantriebs hervorgehoben [11, 12].

Einer kürzlich von Ares Pasipoularides veröffentlichten umfangreichen Untersuchung der intrakardialen Blutflussdynamik zufolge stellt die steigende Zahl von Studien zu Struktur-/Funktionsbeziehungen eine wachsende Herausforderung für die klinisch-wissenschaftliche Kardiologie sowie für die Grundlagenforschung dar:

> „*Angesichts der Schwierigkeit, die embryonale Herzfunktion effektiv vom Blutfluss abzutrennen, sind komplexe und sorgfältig konzipierte Studien erforderlich, um die Interaktionswirkung der Myokardfunktion und des endothelialen Scherstress auf die kardiale Morphogenese zu untersuchen. In diesem Zusammenhang ist es inspirierend festzustellen, dass die auffällige spiralförmige Histoarchitektur der Myokardfasern in den Herzwänden an Bilder von archetypischen spiralförmigen Flussmustern denken lässt, die in den Wirbeln der diastolischen Füllung und in den Sekundärströmungen veranschaulicht werden.*“ [14]

Die funktionelle Bedeutung der intrakardialen Flussmustererzeugung erläutert Kapitel 13 näher.

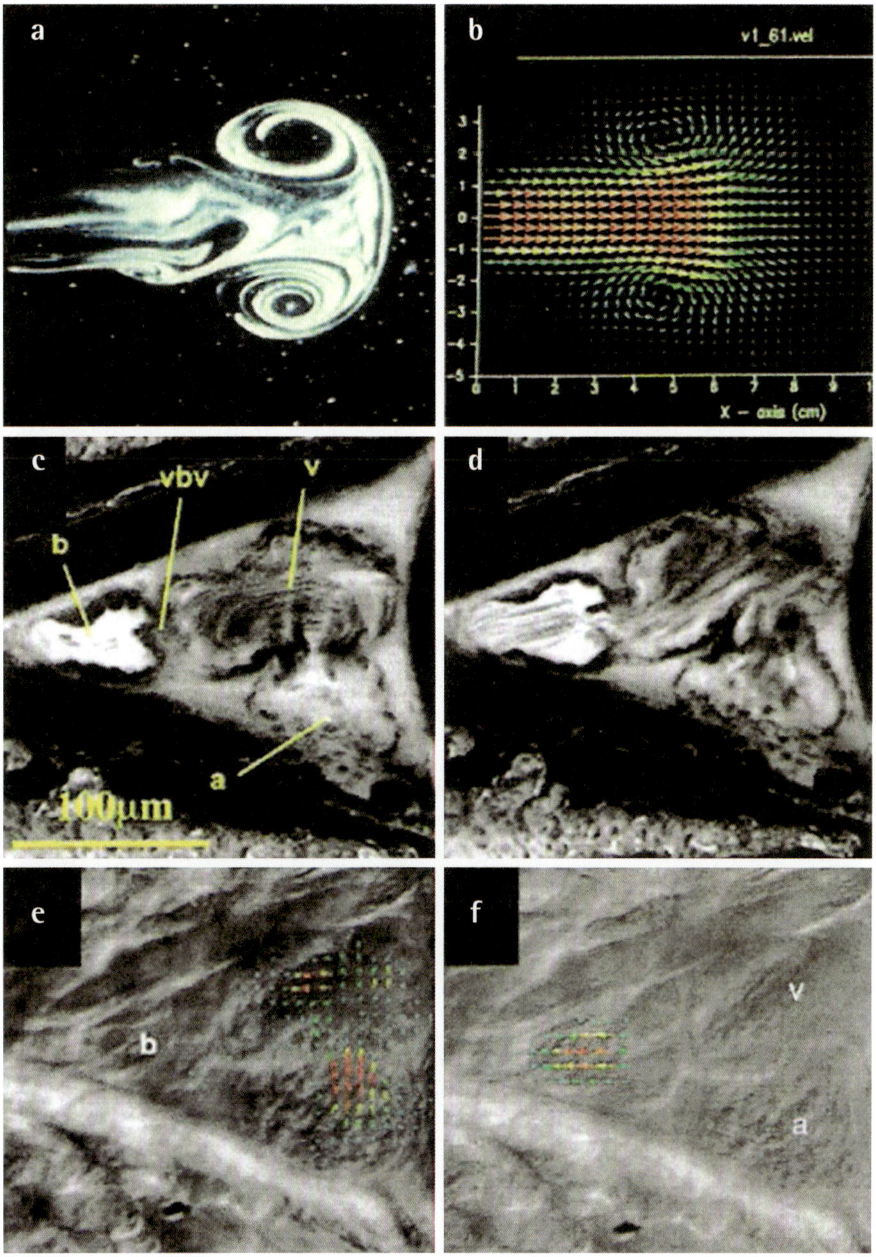

Abb. 4.1 Visualisierung des Blutflusses durch das Zebrafischherz: (**a**) Digitale Partikelbild-Velocimetrie (DPIV) eines Fluidstrahls, der sich zu einem Torus zusammenrollt, welcher mit reflektiven Teilchen besetzt ist und von einem gepulsten Doppler-Laser beleuchtet wird. (**b**) Geschwindigkeitsvektorfeld, das den Querschnitt von a darstellt, wobei das gelb-rote Spektrum eine höhere und das blau-grüne Feld eine niedrigere Geschwindigkeit anzeigt. (**c**, **d**) Blutfluss mit hoher Geschwindigkeit bei einem Zebrafischembryo im Alter von 4.5 *dpf*, aufgenommen mittels konfokaler Bildgebung von mit Ceramid sichtbar gemachte Embryonen. (**c**) Atriale Systole und Ventrikelfüllung. (**d**) Ventrikuläre Systole und erneute Vorhoffüllung. (**e**, **f**) Echtzeit-Überlagerung der DPIV-Geschwindigkeitsfelder auf konfokalen Aufnahmen, die das Wirbelströmungsmuster in der Kammer (**e**) und dem Aortenbulbus (**f**) zeigen. a: Vorhof, b: Aortenbulbus, v: Ventrikel, vbv: Ventrikel-Bulbus-Klappe (aus [13], mit freundlicher Genehmigung von Springer Nature).

Literatur

1 Yoshida, H., Manasek, F., Arcilla, R.: Intracardiac flow patterns in early embryonic life. A reexamination. Circulation Research 1983; 53 (3). S. 363–371.

2 Hogers, B. et al.: Intracardiac blood flow patterns related to the yolk sac circulation of the chick embryo. Circulation Research 1995; 76 (5). S. 871–877.

3 Hogers, B. et al.: Unilateral vitelline vein ligation alters intracardiac blood flow patterns and morphogenesis in the chick embryo. Circulation Research 1997; 80 (4). S. 473.

4 Meuer, H. J., Hartmann, V., Jopp, S.: Tissue PO2 and growth rate in early chick embryos. Respiration Physiology 1992; 90 (2). S. 227–237.

5 Hove, J. R. et al.: Intracardiac fluid forces are an essential epigenetic factor for embryonic cardiogenesis. Nature 2003; 421 (6919). S. 172–177.

6 Keller, B. B. et al.: Ventricular pressure-area loop characteristics in the stage 16 to 24 chick embryo. Respiration Physiology 1991; 68 (1). S. 226.

7 Keller, B. B., Tinney, J. P., Hu, N.: Embryonic ventricular diastolic and systolic pressure-volume relations. Cardiology in the Young 1994; 4 (1). S. 19–27.

8 Phelan, C. M., Hughes, S. F., Benson Jr, D. W.: Heart rate-dependent characteristics of diastolic ventricular filling in the developing chick embryo. Pediatric Research 1995; 37 (3). S. 289.

9 Hu, N. et al.: Structure and function of the developing zebrafish heart. Anatomical Record 2000; 260 (2). S. 148–157.

10 Braunstein, J. B. et al.: Assessment of ventricular relaxation in the developing chick embryo using a monoexponential model. American Journal of Physiology 1994; 267 (2). S. 631–635.

11 Forouhar, A. S. et al.: The embryonic vertebrate heart tube is a dynamic suction pump. Science 2006; 312 (5774). S. 751.

12 Männer, J. et al.: In vivo imaging of the cyclic changes in cross sectional shape of the ventricular segment of pulsating embryonic chick hearts at stages 14 to 17: a contribution to the understanding of the ontogenesis of cardiac pumping function. Developmental Dynamics 2009; 238 (12). S. 3273–3284.

13 Hove, J. A. Y. R.: Quantifying cardiovascular flow dynamics during early development. Pediatric Research 2006; 60 (1). S. 6.

14 Pasipoularides, A.: Heart's vortex: intracardiac blood flow phenomena. People's Medical Publishing House Shelton 2010. S. 826.

KAPITEL 5

Gibt es einen Kreislauf ohne Herz?

„Wir sehen also, dass es einen Kreislauf ohne Herz oder kontraktile Antriebskraft geben kann; und in der nächsten Stufe einen Kreislauf mit Hilfe des Herzens, welches jedoch offensichtlich für sich allein nicht den Kreislauf aufrechtzuerhalten vermag.“

Ludwig Thudichum, 1855

1. Herzablationsstudien

Die Tatsache, dass die Embryonen niederer Wirbeltiere nach Entfernung ihres Herzens nicht nur überleben, sondern weiterhin wachsen, widerspricht dem allgemein akzeptierten physiologischen Konzept, dass das Herz der eigentliche „Motor“ des Blutkreislaufs ist. In der Literatur finden sich immer wieder Berichte, die klar auf die primäre Rolle des peripheren Kreislaufs hinweisen, obwohl sie ursprünglich dazu dienten, eine Reihe verwandter kardiovaskularer Phänomene nachzuweisen.

Vor mehr als einem Jahrhundert zeigte Jacques Loeb (1859–1924), dass Fischembryonen sich weiterentwickeln, nachdem ihre Herzen mit Kaliumchlorid (KCl) angehalten wurden [1] und Froschembryonen noch bis zu zwei Wochen lebten, nachdem man ihre Herzanlage entfernte [2]. Philipp Stöhr (1891–1981) führte eine Reihe von Experimenten mit Ochsenfroschlarven durch, um das relative morphogene Potenzial des früh-embryonalen Herzens im Vergleich zum Effekt flussinduzierter Kräfte des zirkulierenden Blutes zu bestimmen [3]. Er versuchte, die hämodynamischen Variablen auf zwei Arten zu trennen, entweder durch Isolierung des Herzens aus dem Blutkreislauf oder durch Veränderung der Ein- und Ausflussbedingungen des vorhandenen Herzens. Im ersten Experiment wurde die Herzanlage eines anderen Embryos im Stadium des Schlauchherzens in das Abdomen des Wirt-Embryos implantiert und in Bezug zur embryonalen Längsachse um 180° gedreht. Stöhr stellte fest, dass sich die transplantierten Herzzellen nicht nur zu einem normal ausgerichteten Herzen entwickelten, das in den bestehenden Kreislauf integriert war, sondern über die normale Größe hinaus wuchsen und sogar die dominante Rolle übernahmen. Das ursprüngliche Herz dagegen schlug weiterhin, doch da es nicht mehr mit Blut versorgt wurde, verblasste es und entwickelte sich nicht weiter.

Um die Wirkung des Blutflusses auf die Morphologie des Herzens zu bestimmen, explantierte Stöhr das Schlauchherz einer frühen Ochsenfroschlarve und reimplantierte es anschließend im selben Embryo an selber Stelle, jedoch um 180° *gegen* den Strom des einströmenden Blutes gedreht. Zu Stöhrs Überraschung floss das Blut weiterhin in die normale Richtung, obwohl sich das Herz nun in die entgegengesetzte Richtung kontrahierte, also vom arteriellen zum venösen Pol. Es entstand eine signifikante hämodynamische Störung, die in den nächsten zwei Tagen zu einem progressiven Dottersacködem und zum Tod des Embryos führte. Stöhr bemerkte, dass es zwar möglich war, das Herz zu drehen, jedoch nicht, die Richtung des zirkulierenden Blutes umzukehren. Es wird sich zeigen, dass das Dottersack- oder ein gesamt-embryonales Ödem nicht nur ein charakteristisches Merkmal des versagenden Herzens ist, sondern auch von Erkrankungen, bei denen das Herz aufhört zu schlagen oder gar nicht vorhanden ist. Dies deutet auf die Tatsache hin, dass das Blut seine eigene Bewegung besitzt, da es selbst bei fehlendem Herzen noch recht lange zirkuliert.

In den 1950er Jahren zeigte Norman Everett Kemp (1916–2003), dass sich Froschembryonen noch 4 bis 5 Tage nach der operativen Entfernung des Herzens weiterentwickeln. Trotz des beträchtlichen Blutverlusts während des operativen Eingriffs beobachtete Kemp, dass „*eine Art Ebbe und Flut des Blutes in den Gefäßen nahe am Herzen auftrat*". Am ersten Tag nach der Entfernung des Herzens waren die Larven genauso aktiv wie die Kontrollgruppe, verloren anschließend allerdings ihre Kraft [5]. Nach und nach kam es zu einer generalisierten Schwellung des Kopfes und der Bauchhöhle der Larven, was zu ihrem Tod führte. In einer anderen Arbeit berichtete Kemp vom bis zu 15 Tage langen Überleben von Salamanderlarven, nachdem ihr präkardiales Mesoderm entfernt wurde.

2. Kardiale Mutanten

1965 wurde ein mutiertes *Gen c* („kardial letal") als natürliche Variante im mexikanischen Salamander (*Amblyostoma mexicanum*) entdeckt, bei dem sich das Herz scheinbar ganz normal entwickelt, aber nicht schlägt. Die betroffenen Larven zeigten normale Schwimm- und Richtungsbewegungen und überlebten bis zu zwei Wochen, bis die Dottersacknährstoffe aufgezehrt waren. Die für *Gen c* homozygoten Larven lassen sich anhand ihrer stark ödematösen, birnenartigen Formen gut erkennen, welche die Folge einer Akkumulation von Hämolymphe im Herzen, im Perikard und in der Schädelregion des Rumpfes sind. Unter dem Mikroskop zeigt das dünnwandige, dilatierte Herz vereinzelte, unorganisierte Myofibrillen [6]. Das längere Überleben von herzlosen Larven und Embryonen sorgte bei Physiologen für zahlreiche Spekulationen und große Überraschung, da das Fehlen eines Kreislaufs, das primäre Mittel für den Sauerstoff- und Nährstofftransport, allem Anschein nach nicht mit dem Überleben zusammenhängt. Um zu bestimmen, wie wichtig der Sauerstofftransport für das Überleben und die Entwicklung ist, maßen Jo-Ann E. Mellish et al. den Sauerstoffverbrauch und Kreislauftransport bei (1) normalen Salamanderlarven (*Amblyostoma mexicanum*) und verglichen ihn mit dem von Embryonen im gleichen Entwicklungsstadium, (2) deren Herzanlagen explantiert worden waren, sowie (3) mit von Natur aus herzlosen Embryonen, die für *Gen c* homozygot waren. Die operierten Larven erhielten 8–9 Tage Zeit, um sich von dem Verfahren zu erholen. Zur Überraschung der Autoren zeigten die Ergebnisse, dass die Sauerstoffaufnahme und der -transport in allen drei Gruppen gleich waren. Sie kamen zu dem Schluss, dass das Kreislaufsystem für den Sauerstofftransport in der früh-embryonalen Phase nicht notwendig ist und dass der Bedarf des Embryos allein über die Diffusion gedeckt wird. Außerdem vermuteten sie, dass der herzlose Embryo aufgrund eines ausgedehnten Ödems starb, das die Sauerstoffdiffusion möglicherweise behindert hatte [7].

Aufgrund der Ähnlichkeit der frühen Herzentwicklung bei niedrigeren und höheren Wirbeltieren dienten Zebrafischmutanten häufig als Modell für die abnorme Herzentwicklung beim Menschen. Im Laufe einer normalen Entwicklung verschmilzt die paarige Herzanlage beim Zebrafisch bis 19 Stunden nach der Befruchtung (*hpf*) zu einem einzelnen Schlauch. Das Herz beginnt im Stadium 22 *hpf* zu schlagen und ab Stadium 33 *hpf* mit der Schleifenbildung. Ungefähr ab Stadium 36 *hpf* ist ein kräftiger Kreislauf vorhanden [8]. Es gab eine Reihe von mutierten Zebrafischherzen, bei denen die Morphologie des frühen Herzens normal erschien, das Herz aber nicht kontrahierte, weshalb man sie als *stille Herzen* bezeichnete. Trotz dieser beträchtlichen Fehlentwicklung zeigten einige der Embryonen eine normale Beweglichkeit und reagierten auf Berührung. Im Verlauf von drei Tagen jedoch lösten sich die Herzen allmählich auf und die Embryonen starben [9].

Neben den morphologischen Fehlentwicklungen wurden mehrere Zebrafischmutanten beschrieben, die eine Reihe von Phänomenen zeigten, welche den Kardiomyopathien höherer Wirbeltiere ähneln. Die Embryonen mit hypertropher oder obstruktiver Kardiomyopathie hatten Herzen mit dickerer Herzgallerte, die das Endokardlumen stark einschränkte. Der daraus resultierende Defekt behinderte den Rückfluss des Blutes zum Herzen und verursachte einen Regurgitatonsfluss in der Region des Sinus venosus und des Vorhofs. Im Verlauf mehrerer Tage verschlechterte sich die Herzfunktion bei diesen Embryonen ausnahmslos und führte zu einem Ganzkörperödem. Ein ausgeprägtes Ödem ist ebenfalls ein bekannter terminaler Befund in Zebrafischmutanten mit hypokinetischen und dilatierten Herzen [9, 10].

Es gibt eine Vielzahl an mutierten Vogel- und Säugetierherzen, die je nach Schweregrad ein ähnliches Gesamtmuster von Kreislauferscheinungen zeigen. Zum Beispiel wurde ein Genstamm von Mäusen gezüchtet, bei dem eine gezielte Inaktivierung des Na/Ca-Austauschgens (*Ncx1*$^{-/-}$) zu einem defekten kardialen Kontraktions-Koppelungs-Mechanismus und einer abnormen Myofibrillenanordnung führt [11]. Die homozygoten Mäuse können am Embryonaltag E8.25 keinen Herzschlag einleiten, wie das bei normalen Embryonen der Fall ist, entwickeln sich aber dennoch bis zum Embryonaltag E10 weiter, wenn die Schleifenbildung des Herzens stattfindet. Ab E11 sind die Embryonen im Wachstum stark verzögert und sterben am E11.5. Neben dem Nachweis, dass das Überleben ohne schlagendes Herz möglich ist, wies man mit diesem Modell auch die Abwanderung hämatopoetischer Vorläuferzellen vom Dottersack zum Embryo nach, was darauf schließen lässt, dass zumindest ein rudimentärer Kreislauf zwischen beiden existiert.

Literatur

1 Loeb, J.: Ueber die Entwicklung von Fischembryonen ohne Kreislauf. Archiv für die gesamte Physiologie des Menschen und der Tiere 1893; 54 (10). S. 525–531.

2 Knower, H. M. E.: Effects of early removal of the heart and arrest of the circulation on the development of frog embryos. Anatomical Record 1907; 1 (7). S. 161–165.

3 Stöhr, P.: Über das embryonale Herz. Klinische Wochenschrift 1925; 4. S. 1004–1006.

4 Kemp, N. E.: Morphogenesis and metabolism of amphibian larvae after excision of heart. I. Morphogenesis of heartless tadpoles of rana pipiens. Anatomical Record 1953; 117 (3). S. 405–425.

5 Kemp, N. E., Quinn, B. L.: Morphogenesis and metabolism of amphibian larvae after excision of heart II. Morphogenesis of heartless larvae of amblystoma punctatum. Anatomical Record 1954; 118 (4). S. 773–787.

6 Humphrey, R.: Genetic and experimental studies on a mutant gene (c) determining absence of heart action in embryos of the Mexican axolotl (Ambystoma mexicanum). Developmental Biology 1972; 27 (3). S. 365–375.

7 Mellish, J., Pinder, A., Smith, S.: You've got to have heart ... or do you? Axolotl Newsletter 1994; 23. S. 34–38.

8 Fishman, M. C., Chien, K. R.: Fashioning the vertebrate heart: earliest embryonic decisions. Development 1997; 124 (11). S. 2099.

9 Chen, J. N. et al.: Mutations affecting the cardiovascular system and other internal organs in zebrafish. Development 1996; 123 (1). S. 293.

10 Warren, K. S. et al.: The genetic basis of cardiac function: dissection by zebrafish (Danio rerio) screens. Philosophical Transactions of the Royal Society of London 2000; 355 (1399). S. 939.

11 Koushik, S. V. et al.: Targeted inactivation of the sodium-calcium exchanger (Ncx1) results in the lack of a heartbeat and abnormal myofibrillar organization. The FASEB Journal 2001; 15 (7). S. 1209.

KAPITEL 6

Das embryonale Herz ist keine peristaltische Pumpe

„Das ist das Wesen der Wissenschaft: Stell eine irrelevante Frage und du bist auf dem Weg zu einer relevanten Antwort."

Jacob Bronowski, 1973

Nach herkömmlicher Ansicht sind rhythmische Kontraktionen des embryonalen Herzens die mechanische Ursache für den Antrieb des Blutes im Kreislauf. Man geht davon aus, dass diese Kontraktionen eine peristaltische Welle bewirken, die im Sinus venosus entsteht und der Blutrichtung zum Ausfluss des Schlauchherzens folgt. Die zeitliche Abfolge der propulsiven myokardialen Peristaltik beim Hühnerembryo ist Gegenstand von Untersuchungen, seit die myogene Kontraktion des Herzens im neunzehnten Jahrhundert zum ersten Mal beschrieben wurde [1, 2].

Tatsächlich wählten Bradley M. Patten und Theodore C. Kramer speziell den Begriff „peristaltoid" statt peristaltisch, da es im Herzen keine eindeutige Längs- und Ringmuskulatur gibt, die eine für die Hohlorgane wie den Darm oder die Harnleiter charakteristische Schlauch-Peristaltik bewirken [3, 4]. Anhand von Lumen-Umrisskurven aus Aufnahmen des frühen Hühnerherzens dokumentierten Patten und Kramer die passive Ausdehnung des Lumens und einen „Aufstau" von Plasma vor den Kontraktionswellen. Weiterhin bemerkten sie, dass *„wir, obwohl zweifelsohne Fluid im Herzen über einen längeren Zeitraum vor Beginn des Kreislaufs vorhanden ist, nicht in der Lage waren, uns davon zu überzeugen, dass diese passive Ausdehnung erst kurz vor dem Zeitpunkt erkennbar war, in dem das Blut durch das Herz vorwärtsbewegt wurde. Seine Bedeutung liegt natürlich in der bekannten erhöhten Reaktionsfähigkeit des gedehnten Muskels"* [3].

Zweifellos beschrieben Patten und Kramer hier die Bewegung des Plasmas aus dem Dottersack zum Herzen *vor* der Funktion des Sinusknotens als Schrittmacher. Es ist möglich, dass das Herz in diesem Stadium auf die Ausdehnung reagiert, wie das auch andere Hohlorgane tun. Insoweit ist der Begriff „peristaltisch" durchaus gerechtfertigt. Obwohl sich die peristaltische Natur des klappenlosen Schlauchherzens deutlich von seinem adulten Gegenstück unterscheidet, wurde die Funktion der beiden als analog in dem Sinne betrachtet, dass sie beide einen Flüssigkeitsantrieb bewirken.

Biologische Peristaltikpumpen gelten je nach Druckbereich, in dem sie arbeiten, wie zum Beispiel Hohlorgane oder auch Herzen, als Verdrängungspumpen mit niedriger oder hoher Impedanz [5]. Sie funktionieren, indem sie Flüssigkeit in einer Kammer (Organlumen) einschließen und durch Reduzierung des Kammervolumens im Zuge der Muskelkontraktion wieder ausstoßen. Das mechanische Äquivalent einer solchen Pumpe ist eine Rollerpumpe in der Form, wie sie beim kardiopulmonalen Bypass oder in Hämodialysegeräten Verwendung findet. Eine Besonderheit dieser Pumpen ist, dass der verdrängte Fluidbolus dem Ausmaß der Wandverformung entspricht, die durch die äußere Kompression (Roller) auf den Schlauch entsteht. Der Volumenfluss ist eine Funktion des Druckkopfes, den die Pumpe generiert, und verhält sich proportional zur Häufigkeit der Kompressionen [→ Abb. 6.1].

Anhand der Analyse von hochauflösenden Bildgebungsdaten beim frühen Zebrafischherzen zeigten Arian S. Forouhar et al. in einer bahnbrechenden Studie, dass das klappenlose Schlauchherz beim Zebrafisch aus den folgenden Gründen nicht wie eine peristaltische Pumpe funktioniert [7]:

(1) Die im Lumen des frühen Schlauchherzens gemessene maximale Geschwindigkeit der Erythrozyten *überschreitet* die Geschwindigkeit der Kontraktionswelle entlang der Herzschlauchwand, d. h. das Blut fließt schneller durch das Herz als die Kontraktionswelle, die es vorwärtsbewegen soll. Dies steht im Widerspruch zum peristaltischen Modell, in dem, wie erwähnt, die Spitzengeschwindigkeit des Blutes der Geschwindigkeit der Wanderwelle entspricht. (2) Eine Steigerung der embryonalen Herzfrequenz (verursacht durch einen Anstieg der Temperatur des Embryos) führte nicht zu einer höheren Geschwindigkeit des Blutflusses. Dies widerspricht den oben genannten Kriterien für die Peristaltikpumpe, bei der ein lineares Verhältnis zwischen Flussvolumen und Kompressionsfrequenz besteht. (3) Eine synchrone Ausdehnung der Herzgallerte findet bei der Vorhofkontraktion statt, die den Blutfluss während der Systole (Kontraktion) *hemmt*, anstatt ihn vorwärtszubewegen. Und schließlich (4) gibt es zusätzlich zur Kontraktionswelle, die in Richtung des sich bewegenden Blutes wandert, auch eine Phasenverschiebungswelle, die von der entgegengesetzten Richtung reflektiert wird und eine mögliche Sogwirkung ausübt [→ Abb. 6.2].

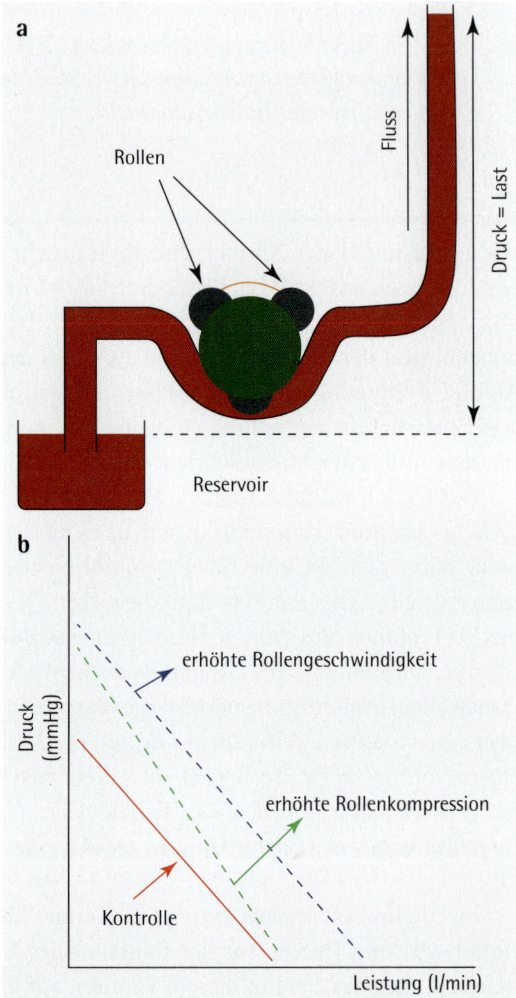

Abb. 6.1 Schematische Darstellung einer Rollerpumpe (**a**) und Pumpenfunktionsdiagramm (**b**): Bei konstanter Rollengeschwindigkeit arbeitet die Pumpe mit einem vorgegebenen (Kontroll-) Druck und einer vorgegebenen Leistung (*rot*). Bei erhöhter Rollengeschwindigkeit arbeitet die Pumpe mit höherem Arbeitsdruck und gibt mehr Leistung ab (*blau*). Wenn die Pumpe mit höherem Druck (Last) bei Kontrollgeschwindigkeit arbeitet, bleibt die Leistung auf Kontrollniveau (*grün*) (adaptiert aus [6], mit freundlicher Genehmigung von Springer Nature).

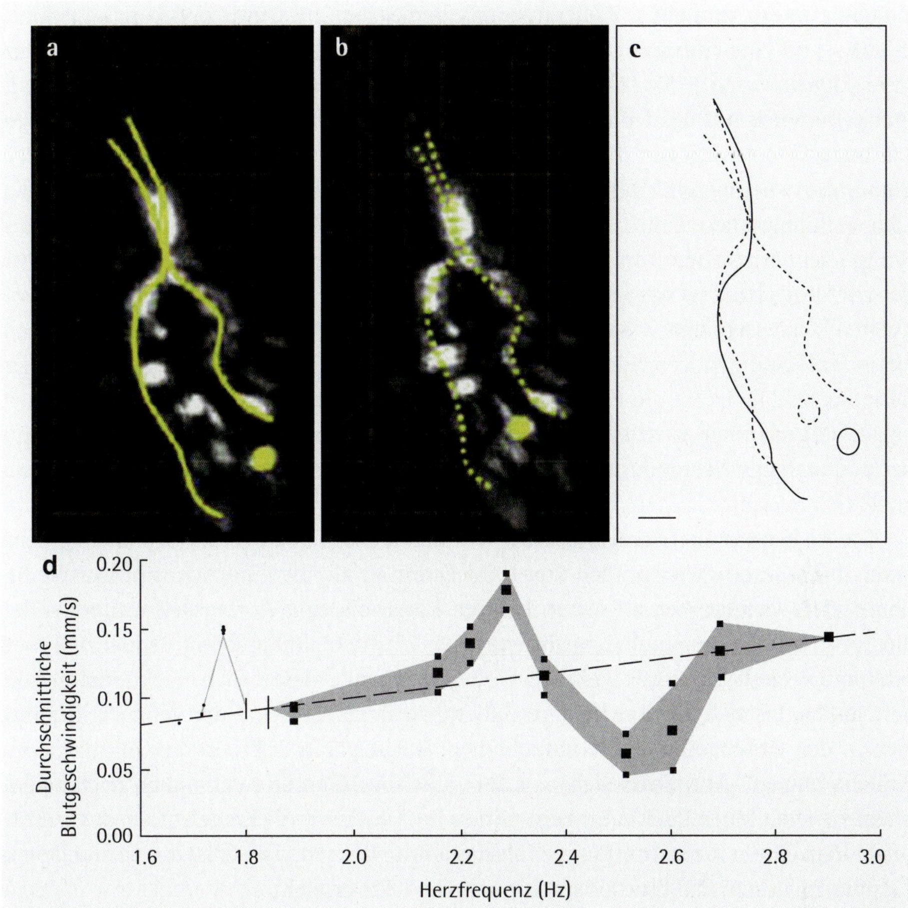

Abb. 6.2 Blutzellenbewegungen zeigen den nicht-peristaltischen Mechanismus des embryonalen Herzschlauchs im Stadium 26 *hpf* beim Zebrafisch. Die Endokardschicht und eine rote Blutzelle wurden in jeder Aufnahme *gelb* markiert (**a**) und (**b**). (**c**) Das Übereinanderlegen der Aufnahmen (**a**) und (**b**) zeigt, dass die Bewegung der Blutzelle schneller verläuft als es der Propulsionswelle durch den Herzschlauch entspräche. Dies deutet darauf hin, dass Blutzellen der Propulsionswelle nicht passiv folgen, sondern ihre Geschwindigkeit *überschreiten*. (**d**) Das nichtlineare Frequenz-Fluss-Verhältnis im Stadium 26 *hpf* beim Zebrafischherzen. Resonanzspitzen bei 1.75 und 2.3 Hz übersteigen den Schätzwert für peristaltisches Pumpen (*gestrichelte Linie*) (aus [7], mit freundlicher Genehmigung der American Association for the Advancement of Science).

Anstelle des einfachen peristaltischen Pumpenmodells postulierten Forouhar et al., dass das Embryoherz wie eine dynamische Saugpumpe funktioniert. Dies ist ein Fachausdruck für eine klappenlose Schlauchpumpe, wie sie zum ersten Mal in den 1950er Jahren der deutsche Kardiologe Gerhart Liebau beschrieb, der seine eigenen Beobachtungen an frühen Embryonenherzen durchführte, um ihre einzigartige Wirkung zu erklären. Dabei entwickelte er verschiedene mechanische Modelle und entdeckte zufällig ein klappenloses Pumpenprinzip, das er als Mechanismus der embryonalen Herzaktivität darstellte. Kurz gesagt besteht die Liebau-Pumpe aus einem flexiblen, offenen Schlauch, der in Wasser gelegt wird. Der Gesamtfluss in dem Schlauch entsteht durch rhythmische Kompression (d. h. manuelles Zusammendrücken) des Schlauchendes. Die in einem solchen

System erzeugte komplexe Wellendynamik und Strömung wurde erst kürzlich erklärt. (Siehe [1] für eine vollständige Übersicht der Quellenangaben zum Prinzip der klappenlosen Liebau-Pumpe). Jörg Männer überprüfte die Anwendung des dynamischen Saugpumpenmodells auf das früh-embryonale Herz kritisch und stimmte mit den aussagekräftigen Beweisen gegen die Theorie des peristaltischen Pumpenantriebs des frühen Embryoherzens überein. Darüber hinaus wies Männer auf mehrere Probleme mit der Liebau-Pumpentheorie hin, wie zum Beispiel die Tatsache, dass der Fluss bei der Liebau-Pumpe bei bestimmten Kompressionsfrequenzen zur Strömungsumkehr neigt. Wichtiger allerdings ist, dass das Lumen der Liebau-Pumpe nur an Stellen aktiver Kompressionen verschlossen wird, während die Wanderwellen im embryonalen Schlauchherzen einen vollständigen Verschluss über die gesamte Länge des Lumens verursachen, sodass das Schlauchherz die Fähigkeit hat, während jeder kontraktilen Sequenz seinen vollständigen Inhalt „auszustoßen". Dieses gut beschriebene Phänomen tritt aufgrund der vorhandenen Herzgallerte auf und dauert bis zum Einsetzen der Kammerbildung an [1, 2, 8] [→ Abb. 6.3].

Die Bedeutung der Herzgallerte für die allgemeine Funktion des Schlauchherzens beim Huhn bestätigten kürzlich Tim C. McQuinn et al., die eine Appositionswelle beobachteten, welche vom atrioventrikulären Kanal bis zum Aortensack wanderte, der das ventrikuläre Lumen bei hochfrequenter Ultraschallbildgebung sequenziell verschwinden lässt. Es wurde kein Restvolumen nachgewiesen (d. h. Ejektionsfraktion von 100 %), bis sich die ventrikuläre Gallerte zurückbildete und der Ventrikel begann, sich in den HH-Stadien 16–17 aufzublähen. Die Autoren zweifeln die Gültigkeit des „Kolbenpumpen"-Antriebsmodells vor dem Stadium 16 an und verlangten nach einem überarbeiteten Modell der Ventrikelfunktion [9]. Dies wirft die Frage auf, ob das embryonale Herz eine „effizientere Pumpe" als das adulte Herz ist, das selbst mit vorhandenen Klappen im besten Fall Ejektionsfraktionen von 65 % erreicht.

Jörg Männer und Kollegen beobachteten eine eigenartige basoapikale systolische Ausdehnung, die im Querschnitt des Ventrikelsegments beim embryonalen Hühnerherzen im Stadium 16 zu erkennen war [2]. Dem gegenüber stand die bei der diastolischen Füllung auftretende Dehnung des Herzlumens. Die Tatsache, dass eine Ausdehnung erfolgt, während die Myokardzellen sich maximal verkürzen, war für die Autoren „rätselhaft", da man erwarten würde, dass die Querschnittsfläche des Ventrikels während der Systole abnimmt. Als die Autoren die Herzkontraktionen beim blutentleerten Embryo beobachteten, war das Endokardlumen während der Systole *und* der Diastole geschlossen, was darauf hindeutet, dass die während der Kontraktionen entwickelte Energie nicht zum Antrieb der intraluminalen Flüssigkeit verwendet werden konnte. Mit anderen Worten: Die Kontraktion wirkt sich auf die Verformung der endokardialen Gallerte aus, anstatt das Blut voranzutreiben. Auf Grundlage ihrer Beobachtungen und der vorhandenen Literatur vermuten Männer et al., dass die Herzgallerte eine elastische Komponente der Herzwand ist, die einen Teil der kontraktilen Energie speichert und während der Diastole freigibt. So entsteht eine Sogwirkung, die das Blut in die Kammer zieht [2].

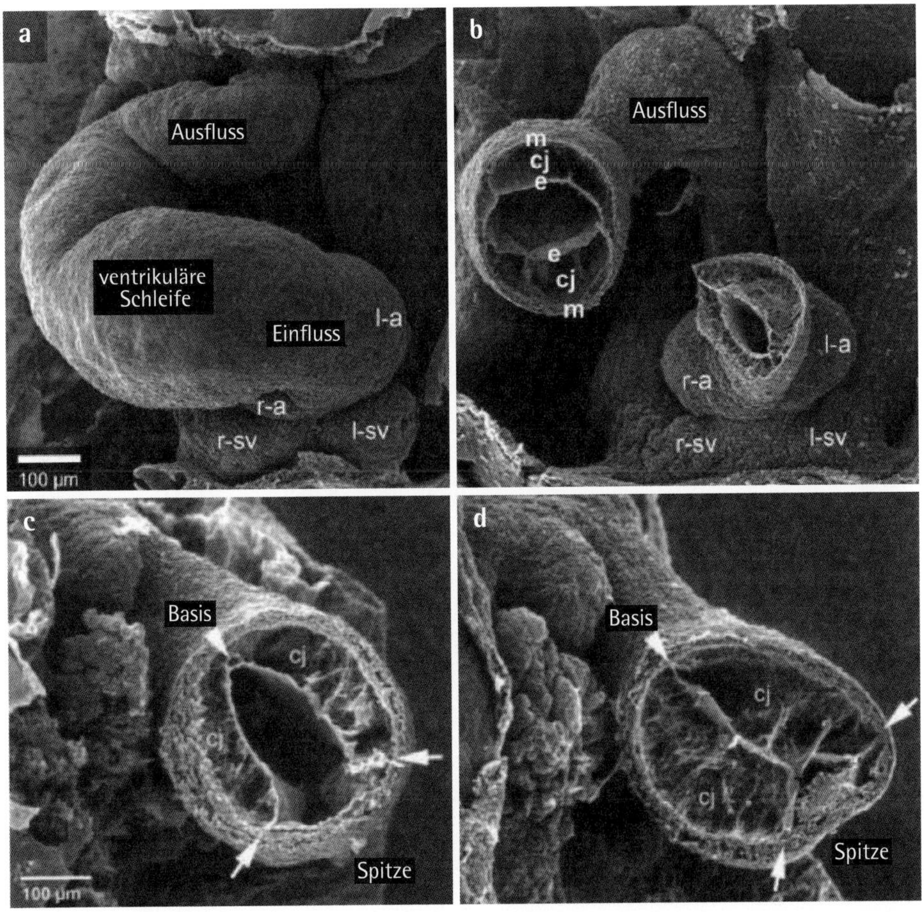

Abb. 6.3 (**a**) Rasterelektronenmikroskopische Aufnahme des Schlauchherzens eines 3 Tage alten Hühnerembryos (HH-Stadium 14) und (**b**) ein Querschnitt mit entfernter Ventrikelschleife, um die Wandkomponenten zu zeigen, die aus einer äußeren Myokardschicht (m), einer dicken Mittelschicht mit Herzgallerte (cj) und der einfachen Zellschicht des Endokards (**e**) besteht. l-a: zukünftiger linker Vorhof, r-a: zukünftiger rechter Vorhof, r-sv: rechter Sinus venosus, l-sv: linker Sinus venosus (aus [1], mit freundlicher Genehmigung von John Wiley and Sons). (**c**) Ventrikelquerschnitt des Herzens beim Hühnerembryo in HH-Stadium 16, gefüllt (Diastole) und (**d**) entleert (Systole). Man beachte den vollständigen Verschluss des Lumens in der Systole und die basoapikale Expansion der Gallerte während der Systole. Basis: innere (basale) Krümmung des Ventrikelbogens; Spitze: (äußere) Krümmung der Ventrikelschleife; weiße Pfeile und Pfeilspitzen zeigen die glockenförmige Verteilung der Herzgallerte (adaptiert aus [2], mit freundlicher Genehmigung von John Wiley and Sons).

Für dieses strittige Phänomen lässt sich eine plausiblere Erklärung geben. Da wir bereits wissen, dass eine dünne Schicht unausgereifter Myokardzellen noch nicht genügend Energie erzeugen kann, um den Fluss des strömenden Blutes zu blockieren, gibt es eine „temporäre Maßnahme“ in der Form einer elastischen Endokardgallerte, die während der Expansion den Blutfluss unterbricht. Außerdem schützt sie vor dem Rückfluss des Blutes, bevor sich die Klappen ausgebildet haben. Die Herzgallerte funktioniert somit aufgrund ihrer nicht komprimierbaren Konsistenz wie ein effektives Quetschhahnventil, das die systolische Ausdehnung des Myokards verursacht [2]. Es ist bemerkenswert, dass Jay R. Hove et al. in ihrer Studie auch von einem vollständigen Kollaps des

Endokardlumens beim Herzen eines Fischembryos im Stadium 37 *hpf* während der Systole berichteten und es „verblüffend" fanden, wie das Herz sowohl als Ventil als auch als Pumpe funktionieren kann [10].

Die vorhandenen Peristaltik-/Saugtheorien des embryonalen Schlauchherzens und die neu aufgestellte Hydro-Impedanz-Theorie von Forouhar et al. unterscheiden sich lediglich im Grad des erzeugten Drucks/Sogs. Im Grunde jedoch betrachten alle das Herz als einzige Quelle für den Blutantrieb. Nach jahrzehntelanger intensiver Forschung zur Funktion des embryonalen Herzens zeigt sich, dass die beobachteten Phänomene definitiv nicht mit den bestehenden Modellen übereinstimmen und eine Neubeurteilung der Charakteristik der Blutbewegung und der Rolle, die das Herz in der Gesamtdynamik des embryonalen Kreislaufs einnimmt, notwendig machen. Was genau ist dann die Funktion des früh-embryonalen Herzens?

Literatur

1 Männer, J., Wessel, A., Yelbuz, T. M.: How does the tubular embryonic heart work? Looking for the physical mechanism generating unidirectional blood flow in the valveless embryonic heart tube. Developmental Dynamics 2010; 239 (4). S. 1035–1046.

2 Männer, J. et al.: In vivo imaging of the cyclic changes in cross sectional shape of the ventricular segment of pulsating embryonic chick hearts at stages 14 to 17: a contribution to the understanding of the ontogenesis of cardiac pumping function. Developmental Dynamics 2009; 238 (12). S. 3273–3284.

3 Patten, B. M., Kramer, T. C.: The initiation of contraction in the embryonic chick heart. American Journal of Anatomy 1933; 53 (3). S. 349–375.

4 Patten, B. M.: The first heart beats and the beginning of the embryonic circulation. American Science 1951; 39 (2). S. 224–243.

5 Vogel, S.: Life in moving fluids: the physical biology of flow. Princeton University Press Princeton 1996.

6 Westerhof, N., Noble, M. I. M.: Snapshots of hemodynamics: an aid for clinical research and graduate education. Springer Verlag New York 2010.

7 Forouhar, A. S. et al.: The embryonic vertebrate heart tube is a dynamic suction pump. Science 2006; 312 (5774). S. 751.

8 Männer, J. et al.: High resolution in vivo imaging of the cross sectional deformations of contracting embryonic heart loops using optical coherence tomography. Developmental Dynamics 2008; 237 (4). S. 953–961.

9 McQuinn, T. C. et al.: High frequency ultrasonographic imaging of avian cardiovascular development. Developmental Dynamics 2007; 236 (12). S. 3503–3513.

10 Hove, J. R. et al.: Intracardiac fluid forces are an essential epigenetic factor for embryonic cardiogenesis. Nature 2003; 421 (6919). S. 172–177.

KAPITEL 7

Experimente zu Zirkulationsstörungen

„Das eigentliche Leben sei in den Adern, außenhin, und das Herz nur der Punkt, von wo aus die Richtung bestimmt wird.“ Johann Wolfgang von Goethe, 1810

Aufgrund der relativ einfachen Zugänglichkeit ist der früh-embryonale Kreislauf ein hervorragend geeignetes Modell, die alte Frage nach der relativen Bedeutung des peripheren Kreislaufs gegenüber der des Herzens zu klären. Die „primitive“ Morphologie, d.h. das Fehlen von Klappen und Innervation des früh-embryonalen Kreislaufs hat weitere Vorteile gegenüber dem adulten. Schließlich finden die embryonalen und extraembryonalen Kreisläufe auf einer einzigen Ebene statt, so dass die Auswirkung der Schwerkraft im Vergleich zu dem horizontal ausgerichteten Kreislaufsystem beim Tier oder dem vertikal angeordneten beim Menschen nahezu vernachlässigbar ist. Wir werden uns nun einige Studien näher ansehen, in denen sich die Forscher mit der grundlegenden Frage nach der Funktion des Herzens im Verhältnis zum Kreislauf befassten.

Um den Einfluss des Blutflusses auf die frühe (37 *hpf*) und die voll ausgebildete (4.5 *dpf*) Herzentwicklung beim Zebrafisch zu bewerten, setzten Jay R. Hove et al. [1] eine 50 µm-Glasperle in den Sinus venosus der transgenen Herzen bei Zebrafischembryonen ein, um dadurch den *Einstrom* des Blutes ins Herz entweder (a) teilweise oder (b) vollständig zu verhindern. In einem anderen Experiment (c) implantierte man eine Perle im Ventrikel, um den *Ausstrom* des Blutes aus dem Herzen zu verhindern [→ Abb. 7.1]. Eine weitere Gruppe mit Sham-Operationen, bei denen die Perle erst eingesetzt und dann nach einer Stunde wieder entfernt wurde, diente als Kontrolle. Die Embryonen kontrollierte man 20 Stunden nach der Perlenimplantation. Die sham-operierten Embryonen zeigten normale Zirkulation und Herzentwicklungsmuster. In der Gruppe der teilweise blockierten Embryonen gab es einen reduzierten Blutfluss durch das Herz, aber keine morphologischen Veränderungen. Bei den vollständig blockierten Embryonalherzen traten hingegen ganz andere Erscheinungen auf. An beiden Verschlussstellen, d.h. am Ein- und am Ausstrompol, war eine starke Regurgitation und Ansammlung von Blutkörperchen beim *Einstrom* in das Herz zu beobachten. Außerdem führte die Behinderung des ventrikulären Ausflusses zu einer Dilatation von Vorhof und Ventrikel. Signifikant ist, dass in allen Fällen einer vollständigen Obstruktion ein ausgeprägtes Dottersacködem auftrat, was darauf hindeutet, dass das Blut weiterhin *zum* Herzen strömte, obwohl seine mutmaßliche Antriebswirkung blockiert war. Die primäre Bedeutung des Flusses belegten auch signifikante morphologische Abnormitäten wie die fehlende Entwicklung der Ausflussbahn, die mangelnde Schleifenbildung und schließlich der Kollaps und die Verschmelzung der Herzwände. Die Autoren kamen zu dem Schluss, dass die fehlende Propulsionskraft des Blutes und nicht der mangelnde transmurale Druck für die schweren morphologischen Herzdefekte verantwortlich war.

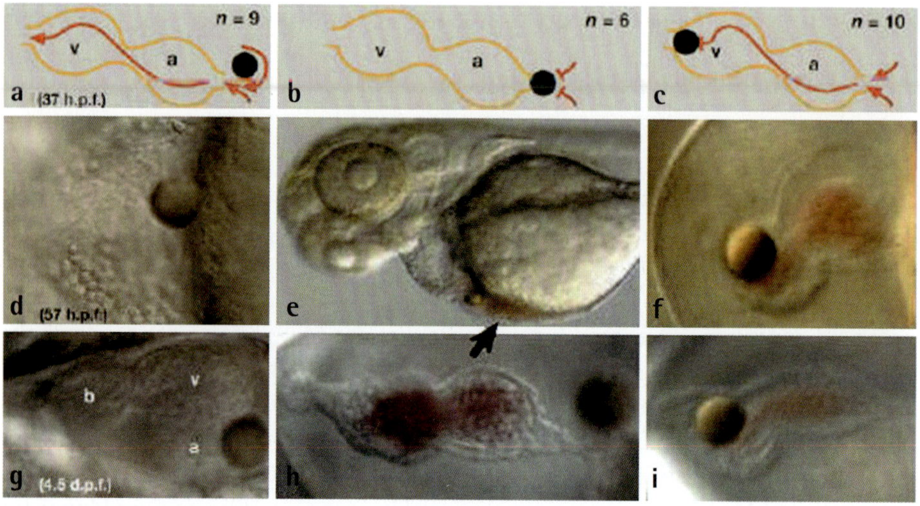

Abb. 7.1 Effekt des behinderten Blutflusses durch das frühe (37 *hpf*) Zebrafischherz. Glasperlen (50 µ) wurden im Sinus venosus eingesetzt, *ohne* den Einfluss in das Herz zu behindern (Kontrollgruppe) (**a**), vor dem Sinus venosus zur Blockade des Eingangs zum Herzen (**b**) oder um den Ausfluss vom Herzen zu blockieren (**c**). Nach 20 Stunden wurde die erfolgreiche Blockade überprüft. Man beachte die starke Blutansammlung im Dottersack vor der Perle (**d**-**f**), während der Vorhof keine Erythrozyten enthält (**e**, *Pfeilspitze*). Die Kammerentwicklung wurde nach 4.5 dpf geprüft und erscheint normal bei nicht blockierendem Perlenimplantat (**g**) aber gleichermaßen massiv gestört bei Blockade von Ein- oder Ausfluss (**h**, **i**). Die Entwicklung des Aortenbulbus ist beeinträchtigt, die Schleifenbildung findet nicht statt, und die Wände des Sinus venosus und der Ausflussbahn kollabieren. v: Ventrikel, a: Vorhof, b: Aortenbulbus (aus [1], mit freundlicher Genehmigung von Springer Nature).

Eine weitere bedeutende Beobachtung der Autoren war, dass sich weder bei den am Ein- noch am Ausfluss blockierten Herzen in 4.5 *dpf* Klappen entwickelten. Deutet dies darauf hin, dass die primäre Funktion des Herzens tatsächlich darin besteht, sich *gegen* den Blutfluss zu stellen und als Stauorgan zu funktionieren? Beseitigt das Vorhandensein der Glasperlen außerdem den mechanischen Impuls, der für die normale Entwicklung der Klappen notwendig ist und der durch den Scherstress des fließenden Blutes entsteht? Diese Sichtweise wird zusätzlich durch die Tatsache bestätigt, dass das Fehlen eines Blutflusses durch das Herz zum vollständigen Verschluss des Lumens führt aufgrund der Ausdehnung der Herzgallerte [2]. Ein ähnliches, möglicherweise verwandtes Phänomen war auch bei den oben erwähnten mutierten obstruktiven Zebrafischherzen zu beobachten [3, 4] [→ Kap. 5].

Es ist anzumerken, dass die Autoren während anfänglicher Flussbeobachtungen beim embryonalen Herzen in 37 *hpf* „faszinierend" fanden, dass, trotz fehlender Klappen, „*das früh-embryonale Herz sowohl als Ventil als auch als Pumpe wirken kann*", mit einer Ejektionsfraktion von bis zu 60 %, was dem Wert eines vollentwickelten Herzens bei Säugetieren entspricht. [1].

Die vorrangige Bedeutung des peripheren Kreislaufs für die gesamte embryonale Hämodynamik verdeutlichen weitere Versuche, bei denen das selektive Durchtrennen von wichtigen venösen Bahnen zu Flussstörungen führten. Es zeigte sich, dass eine chronische einseitige Ligatur der Vitellinvenen eine Umlenkung des Vitellinblutflusses verursacht und die intrakardialen Flussmuster verändert. Dies wirkt sich negativ auf die normale kardiale Morphogenese aus [5, 6]. Sandra Stekelenburg-de Vos et al. fanden eine akute Abnahme der Herzfrequenz, des Schlagvolumens, der systolischen Spitzengeschwindigkeit und des durchschnittlichen Blutflusses, wenn sie die rechte laterale Vitellinvene bei einem Hühnerembryo im HH-Stadium 17 durchtrennten. Wie erwartet staute sich das Blut im Gefäßbett des Dottersacks bei gleichzeitiger Abnahme des venösen Rückflusses. Im Verlauf mehrerer Stunden wurde das Blut, das normalerweise die rechte Vitellinvene abführt, zur hinteren Vitellinvene über ein kleines Kapillargefäß umgelenkt, das sich rechtzeitig zu einer Bahn ausgedehnt hatte, die groß genug war, um den übermäßigen Fluss aufzunehmen. Innerhalb des Untersuchungszeitraumes (5 Stunden) normalisierten sich die Herzfrequenz und der durchschnittliche Blutfluss wieder auf die Kontrollwerte [7]. Eine ähnliche Studie, die bei Hühnerembryonen des Stadiums 17 erfolgte, zeigte eine Verlangsamung der passiven Ventrikelfüllung aufgrund eines geringeren venösen Rückflusses. Bei der Beobachtung einen Tag später, im HH-Stadium 24, befanden sich das Schlagvolumen und der dorsale Aortenfluss im Bereich der Werte jener Kontrollgruppe, bei der die Vitellinvene nicht durchtrennt worden war [8].

Armin J. Wagman et al. maßen den Effekt der akuten Zunahme bzw. Verringerung des Blutvolumens bei Hühnerembryonen im Stadium 18, 24 und 29. Blutzunahme erfolgte durch Infusion von isotonischer Ringer-Lösung in Quanten von 0.9 bis 14.9 % des zirkulierenden Blutvolumens. (Das zirkulierende Blutvolumen liegt beim Embryo im Stadium 18 bei rund 80 µl.) Die akute Abnahme des intravaskulären Volumens erzielte man durch die Entnahme von 10 µl Blut aus dem Kreislauf bei einer Geschwindigkeit von 0.5 µl/s und Wiederinjektion 15 Sekunden später. Herzfrequenz, dorsaler Aortenblutfluss sowie Arterien- und Ventrikeldruck wurden gemessen sowie der Schlagvolumenindex (SVI, SV je Herzzyklus) und der periphere vaskuläre Widerstand (PVR) kalkuliert. Während im Vergleich zur Kontrollgruppe keine erhöhte Herzfrequenz zu beobachten war, nahmen der dorsale Aortenfluss, das Schlagvolumen, der SVI und der arterielle Blutdruck infolge des Infusionsvolumens linear zu. Gleichzeitig sank der berechnete PVR. Die umgekehrten Veränderungen traten während der Blutentnahme auf. Nach kurzer Zeit pendelten sich alle Veränderungen wieder auf die Ausgangswerte ein, was auf eine effiziente hämodynamische Kontrolle der hämodynamischen Parameter schließen lässt [9].

Angesichts der Tatsache, dass das Herz solche signifikanten morphologischen Veränderungen während dieser Entwicklungsphase durchläuft, d. h. sich von einem einfachen Schlauchherz zu einem Vier-Kammer-Herz entwickelt, konnten sich die Autoren eine derartig starke und lineare Reaktion des SVI in den Stadien nicht erklären, in denen die injizierten Volumina auf das durchschnittliche Gewicht des Embryos in jedem Stadium angepasst waren. Darüber hinaus deuten die fehlende Innervation sowie die unvollständige Entwicklung der Myozyten und ihre myofibrilläre Unordnung darauf hin, dass das Herz in diesem Stadium in der Tat nicht die primäre Kontrolle über die Hämodynamik ausübt.

Atriales natriuretisches Peptid (ANP) ist im embryonalen Myokard weit verteilt [10, 11]. Es übt eine tiefgreifende Wirkung auf die embryonale Hämodynamik aus, indem es eine venöse Ausdehnung verursacht und damit möglicherweise die Kapillarpermeabilität beeinflusst. Makoto Nakazawa et al. wiesen einen dosisabhängigen Abfall des arteriellen Drucks und des dorsalen Aortenblutflusses nach, wenn Hühnerembryonen im

Stadium 21 mit einer steigenden Dosis ANP infundiert wurden. Trotz eines Rückgangs des Aortenflusses und des arteriellen Drucks von rund 50 % und einer Abnahme des Vitellinvenendrucks auf ein Drittel des Drucks der Kontrollgruppe blieb die Herzfrequenz die gleiche wie bei den Tieren der Kontrollgruppe [12]. Norman Hu et al. quantifizierten den Effekt des ANP auf das Herz bei Hühnerembryonen im Stadium 21 und zeigten, dass der Abfall der o.g. Parameter aufgrund einer Abnahme der passiven diastolischen Füllung erfolgt. Darüber hinaus verkürzte sich auch die Vorhofkomponente der Ventrikelfüllung, die sogenannte aktive Ventrikelfüllung [13]. Hu et al. schlossen daraus, dass die fehlende Reaktion auf Herzfrequenz und adaptive Kontraktilität auf die Bedeutung der ventrikulären Vorlast (venöser Einstrom) bei der embryonalen Hämodynamik hinweisen.

Nicolette T. C. Ursem et al. berichteten außerdem von einer unveränderten Herzfrequenz und verkürzten Phase der passiven Ventrikelfüllung als Reaktion auf die Durchtrennung der Vitellinvene [8].

Die Bedeutung des peripheren Kreislaufs wiesen weiterhin Peter N. Bowers et al. nach, welche die Wirkung von NO auf den embryonalen Gefäßtonus und die Ventrikelfunktion testeten, indem sie Nitroprussid als Quelle für exogenes Stickoxid beim Hühnerembryo im Stadium 21 verwendeten. Dies verglichen sie mit der hämodynamischen Reaktion bei Embryonen im gleichen Entwicklungsstadium, bei denen eine venöse Blutung durch Durchtrennen einer Vitellinvene der vierten Ordnung induziert worden war. Sie fanden heraus, dass Nitroprussid, genau wie die venöse Blutung, das enddiastolische Volumen (Vorlast), Schlagvolumen und Herzzeitvolumen linear reduziert. Die Herzfrequenz änderte sich nicht, mit Ausnahme eines Abfalls von 7 % bei der höchsten Dosierung der Nitroprussidinfusion. Auch war kein Einfluss auf den arteriellen Kreislauf, definiert durch die arterielle Elastizität, zu beobachten. Sie kamen zu dem Schluss, dass das embryonale Herz-Kreislaufsystem auf Gewebeebene möglicherweise über den Gefäßtonus dynamisch reguliert wird, wie dies beim fetalen und adulten Kreislauf der Fall ist [14].

Die Studien zeigen, dass sich die Herzfrequenz und die systolische Spitzengeschwindigkeit erhöhen müssten, um einen so großen akuten Abfall des venösen Einstroms auszugleichen, wenn das Blut vom Herzen angetrieben wäre. Trotz einer relativ schnellen Kompensation geschieht dies jedoch nicht. Man stellte die These auf [5], dass das kardiovaskuläre Gleichgewicht beim Embryo, zumindest bis zum Stadium 24, vom vaskulären und endokardialen Endothel aufrechterhalten wird, das direkt auf den lokalen Druck reagiert. So kann ein veränderter Scherstress, der durch eine Veränderung des Blutflusses verursacht wird, eine Vielzahl von Endothelinen freisetzen, welche die Kontraktilität der angrenzenden Gefäße und des Myokards modifizieren [15–17].

Literatur

1 Hove, J. R. et al.: Intracardiac fluid forces are an essential epigenetic factor for embryonic cardiogenesis. Nature 2003; 421 (6919). S. 172–177.

2 Orts, L. F., Puerta, F. J., Sobrado, P. J.: The morphogenesis of the ventricular flow pathways in man. Archives d'anatomie, d'histologie et d'embryologie normales et expérimentales 1980; 63. S. 5.

3 Warren, K. S. et al.: The genetic basis of cardiac function: dissection by zebrafish (Danio rerio) screens. Philosophical Transactions of the Royal Society of London 2000; 355 (1399). S. 939.

4 Chen, J. N. et al.: Mutations affecting the cardiovascular system and other internal organs in zebrafish. Development 1996; 123 (1). S. 293.

5 Broekhuizen, M. et al.: Altered hemodynamics in chick embryos after extraembryonic venous obstruction. Ultrasound in Obstetrics and Gynecology 1999; 13 (6). S. 437–445.

6 Hogers, B. et al.: Unilateral vitelline vein ligation alters intracardiac blood flow patterns and morphogenesis in the chick embryo. Circulation Research 1997; 80 (4). S. 473.

7 Stekelenburg-de Vos, S. et al.: Acutely altered hemodynamics following venous obstruction in the early chick embryo. The Journal of Experimental Biology 2003; 206 (6). S. 1051.

8 Ursem, N. T. C. et al.: Ventricular diastolic filling characteristics in stage-24 chick embryos after extraembryonic venous obstruction. The Journal of Experimental Biology 2004; 207 (9). S. 1487.

9 Wagman, A., Hu, N., Clark, E. B.: Effect of changes in circulating blood volume on cardiac output and arterial and ventricular blood pressure in the stage 18, 24, and 29 chick embryo. Circulation Research 1990; 67 (1). S. 187–192.

10 Houweling, A. C. et al.: Developmental pattern of ANF gene expression reveals a strict localization of cardiac chamber formation in chicken. The Anatomical Record 2002; 266 (2). S. 93–102.

11 Toshimori, H. et al.: Chicken atrial natriuretic peptide (chANP) and its secretion. Cell and Tissue Research 1990; 259 (2). S. 293–298.

12 Nakazawa, M. et al.: Effect of atrial natriuretic peptide on hemodynamics of the stage 21 chick embryo. Pediatric Research 1990; 27 (6). S. 557.

13 Hu, N. et al.: Effect of atrial natriuretic peptide on diastolic filling in the stage 21 chick embryo. Pediatric Research 1995; 37 (4). S. 465.

14 Bowers, P. N., Tinney, J. P., Keller, B. B.: Nitroprusside selectively reduces ventricular preload in the stage 21 chick embryo. Cardiovascular Research 1996; 31 (Suppl. 1). S. 132.

15 Li, K., Sirois, P., Rouleau, J.: Role of endothelial cells in cardiovascular function. Life Sciences 1994; 54 (9). S. 579–592.

16 Yanagisawa, M. et al.: A novel potent vasoconstrictor peptide produced by vascular endothelial cells. Nature 1988; 332 (6163). S. 411–415.

17 Inoue, A. et al.: The human endothelin family: three structurally and pharmacologically distinct isopeptides predicted by three separate genes. Proceedings of the National Academy of Sciences of the United States of America 1989; 86 (8). S. 2863.

KAPITEL 8

Herzfrequenzstörungen

Um die Auswirkung des Stoffwechsels auf die Blutbewegung weiter zu belegen, sehen wir uns einige Experimente an, bei denen die Stoffwechselrate verändert wurde, indem man den Embryo hohen bzw. niedrigen Umgebungstemperaturen aussetzte. Da der Hühnerembryo poikilothermisch ist, sind seine hämodynamischen Funktionen äußerst empfindlich gegenüber Temperaturschwankungen. Wenn man die Temperatur bei Hühnerembryonen in den HH-Stadien 18, 21 und 24 von 37 auf 40 °C erhöhte, stiegen Herzfrequenz und Aortenfluss linear an, während das Schlagvolumen unverändert blieb [1]. Ebenso führte eine allgemeine Senkung der Temperatur auf 31,1 °C bei Hühnerembryonen in den gleichen Entwicklungsstadien zu einer proportionalen Abnahme der Herzfrequenz, des Vitellinarteriendrucks und des Aortenflusses, jedoch zu keiner Veränderung des Schlagvolumens [2].

Bei seinen wegweisenden Bemühungen, die autonome Bewegung des Blutes nachzuweisen, setzte Leon Manteuffel-Szoege (1904–1973) Hühnerembryonen im Stadium 24 einer progressiven Kühlung aus und beobachtete die Bewegung des Blutes in den Vitellingefäßen. Zunächst verlangsamte sich der Blutfluss im venösen Zweig des Kreislaufs und kam bei 20–25 °C zum Stillstand. Das Blut in den Arterien dagegen oszillierte mit jedem Herzschlag weiter, ohne jegliche makroskopische Bewegung. 30–90 Minuten nach Stillstand des Kreislaufs wurde eine Stauung im arteriellen Zweig des Dottersackkreislaufs festgestellt, was eine kontinuierliche Blutbewegung im Bereich der Mikrozirkulation bestätigte. Im zweiten Experiment entfernte man das embryonale Herz und beobachtete die Blutbewegung unter normothermischen Bedingungen. Trotz des radikalen Eingriffs zirkulierte das Blut in den Vitellinvenen weitere 10–15 Minuten. Interessanterweise bewegte sich das Blut in den Arterien jedoch nicht rückwärts, sondern weiterhin in zentrifugaler (peripherer) Richtung. Auf Grundlage dieser (und weiterer, in Teil II zu behandelnder) Experimente kam Manteuffel-Szoege zu dem Schluss, dass das Blut seine eigene Antriebsenergie besitzt, die „untrennbar mit den thermischen Bedingungen" des Embryos verbunden ist [3].

Zusätzlich zur Veränderung der thermischen Umgebung des Embryos lässt sich die embryonale Herzfrequenz mittels transienter Thermosondenanwendung selektiv beeinflussen. Diese Methode ermöglicht die Untersuchung schneller Veränderungen der Herzfrequenz ohne die damit verbundenen metabolischen Einflüsse. Da die Durchführung eines solchen Experiments bei einem Tier mit intakten kardiovaskulären Reflexen und hormonellen Feedbackschleifen bekanntlich nur schwer durchführbar ist, stellt auch hier der früh-embryonale Kreislauf ein ideales Modell dar.

Bettina Cuneo et al. setzten Hühnerembryonen der Stadien 17–27 einer selektiven Erhöhung/Senkung der Herzfrequenz aus, indem sie eine erhitzte/gekühlte Metallsonde im Bereich des Sinus venosus der Hühner platzierten und die Veränderungen des Aortenflusses und Schlagvolumens in den jeweiligen Entwicklungsstadien maßen. In jedem Entwicklungsstadium reduzierte sich der Aortenfluss, unabhängig von Anstieg oder Abnahme der Herzfrequenz über die *intrinsische* Frequenz des Embryos hinaus. Darüber hinaus bestand eine wechselseitige Beziehung zwischen der *intrinsischen* Herzfrequenz und dem Schlagvolumen, d.h. es erhöhte sich während langsamerer Frequenzen und verringerte sich, wenn das Herz über seine intrinsische Frequenz hinaus stimuliert wurde [4]. Cynthia M. Phelan et al. bestätigten die Frequenzabhängigkeit der Ventrikelfüllung mit einer ähnlichen Methode [5].

Die enge Korrelation zwischen Blutfluss und intrinsischer Herzfrequenz ließ sich zusätzlich mittels direkter Herzstimulation nachweisen. Wenn der Sinus venosus bei Embryonen im Stadium 24 künstlich auf Frequenzen von 150% über der *intrinsischen* Herzfrequenz erhöht wurde, nahm das Schlagvolumen (SV) von 0,36 ± 0,02 auf 0,12 ± 0,02 mm^3/Schlag ab. Es ließ sich lediglich ein leichter Anstieg des SV beobachten, wenn die Schrittmacherfrequenz 50 oder 75% der intrinsischen Herzfrequenz betrug. Die unverhältnismäßig niedrigen Schlagvolumina schrieb man der fehlenden Synchronie zwischen aktiver (atrialer) und passiver (ventrikulärer) Füllung zu. Während die Schrittmacherstimulation im Bereich der intrinsischen Frequenzen zu Aortenflüssen führte, die mit den Normwerten vergleichbar waren, gab es eine signifikante Abnahme des Aortenflusses bei extremen Schrittmacherfrequenzen, die entweder über oder unter der intrinsischen Frequenz lagen. Dies stand in deutlichem Gegensatz zur Herzfrequenzstörung mit einer erhitzten Sonde, bei der die Synchronität zwischen aktiver und passiver Ventrikelfüllung auch bei verminderten Frequenzen erhalten blieb [6].

Die entscheidende Bedeutung der passiven Ventrikelfüllung für die Erhaltung des Aortenflusses wies man weiterhin anhand direkter Schrittmacherstimulationen des embryonalen Ventrikels nach. Ann Dunnigan et al. maßen die kardialen Ein- und Ausflussgeschwindigkeiten während der Stimulation von Sinus venosus und Ventrikel bei Hühnerembryonen im Stadium 24 und verglichen sie mit denen der Kontrollgruppe. Sie stellten fest, dass während der Sinusstimulation bei intrinsischen Frequenzen das Muster der Ventrikelfüllung ähnlich wie das der Kontrollgruppe war. Bei schnelleren Frequenzen jedoch nahm die passive Füllungsfrequenz ab, was auf eine Verkürzung der diastolischen Zeit zurückzuführen ist. Wenn die Schrittmacherelektrode *direkt* auf dem Ventrikel saß, gab es einen jähen Abfall des Aortenblutflusses auf einen Wert von fast Null, was die Forscher zu der Frage veranlasste: „Warum ist das embryonale Herz so stark von der passiven Füllung abhängig?" [7] [→ Abb. 8.1]. Einen ähnlichen Abfall des Schlagvolumens und der durchschnittlichen Flussgeschwindigkeit in der Nabelarterie beobachtete Megan J. MacLennan während der epikardialen Stimulation beim frühen Mausembryo. Signifikanterweise stoppte der Fluss während der Ventrikelstimulation vollständig. Das Team um MacLennan schlug das Vorhandensein einer „intrinsischen Herzfrequenz" vor, die wie im Fall des Hühnerembryos die effektive, frequenzabhängige Abstimmung von Plazenta und embryonalem Kreislauf sicherstellt [8] [→ Abb. 8.2].

Um die oben genannte Frage zu beantworten und die verblüffende Beobachtung zu verstehen, dass das Herzzeitvolumen im Bereich der intrinsischen Herzfrequenz (HF) am höchsten ist, untersuchten Consuelo B. Casillas et al. die Folgen akuter Veränderungen im Herzzyklus (HZ) auf die Ventrikelfunktion und das Herzzeitvolumen [9].

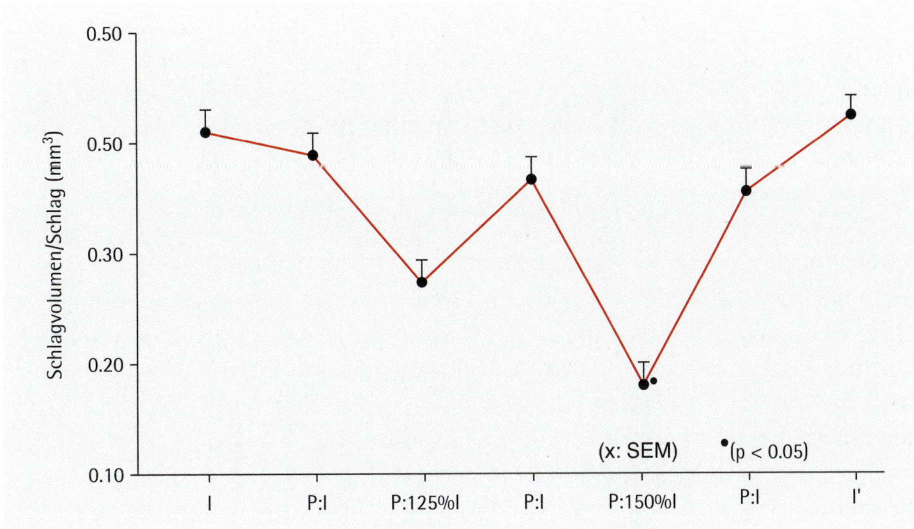

Abb. 8.1 Schlagvolumina pro Schlag während der Sinusstimulation bei Hühnerembryonen im HH-Stadium 24. Die Schlagvolumina waren ähnlich bei intrinsischen (I), stimulierten intrinsischen (P:I) und post-stimulierten intrinsischen Frequenzen (I'). Jedoch nahm das Schlagvolumen bei einer Stimulation von 125 % der intrinsischen Frequenz (P:125 %I) und bei 150 % der intrinsischen Herzfrequenz signifikant ab (P:150 %I) SEM: standard error of the mean (adaptiert aus [7], mit freundlicher Genehmigung von Springer Nature).

Eine nach Zufallsprinzip erhitzte oder gekühlte Sonde wurde bei Hühnerembryonen im Stadium 21 auf den Sinus venosus gelegt, um die Herzfrequenz vorübergehend von 73 % auf 191 % des Ausgangswertes zu erhöhen. Die systolischen und diastolischen Zeitintervalle bestimmte man anhand von Druck-Volumen-Schleifen (PV-Schleifen) mit Hilfe direkter Ventrikeldruckaufzeichnung und Videoplanimetrie. Die Berechnung des Schlag- (SV) und des Herzzeitvolumens erfolgte anschließend anhand der PV-Schleifen. Die Ergebnisse zeigten, dass sich das SV umgekehrt proportional zur HF verhielt. Darüber hinaus war der Anstieg des HZ linear mit dem Anstieg des SV und enddiastolischen Volumens (EDV) sowie der Abnahme des endsystolischen Drucks (ESP) verbunden. Die Veränderung des HZ hatte jedoch keine statistisch signifikante Korrelation mit dem Herzzeitvolumen. Die Studie bestätigte die o.g. Untersuchungsergebnisse von Cuneo et al. [4], dass die Herzfrequenz in Abstimmung mit dem maximalen Herzzeitvolumen gesteuert wird. Darüber hinaus zeigt sich, dass das embryonale Herz-Kreislaufsystem die Vorlast wie auch die Nachlast genaustens reguliert, um die ventrikuloarterielle Kopplung zu optimieren. Die Autoren fügen dem unerwarteten Ergebnis der Studie hinzu, dass ein akuter Anstieg des SV ohne gleichzeitige Zunahme des Ventrikeldrucks auftreten kann. Sie weisen darauf hin, dass dies mit dem akuten Abfall des peripheren Widerstands in Verbindung stehen kann, der eine vollständigere Entleerung des Ventrikels ermöglicht.

Zusammenfassend zeigen die o.g. Studien, dass trotz einer signifikanten Störung der Herzfunktion das Herzzeitvolumen bemerkenswert stabil bleibt und sie deuten darauf hin, dass die peripheren, „selbstregulierenden“ Faktoren die primären Regler des embryonalen Kreislaufs sind.

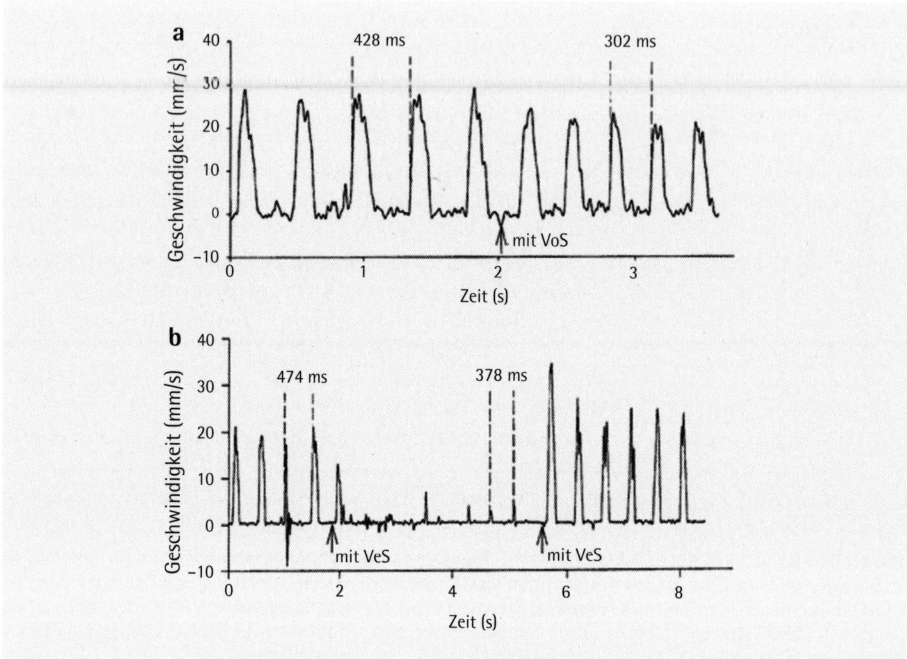

Abb. 8.2 Geschwindigkeitsprofil der Nabelarterie beim Mausembryo am Embryonaltag E13.5 bei Ausgangsfrequenz und (**a**) nach Vorhofstimulation (VoS) sowie (**b**) während der Ventrikelstimulation (VeS). Man beachte die leichte Abnahme des Nabelarterienflusses während der Vorhofstimulation. Während der Ventrikelstimulation stoppt der Vorwärtsfluss (aus [8], mit freundlicher Genehmigung von Elsevier).

Literatur

1 Nakazawa, M. et al.: Hemodynamic effects of environmental hyperthermia in stage 18, 21, and 24 chick embryos. Pediatric Research 1986; 20 (12). S. 1213.

2 Nakazawa, M. et al.: Effect of environmental hypothermia on vitelline artery blood pressure and vascular resistance in the stage 18, 21, and 24 chick embryo. Pediatric Research 1985; 19 (7). S. 651.

3 Manteuffel-Szoege, L.: Energy sources of blood circulation and the mechanical action of the heart. Thorax 1960; 15 (1). S. 47.

4 Cuneo, B., Hughes, S., Benson, D.: Heart rate perturbation in the stage 17–27 chick embryo: effect on stroke volume and aortic flow. American Journal of Physiology 1993; 264 (3). S. 755.

5 Phelan, C. M., Hughes, S. F., Benson Jr, D. W.: Heart rate-dependent characteristics of diastolic ventricular filling in the developing chick embryo. Pediatric Research 1995; 37 (3). S. 289.

6 Cuneo, B., Hughes, S., Benson, D.: Heart rate perturbation in chick embryos: a comparison of two methods. American Journal of Physiology 1991; 260 (6). S. 1864.

7 Dunnigan, A. et al.: Effect of heart rate increase on dorsal aortic flow in the stage 24 chick embryo. Pediatric Research 1987; 22 (4). S. 442.

8 MacLennan, M. J., Keller, B. B.: Umbilical arterial blood flow in the mouse embryo during development and following acutely increased heart rate. Ultrasound in Medicine and Biology 1999; 25 (3). 361–370.

9 Casillas, C. B., Tinney, J. P., Keller, B. B.: Influence of acute alterations in cycle length on ventricular function in chick embryos. American Journal of Physiology 1994; 267 (3). S. 905.

KAPITEL 9

Das Herz als Druckerzeuger

Wir haben gesehen, dass der Blutfluss in der Herzschleife nicht nur eine vollständige Umkehrung der Flussrichtung erfährt, sondern auch auf einen beträchtlichen Widerstand trifft, wenn er die spongiösen Trabekulationen des Endomyokards passiert [→ Kap. 2]. Darüber hinaus erfährt der Blutfluss durch die Herzkontraktionen rhythmische Druckschwankungen. Insgesamt deuten die morphologischen und hämodynamischen Phänomene darauf hin, dass das Herz nicht der Auslöser des Flusses ist, sondern ein Organ, das der rhythmischen Druckerzeugung dient. Von der vom Ventrikel erzeugten Gesamtenergie werden 75 % für die Aufrechterhaltung des Druckes benötigt. Der Rest dient der pulsatilen Distension des Arterienbetts. Dieses Verhältnis scheint streng kontrolliert zu sein und bleibt auch bei Störungen von Fluss und Volumen erhalten [1]. Der pulsatile Fluss unterstützt die Endothelzellteilung und ist bei erhöhtem Mitteldruck im arteriellen Schenkel des Kreislaufs ein wesentlicher Faktor für die normale Entwicklung von Organen und Gefäßbetten. Wir sahen weiterhin, dass das einfache Schlauchherz im frühen Stadium nur wenig mehr tun kann, als den Fluss zu unterbrechen und so lediglich einen minimalen Druck aufzubauen. Wesentliche Komponenten für die Druckerzeugung scheinen die „Vorkammer“ und die „Druckkammer“ zu sein, d. h. der Vorhof und der Ventrikel des *primären* Myokards, welche die kinetische Energie des zirkulierenden Blutes in hydraulische Energie oder hydraulischen Druck umwandeln. Aus der Kombination von flussgenerierten Schubkräften und genetischen Faktoren entsteht das *sekundäre* Myokard, das mit seinen Klappen und Septen für die Druckerzeugung besser „ausgestattet“ ist. Mehrere Studien zeigten, dass Störungen dieser wichtigen Aufgabe zu einer raschen hämodynamischen Kompensation und in der Folge zu strukturellen Anpassungsreaktionen führen.

Edward B. Clark et al. untersuchten den Effekt der erhöhten funktionellen Last beim Herzen von Hühnerembryonen im HH-Stadium 21, indem sie den Konotrunkus mit einer Nylonschlinge verengten. Die Embryonen wurden inkubiert und in den Entwicklungsstadien 24, 27 und 29 evaluiert. Die künstlich herbeigeführte Verengung der ventrikulären Ejektion verursachte im Vergleich zur Kontrollgruppe einen erhöhten ventrikulären systolischen Spitzendruck von durchschnittlich 68 % im Stadium 24. Das Herzzeitvolumen änderte sich nicht. Die Autoren beobachteten außerdem eine disproportionale ventrikuläre Gewichtszunahme aufgrund von Hyperplasie der Myozyten, jedoch keine Zunahme des *Gesamtgewichtes* des Embryos [2].

Jennifer L. Lucitti et al. untersuchten die hämodynamische Reaktion bei Hühnerembryonen in den Stadien 21, 24 und 29 mittels Ligatur des linken Vorhofs (LAL). Der dorsale Aortenblutfluss und der Druck wurden 1 Stunde, 14 (Stadium 25) und 30 Stunden (Stadium 29) nach der Ligatur gemessen und mit der sham-operierten Kontrollgruppe verglichen. Anhand der hämodynamischen Daten berechneten sie außerdem die konstante und die oszillierende hydraulische Leistung. Eine Stunde nach der Ligatur blieb der systolische, der Mittel- und der diastolische Druck ähnlich wie bei der

Kontrollgruppe und stieg dem Entwicklungsstadium entsprechend an. Der Aortenfluss pro Minute (HZV) sowie das Schlagvolumen (SV) fielen zunächst auf rund die Hälfte ab, kehrten bis Stadium 29 jedoch auf die Kontrollwerte zurück. Die Reduktion der effektiven Kammergröße auf die Hälfte des normalen Volumens verursachte den akuten Abfall der Strömungsparameter, wodurch sich der Strömungsquerschnitt verkleinerte, der dem fließenden Blut zur Verfügung stand. Bis Stadium 29 erfolgte ein signifikanter Umbau der bestehenden Kammer, der eine Normalisierung der Strömungsparameter ermöglichte [3].

In einer separaten Gruppe von Embryonen (Stadium 21) ligierten Lucitti et al. die linke Vitellinarterie (VAL) und führten die gleichen hämodynamischen Messungen durch wie nach Ligatur des linken Vorhofs (LAL). Bemerkenswert ist die Tatsache, dass in diesem Stadium rund 75 % des Herzzeitvolumens durch die Vitellinarterien und nur ein Viertel (25 %) durch die embryonalen Aorten laufen [4]. Die Verengung der Vitellinarterie verursacht somit einen deutlichen Impedanzanstieg im embryonalen Herzen. Eine Stunde nach der Ligatur kam es zu einem akuten Rückgang des Schlagvolumens und des Aortenflusses auf rund die Hälfte der Kontrollwerte. Alle *Druckwerte* blieben jedoch ähnlich den Kontrollwerten. Bis Stadium 29 waren das Schlagvolumen und der Aortenfluss um durchschnittlich 23 % bzw. 70 % reduziert. Von Bedeutung ist die Tatsache, dass in beiden Gruppen (LAL und VAL) die oszillierenden und die durchschnittlichen Leistungsparameter nach der Ligatur deutlich sanken, sich aber bis Stadium 29 wieder normalisierten [3]. Die Autoren kamen zu dem Schluss, dass die Erhaltung des arteriellen Drucks, jedoch nicht des arteriellen Flusses, für das Überleben des Embryos entscheidend ist. Unabhängig von den akuten kompensatorischen Veränderungen, welche die Ligatur von Vorhof und Vitellinarterie hervorrief, *„ist es offensichtlich, dass die schnelle Wiederherstellung des Aortendrucks primär vom embryonalen Gefäßsystem ausgeht."* [3]

Um die Veränderungen in der ventrikulären Morphologie unter erhöhten Lastbedingungen zu erfassen, ligierten David Sedmera et al. den Konotrunkus bei Hühnerembryonen im Stadium 21 und führten bis zum Stadium 29 eine Reihe morphometrischer Messungen durch. Beim Vorlegen der Nylonschlinge achteten sie besonders sorgfältig darauf, den Blutfluss nicht zu beeinträchtigen, aber mit dem Wachstum des Herzens führte die Schlinge dennoch zu einer zunehmenden Behinderung des Blutausstoßes. Innerhalb von 12 Stunden (Stadium 24) verursachte der erhöhte Druck ausgeprägte Veränderungen der Myokardarchitektur, die von der Weitung und Verlängerung des Herzens bis zur Vergröberung der trabekulären Struktur und Verdickung der kompakten Myokardschicht reichten. Nach der Verengung war eine deutliche Dilatation des Konotrunkus und eine Hypoplasie der konotrunkalen Ränder zu beobachten. Während bei normalen Herzen zwischen den Stadien 21 und 31 die spongiösen Trabekel den gesamten Ventrikel füllen, war bei den ligierten embryonalen Herzen ein ausgeprägtes Lumen erkennbar [5] [→ Abb. 9.1]. Darüber hinaus wurde eine linksgerichtete Spiralbildung der Trabekel (von der Basis zur Spitze betrachtet) beobachtet, ein Phänomen, das in diesem Stadium bei den embryonalen Herzen der Kontrollgruppe nicht bekannt war. Die Autoren vermuten, dass die Spiralbildung ein Mechanismus ist, mit dem das drucküberlastete embryonale Herz seine Pumpeffizienz erhöht [5]. Wie oben beschrieben, deutet auch diese Studie klar auf die primäre, druckerzeugende Rolle des Ventrikels hin, der bei erhöhter arterieller Last Anzeichen einer beschleunigten Entwicklung zeigt. Die spiralförmige Anordnung der Trabekel verweist auf die bereits erwähnten Wirbelflussmuster [6].

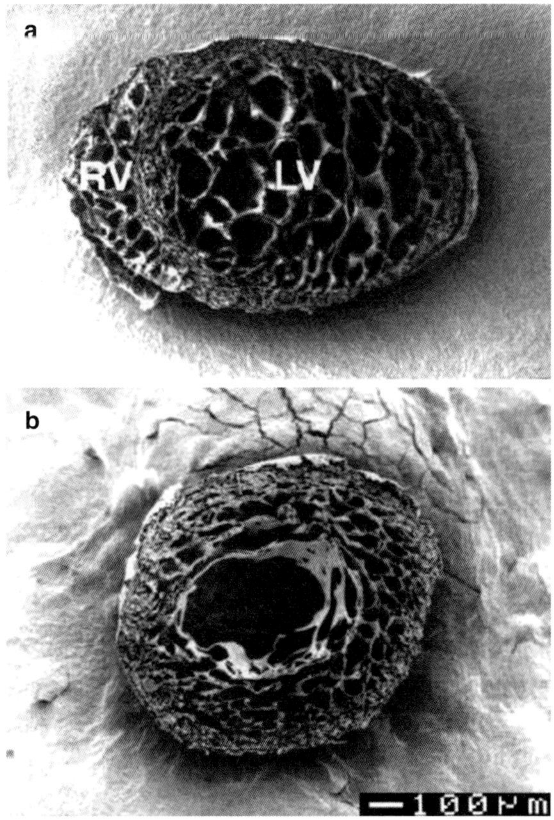

Abb. 9.1 Auswirkung erhöhter Belastung auf die Entwicklung des linken Ventrikels. Querschnitt durch die Spitze des normalen (**a**) und des abgebundenen (**b**) Herzens beim Hühnerembryo im HH-Stadium 29. Der Konotrunkus war ab Stadium 21, d. h. für 12 Stunden, abgebunden. Man beachte die wabenförmige Anordnung der linken (LV) und rechten (RV) ventrikulären Trabekel beim normalen Herzen (**a**). Abbinden des Konotrunkus führte zu einem ausgeprägten Lumen und einer spiralförmigen Anordnung der Trabekel des Ventrikels (**b**). Balken = 100 µm (aus [5], mit freundlicher Genehmigung von John Wiley and Sons).

Literatur

1 Yoshigi, M., Hu, N., Keller, B.: Dorsal aortic impedance in stage 24 chick embryo following acute changes in circulating blood volume. American Journal of Physiology 1996; 270 (5). S. 1597.

2 Clark, E. B. et al.: Effect of increased pressure on ventricular growth in stage 21 chick embryos. American Journal of Physiology 1989; 257 (1). S. 55.

3 Lucitti, J. L., Tobita, K., Keller, B. B.: Arterial hemodynamics and mechanical properties after circulatory intervention in the chick embryo. The Journal of Experimental Biology 2005; 208 (10). S. 1877.

4 Hu, N., Ngo, T. D., Clark, E. B.: Distribution of blood flow between embryo and vitelline bed in the stage 18, 21 and 24 chick embryo. Cardiovascular Research 1996; 31 (Suppl. 1). S. 127.

5 Sedmera, D. et al.: Remodeling of chick embryonic ventricular myoarchitecture under experimentally changed loading conditions. The Anatomical Record 1999; 254 (2). S. 238–252.

6 Hove, J. R. et al.: Intracardiac fluid forces are an essential epigenetic factor for embryonic cardiogenesis. Nature 2003; 421 (6919). S. 172–177.

KAPITEL 10

Interaktion zwischen Herz und Gefäßen

„Überhaupt glaube ich, dass im Blute selbst die erste Ursache der Bewegung liegt und dass da, wo ein Herz vorhanden ist, dieses das wesentliche Unterstützungsmittel (also umgekehrt, als wie man gewöhnlich annimmt) ist, dass organische Anziehung und Nerveneinfluss aber nur in sofern befördernd wirken, als sie in naher und lebendiger Beziehung zum Blute überhaupt stehen." Rudolph Wagner, 1833

Das komplexe Gleichgewicht zwischen dem vom Ventrikel erzeugten Druck und dem Fluss wurde beim adulten Kreislauf umfassend untersucht. Aufgrund der schnellen Veränderungen innerhalb des Ventrikels selbst, z. B. in seiner Dimension und Kontraktilität, sowie aufgrund der Dynamik in der Aorta und dem zugehörigen arteriellen Kompartiment ergeben sich bei der Untersuchung der wechselseitigen Beziehung zahlreiche Schwierigkeiten [1]. Eine Fülle an Fachliteratur beschäftigt sich mit dem Thema, doch im Folgenden werden nur Aspekte des embryonalen Kreislaufs kurz diskutiert (ausführlicher dazu siehe [2]).

Die gleichzeitige Aufzeichnung des ventrikulären Drucks und Volumens ergibt Druck-Volumen-(PV)-Schleifen, die den zyklischen Charakter der Druck-Volumen-Beziehungen im Herzzyklus verdeutlichen. Die grafische Darstellung des Verhältnisses von endsystolischem Druck und Volumen (ESPVR) erfolgt, indem der Aortendruck über mehrere Schläge variiert und eine Linie durch die endsystolischen Punkte der Aufnahmen gezeichnet wird. Die Steigung der Linie entspricht der maximalen ventrikulären Elastanz (E_{max}) während der Kontraktion. Dieses Modell verdeutlicht, dass sich die Leistung des Ventrikels (Kontraktilität) als zeitlich veränderliche Elastanz beschreiben lässt, die während des Herzzyklus zu- und abnimmt, aber vom momentanen Druck und Volumen unabhängig ist [→ Abb. 10.1]. Während eines stabilen kontraktilen Zustands ist die Steigung der ESPVR-Linie ein reproduzierbarer Index der Kontraktilität. Da der Energieverbrauch des Herzens mit seiner mechanischen Arbeit zusammenhängt, gibt es eine enge Beziehung zwischen dem Energiebedarf und der mechanischen Aktivität, die sowohl aus äußerer (Überwindung des Aortendrucks, d. h. Nachlast) als auch aus innerer Arbeit (Erregungs-Kontraktions-Kopplung) besteht. Hiroyuki Suga zeigte, dass die gesamte mechanische Energie, die das Herz aufwendet, der Fläche unter der ESPVR-Kurve entspricht [3, 4]. Außerdem wurde auf rein phänomenologischer Grundlage gezeigt, dass der Sauerstoffverbrauch (VO_2) des linken Ventrikels pro Schlag linear der systolischen Druck-Volumen-Fläche (PVA) entspricht [5]. Es ist beachtenswert, dass bei einem gegebenen kontraktilen Zustand die VO_2–PVA-Bedarf unter verschiedenen Vor- und Nachlastbedingungen eine erstaunliche Stabilität zeigen. Sie sind zudem unabhängig von der Herzfrequenz sowie dem Herzzeitvolumen und gleichbleibend während der isovolämischen Kontraktion und der Ejektionsphase, wie Abschnitt 16.6 zeigt.

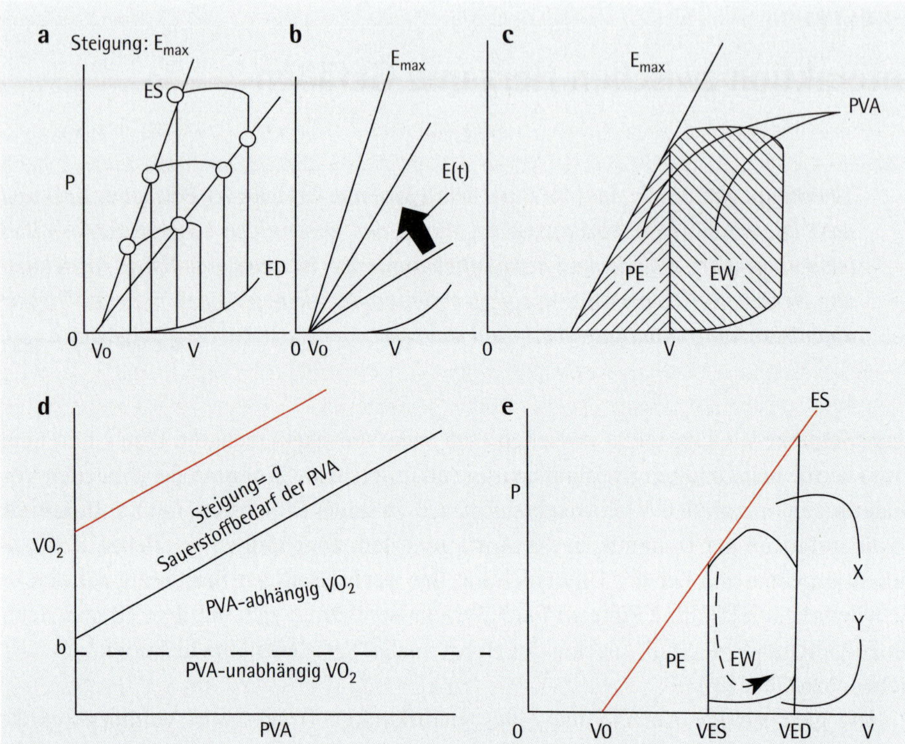

Abb. 10.1 Ventrikuläre Druck-Volumen-Beziehungen. (**a**) Wenn der Ventrikel gegen zunehmende Nachlast kontrahiert, entsteht eine Reihe von Druck-Volumen-(PV)-Schleifen, deren linker oberer Rand auf eine aufsteigende Gerade (ES) maximaler Elastanzwerte (E_{max}) fällt. (**b**) Zeitlich veränderliches Elastanzmodell der linksventrikulären Kontraktion. Die Ventrikelleistung eines einzigen Herzschlags lässt sich in Bezug auf die Elastanz darstellen, die während der Kontraktion zunimmt, mit der Relaxation abnimmt und ihr Maximum in der Endsystole erreicht (E_{max}). (**c**) Die Druck-Volumen-Fläche (PVA) eines einzigen Schlags stellt die gesamte mechanische Energie dar, die der Ventrikel während der Ejektion (EW) und der isovolämischen Kontraktion (PE) verbraucht. (**d**) Ventrikulärer Sauerstoffverbrauch (VO_2). Quantitativ entspricht der Energieverbrauch bei Kontraktion der Menge an Sauerstoff, die bei jedem Schlag verbraucht wird (Sauerstoffbedarf der PVA). Neben dem Kontraktionsbedarf wird Sauerstoff für den Grundumsatz (PVA-unabhängiger VO_2) benötigt. Der VO_2 -Schnittpunkt jeder VO_2-PVA-Beziehung entspricht der unbelasteten Kontraktion und korreliert linear mit der Kontraktilität (Emax). Die Steigung der VO_2 -PVA-Beziehung (Sauerstoffbedarf der PVA) bleibt relativ konstant und ist unabhängig von Emax. Die gesteigerte Kontraktilität führt zu erhöhtem Sauerstoffbedarf (rote Linie). P: Druck, V: Volumen, V0: unbelastetes Ventrikelvolumen, b: Basiswert (**a–d**: adaptiert aus (6), mit freundlicher Genehmigung von John Wiley and Sons). (**e**) Diastolische Arbeit, die während der passiven Füllung am Ventrikel vom Blutstrom geleistet wird. Ihre Größe lässt sich durch die Summe der Flächen X und Y im PV-Diagramm zwischen den endsystolischen (VES) und enddiastolischen (VED) Segmenten der PV-Schleife darstellen. Diese „negative Arbeit" des Blutes wurde konsequent bei den PVA-Berechnungen ausgelassen. Der bekannte myokardale Dehnungswiderstand deutet darauf hin, dass er einen wesentlichen Teil des PVA-Energiehaushalts ausmacht. Der unterbrochene Pfeil zeigt die zeitliche Richtung an. ES: Linie der endsystolischen Druck-Volumen-Beziehung, PE: potenzielle Energie, EW: äußere Arbeit (adaptiert aus [7], mit freundlicher Genehmigung von Elsevier).

Trotz des weitverbreiteten Einsatzes des PV-Konzepts in der experimentellen und klinischen Kardiologie, war die Methode für den embryonalen Kreislauf angesichts seiner geringen Größe nicht praxistauglich. Allerdings wurde ein Verfahren zur simultanen Druckmessung und Schätzung des Ventrikelvolumens mittels Videomikroskopie entwickelt und auf den früh-embryonalen Kreislauf angewendet [8].

In dem Bestreben, die ventrikulär-vaskuläre Interaktion unter variablen Belastungsbedingungen zu bestimmen, zeichneten Bradley B. Keller et al. ventrikuläre Druck-Volumen-Flächen bei Hühnerembryonen in den HH-Stadien 16, 18 und 21 auf und stellten einen linearen Anstieg des Schlagvolumens und der arteriellen Elastanz (Distensibilität) in allen Stadien fest. Wenn die ventrikuläre Vorlast mittels Infusion von 1–2 µl eines physiologischen Puffers in den Sinus venosus erhöht wurde, nahmen die systolisch-ventrikulären Spitzendrucke und -volumina zunächst zu und bald darauf ab. Gleichzeitig erhöhte sich die arterielle Elastanz. Die Herzfrequenz blieb stabil, was vermuten lässt, dass die Schrittmacherfunktion trotz akuter Änderungen der Vorlast erhalten bleibt. Die Autoren zeigten, dass der Ventrikel nahe dem Wert des *optimalen* Arbeitsvolumens arbeitet und auf zusätzliche Volumenbelastung mit Dilatation und beginnender Dekompensation reagiert. Somit besteht zwischen Herz und Kreislauf eine enge reflektorische Interaktion zum Ausgleich von Volumenschwankungen [9].

Um die kontraktile Funktion des Ventrikels unabhängig von seiner engen Verbindung mit dem arteriellen Kreislauf zu beobachten, erfolgte eine weitere Studie, in der man bei Hühnerembryonen im Stadium 21 das zirkulierende Blutvolumen akut erhöhte bzw. senkte. Darüber hinaus wurde der Ausfluss des Ventrikels kurzzeitig verschlossen, um ihn zu zwingen, sich gegen die höchstmögliche (Nach-)Last zu kontrahieren. Die Ergebnisse zeigten, dass das Schlagvolumen linear mit der Vorlast korrelierte. Im Vergleich zur Kontrollgruppe gab es eine signifikante Zu-/Abnahme des enddiastolischen Volumens als Reaktion auf die Belastung durch Infusion bzw. Blutverlust. Die endsystolischen Drucke blieben vergleichbar mit der Kontrollgruppe, außer bei akuter konotrunkaler Okklusion, wo der Druck um ein Drittel über den Kontrollwert stieg. Überraschenderweise blieb die Herzfrequenz auch während der Okklusion stabil. Die Autoren kamen zu dem Schluss, dass der embryonale Kreislauf im Gegensatz zum adulten seinen systemischen Widerstand rasch an Schwankungen der Strömung anpassen kann. Somit konnten sie nicht nachweisen, dass der embryonale Ventrikel einem zeitabhängigen Elastanzmodell entspricht [10].

Wie bereits erwähnt, ergaben zahlreiche Studien an kreuzzirkulierten Tierpräparationen und an intakten Tierherzen einheitlich eine überwiegend lineare ESPVR [5]. Diese Experimente ließen sich nicht einfach in Embryomodellen replizieren, die eine deutliche Abweichung vom linearen ESPVR aufgrund gleichzeitiger Veränderungen des Gefäßtonus zeigten [9, 10]. Wenn geometrischen Faktoren [11], wie zum Beispiel Wanddicke und Wandbelastung – ein einzigartiger Wert für jedes Herz – mit in Betracht gezogen wurden und unter Anwendung eines allmählichen (statt plötzlichen) Aortenverschlusses zeigten Kimimasa Tobita und Bradley B. Keller jedoch, dass das früh-embryonale Herz tatsächlich eine lastunabhängige maximale systolische Elastanz besitzt (E_{max}) [12]. Dies ist eine wichtige Erkenntnis, die (selbst bei fehlenden Daten zum Sauerstoffverbrauch) die Grundannahme bestätigt, dass das Herz des Embryos bei einem gegebenen kontraktilen Zustand wie sein ausgereiftes Gegenstück nicht nur mit seiner durch die intrinsische Herzfrequenz bestimmten *Spitzeneffizienz* funktioniert, sondern dass seine kontraktile Effizienz *unabhängig* von der Vor- und Nachlast ist.

Wir sahen, dass das embryonale Kreislaufsystem in jedem Entwicklungsstadium innerhalb eines engen Bereichs von Herzfrequenz, Schlagvolumen und Druck funktioniert.

Darüber hinaus ist die Interaktion zwischen dem energetisch begrenzten Myokard mit niedrigem Druck und dem Gefäßsystem so „eingestellt", dass der maximale (optimale) Aortenfluss mit der intrinsischen Herzfrequenz korreliert. Außerdem wurde gezeigt, dass die Herzfrequenz bei Störungen von Fluss und Druck bemerkenswert stabil bleibt, obwohl sie sehr empfindlich auf Temperaturschwankungen reagiert. Unklar ist auch, wie der periphere Gefäßtonus im Embryonalstadium vor Ausbildung des Nervensystems reguliert ist. Viele dieser Fragen ließen sich klären, wenn man die Herzaktivität in *direkter* Abhängigkeit vom metabolischen Bedarf der Gewebe und *sekundär* zur Bewegung des Blutes betrachten würde.

Literatur

1 Nichols, W. W., O'Rourke, M. F.: McDonald's blood flow in arteries: theoretic, experimental, and clinical principles. Lea & Febiger Philadelphia 1990. S. 343–359.

2 Chantler, P. D., Lakatta, E. G., Najjar, S. S.: Arterial-ventricular coupling: mechanistic insights into cardiovascular performance at rest and during exercise. Journal of Applied Physiology 2008; 105 (4). S. 1342–1351.

3 Suga, H.: Total mechanical energy of a ventricle model and cardiac oxygen consumption. American Journal of Physiology 1979; 236 (3). S. 498.

4 Suga, H. et al.: Effect of positive inotropic agents on the relation between oxygen consumption and systolic pressure volume area in canine left ventricle. Circulation Research 1983; 53 (3). S. 306–318.

5 Suga, H.: Ventricular energetics. Physiological Reviews 1990; 70 (2). S. 247–277.

6 Suga, H.: Cardiac energetics: from E_{max} to pressure-volume area. Clinical and Experimental Pharmacology and Physiology 2003; 30 (8). S. 580–585.

7 Loiselle, D. et al.: Energetic consequences of mechanical loads. Progress in Biophysics and Molecular Biology 2008; 97 (2). S. 348–366.

8 Keller, B. B. et al.: Ventricular pressure-area loop characteristics in the stage 16 to 24 chick embryo. Circulation Research 1991; 68 (1). S. 226.

9 Keller, B. B., Tinney, J. P., Hu, N.: Embryonic ventricular diastolic and systolic pressure-volume relations. Cardiology in the Young 1994; 4 (1). S. 19–27.

10 Keller, B. B., Yoshigi, M., Tinney, J. P.: Ventricular-vascular uncoupling by acute conotruncal occlusion in the stage 21 chick embryo. American Journal of Physiology 1997; 273 (6). S. 2861.

11 Mirsky, I., Tajimi, T., Peterson, K. L.: The development of the entire end-systolic pressure-volume and ejection fraction-afterload relations: a new concept of systolic myocardial stiffness. Circulation 1987; 76 (2). 343–356.

12 Tobita, K., Keller, B. B.: End-systolic myocardial stiffness is a load-independent index of contractility in stage 24 chick embryonic heart. American Journal of Physiology 1999; 276 (6). S. 2102.

KAPITEL 11

Eine kurze vergleichende Phylogenese

„Steigen wir in der Tierreihe abwärts bis zum einzelligen Wesen, wo hört hier der Kreislauf auf? Hört er dort auf, wo kein Herz mehr vorhanden, oder dort, wo ein differenziertes Gefäßsystem sich nicht mehr finden läßt? Nichts berechtigt zu solcher Annahme."

Martin Mendelsohn, 1928

Die Hauptfunktion des Kreislaufsystems besteht darin, eine bestimmtes inneres Milieu zu erhalten, das artspezifisch für Leben und Entwicklung des Organismus notwendig ist. Dazu gehören unter anderem die Verteilung der Nährstoffe, der Abtransport von Stoffwechselendprodukten, die Immunabwehr, die Wärmeregulierung, die Fortpflanzung und der Transport von Atemgasen. Es gibt zwei grundlegende Formen des Kreislaufs. Das offene Kreislaufsystem von Wirbellosen zeichnet sich durch ein System von Körperhohlräumen oder Coelomen aus, die mit Gefäßbahnen verbunden sind. Beiden fehlt die Endothelauskleidung und ihre einfache Anordnung sorgt dafür, dass die zirkulierende Flüssigkeit, die Hämolymphe, die inneren Organe *direkt* umspült und damit die *Doppelfunktion* von Gewebeflüssigkeit und Blut erfüllt. Wir werden sehen, dass dies funktionell dem früh-embryonalen Kreislauf von Wirbeltieren ähnelt, *bevor* sich das kontinuierliche Gefäßendothel bildet. Dagegen besteht das stammesgeschichtlich jüngere, geschlossene Kreislaufsystem der Wirbeltiere aus einem Netzwerk untereinander verbundener Gefäße, in denen das Blut nicht in direkten Kontakt mit dem umliegenden Gewebe kommt. Dennoch gibt es bei Wirbeltieren und Wirbellosen im Bereich der lokalen Kreisläufe und der einzelnen Organe eine signifikante Überschneidung. Während beispielsweise der Großteil des Kapillarbetts bei Säugetieren aus kontinuierlichen Kapillaren mit undurchlässigen Endothelverbindungen besteht, sind die Blutleiter von Knochen, Leber und Milz mit fenestrierten Kapillaren ausgekleidet, die für Plasma und große Moleküle durchlässig sind [→ Kap. 21.1]. Technisch gesehen gehören auch sie zum offenen Kreislauf. Andererseits verfügen mehrere Klassen von Wirbellosen, zum Beispiel die *Cephalopodae* und die *Oligochaetae,* neben den Coelom-Hohlräumen über kontinuierliche Gefäßschlingen, die dem geschlossenen Kreislauf von Wirbeltieren ähneln.

1. Wirbellose

Die Kreislaufsysteme von Wirbellosen sind so vielseitig wie der große Stamm, zu dem sie gehören. Zahlreiche Arten haben kein Herz und nur ein rudimentäres Kreislaufsystem, während andere gut entwickelte Herzen und einen höchst reaktionsfähigen peripheren Kreislauf besitzen. Der Kreislauf beim gemeinen Regenwurm (*Lumbricus terrestris/ Oligochaetae*) ist typisch für eine große Gruppe von niederen Wirbellosen. Der große Coelom-Hohlraum ist durch von außen sichtbare Septen in rund 150 Kompartimente unterteilt. Form und Bewegung des Tieres sind abhängig vom Grad der Füllung der Septen mit Coelomflüssigkeit, das als „hydraulisches Skelett“ dient. Auch wenn die zirkulierende Flüssigkeit bei Regenwürmern als Blut bezeichnet wird, ist diese Bezeichnung unzutreffend, da das Atempigment, ein großes Häm-tragendes Molekül (Erythrocruorin ist rund 36 Mal größer als Hämoglobin), nicht in den Erythrozyten eingebunden ist, sondern frei im Plasma schwimmt. Darüber hinaus befindet sich die Gefäßbasalmembran auf der *luminalen* Seite der Endothelzellen, die kontraktile Elemente enthalten.

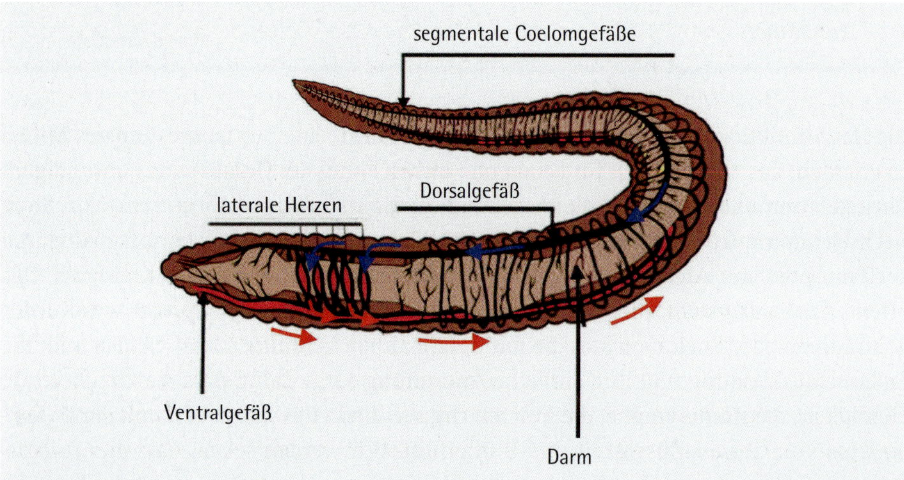

Abb. 11.1 Schematische Darstellung des Kreislaufsystems beim Regenwurm (*Lumbricus terrestris*). Das Blut aus den Segmentgefäßen wird im kontraktilen Dorsalgefäß gesammelt und fließt zum Kopf des Tieres. Fünf paarige Segmentgefäße mit verdickten Muskelwänden (laterale Herzen) lenken das Blut in das Ventralgefäß und zurück zum Schwanz (blaue und rote Pfeile). Neben dem Transport von Nährstoffen haben das Blut und die Coelomflüssigkeit die Funktion, den Turgor zu erhalten, d. h. das hydraulische Skelett, das zum Graben und für die Fortbewegung wesentlich ist. Der Druck in der aktiven (kontraktilen) Schleife des Kreislaufs ist *geringer* als im nicht-kontraktilen Ventralgefäß, was darauf hindeutet, dass der Ursprung des Blutantriebs in den Kapillaren und nicht in den kontraktilen Gefäßen selbst liegt.

Man vermutet, dass die Basalmembran eine ähnliche Rolle dabei spielt, die Häm-Moleküle im Gefäßsystem zu halten, wie die Erythrozytenmembran beim Zurückhalten von Hämoglobin [1]. Im Regenwurm gibt es keine speziellen Atmungsorgane, die Haut ist das einzige Organ, das für den Gasaustausch zur Verfügung steht.

Das Blut bewegt sich im kontraktilen Dorsalgefäß in den vorderen Bereich des Tieres und fließt über das Ventralgefäß zurück [→ Abb. 11.1]. Die beiden sind über eine Reihe von Segmentgefäßen verbunden, die das Blut aus den im Darmtrakt, in den Nephridien und in der Haut verteilten Blutleitern aufnehmen. Fünf Paare der frontalen Segmentgefäße haben verdickte Muskelwände, die eine starke kontraktile Aktivität aufweisen (laterale „Herzen“) und über klappenähnliche Falten mit den Dorsal- und Segmentgefäßen verbunden sind. Anterior zu diesen „Herzen“ fließt das Blut im Ventralgefäß in frontale Richtung. Das Dorsalgefäß und die lateralen kontraktilen Gefäße gelten als die wichtigsten Antriebsorgane für das Blut [2]. Zusätzliche Klappen im Lumen des Dorsalgefäßes und innerhalb der lateralen „Herzen“ gewährleisten einen gerichteten Blutfluss [3].

Die Kontraktionsfrequenz im Dorsalgefäß bei einem ruhenden Tier liegt bei 10–15 pro Minute und variiert je nach Umgebungstemperatur und Aktivität des Tieres. Die paarigen Lateralgefäße schlagen synchron in ihrer eigenen Geschwindigkeit, können aber den Rhythmus des Dorsalgefäßes annehmen [4]. Kjell Johansen (1932–1987) und Arthur W. Martin maßen den Simultandruck im Dorsal und Ventralgefäß bei einem Riesenregenwurm (*Glossoscolex giganteus*) (der bis zu 120 cm lang ist und 500–600 Gramm wiegt). Im Ruhezustand erreichten das Dorsal- und das Ventralgefäß rund 15 cm H_2O bzw. 75 cm H_2O. Bei Aktivität, die durch Verdünnung und Verlängerung eines Segments des Tieres gekennzeichnet ist, erhöhte sich der Druck im Ventralgefäß auf bis zu 120 cm H_2O. Das Experiment bestätigt, dass die Kontraktion der Körperwand einen deutlichen Einfluss auf den intravaskulären Druck ausübt. Interessant ist die Tatsache, dass im Gegensatz zum Kreislauf bei Wirbeltieren der Druck in der aktiven Schleife (Dorsalgefäß und laterale Herzen) signifikant *geringer* war als im nicht-kontraktilen Ventralgefäß. Dies lässt vermuten, dass der Ursprung des Blutantriebs in der Peripherie und nicht in den kontraktilen Gefäßen liegt [5].

Um zu erfassen, was die lateralen Herzen zum Erhalt des Kreislaufs beitragen, entfernte John B. Johnston (1868–1939) die frontalen Somiten von Würmern und beobachtete die überlebenden Tiere mehrere Wochen während der Regenerationsphase. Die Gefäße im anterioren Bereich der Würmer waren *„deutlich mit Blut gefüllt und gedehnt“*, während die posterioren Bereiche relativ ungefüllt blieben. Serienschnitte zeigten die größte Dehnung im Dorsalgefäß und der Gefäßgeflechte der Darmwand, während das Ventralgefäß normal groß erschien [2]. Leider beschrieb Johnston nicht den Aktivitätsgrad der überlebenden Tiere, aber das Experiment zeigt dennoch, wie wichtig die lateralen Herzen für das *Richten* des Blutflusses und den *Erhalt* des Drucks im Ventralgefäß sind. Die Stauung im Dorsalgefäß und in den Kapillarbetten lässt ferner vermuten, dass der Kapillarfluss trotz der starken Beeinträchtigung der Gefäßintegrität und eines teilweisen Verlustes des *„hydraulischen Skeletts“* weiter in die ursprüngliche Richtung strömt.

Die Bedeutung des intravaskulären Drucks für die Aufrechterhaltung der Mobilität bei Wirbellosen ist bei der Klasse der *Cephalapoda* zu beobachten, einer Gruppe sehr reger Tiere, deren Aktivitätsgrad mit denen von Wirbeltieren vergleichbar ist. Auch sie haben ein „geschlossenes“ Kreislaufsystem mit vaskulären und extrazellulären Kompartimenten, die durchschnittlich 5.6 % bzw. 28 % des Gesamtkörpergewichts ausmachen, was einem Anteil entspricht, der mit dem von Wirbeltieren vergleichbar ist. Ihr Grad an metabolischer Aktivität ist höher als der anderer Weichtiere [6].

Ein Schema des Kreislaufsystems bei einem Cephalopoden ist in Abb. 11.2 dargestellt. Das vom Kopf und der Körperregion zurückfließende sauerstoffarme Blut sammelt sich in der Vena cava, die sich symmetrisch in zwei Verzweigungen aufteilt und in den Nierensack (Nephridien) eintritt. Das Blut fließt dann weiter bis zum muskulären Branchialherz, das es in die Fiederkiemen (Ctenidium) ausstößt, die wie das Herz ryhthmisch kontrahieren. Das sauerstoffreiche Blut strömt über das efferente Branchialgefäß in den medianen Ventrikel. Es gibt keine Klappen zwischen dem Herzen und den in das Herz führenden Gefäßen. Die Herzkammer stößt das Blut über die vordere und hintere Aorta zurück in die systemischen Gefäße aus. Wie bei den *Oligochaetae* enthält das Blut der Cephalopoden den frei zirkulierenden, sauerstoffbindenden Blutfarbstoff Hämocyanin. Dieser besteht aus 24–48 sauerstofftransportierenden Untereinheiten mit einem Molekulargewicht von 75.000. (Diese Blutfarbstoffe sind deutlich größer als das Hämoglobin bei Säugetieren, das aus vier Hämen besteht, mit jeweils 14.000 Molekulargewichtseinheiten.) [7]

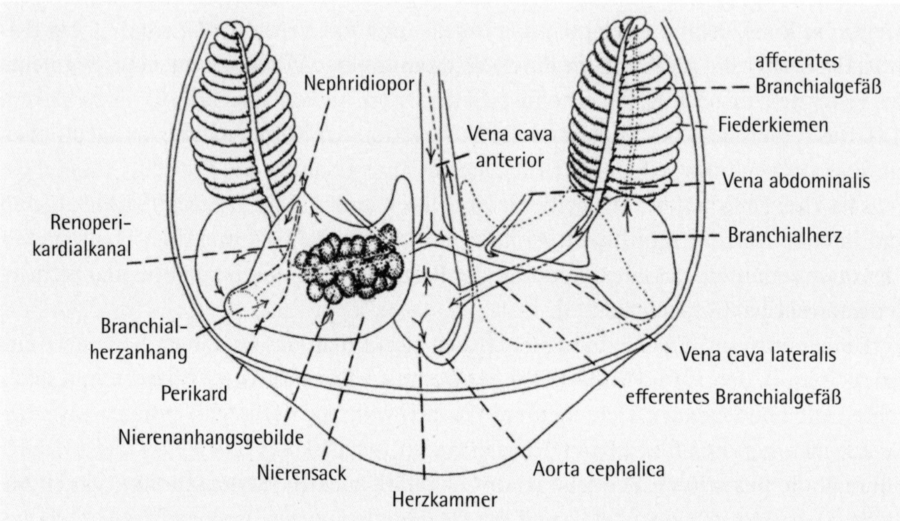

Abb. 11.2 Kreislaufsystem eines Cephalopoden (*Octopus dofleini*). Sauerstoffarmes Blut fließt über die Vena cava und Abdominalvenen zurück in die paarigen Branchialherzen und wird in die Fiederkiemen ausgestoßen. Das sauerstoffreiche Blut sammelt sich über die efferenten Branchialgefäße in der klappenlosen systemischen Herzkammer und wird in die paarige Aorten ausgeworfen. Die Pfeile zeigen die Richtung des Blutflusses an (aus [8], mit freundlicher Genehmigung von John Wiley and Sons).

Johansen und Martin untersuchten die Kreislaufdynamik bei Ruhe und Aktivität im großen Oktopus (*Octopus dofleini*) [9]. Sie maßen den intravaskulären Simultandruck in der Aorta, in den Branchialgefäßen und in der Vena cava bei sich frei bewegenden Tieren. In Ruhe lag der Aortendruck im Bereich von 55 cm H_2O systolisch und 40 cm H_2O diastolisch, der Druck der Vena cava (synchron pulsierend mit der Atmung) zwischen 2 und 15 cm H_2O. Die Herzfrequenz variierte im Bereich von 6–8 Schlägen/Minute. Bei langsamer, kurzzeitiger Bewegung (weniger als eine Minute) stieg der systolische Druck auf 73 cm H_2O und der diastolische auf 60 cm H_2O. Der Pulsdruck lag bei 13–14 cm H_2O ohne Veränderung der Herzfrequenz. Bei längerer Aktivität (3 Minuten) stieg die Herzfrequenz von 6 auf 8 Schläge/Minute. Der systolische Spitzendruck stieg bis zum Ende des Bewegungszeitraums auf 75. Direkt nach der Aktivitätsphase blieb der diastolische Druck 10–15 Minuten lang deutlich erhöht, bevor er zurück auf den Ausgangswert sank. Die Autoren konnten den plötzlichen Druckanstieg zu Beginn der Aktivität nicht erklären, da es nur eine geringe oder gar keine Veränderung der Herzfrequenz gab. Dies, zusammen mit den fehlenden Herzklappen, würde die mittlere Herzkammer bestenfalls zu einer ineffizienten Antriebspumpe machen. Als Grund für die Aufrechterhaltung des erhöhten diastolischen Drucks während der Aktivität nennen die Autoren die Kontraktion der allgemeinen Körpermuskulatur, eine Ansicht, die auch Garth Chapman

(1917–2003) teilte [10]. Dies erklärt jedoch nicht die merkwürdige Beobachtung, dass die systemische Herzkammer über einen beträchtlichen Zeitraum (bis zu zwei Stunden) aufhören kann zu schlagen, ohne dass der Aortendruck signifikant abfällt. Obwohl in asystolischen Phasen eine erhöhte Aktivität in den Branchialherzen auftritt, ist dies nicht für den anhaltenden Aortendruck verantwortlich zu machen, da die Herzen im venösen Schenkel *vor* dem ausgedehnten Kapillarnetz der Ctenidien (Fiederkiemen) liegen. Die Autoren nennen *„eine massive periphere Vasokonstriktion"* als mögliche Ursache für den anhaltenden Aortendruck während der asystolischen Phase an, liefern jedoch keine Belege für deren Existenz [9].

2. Tracheentiere

Die Tracheentiere sind hoch entwickelte Wirbellose, bei denen sich das Atmungs- und das Kreislaufsystem getrennt voneinander entwickelt, aber dennoch eine beachtliche Spezialisierung erreicht. Zusammen dienen sie dem höchst effizienten Stoffwechselsystem des Insekts, das im Tierreich einzigartig ist. Das Kreislaufsystem eines Insekts (Fliege) ist in Abb. 11.3 dargestellt. Ein Paar dünner Membranen, das dorsale und ventrale Diaphragma, trennt den Insektenkörper in drei horizontale Kompartimente. Entlang der hinteren Abdomenwand und des Thorax verläuft die strukturelle Hauptkomponente des Insektenkreislaufs, das Herz oder das Dorsalgefäß, das als Bahn für die Hämolymphe dient und im Abdomen in Kammern unterteilt ist, die von paarigen Segmentgefäßen gespeist werden. Einige Arten haben am Übergang der Segmentklappe zum Dorsalgefäß eine klappenartige Struktur, das sogenannte Ostium, andere nicht [11]. Ein Paar von Alarmuskeln ist seitlich an den Wänden jeder Kammer befestigt. Die Kammer füllt sich, wenn die Alarmuskeln entspannen (Diastole) und das Einströmen der Hämolymphe aus den Segmentgefäßen ermöglichen. Rhythmische Kontraktionen der Alarmuskeln regulieren den pulsatilen Fluss durch das Herz, normalerweise im Bereich von 30–200 Schlägen pro Minute. Den abdominalen Teil des Dorsalgefäßes bezeichnet man als Herz, der Fortsatz im Thorax, dem Klappen und stützende Muskeln fehlen, wird Aorta genannt.

Die Hämolymphe des Insekts ist eine dünne, plasmaähnliche Flüssigkeit, die hauptsächlich aus Wasser, Proteinen, Aminosäuren, Zuckern und Elektrolyten besteht. Die zellulären Bestandteile (Hämozyten), machen nur 10 % des Gesamtvolumens der Hämolymphe aus. Ihre Funktionen sind Gerinnung, die zelluläre Abwehr und die Phagozytose. Im Vergleich dazu ist der zelluläre Bestandteil im Plasma von Wirbeltieren mit bis zu 50 % deutlich höher. Die Hämozyten enthalten kein Hämoglobin oder andere sauerstofftransportierende Farbstoffe, da ein separates Trachealsystem für die Sauerstoffversorgung vorhanden ist. Der Fluss der Hämolymphe im Dorsalgefäß erfolgt im Allgemeinen vom Abdomen zum Kopf, wo er aus der Aorta austritt, die Organe des Kopfes umspült und kaudal über die drei abdominalen Sinushohlräume fließt, bis er sich erneut im Herzen sammelt.

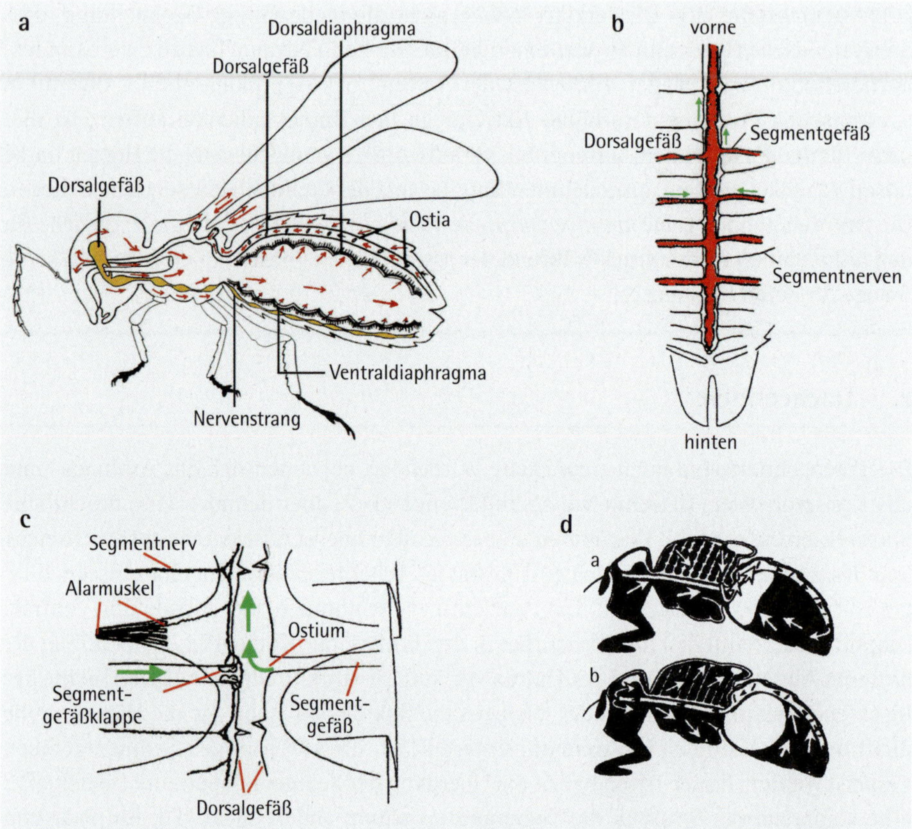

Abb. 11.3 (**a**) Kreislaufsystem des Insekts – schematische Darstellung. Die Hämolymphe tritt in das kontraktile Dorsalgefäß (Aorta) über paarige Segmentgefäße ein, die mit dem Ostium enden. Das Ostium öffnet sich während der Entspannung der Alarmuskeln (Diastole), um den Fluss der Hämolymphe in das Dorsalgefäß zu ermöglichen. Der Fluss im Dorsalgefäß verläuft weiter kopfwärts, umspült die Organe des Kopfes, tritt in die sinusoidale Blutleiter am Thorax ein und kehrt zurück in das Abdomen, bevor er wieder ins Dorsalgefäß fließt. (Die Pfeile zeigen den Fluss der Hämolymphe an.)
(**b**) Schema des Dorsalgefäßes bei einem Insekt (*Periplaneta americana L.*). Die Wände des Herzens bestehen aus einer einfachen Schicht vielkerniger, quergestreifter Muskelzellen. Trotz ausgeprägter Innervation sind die Herzkontraktionen myogen. Das gesamte Dorsalgefäß kontrahiert sich simultan und unterbricht möglicherweise den autonomen Fluss der Hämolymphe.
(**c**) Detail des abdominalen Herzsegments bei einer Küchenschabe (*Periplaneta americana L.*). Die Pfeile zeigen die Fließrichtung der Hämolymphe an.
(**d**) Flußumkehr des Hämolymphstroms bei adulten Schmeißfliegen (Calliphora vicina). Tidalbewegung der Hämolymphe in den Thorax (**a**) abwechselnd mit der Bewegung im Abdomen (**b**). Bei einigen Insekten und Larvenarten treten schnell abwechselnde Tidalbewegungen der Hämolymphe in Kombination mit Atmungs- und Abdomenbewegungen auf. (Abb. (**b**) und (**c**) adaptiert, Abb. (**d**) aus: [12], mit freundlicher Genehmigung von Elsevier).

In Anlehnung an die traditionelle biologische Vorstellung, dass ein rhythmisch kontrahierendes Herz einer Pumpe gleicht, nimmt man an, dass das Herz des Insekts ebenso funktioniert. Ähnlich wie beim Embryo eines Wirbeltiers ist die Kontrolle des Kreislaufs bei Insekten in den letzten Jahren wieder auf großes Interesse gestoßen und mehrere Phänomene, die auf eine autonome Bewegung der Hämolymphe hinweisen, wurden beobachtet, aber leider nicht richtig eingeordnet.

In den letzten Jahren klärte sich die schwierige Frage nach der primären neurogenen Kontrolle des Insektenherzens. Bei einigen Arten hat das Herz keine Innervation und alle myogenen Zellen besitzen eindeutig eine Schrittmacheraktivität. Darüber hinaus gibt es zahlreiche Spezies mit stark innervierten Herzschläuchen, die gleichfalls eine autonome Aktivität zeigen, wenn sie anatomisch oder chemisch denerviert werden [13].

Betrachtet man den Mechanismus des Hämolymphantriebs durch den Insektenkörper, wird die Problematik des angeblichen Druckantriebes deutlich. Theoretisch zwingt die peristaltische Kontraktion der Alarmuskeln die Hämolymphe von Kammer zu Kammer, während sich das Ostium in der Entspannungsphase (Diastole) öffnet und damit den Einstrom der Hämolymphe aus den Segmentgefäßen in das Herz ermöglicht. Die Funktion des dorsalen Herzens als effektives Antriebsorgan zweifelte man jedoch an, da der im Abdomen erzeugte Druck 100–500 mal größer ist als der vom Herzen generierte [14]. Bei einigen Insekten wie zum Beispiel bei der gemeinen Stubenfliege variiert der Herzschlag zwischen Null und 300 und tritt unabhängig vom Ruhezustand oder Flug des Insekts auf. Noch bemerkenswerter ist, dass die Fliege ihren Metabolismus um das 100-Fache des Grundumsatzes erhöhen kann, womit sie jedes Säugetier weit übertrifft [15]. Im Vergleich dazu kann der Hund seinen Metabolismus maximal um das 40-Fache steigern, ein Spitzensportler um das rund 20-Fache [16]. Das wirft die Frage nach dem Mechanismus auf, der an der fast sofortigen Überwindung der Flüssigkeitsträgheit beteiligt ist, jedes Mal wenn der Hämolymphstrom zum Stillstand kommt. Die Komplexität erhöht sich durch das sonderbare Phänomen der Umkehrung des Hämolymphflusses (bereits von Marcello Malpighi (1628–1694) beobachtet), das bei mehreren Fliegenarten und im Puppenstadium bei zahlreichen Insekten auftritt [12, 17] [→ Abb. 11.3 d]. Wie kann das Herz angesichts solcher komplexer Hin- und Herbewegungen der Hämolymphe als bidirektionale Pumpe funktionieren und was wäre sein möglicher Kontrollmechanismus, wenn man bedenkt, dass das Herz auf variierende Dehn- und Füllvolumen mit autonomen (myogenen) Kontraktionen reagiert? Sollte das Herz wie eine peristaltische Pumpe funktionieren, wie die Theorie besagt, wie ist dann zum Beispiel der Pumpmechanismus des Herzens der Küchenschabe zu bewerten, dessen Dorsalgefäß sich *gleichzeitig* auf ganzer Länge und nicht etwa peristaltisch kontrahiert, wie das bei anderen Insekten der Fall ist? [→ Abb. 11.3 b] [12] Das Konzept des druckgesteuerten Kreislaufs impliziert, dass das Gefäßsystem ausreichend dicht ist, um dem von der Umwälzpumpe erzeugten Druck standzuhalten. Ein solches System ist bei einem offenen Kreislauf mit Coelom-Hohlräumen eindeutig nicht möglich, da die zirkulierende Flüssigkeit rasch die Hohlräume überfüllen müsste. Darüber hinaus wären Gefäße ohne Basalmembran und dichte Endothelverbindungen nicht geeignet, die druckgetriebene Hämolymphe zurückzuhalten. Angesichts der Tatsache, dass der Kreislauf des Insekts eng mit seiner metabolischen Aktivität und in gewissem Maße mit der Umgebungstemperatur gekoppelt ist, wird deutlich, dass die Bewegung der Hämolymphe der Ausdruck der metabolischen Aktivität des gesamten Tieres und das Herz als Regel- und Stauorgan in den Kreislauf eingeschaltet ist. Es ist offensichtlich, dass die primäre Kontrolle des Insektenkreislaufs wie auch bei Wirbeltieren metabolisch ist und dass das Herz eine sekundäre Rolle spielt, indem es den Hämolymphfluss rhythmisch staut.

Das offene Kreislaufsystem ist bei vielen Tierklassen noch vorhanden, die den Übergang zwischen den urzeitlichen Chordatieren und den Wirbeltieren repräsentieren. Die *Manteltiere*, auch Salpen genannt, sind weit verbreitete Meerestiere, die sessil sind und kein Rückgrat haben. Aufgrund ihrer frei schwimmenden Kaulquappenlarven, die bereits eine primitive Wirbelsäule, das Notochord, besitzen, gehören sie dennoch zu den Chordatieren. Das adulte Tier besitzt ein bemerkenswertes Gefäßsystem, in dem die zirkulierende Flüssigkeit ebenso wie bei einigen Insekten ihre Richtung umkehrt. Das Herz ist ein röhrenartiges, U-förmiges Organ, das durch die Faltung der Perikardmembran entsteht. Die beiden Gefäße, die aus dem Herzen kommen, setzen sich ein kurzes Stück auf beiden Seiten fort, bis sie sich in einen breiteren Sinus oder Coelom weiten, das mit losem Bindegewebe, dem Mesenchym, gefüllt ist. Die Sinushohlräume haben keine richtigen Wände und sind für die zirkulierende Flüssigkeit frei durchlässig. Die Hämolymphe besteht aus Plasma und einigen zellulären Komponenten, die sich aus dem Mesenchym ableiten und Lymphozyten sowie phagozytischen Amöbozyten ähneln, die alle keine sauerstofftransportierende Farbstoffe enthalten. Die Zirkulation ist eine Art Ebbe und Flut, bei der sich das röhrenartige Herz ungefähr 20 Mal pro Minute kontrahiert und den Rhythmus des Hämolymphflusses für einen Zeitraum von 2–3 Minuten antreibt, bis er sich nach einer kurzen Pause umkehrt und in die entgegengesetzte Richtung strömt [7, 18]. Die funktionelle Bedeutung der Flussumkehr im Vergleich zur unidirektionalen Zirkulation und der „Anpassungsvorteil" des einen Systems gegenüber dem anderen sind Thema lebhafter Debatten unter Meeresbiologen. Als Ursache für die Flussumkehr bei einigen Salpenarten nimmt man hohe Stoffwechselraten, die Obstruktion der Gefäße mit Blutzellen im Darmbereich und die periodische Erschöpfung der Schrittmacher an [19]. Die Tatsache, dass der Fluss am Ende jedes Herzschlags zum Stillstand kommt, ohne Rückfluss oder nennenswerte Verlangsamung am Ende der Kontraktionsperiode [19], deutet klar auf eine autonome Bewegung der Hämolymphe hin [→ Abb. 11.4].

Das Lanzettfischchen (*Branchiostoma lanceolata*) stellt den nächsten Schritt in der Entwicklung des Gefäßsystems dar, indem es einem Fisch mit bilateraler Symmetrie ähnelt, wenn auch ohne ausgeprägte Kopfstruktur [→ Abb. 11.5]. Sein Körper ist segmental angeordnet und wird von einer Chorda dorsalis gestützt, einem flexiblen Organ, das seine Achsensymmetrie definiert. Es gibt kein ausgeprägtes Atmungsorgan und der Gasaustausch erfolgt vollständig über die Haut, die aus einem einfachen Epithel besteht. Zahlreiche Kiemenspalten um den Pharynx herum dienen ausschließlich dem Filtern von Wasser, um Nährstoffe zu extrahieren. Das Lanzettfischchen besitzt ein einzigartiges Kreislaufsystem, in dem die Gefäße von dem ursprünglichen Coelom-Hohlraum gebildet werden und mit einem einfachen Epithel ohne Basalmembran ausgekleidet sind. Obwohl die Gefäße in einem vollständigen Kreislauf verbunden sind, gilt das Gefäßsystem technisch gesehen als *offen* [21]. Wie bei höheren Chordatieren fließt das „Blut" beim Lanzettfischchen ventral nach vorn und dorsal zurück. Die zirkulierende Flüssigkeit ähnelt der Hämolymphe bei Wirbellosen, der zelluläre Elemente und sauerstofftragende Pigmente fehlen. Es gibt noch *kein Herz* als Organ für den zentralen Kreislauf. Der Sinus venosus fungiert als Sammelorgan für die aus dem Darm und der Leber zurückfließende Hämolymphe. An der Basis der alternierenden primären Kiemengefäße stößt eine Reihe kontraktiler Elemente, die Bulibuli, die Hämolymphe dorsal durch die Kiemenstäbchen und weiter zu den Aortae dorsales aus. Sie stellen einen Übergang zwischen dem zentripetal und dem zentrifugal fließenden Blut dar. Wie die Bulibuli sind auch die Aortae und die größeren Arterien aufgrund der Myoepithelzellen, die in der Basis des Coelom-Epithels eingebettet sind, zu rhythmischen Kontraktionen fähig [22].

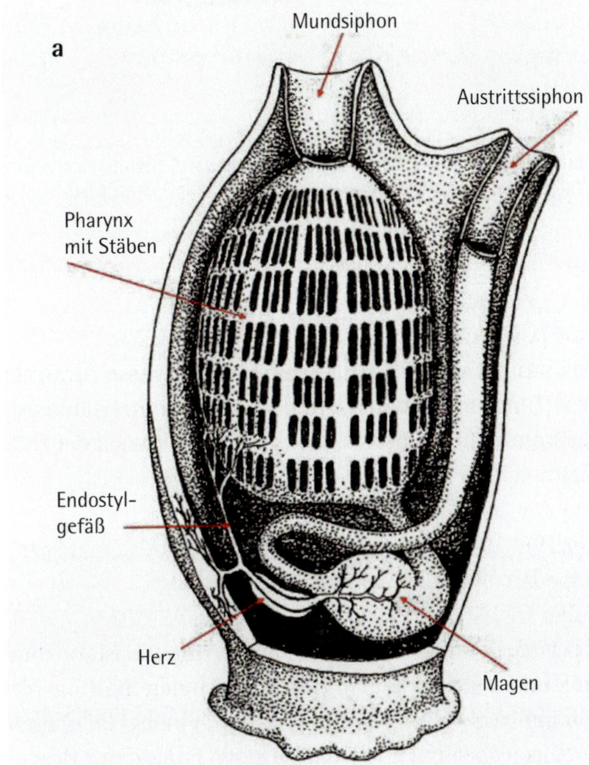

Abb. 11.4 (**a**) Schematische Darstellung eines sessilen adulten Manteltiers (Salpe) mit offenem Kreislaufsystem. Ein Teil des Mantels wurde entfernt, um die innere Struktur zu zeigen. Das röhrenförmige Herz besteht aus einem einzigen Vorhof und einer Herzkammer, hat keine Klappen und ist von der Perikardfalte umgeben. Myogene peristaltische Kontraktionen werden von Schrittmacherzellen an beiden Enden des Herzens eingeleitet und treten mit einer Frequenz von rund 20/Min. auf (adaptiert aus [20] mit freundlicher Genehmigung von Springer Nature).

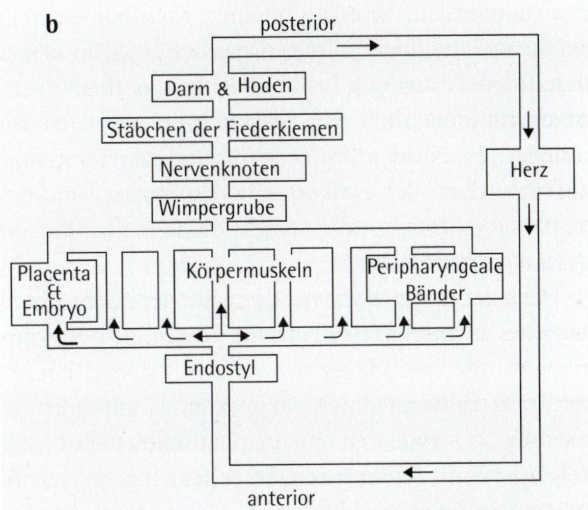

(**b**) Lineare Darstellung der Blutbahn bei Salpen (*Thalia democratica*) während der vorwärtsgerichteten Phase. Das Blut fließt durch die Gefäße, die kein Endothel besitzen, um verschiedene Organsysteme zu umspülen. Es kehrt nach einer Pause um und strömt in die entgegengesetzte Richtung (aus [19], mit freundlicher Genehmigung von Cambridge University Press).

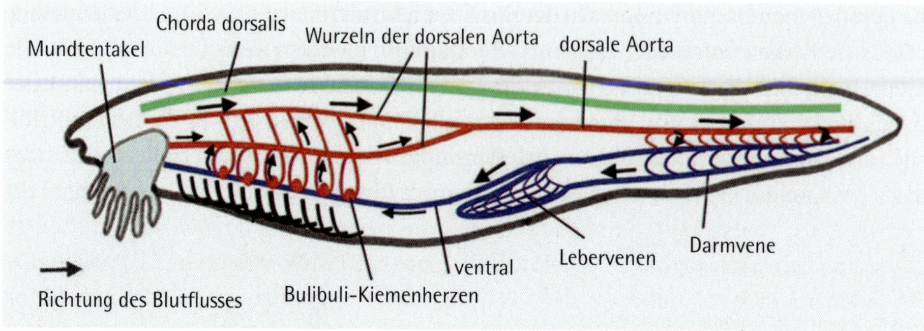

Abb. 11.5 Kreislauf beim Lanzettfischchen (*Amphioxus*). Die zirkulierende Flüssigkeit bewegt sich kopfwärts über das Ventralgefäß und kehrt über die dorsale Aorta zurück. Die Bulibuli, pulsierende Strukturen an der Basis der Kiemenbögen, unterbrechen den Blutfluss und führen zu einer rhythmischen Strömung. Es gibt kein Herz als Organ des zentralen Kreislaufs. Die Pfeile zeigen die Richtung des Blutflusses an.

4. Wirbeltiere

Ist es angesichts der oben genannten Hinweise zur funktionellen Ähnlichkeit zwischen dem früh-embryonalen Kreislauf und den Kreislaufsystemen bei Wirbellosen möglich, dass dieser frühe, primitive Kreislauf auch nach der frühen Embryonalphase noch existiert?

4.1 Der Ursprung der Lymphzirkulation

Bei Wirbeltieren erfüllen Blut- und Lymphkreislauf komplementäre Funktionen, da das überschüssige Plasma, das nicht durch den Starling-Mechanismus an den venösen Kapillaren reabsorbiert wird, über die Lymphgefäße zurück in das Venensystem strömt. Dies ist jedoch nur eine von mehreren Funktionen des Lymphsystems, das im Gegensatz zum Blutkreislauf keinen zirkulären Kreislauf darstellt, sondern im Interstitium entspringt und die überschüssige Gewebeflüssigkeit zentripetal in das Venensystem drainiert. Vor der Mündung in das Venensystem fließt die Lymphe durch die Lymphknoten, wo sie zusammen mit den antigenpräsentierenden Zellen, den T- und B-Zellen, die Antigene als „Nicht-selbst“ erkennt und eine Immunantwort auslöst, indem sie weiße Blutkörperchen und Antikörper in den Blutkreislauf freisetzt. Neben der Erhaltung der interstitiellen Homöostase spielen die Lymphgefäße eine entscheidende Rolle bei der Lipidaufnahme im Darm.

Dank der rasanten Entwicklung auf dem Gebiet der Entwicklungsimmunologie verbesserte sich unser Verständnis der Ursprünge des Lymphsystems in den letzten Jahren erheblich. Die Entdeckung spezifischer lymphatischer Wachstumsfaktoren, Rezeptoren und Transkriptionsregulatoren zusammen mit einer erfolgreichen Isolierung und Kultivierung der vaskulären und lymphatischen Endothelzellen ermöglichte vergleichende Molekular- und Zellanalysen dieser beiden genetisch und entwicklungsdynamisch eng verwandten Zell-Linien [23, 24].

Die lymphatischen Kapillaren besitzen eine einschichtige endotheliale Auskleidung mit einer unterbrochenen Basalmembran. Dadurch sind sie für Plasma und zelluläre Komponenten hoch permeabel, was charakteristisch für den offenen Kreislauf ist. Diese Eigenschaften deuten auf eine ausgeprägte *funktionelle Ähnlichkeit* zwischen den früh-embryonalen und lymphatischen Systemen hin, da die Resorption von interstitieller Flüssigkeit eine wichtige Funktion der früh-embryonalen Gefäße zu sein scheint. So ähnelt beispielsweise der primäre Kapillarplexus der Chorion-Allantois-Membran beim Küken an Embryonaltag (E) 4 noch undifferenzierten Kapillaren ohne Basalmembran und ist erst an E8 vollständig ausgebildet [25]. Nach morphologischen Kriterien beginnt sich das Lymphsystem beim Küken ab E4.5 und beim Mausembryo ab E10.5 zu entwickeln [26]. Bei der Maus sind die ersten lymphatischen Gebilde eine distinkte Population von Endothelzellen, die für den lymphatischen spezifischen Transkriptionsfaktor Prox1 kodieren und sich aus dem Endothel am Übergang der vorderen und hinteren Kardinalvenen differenzieren [27]. Das entspricht der konventionellen „Zentrifugal"-Theorie, die besagt, dass sich die Lymphsäcke aus den benachbarten Venen entwickeln. Neuere Untersuchungen zu Endothelzellmarkern deuten jedoch darauf hin, dass die früh-embryonalen Gefäße tatsächlich Lymphgefäße sind, da sie den lymphoendothelialen Rezeptor VEGFR-3 tragen, der in allen Endothelzellen kodiert wird – zumindest bei der Maus und beim Küken in der frühen Entwicklungsphase – sich jedoch später auf die lymphatischen Endothelzellen beschränkt [26, 28]. Vor gut hundert Jahren vermutete George Huntington (1850–1916) auf phänomenologischer Basis, dass *„trotz struktureller und funktioneller Unterschiede zwischen der venösen und lymphatischen Organisation die beiden Systeme nur Teile eines ursprünglichen einzigen und vereinten Ganzen sind und somit primär und gleichen Ursprungs sein müssen... Trotz der Prädominanz der hämalen (vaskulären) gegenüber lymphatischen Strukturen bei höheren (tierischen) Formen sollten letztere als die phylogenetisch ältere Primärstruktur angesehen werden."* [29]

Man nahm an, dass der ursprüngliche Kreislauf, der sich bei niederen Wirbeltieren und Insekten beobachten lässt, eine Art primärer Strom einer plasmaähnlichen Flüssigkeit ist, die aus einigen zellulären Elementen mit Immun-/Abwehr- und Nährfunktionen besteht. Die Gefäßbahnen sind porös, haben keine Endothelzellen und kommunizieren frei mit Coelomgeweberäumen, alles Kennzeichen des offenen Kreislaufs. Bei weiterer Organdifferenzierung, verbunden mit einem höheren Stoffwechsel- und Sauerstoffbedarf, erfolgt eine stufenweise Aufspaltung des ursprünglichen *singulären* Kreislaufsystems in das spätere Lymph- und das sekundäre Blutzirkulationssystem. Wie wir gesehen haben, ist das erste Gefäßsystem vorwiegend *venös*. Mit der Zeit erfüllt das Lymphsystem durch die Übernahme der Immunfunktion eine weiter spezialisierte Aufgabe, behält jedoch auch bei Wirbeltieren seine ursprüngliche *nutritive Funktion* bei, d. h. die gastrointestinale Resorption der Fette und deren *direkten* Transport in den herznahen venösen Kreislauf. Der Blutkreislauf hingegen durchläuft eine weitere Metamorphose und das vorwiegend venöse röhrenförmige Herz, bestehend aus einem einzelnen Vorhof und einer Herzkammer, ist charakteristisch für alle Wirbeltierembyronen.

Bei Fischen ist das Herz- und Gefäßsystem mit Endothelzellen ausgekleidet und wird zu einem *geschlossenen Kreislauf* mit eingebundenem Kapillarsystem [→ Abb. 11.6]. Der Kiemen- und der systemische Kreislauf sind *in Reihe* geschaltet. Das S-förmige Herz behält seinen einfachen, nicht-septierten Röhrencharakter und fügt sich vor den Kiemen in den venösen Schenkel des Kreislaufs ein. Im Vergleich zu Säugetieren weisen der geringe arterielle Sauerstoffgehalt, der Arteriendruck und die Fließgeschwindigkeiten auf einen „venösen" Charakter des Fischkreislaufs hin [30]. Das Herz ist noch nicht in zentraler Position, sondern befindet sich auf der ventralen Seite in der Abdominalwand. Das Gasaustauschelement bei Fischen erhält nicht nur das gesamte Herzzeitvolumen, sondern wird auch mit höherem Druck als das systemische Gefäßbett durchblutet – genau gegenteilig zum Kreislauf bei Säugetieren. Der ventrale (präbranchiale) und dorsale (nach den Kiemen) Aortendruck bei Knochenfischen, z. B. bei Forellen, liegt bei 35 bzw. 25 mmHg mit einem HZV von 15 ml/kg/min [31]. Allerdings liegt beim Weißen Thunfisch (Thunnus alalunga) ein ventrikulärer systolischer Druck bis zu 100 mmHg [32] vor, womit sich die Frage stellt, welche Art physiologischer Mechanismus ein Überdruckversagen der Kiemenkapillaren verhindert [33]. Auch wenn Übereinstimmung besteht, dass ein erhöhter Stoffwechselbedarf bei Fischen während der Aktivität mit einem HZV-Anstieg einhergeht, ist strittig, welcher Mechanismus dies genau verursacht. Sowohl den Anstieg des Schlagvolumens (SV) als auch die Frequenzsteigerung zog man als Ursache in Betracht. (Im Gegensatz zum Herzen bei Säugetieren liegt die Ejektionsfraktion bei vielen Knochenfischarten nahe 100 % und erhöht sich bei Aktivität nicht). Erik Sandblom et al. maßen beispielsweise die hämodynamischen Parameter beim Wolfsbarsch in Ruhe und beim Schwimmen. Dabei fanden sie im Vergleich zu den Ausgangswerten signifikante Zunahmen für die Herzfrequenz, für den Druck in der ventralen Aorta und für den im Sinus venosus gemessenen zentralen Venendruck. Das Schlagvolumen und der dorsale Aortendruck blieben jedoch unverändert, was Sandblom et al. zu der Annahme führte, dass der HZV-Anstieg aus einem gesteigerten mittleren Zirkulationsdruck resultiert und damit aus einem erhöhten Druckgradienten des venösen Rückstroms, d. h. der Druckdifferenz zwischen mittlerem Zirkulationsdruck und zentralvenösem Druck. Dieser Parameter findet sehr häufig in der Physiologie der Säugetiere Anwendung [34] (Siehe auch Kap. 14.4 für methodologische Fragen in Verbindung mit dem Konzept des mittleren Zirkulationsdrucks).

Das besondere Merkmal des Kreislaufs bei Fischen ist eine reflektorische *Vasokonstriktion* der Kiemenarterien bei gleichzeitiger *Vasodilatation* der systemischen Arterien bei Hypoxie [36], eine Reaktion, die Ähnlichkeiten mit der hypoxisch pulmonalen Vasokonstriktion (HPV) und der systemischen Blutgefäßerweiterung von Säugetieren aufweist [37]. Die Kiemen sind nicht nur ein effizienter „Membranoxygenator" (je nach Temperatur enthält Wasser nur rund 35 ml O_2/Liter, im Gegensatz zu Luft, die 210 ml O_2/Liter unter Standardbedingungen enthält). Man erkennt zunehmend, dass die Kiemen auch eine wichtige Rolle beim Stoffwechsel und bei der Produktion zahlreicher vasoaktiver Peptide und biogener Amine spielen [31]. Als Kontaktorgan zwischen dem inneren und äußeren Milieu des Fisches können die Kiemen der primäre Regulator und, wie in Kapitel 21 behandelt, die primäre Quelle des Blutantriebs sein.

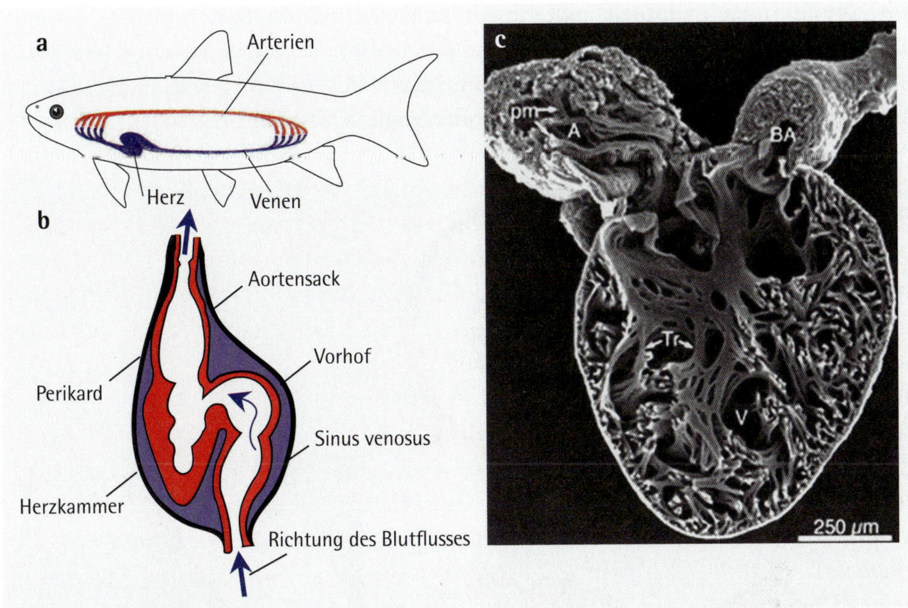

Abb. 11.6 (**a**) Vereinfachte Darstellung des Kreislaufsystems bei Fischen. Das S-förmige Herz befindet sich im venösen Schenkel des Kreislaufs vor den Kiemenbögen.
(**b**) Schematische Illustration eines Fischherzens beim Knochenfisch. Man beachte die düsenartige Verengung am Ausgang des Aortenbulbus, die dazu dient, den Druck in der Aorta aufrechtzuerhalten und den pulsatilen Fluss zu mitteln. Ihre funktionelle Entsprechung bei Knorpelfischen, wie z. B. Haien und Rochen, enthält eine Reihe von Klappen. Der Vorhof enthält dünne glatte Wände, die Herzkammer ist mit muskulären Trabekulationen gefüllt.
(**c**) Querschnitt durch das Herz eines adulten Zebrafisches. Die Herzkammer ist mit muskulären Trabekulationen gefüllt. Man beachte die glatte Vorhofwand und die dünne Schicht eines kompakten ventrikulären Myokards. A: Vorhof, pm: Musculus pectineus, BA: Aortenbulbus, V: Herzkammer, Tr: Trabekel (**c** aus [35], mit freundlicher Genehmigung von John Wiley and Sons).

4.3 Amphibien

Der Übergang vom Wasser auf Land, wo die Lungenatmung die wasservermittelte Kiemenatmung ersetzt, bringt einen fundamentalen Entwicklungsschritt des Kreislaufsystems mit sich [→ Abb. 11.7 a]. Der Kiemenbogen-Kreislauf wird nun funktionell umgestaltet, so dass das sauerstoffreiche Blut nicht länger wie bei der Kiemenatmung direkt in die Peripherie strömt, sondern zurück zum Herzen, das eine Reihe von strukturellen Veränderungen durchläuft. Bei Amphibien geschieht dies in Form einer Vorhofseptierung als Reaktion darauf, dass das sauerstoffreiche Blut aus der neu entwickelten Lunge zurückfließt. Das sauerstoffreiche Blut aus der Lunge strömt über Lungenvenen in den neu gebildeten linken Vorhof. Die primitive Hautatmung wird reduziert und liefert eine begrenzte Menge an sauerstoffreichem Blut, das in den Sinus venosus strömt, wo es sich mit dem venösen Blut aus dem Körper verbindet. Die beiden vermischen sich im rechten Vorhof und fließen während der Kontraktion in den rechten Teil der Herzkammer. Sauerstoffreiches Blut aus dem linken Vorhof strömt hingegen separat in die linke Seite der Herzkammer. Die rechte und die linke Seite der Herzkammer kontrahieren sequenziell und lenken die beiden Blutströme in den kontraktilen Arterienkegel (Conus arteriosus).

Eine spiralförmige Endothelklappe im Arterienkegel hält die beiden Ströme getrennt und lenkt das venöse Blut über paarige Aortenbögen in die Lungenarterien und weiter in die Lunge. Das überwiegend sauerstoffreiche Blut aus der Lunge wird in die paarigen Aorten ausgestoßen und im Rest des Körpers verteilt [→ Abb. 11.7 b].

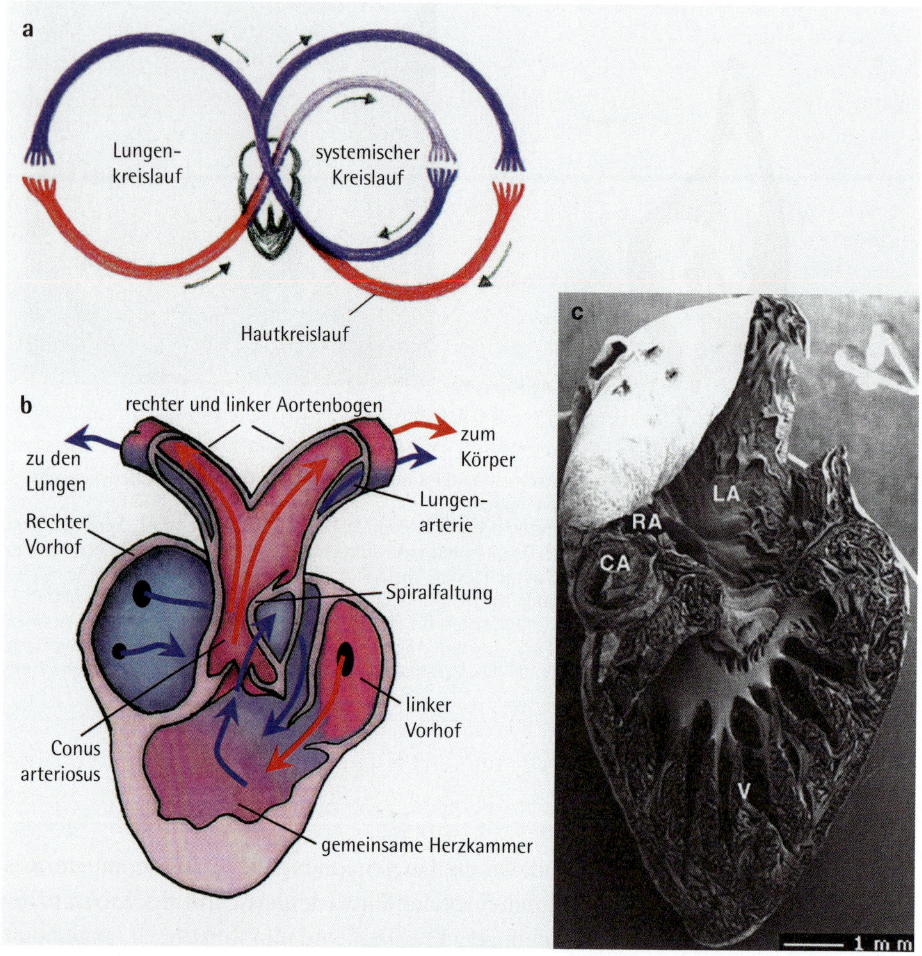

Abb. 11.7 (a) Amphibienkreislauf. Neben dem systemischen Kreislauf haben Amphibien einen Lungen- und Hautkreislauf in Parallelschaltung (adaptiert aus [38], mit freundlicher Genehmigung von Prof. J. W. Rohen).
(b) Das Amphibienherz hat drei Kammern. Venöses Blut vom Körper und sauerstoffreiches Blut von der Haut fließt über den Sinus venosus in den rechten Vorhof. Arterielles Blut aus der Lunge gelangt in den neu gebildeten linken Vorhof. Die funktionelle Trennung der beiden Blutarten bleibt erhalten, obwohl es nur eine einzige Herzkammer gibt. Die spiralförmige Endothelfaltung im Aortenkegel leitet venöses Blut in die gepaarten Aorten und weiter in die Lungenarterien.
(c) Längsschnitt des Froschherzens. Im Gegensatz zur ungeordneten Trabekulierung der Fischherzkammer [→ Abb. 11.6 c] entspringen die Trabekelschichten (V) des Froschherzens am Übergang von Vorhof und Herzkammer und laufen radiär in eine dünne Schicht kompakten Myokards aus. Die bikuspidale atrioventrikuläre Klappe ist kurz und hat keinen Spannungsapparat, d. h. Papillarmuskeln. Man beachte die glatten Vorhofwände (RA und LA) und die Vorwölbung der Spiralklappe in das Lumen des Conus arteriosus (CA). (aus [35], mit freundlicher Genehmigung von John Wiley and Sons).

Bemerkenswert ist die Tatsache, dass Lungen- und Hautkreislauf bei Amphibien ebenfalls eine reflektorische Vasokonstriktion auf Hypoxie aufweisen durch *direkte* Kontraktion der glatten Gefäßmuskulatur und in dieser Hinsicht dem Lungenkreislauf von Fischen und Säugetieren ähneln [37].

Der nächste Entwicklungsschritt bringt eine Reihe weiterer Veränderungen im Herzen und in den großen Gefäßen mit sich, die man kollektiv als Septierung bezeichnet. Dies ist der Prozess, bei dem das Herz stufenweise zum zentralen Kreislauforgan wird. Es befindet sich zwischen dem systemischen und dem sich neu bildenden Lungenkreislauf. Bevor dieser letzte Schritt erreicht wird, finden jedoch zwei größere Übergangsphasen statt. Bei Amphibien bleibt die Symmetrie des Kreislaufs mit zwei Aorten erhalten. Diese entspringen aus der gemeinsamen Herzkammer und versorgen über eine Reihe von Kiemenbögen den systemischen und den Lungenkreislauf sowohl mit arteriellem als auch venösem Blut. Bei an Land lebenden Reptilien, z.B. Eidechsen, ist der Hautkreislauf nicht mehr vorhanden, und die rechte Herzkammer lenkt das venöse Blut über die Lungenarterie in die Lunge. Während zwei Hauptgefäßstränge aus der rechten Herzkammer entstehen, die Lungenarterie und die linke Aorta, wird das Blut von der neu ausgebildeten linken Herzkammer in die rechte Aorta geleitet. Aufgrund der Persistenz der beiden Aorten ist die anatomische Trennung von systemischem und Lungenkreislauf noch nicht möglich und die Kommunikation zwischen den Herzkammern bleibt über das Foramen Panizzae erhalten. Infolge des erhöhten Stoffwechselbedarfs nimmt die Bedeutung des Lungenkreislaufs zu. Dieser Schritt geht einher mit einem stufenweisen Anstieg des systemischen Arteriendrucks und der zunehmenden Versorgung der Sinnesorgane und des Gehirn mit sauerstoffreichem Blut.

4.4 Säugetiere und Vögel

Eine komplette Trennung zwischen Lungen- und systemischem Kreislauf ist nur möglich, wenn nur mehr ein einziger Aortenbogen erhalten bleibt und vollständige Vorhof- und Kammersepten entwickelt sind. Von den beiden möglichen Anordnungen behielten die warmblütigen Säugetiere den linken, die Vögel hingegen den rechten Aortenbogen, und entwickelten einen Lungenkreislauf, der in seiner Effizienz den der Säugetiere übertrifft. Im Gegensatz zum Atmungssystem bei Säugetieren, bei dem die Lunge die Doppelfunktion der Atmung und des alveolaren Gasaustauschs übernimmt, verfügen Vögel neben der Lunge über ein System aus Luftsäcken, die als Luftspeicher dienen. Anstelle von Blindsack-Alveolen enthält die Vogellunge ein ausgedehntes System von Parabronchiolen oder Luftkapillaren, in denen ein höchst effizienter Gasaustausch stattfindet durch den unidirektionalen Strom der von den Luftsäcken zugeführten Luft [39, 40] [→ Abb. 11.8].

Die Luftkapillaren sind wesentlich kleiner als die Alveolen beim Säugetier und in einem wabenartigen Muster zwischen den Lungenkapillaren angeordnet, dies bietet eine hervorragende mechanische Unterstützung für den hohen transmuralen Druck. Paradoxerweise ist trotz des im Fliegen erhöhten Drucks in den Pulmonalarterien und Kapillaren die Blut-Gas-Schranke der Vogellunge im Verhältnis zur Körpergröße dreimal dünner und 15% größer als beim Säugetier, was Vögeln die größte gewichtsspezifische Sauerstoffaufnahme ermöglicht [33] [→ Abb. 11.9].

Der höchst effiziente Gasaustausch der Lunge und Hämoglobinarten mit einer höheren Sauerstoffaffinität ermöglichen Vögeln, in sauerstoffarmen Umgebungen in großer Höhe zu fliegen. Die qualitative Analyse der arteriellen Blutgase zeigt, dass bei einem bestimmten eingeatmeten Sauerstoff-Partialdruck (PO_2) der arterielle Sauerstoff-Partialdruck (PaO_2) bei einem Vogel höher ist als bei einem Säugetier [41]. Bekannt ist zum Beispiel die legendäre Leistung von Vögeln in hypobaren Umgebungen, in denen ein nicht akklimatisiertes Säugetier bewusstlos werden würde [40]. Das Herzkreislaufsystem des Vogels ist ähnlich gut angepasst höhere Stoffwechselraten zu liefern, wie die Körpertemperatur von 40 bis 42 °C im Ruhezustand zeigt. Vögel haben größere Herzen und höhere MAP, SV und HZV in Ruhe als Säugetiere mit ähnlicher Körpermasse [42] [→ Abb. 11.10]. Studien mit Tauben, die im Windkanal fliegen, berichten von Sauerstoffaufnahmesteigerungen ausgehend von einem Ausgangswert von 17.8 auf 310 ml/kg/min, mit einem HZV-Anstieg von 330 auf 2244 ml/kg/min bei maximaler Geschwindigkeit [43]. Zum Vergleich: Die maximale Sauerstoffaufnahme bei einem Leistungssportler mit einem Gewicht von 75 kg liegt im Bereich von 72 ml/kg/min mit einem Herzzeitvolumen von 27 l/min oder 360 ml/kg/min [44].

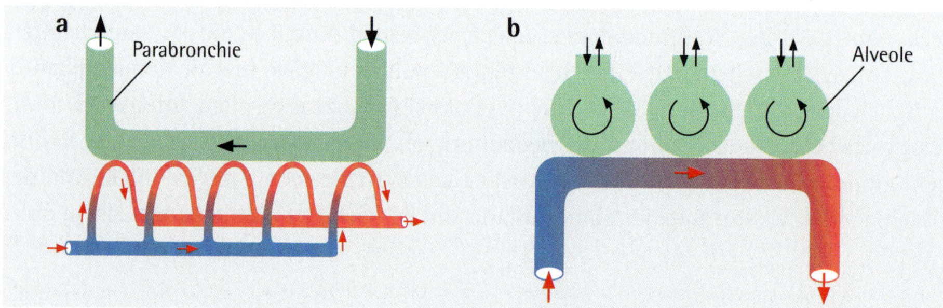

Abb. 11.8 Schematische Darstellung des Gasaustauschs bei Vögeln und Säugetieren (**a**) Beim Kreuzstrom-(Gegenstrom)-Prinzip bei Vögeln strömt die Luft unidirektional in starren Parabronchiolen, die senkrecht zu den Kapillaren ausgerichtet sind. Dies ist effizienter als das einheitliche (gleichlaufende) Poolmodell bei Säugetieren und anderen Landwirbeltieren (**b**). Die schwarzen Pfeile zeigen die Strömungsrichtung der Luft, die roten Pfeile die Richtung des Blutflusses an.

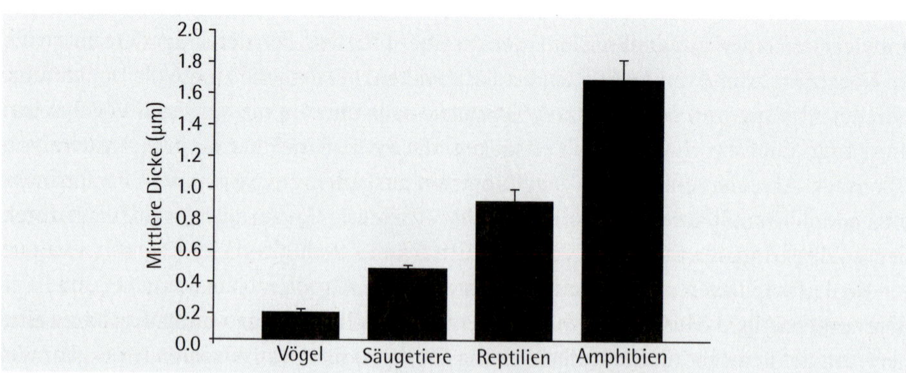

Abb. 11.9 Dicke der Blut-Gas-Schranke im Vergleich bei Vögeln, Säugetieren, Reptilien und Amphibien. Innerhalb jeder Wirbeltierklasse gibt es eine relativ kleine Abweichung bei der Dicke der Schranke. Man beachte die extreme Dünne der Atmungsmembran bei Vögeln, z. B. bis zu 0,1 µm bei einem Kolibri. Nur homoiotherme Tiere (Säugetiere und Vögel) sind zu einer hohen maximalen Sauerstoffaufnahme in der Lage (aus [33], mit freundlicher Genehmigung der American Physiological Society).

Diese insgesamt bemerkenswerte Anpassung des Herzkreislaufsystems ermöglichte es den Vögeln, die Schwerkraft zu „überwinden“ und zu Lebewesen der Lüfte zu werden [38, 46].

Zusammenfassend zeigte sich, dass im Einkreislaufsystem von Fischen die Kiemen *in Reihe* mit dem systemischen Kreislauf angeordnet sind [→ Abb. 11.11]. Dies ist ein vorwiegend venöser Kreislauf mit niedrigem Druck, bei dem das effiziente System des „Membranoxygenators“ der Kiemen in Wasser gelösten Sauerstoff extrahiert, um den relativ geringen Stoffwechselbedarf von wechselwarmen Wassertierarten zu decken. Das Zwei-Kammer-Herz liegt *vor* den Kiemen und erzeugt Druck im Branchialkreislauf, der im Gegensatz zu Säugetieren und Vögeln den systemischen *übersteigt*.

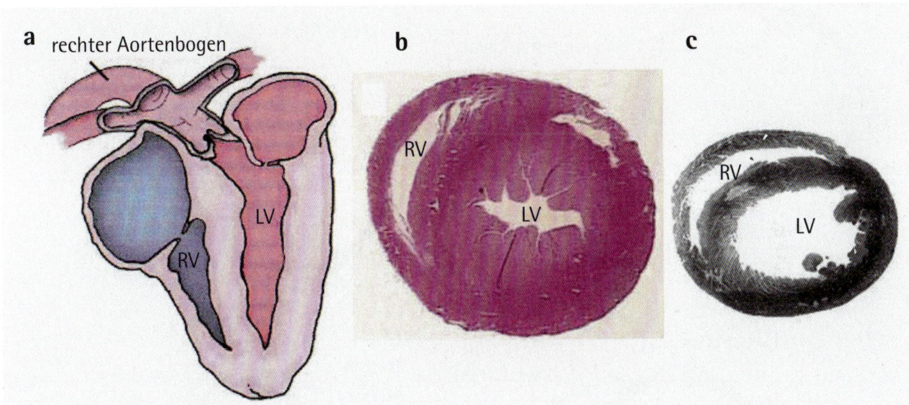

Abb. 11.10 (**a**) Schematische Darstellung des Vier-Kammer-Herzens bei Vögeln. Man beachte die verlängerte linke Herzkammer und den rechtsseitigen Aortenbogen.
(**b**) Der Querschnitt eines Vogelherzens (Küken) zeigt die verdickte linke Herzkammer, eine Anpassung an den physiologisch erhöhten Arteriendruck und das hohe Herzzeitvolumen (mit freundlicher Genehmigung von Stuart Meyers, UC Davis School of Veterinary Medicine).
(**c**) Im Vergleich dazu zeigt der Querschnitt eines Säugetierherzens (Maus) eine deutlich dünnere linke Herzkammerwand und eine relativ größere Kammer. (Vergleiche auch mit dem Niedrigdruckherz beim Fisch mit der papierdünnen Herzkammerwand [→ Abb. 11.6c]) LV: linke Herzkammer, RV: rechte Herzkammer. Die Abbildungen sind nicht maßstabsgetreu (**c** aus [45], mit freundlicher Genehmigung von Elsevier).

Die differenzierte Sensibilität der Kiemen und der systemischen Gefäße deutet auf eine bestens erhaltene Gefäßreaktion hin, die in den gesamten Taxa bei Wirbeltieren gleich ist. Das gleichzeitige Bestehen von Lungen- und Hautatmung bei Amphibien stellt eine Übergangsphase dar und markiert den Beginn der Trennung von Lungen- und systemischem Kreislauf. Das Entstehen der Lunge macht die Entwicklung einer neuen Herzkammer erforderlich – des linken Vorhofs. Der Lungen- und der systemische Kreislauf sind nun *parallel* im Herzen und unterliegen dem gleichen Druck, der von einer einzigen Herzkammer erzeugt wird. Die Fähigkeit, Stoffwechselenergie durch direkte Aufnahme von Sauerstoff aus der Luft und nicht aus dem Wasser zu erzeugen, schuf „neue Entwicklungsmöglichkeiten“ [30], wie zum Beispiel die Entwicklung von Extremitäten, Flügeln und des gewichttragenden Skeletts. Nach einer langen Evolutionsreihe sind die zwei Kreisläufe erneut *in Reihe* angeordnet. Dies ist nicht nur eine Modifikation der frühen Kiemenatmung, sondern ihre Metamorphose und damit eine Steigerung.

Die Ausbildung eines unabhängigen inneren Wärmeorganismus mit Anpassung an das Landleben dank der Lungenatmung ist nur möglich, wenn sich der systemische und der Lungenkreislauf vollständig trennen, wie es bei Säugetieren und Vögeln der Fall ist. Nicht nur der Sauerstoffverbrauch, sondern auch die Höhe des erzielten Herzzeitvolumens überschreiten bei weitem das, was bei Kiemenatmern möglich ist. Die Entwicklung der linken Herzkammer mit dicken Muskelwänden und eines Arteriensystems, das einem Fluss mit deutlich erhöhtem Druck standhalten kann, sind nur einige der vielen anatomischen Anpassungen an das Leben auf dem Land. Sie haben z.B. bei Vögeln physiologische Grenzen erreicht, bei denen aus „Säugetierperspektive" Hyperthermie und Hypertonie physiologisch sind.

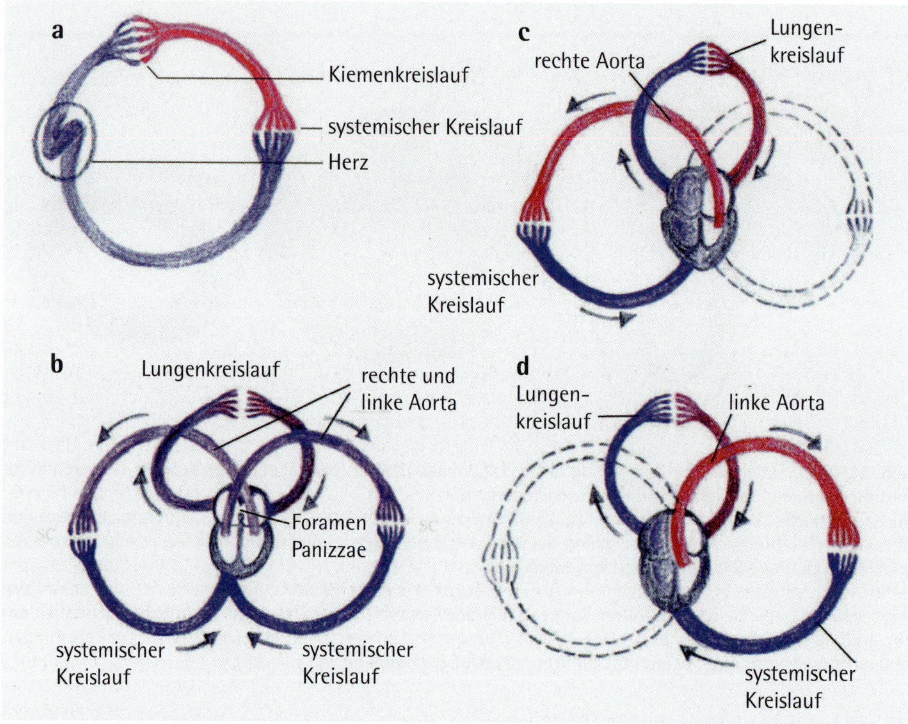

Abb. 11.11 Vergleichende Anatomie der Kreislaufsysteme bei Fischen, Reptilien, Vögeln und Säugetieren. (**a**) In Reihe geschaltetes Einkreislaufsystem bei Fischen. (**b**) Bei Reptilien hat das Herz vier Kammern, doch es gibt keine Trennung zwischen dem Lungen- und dem systemischen Kreislauf, da die linke Aorta aus der rechten Herzkammer entspringt. Das Blut mischt sich in den Herzkammern durch das Foramen Panizzae. (**c**) Bei Vögeln ist die Septierung des Herzens mit der vollständigen Trennung des arteriellen und venösen Blutes abgeschlossen. Es gibt ein Vier-Kammer-Herz mit rechtem Aortenbogen. (**d**) Bei Säugetieren ist der linke Aortenbogen erhalten (adaptiert aus [38], mit freundlicher Genehmigung von Prof. J. W. Rohen).

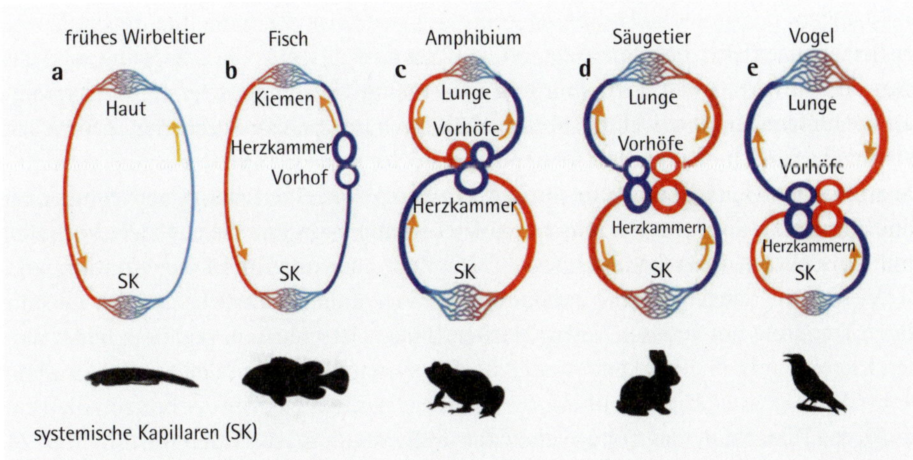

Abb. 11.12 Das Kreislaufsystem als zentraler Wendepunkt für die evolutionäre Entwicklung bei Wirbeltieren. Im Gegensatz zu Pflanzen, bei denen Wachstum und Fortpflanzung an die *äußere* Umgebung im Wechsel der Jahreszeiten gebunden sind, haben sich die Tiere von der Umwelt teilweise *emanzipiert* und ein artspezifisches *inneres* Milieu entwickelt. Das Kreislaufsystem spielt eine wesentliche Rolle in der Erhaltung des inneren Milieus durch die Verteilung von Nährstoffen und Sauerstoff.

(a) Bei primitiven Wirbeltieren, wie zum Beispiel dem Lanzettfischchen, zirkuliert Flüssigkeit ohne das Herz als zentrales Kreislauforgan.

(b) Bei Fischen sind die Kiemen und das Herz im Einkreislaufsystem in Reihe angeordnet. Das Zwei-Kammer-Herz befindet sich im venösen Schenkel, nach Darm und Leber, und versorgt die Kiemen mit Blut bei einem Druck, der den im arteriellen Schenkel des Kreislaufs *übersteigt*. Weitgehend frei von Schwerkraft sind Fische für Atmung, Flüssigkeitshaushalt, Wärmeregulierung, Fortpflanzung und Flossenentwicklung auf Wasser angewiesen.

(c) Amphibien sind nur in den Anfangsstadien ihrer Entwicklung an das Leben im Wasser angepasst. Der Übergang zum Land (und zur Schwerkraft) zeichnet sich durch den Verlust von Flossen und Kiemen und das Entstehen von Schwanz und Extremitäten aus. Die Anpassung an die Luftatmung markiert einen grundlegenden Wandel in der Struktur des Herzkreislaufsystems. Im Gegensatz zu Fischen *kreuzen* sich die Kreislaufschleifen und nehmen die Form einer Lemniskate an. Herz und Lunge werden über einen neu gebildeten Lungenkreislauf miteinander verbunden, der *parallel* zum systemischen Kreislauf angeordnet ist. Das Herz entwickelt eine neue Unterteilung, den linken Vorhof, während sich Lungen- und Systemkreislauf eine gemeinsame Herzkammer teilen. Amphibien sind weiterhin in Bezug auf Temperatur, Fortpflanzung und für einen Teil ihrer Atmung auf Wasser (Hautatmung) angewiesen.

(d) Durch die Entwicklung komplexer Organsysteme für Wärmeregulierung, Atmung, Ausscheidung, Reproduktion und Fortbewegung entwickelten Säugetiere einen hohen Grad an Emanzipation von ihrer Umgebung. Das Herzkreislaufsystem besteht aus zwei anatomisch getrennten, aber funktionell vereinten Bereichen – dem systemischen und dem Lungenkreislauf, die *in Reihe* gesetzt sind („ausgewogene" Lemniskate). Neben einer unabhängigen *inneren* Wasserorganisation haben Säugetiere eine „innere Atmosphäre" entwickelt, die sich besonders eindrucksvoll in dem Verhältnis der atmosphärischen Partialdrucke von Sauerstoff und Stickstoff im Blut spiegelt. Die wichtigste Neuentwicklung im Kreislauf bei Säugetieren ist das unter Druck stehende arterielle Kompartiment. Die Ähnlichkeit des arteriellen Drucks bei allen Säugetierarten lässt vermuten, dass der Druck als solcher nicht dem Blutantrieb dient. Interessant ist, dass der arterielle Blutdruck bei einer Giraffe rund zweimal höher ist als der anderer Säugetiere mit gleicher Körpermasse. Der Druck muss ausreichen, um den gravitationsbedingten hydrostatischen Druck zu überwinden, der durch die vertikale Höhe der Blutsäule in den Arterien über dem Herzen auf dieses ausgeübt wird. Die Höhe des Drucks verhält sich proportional zur Länge des Halses und der mittlere arterielle Druck im Bereich von 200 mmHg ist nötig, um eine adäquate Durchblutung des Kopfes zu gewährleisten. Bei der ausgewachsenen Giraffe (durchschnittliches Gewicht 1400 kg) wiegt das Herz ungefähr 6–7 kg; was dem anderer Säugetiere mit einem ähnlichen Gewicht entspricht [47]. Ein besonderes Merkmal des Giraffenherzens jedoch ist seine Länge (bis zu 30 cm), eine morphologische Eigenschaft, die möglicherweise mit der Erzeugung des hohen arteriellen Drucks in Verbindung steht [→ Kap 24.2.1]. Man beachte, dass das Herz bei Vögeln, auch als physiologisch hypertensiv bekannt, verdickte Wände und eine längliche Form hat [→ Abb. 11.10 und Kap. 25.6.3].

(e) Abschließend veranschaulicht das Kreislaufsystem von Vögeln eine Anpassung an die Umgebung, die über das von Säugetieren erreichte terrestrische Gleichgewicht hinausgeht. Das größte Herz-Körpergewicht-Verhältnis aller Arten, die physiologische Hypertonie und Hyperthermie und die erstaunliche Anpassungsfähigkeit an sauerstoffarme Umgebungen beim Fliegen in großen Höhen zeigen, dass Vögel die Schwerkraft „überwunden" haben und zu Lebewesen der Lüfte wurden. (Man beachte, dass das Vorherrschen der Herzkreislauffunktion bei Vögeln durch eine „kopflastige" Lemniskate dargestellt wird.)

In Bezug auf Zentrum und Peripherie ist die früheste Form des Wirbeltierkreislaufs, wie sie beim Lanzettfischchen vorhanden ist, vollkommen „peripher" in dem Sinne, dass das Herz als zentrales Organ noch fehlt und die Atmung vollständig über die Haut erfolgt. Die nachfolgenden Entwicklungsphasen sind durch progressive Stufen der „Zentralisierung" gekennzeichnet [38]. Der Übergang von der Kiemen- zur Luftatmung bei Amphibien erfordert die Entwicklung einer primitiven Lunge und einen Zusammenschluss oder eine „Konzentration" des Herzens in ein Drei-Kammer-Organ, das aus zwei Vorhöfen und einer einzigen Herzkammer besteht. Die Zentralisierung und Konzentration wird bei Vögeln und Säugetieren mit der Bildung des Vier-Kammer-Herzens und der vollständigen Trennung des venösen und arteriellen Bluts abgeschlossen. Das Herz bildet nun den Knotenpunkt in einer Lemniskate, die den systemischen und den Lungenkreislauf verbindet [→ Abb 11.12]. Die Bedeutung der „Hebung" des Herzens von der horizontalen zur vertikalen Dimension, das Kennzeichen der „Individuation", diskutieren wir in Kap. 24.

Literatur

1 Hama, K.: The fine structure of some blood vessels of the earthworm, Eisenia foetida. The Journal of Biophysical and Biochemical Cytology 1960; 7 (4). S. 717.

2 Johnston, J. B.: On the blood vessels, their valves and the course of the blood in Lumbricus. The Biological Bulletin 1903; 5 (2). S. 74.

3 Johnston, J. B., Johnson, S. W.: The course of the blood flow in Lumbricus. The American Naturalist 1902; 36 (424). S. 317–328.

4 Fourtner, C. R., Pax, R. A.: The contractile blood vessels of the earthworm, Lumbricus terrestris. Comparative Biochemistry and Physiology 1972; 42 (3). S. 627–638.

5 Johansen, K., Martin, A. W.: Circulation in a giant earthworm, Glossoscolex giganteus. Journal of Experimental Biology 1965; 43 (2). S. 333.

6 Martin, A. W., Johansen, K.: Adaptation of the circulation in invertebrate animals. In: Fenn, W. O., Rahn, H. (Hrsg.): Handbook of Physiology. American Physiological Society Washington, D.C. 1965. Band 3, S. 2545–2581.

7 Barnes, R.: Invertebrate Zoology. Saunders College Philadelphia 1980. S. 509.

8 Potts, W.: Excretion in the molluscs. Biological Reviews 1967; 42 (1). S. 1–41.

9 Johansen, K., Martin, A. W.: Circulation in the cephalopod, Octopus dofleini. Comparative Biochemistry and Physiology 1962; 5 (3). S. 161–176.

10 Chapman, G.: The hydrostatic skeleton in the invertebrates. Biological Reviews 1958; 33 (3). S. 338–371.

11 Nutting, W. L.: A comparative anatomical study of the heart and accessory structures of the orthopteroid insects. Journal of Morphology 1951; 89 (3). S. 501–597.

12 Miller, T.: Control of circulation in insects. General Pharmacology: The Vascular System 1997; 29 (1). S. 23–38.

13 Hertel, W., Pass, G.: An evolutionary treatment of the morphology and physiology of circulatory organs in insects. Comparative Biochemistry and Physiology 2002; 133 (3). S. 555–575.

14 Slama, K.: Active regulation of insect respiration. Annals of the Entomological Society of America 1999; 92 (6). S. 916–929.

15 Davis, R., Fraenkel, G.: The oxygen consumption of flies during flight. Journal of Experimental Biology 1940; 17 (4). S. 402.

16 Ekblom, B. et al.: Effect of training on circulatory response to exercise. Journal of Applied Physiology 1968; 24 (4). S. 518.

17 Tartes, U., Vanatoa, A., Kuusik, A.: The insect abdomen – a heartbeat manager in insects? Comparative Biochemistry and Physiology 2002; 133 (3). S. 611–623.

18 Schad, W.: Aus der vergleichenden Anatomie des Herzens. Der Merkurstab 2006; 59 (2). S. 104–111.

19 Heron, A.: Advantages of heart reversal in pelagic tunicates. Journal of the Marine Biology Association of the United Kingdom 1975; 55. S. 959–963.

20 Westheide, W., Rieger R. (Hrsg.): Spezielle Zoologie. Erster Teil: Einzeller und Wirbellose Tiere. Gustav Fischer Verlag Stuttgart 1996.

21 Rähr, H.: The ultrastructure of the blood vessels of Branchiostoma lanceolatum (Pallas) (Cephalochordata). Zoomorphology 1981; 97 (1). S. 53–74.

22 Moller, P. C., Philpott, C. W.: The circulatory system of amphioxus (Branchiostoma floridae) I. Morphology of the major vessels of the pharyngeal area. Journal of Morphology 1973; 139 (4). S. 389–406.

23 Hong, Y. K., Shin, J. W., Detmar, M.: Development of the lymphatic vascular system: a mystery unravels. Developmental Dynamics 2004; 231 (3). S. 462–473.

24 Pepper, M. S., Skobe, M.: Lymphatic endothelium. The Journal of Cell Biology 2003; 163 (2). S. 209.

25 Ribatti, D. et al.: Chorioallantoic membrane capillary bed: A useful target for studying angiogenesis and anti angiogenesis in vivo. The Anatomical Record 2001; 264 (4). S. 317–324.

26 Jeltsch, M. et al.: Genesis and pathogenesis of lymphatic vessels. Cell and Tissue Research 2003; 314 (1). S. 69–84.

27 Wigle, J. T., Oliver, G.: Prox1 function is required for the development of the murine lymphatic system. Cell 1999; 98 (6). S. 769–778.

28 Wilting, J., Papoutsi, M., Becker, J.: The lymphatic vascular system: Secondary or primary? Lymphology 2004; 37 (3). S. 98–106.

29 Huntington, G.: The phylogenetic relations of the lymphatic and blood vascular systems in vertebrates. The Anatomical Record 1910; 4 (1). S. 1–14.

30 Lenfant, C., Johansen, K.: Gas exchange in gill, skin, and lung breathing. Respiration Physiology 1972; 14 (1–2). S. 211–218.

31 Olson, K. R.: Gill circulation: regulation of perfusion distribution and metabolism of regulatory molecules. Journal of Experimental Zoology 2002; 293 (3). S. 320–335.

32 Breisch, E. A. et al.: Ultrastructural morphometry of the myocardium of Thunnus alalunga. Cell and Tissue Research 1983; 233 (2). S. 427–438.

33 West, J. B.: Comparative physiology of the pulmonary blood-gas barrier: the unique avian solution. American Journal of Physiology 2009; 297 (6). S. 1625–1634.

34 Sandblom, E. et al.: Cardiac preload and venous return in swimming sea bass (Dicentrarchus labrax L.). Journal of Experimental Biology 2005; 208 (10). S. 1927–1935.

35 Sedmera, D. et al.: Developmental patterning of the myocardium. The Anatomical Record 2000; 258 (4). S. 319–337.

36 Smith, M. P. et al.: Effects of hypoxia on isolated vessels and perfused gills of rainbow trout. Comparative Biochemistry and Physiology 2001; 130 (1). S. 171–181.

37 Moudgil, R., Michelakis, E. D., Archer, S. L.: Hypoxic pulmonary vasoconstriction. Journal of Applied Physiology 2005; 98 (1). S. 390–403.

38 Rohen, J. W.: Morphologie des menschlichen Organismus. Verlag Freies Geistesleben Stuttgart 2007. S. 165–200.

39 Maina, J. N.: Development, structure, and function of a novel respiratory organ, the lung air-sac system of birds: to go where no other vertebrate has gone. Biological Reviews 2006; 81 (4). S. 545–579.

40 Scott, G. R.: Elevated performance: the unique physiology of birds that fly at high altitudes. Journal of Experimental Biology 2011; 214 (15). S. 2455–2462.

41 Faraci, F. M.: Adaptations to hypoxia in birds: how to fly high. Annual Review of Physiology 1991; 53 (1). S. 59–70.

42 Grubb, B. R.: Allometric relations of cardiovascular function in birds. American Journal of Physiology 1983; 245 (4). S. 567–572.

43 Peters, G. W. et al.: Cardiorespiratory adjustments of homing pigeons to steady wind tunnel flight. Journal of Experimental Biology 2005; 208 (16). S. 3109–3120.

44 Calbet, J. et al.: Maximal muscular vascular conductances during whole body upright exercise in humans. The Journal of Physiology 2004; 558 (1). S. 319–331.

45 Stansfield, W. E. et al.: Characterization of a model to independently study regression of ventricular hypertrophy. Journal of Surgical Research 2007; 142 (2). S. 387–393.

46 Liesche, C.: Patterns in the evolution of the heart and circulatory system. In: Holdrege, C. (Hrsg.): Dynamic Heart and Circulation. AWSNA Fair Oaks 2002. S. 99–114.

47 Mitchell, G., Skinner, J. D.: An allometric analysis of the giraffe cardiovascular system. Comparative Biochemistry and Physiology 2009; 154 (4). S. 523–529.

KAPITEL 12

Evolutionärer Gesichtspunkt zum rhythmischen System

„Was im Nervensystem als Substanz in den Raum kristallisiert, wird im Stoffwechsel in die Zeit erlöst. Im Blut-Kreislauf werden beide Kräfte, Gestaltung und Auflösung, Werden und Vergehen rhythmisch verbunden und gehalten." Andreas Rohen, 1979

Die Vorstellung, dass die Entwicklung eines einzelnen Organismus auf die von animalischen Vorstufen weitergegebenen evolutionären Veränderungen hinweist, äußerten zuerst Karl Ernst von Baer (1792–1876) und Johannes Müller (1801–1858) auf der Grundlage ihrer Studien zu Wirbellosen. Müllers Schüler Ernst Haeckel (1834–1919), ein begeisterter Anhänger von Darwins Evolutionstheorie, entwickelte die Hypothese weiter und nannte sie „biogenetisches Grundgesetz". In seiner vereinfachten Form besagt dieses, dass der Organismus während der embryonalen Entwicklung die gesamte Evolution seiner Stammesgeschichte wiederholt. Obwohl Experten die Details und die Anwendbarkeit des Gesetzes intensiv in Frage stellten, ist es dennoch zutreffend, dass die frühen Entwicklungsphasen, z.B. Morula und Gastrula, bei allen Tieren ähnlich sind [1, 2]. Im vorliegenden Kontext ist interessant, dass einzelne Tierstämme eine explizite, wie „in der Zeit erstarrte" Entwicklungsphase eines bestimmten Organsystems repräsentieren. So lässt sich zum Beispiel das hypoplastische Linksherzsyndrom, die vierthäufigste angeborene Herzfehlbildung beim Menschen, als Entwicklungsverzögerung im Bereich des Drei-Kammer-Herzens bei Amphibien betrachten. Die sehr viel seltenere Anomalie des doppelten rechtsventrikulären Auslasses ähnelt morphologisch einem Reptilienherzen. Es gibt eine Reihe weiterer kardialer Entwicklungsstörungen, für die eine entsprechende animalische Vorstufe modellhaft vorliegt. Umfangreiche Genanalysen dokumentieren diverse kardiovaskuläre Anomalien bei Zebrafischen [3]. Außerdem gibt es Zebrafischmutanten mit kardialen Anomalien, die denen des Menschen ähneln, wie zum Beispiel obstruktive und dilatative Kardiomyopathien [4].

Es stellt sich die Frage, ob möglicherweise ein tieferer Zusammenhang zwischen den Mustern der Herzentwicklung in höheren und niederen Wirbeltieren und dem Menschen besteht. Die Genanalyse des zellulären Anlageplans ist ein Forschungsgebiet, bei dem in den letzten Jahrzehnten enorme Anstrengungen erfolgten, um einige dieser komplizierten Beziehungen zu entschlüsseln. So ist beispielsweise bekannt, dass bei Fruchtfliegen (*Drosophila*) und Säugetieren (Mäusen) eine enge Verbindung zwischen den kardialen Vorläuferzellen und den vaskulären Markern besteht [5, 6]. Ebenso entwickeln Embryonen von Drosophila [7] und Fröschen (*Xenophus)*, bei denen das *Tinman*-Gen fehlt, keine Herzanlage [8]. Eine vergleichbare Gruppe von Transkriptionsfaktoren steuert die frühe Herz- und Skelettmuskelentwicklung bei Mäusen [9], was darauf hindeutet, dass die Regulierungsmechanismen der Herzexpression möglicherweise selbst zwischen entfernt verwandten Arten konserviert sind. Die Inhibition ähnlicher Transkriptionsfaktoren bei Mäusen hemmt jedoch nicht die Entwicklung der Herzvorläuferzellen, sondern führt zu schweren Fehlbildungen, wie zum Beispiel einer fehlenden Schleifenbildung und ausbleibenden Entwicklung der rechten Herzkammer. Das deutet darauf hin, dass die Organbildung nicht nur einzelnen genetischen Entwicklungssignalen, sondern auch ihren „Produkten", d.h. benachbarten Geweben, unterliegt [10]. Es ist offensichtlich, dass die Entwicklung des gesamten oder auch einzelner Teile des Organsystems von hierarchisch gruppierten Genen und deren Regulatoren ausgelöst wird. Schließlich sind das Wachstum und die Funktion des Herzens in den Gesamtorganismus zu integrieren. Die aktuelle Theorie basiert auf dem Konzept des „Herzfeldes", das in den 1930er Jahren entstand [11] und kürzlich unter Berücksichtigung aktueller Erkenntnisse erneut formuliert wurde [12]. Gemäß der Theorie tragen drei Gewebe in der kardiogenen Platte des früh-embryonalen Wirbeltiers zur räumlichen Ausrichtung und Strukturierung des Herzens bei. Das erste ist ein sogenannter Organisator, der aus der Dorsallippe des Blastoporus kurz vor dem Einsetzen der Gastrulation stammt.* Dies ist das herzbildende Mesoderm, ohne das sich kein Herz entwickeln würde [→ Kap. 1] und das auch für die Achsensymmetrie verantwortlich ist. Das Endoderm ist für die normale Myofribrillogenese und die kontraktile Funktion des sich entwickelnden Myokards erforderlich. Das Ektoderm hingegen scheint einen *inhibitorischen* Effekt auf die Herzentwicklung – möglicherweise auf dessen Größe – zu haben [12].

Eine ergänzende Methode zur Genanalyse zwischen entfernt verwandten Arten verfolgte Martin Heidenhain (1864–1949) (siehe auch [15]), der in dem Bestreben, das Wachstum und die Regeneration von Geweben zu charakterisieren, einen funktionellen Ansatz anwandte. In seiner Theorie der „synthetischen Morphologie" ging er davon aus, dass im Organismus eine den untereinander abhängigen Organen übergeordnete hierarchische Ordnung besteht, die über die atomistische Theorie von Zellen und Genen hinausgeht. Laut Heidenhain setzt sich der Organismus aus sich gegenseitig durchdringenden Einheiten oder „Histomeren" zusammen, die eher *funktionell*e als anatomische Entitäten sind. Die Histomere dominieren über die einzelnen Zellen und ordnen sie zu Organsystemen an. Unlängst entwickelte Johannes W. Rohen das Konzept weiter, indem er diese Einheiten in *funktionelle Systeme* zusammenfasste, die sich gleichermaßen auf einfache und komplexe Organismen anwenden lassen[15]. So sind beispielsweise in der einzelligen Amöbe die Grundfunktionen wie Verdauung, Atmung, Bewegung, Fortpflanzung und rudimentäre Sensorik in einer scheinbar homogenen mehrkernigen Grundsubstanz enthalten. Während sich bei mehrzelligen Organismen einige dieser Funktionen zu entsprechenden Organen umbilden, deren Zahl sich im Zuge der evolutionären Entwicklung erhöht, besitzen die einzelnen Zellen weiterhin einige der Grundfunktionen. Rohen zufolge sind alle möglichen Vorgänge, die sich bei einem Organismus entwickeln können, in *drei* elementaren Funktionen enthalten: (1) Stoffaustausch

* Den Begriff Gastrula prägte Ernst Haeckel im Jahr 1872. Zwei Jahre später veröffentlichte dieser einen wegweisenden Artikel, in dem er das Konzept der „Gastrea" vorstellte, einer hypothetischen gemeinsamen Vorstufe der Tierentwicklung [13]. Das Konzept des archetypischen Tieres ist mit Goethes Konzept der Urpflanze verwandt, einer idealisierten Form des Pflanzenreichs (siehe [14]). Obwohl damals umstritten, liegt die Bedeutung von Haeckels Konzept darin, dass die Entwicklung des Gastrula-Hohlraums Tiere und Pflanzen ganz klar trennt. Die Pflanzenentwicklung geht bis zur Morula. Die weitere Bedeutung der Gastrulation und Bildung des „inneren Raums" bei den Tieren diskutieren wir in Kap. 23.

oder Stoffwechsel, (2) Atmung, Transport- und Verteilungsprozesse sowie (3) Informationsaustausch (ausführlicher zu Rohens Konzept der „funktionellen Dreigliederung" siehe [24]).

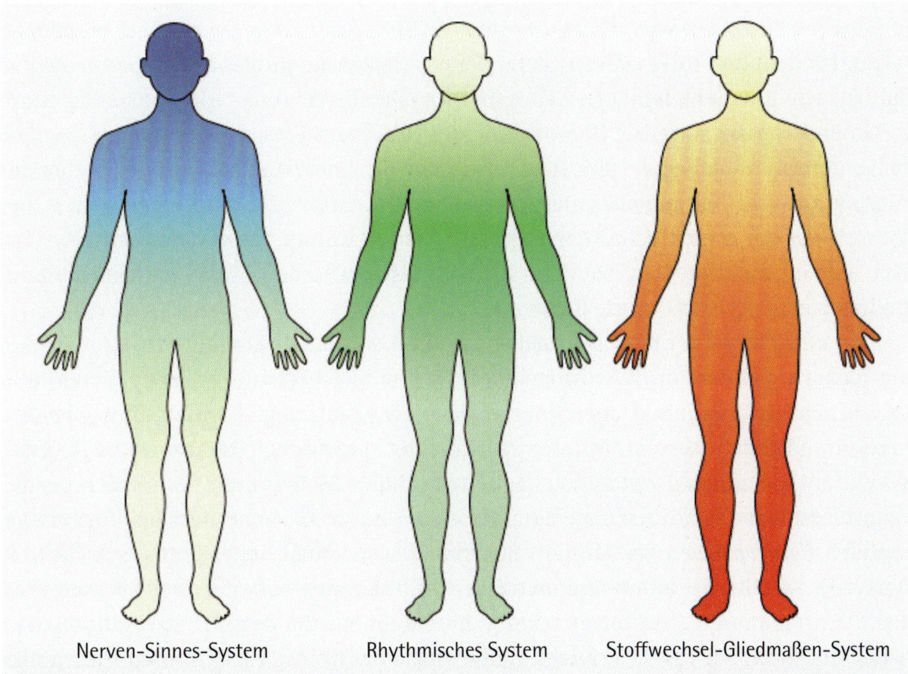

Abb. 12.1 Dreigliedrige Struktur des Organismus. Funktionelle Prozesse des Organismus lassen sich unterteilen in den Stoffwechselpol, also die Verdauung und Verarbeitung der Nährstoffe, sein funktionelles Gegenüber, das Nerven-Sinnes-System, das Informationen aus der inneren und äußeren Umgebung empfängt, verarbeitet und integriert, und in das Rhythmische System, bestehend aus Atmung und Kreislauf, das Stoffwechselsubstrate transportiert und verteilt und das Gleichgewicht zwischen dem Nerven-Sinnes- und dem Stoffwechselpol aufrechterhält.

Jeder dieser Funktionen lassen sich die entsprechenden Organsysteme von (a) Verdauung, (b) Atmung-Kreislauf und (c) Nerven-Sinnes-System zuordnen [→ Abb. 12.1]. Wesentlich ist, dass die organische Basis dieser Funktionen bereits auf die drei Keimblätter zurückzuführen ist, in denen schon die genetischen und im weitesten Sinne die epigenetischen Anlagen für alle Organsysteme enthalten sind. Das *Nerven-Sinnes-System* dient dem Organismus, um Informationen zu empfangen und zu verarbeiten. Es hat seine anatomische Grundlage in den Sinnesorganen und allen Ebenen der Nervenorganisation, deren Elemente aus dem Ektoderm stammen. Sein Gegenstück findet sich auf zellulärer Ebene als die DNA/RNA-Signalisierungs- und Rezeptorfunktion. Das *Rhythmische System*, ein Derivat des Mesoderms, vermittelt den Nährstofftransport und den Atmungsaustausch. Es umfasst das Herz-Kreislauf-System und die Atmungsorgane. Das entsprechende Äquivalent auf zellulärer Ebene findet sich in der mitochondrialen Atmung und im intrazellulären Stofftransport. Das *Stoffwechselsystem* stammt aus dem Endoderm und unterhält die metabolischen Funktionen einschließlich der Aufnahme,

Verdauung und Ausscheidung von Stoffwechselsubstraten, die ebenfalls auf subzellulärer Ebene existieren.

Es ist offensichtlich, dass diese drei Systeme sehr unterschiedliche Rollen sowohl innerhalb des Organismus als auch innerhalb der Zelle spielen. Tatsächlich lässt sich argumentieren, dass das Nerven-Sinnes- und das Stoffwechselsystem zwei *gegensätzliche* Pole darstellen. Im Stoffwechselsystem, das insgesamt ein großes Regenerationspotenzial hat, wie z.B. Schleimhäute, Leber und Knochenmark, findet ein konstanter Stoff- und Energieumsatz statt. Die Organisation des Nervensystems, mit geringem Regenerationspotenzial, ist dagegen stark strukturiert und der Energieumsatz hat gegenüber der Informationsverarbeitung nur eine zweitrangige Bedeutung. Das mittlere System ist bei Wirbeltieren ein echter Vermittler zwischen Nerven-Sinnes- und Stoffwechselsystem, nicht nur im funktionellen, sondern auch im topografischen Sinne, da seine Organe größtenteils in der Körpermitte liegen.

Wir sahen eines der besten Beispiele für die funktionelle Dreigliederung beim frühen Embryo, bei dem die Vitellinmembranen (und die Plazenta bei Säugetieren) alle grundlegenden Organfunktionen übernehmen wie Ernährung, Atmung, Blutzellenproduktion und Immunabwehr. Mit der Entwicklung spezifischer Organsysteme im Embryo entfällt die unterstützende Rolle der embryonalen Membranen. Sie werden bei der Geburt bzw. beim Schlüpfen abgelegt. Interessant ist die Tatsache, dass bei Vögeln und Reptilien (*Sauropsidae*) das Amnion aus einer mesodermal abgeleiteten Schicht von Synzytien besteht, die autonome myogene Kontraktionen aufweist. Beim Küken lässt sich die rhythmische Zusammenziehung des Amnions zum Beispiel ab Embryonaltag 3–4 beobachten; am Tag 12 erreicht die Frequenz der Kontraktionen ihren Höhepunkt bei 10–12/Min. und nimmt dann ab Tag 16 allmählich ab [16, 17]. Diese Kontraktionen wurden mit dem funktionellen Äquivalent der peripheren Herzen verglichen. Bei anderen Arten erfolgt die embryonale Entwicklung entweder direkt im Wasser oder innerhalb der embryonalen Hüllen in der Gebärmutter, die an die rhythmische Bewegung des Herzens der Mutter gebunden ist [18].

Wie bereits in Kapitel 1 erwähnt, haben das Herz, die Gefäße und die korpuskulären Blutbestandteile die gleichen Vorläufer und bilden zusammen ein höchst dynamisches Organsystem, das in sich selbst differenziert ist. Wir sahen zudem, dass die Herzanlage die Größe einer Kapillare hat, und pulsiert, bevor sie zum Leiter für das fließende Blut wird. Mit dem Heranreifen des Herzens werden die Zellen der Impulserregung und -leitung funktionell und innerhalb des Zellverbandes anatomisch ausdifferenziert; alle Myozyten behalten jedoch abhängig von ihrer Lage eine gewisse spontane depolarisierende Aktivität.

Die Schrittmacherzellen gelten als die „ältesten" Zellen des Herzens, die, wie die Neuronen, ihr Regenerationspotenzial verloren haben [19]. Das Herz als Organ befindet sich ontogenetisch an einer bestimmten *Stelle* innerhalb des Organismus und lässt sich als vergrößertes, transformiertes Blutgefäß betrachten, in dem das Schrittmachergewebe den Nerven-Sinnes- oder *Formpol* darstellt. Die Schrittmacherfunktion entfaltet sich jedoch in der *zeitlichen* Dimension. Nach Rohen ist das Herz das Organ, in dem räumliche und zeitliche Elemente nebeneinander bestehen. Es lässt sich als Formpol betrachten, der zwar rhythmisch kontrahiert, aber an Ort und Stelle bleibt.

Die zirkulierenden Blutzellen dagegen stellen den sich unaufhörlich bewegenden Flüssigkeitspol dar. Zwischen den beiden Polen agiert das Gefäßsystem mit unterschiedlicher Mobilität [20]. Im Gegensatz zu den Schrittmacherzellen haben die roten Blutkörperchen eine kurze Lebensdauer und werden kontinuierlich nachgebildet. Abgesehen von der gut etablierten endothelialen und flussabhängigen Regulierung der Mikrozirkulation [21] gibt es immer mehr Hinweise darauf, dass die roten Blutkörperchen nicht nur passive Sauerstofflieferanten für die Gewebe sind, sondern eine aktive Rolle spielen bei der bedarfsangepassten lokalen Sauerstoffversorgung durch die sauerstoffabhängige Freisetzung von ATP, einem potenten Vasodilatator [22–25] [→ Kap. 17].

Das Herz mit dem Gefäßsystem und dem Blut ist daher *funktionell* als dreigliedriges Organ zu betrachten, das rhythmisch zwischen den Stoffwechsel- und Nerven-Sinnes-Funktionen des Organismus vermittelt [→ Abb. 12.2].

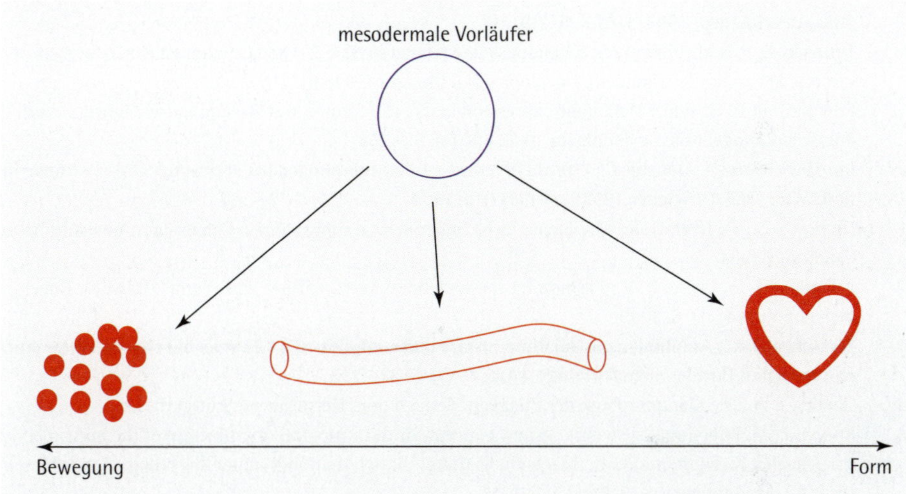

Abb. 12.2 Kreislaufsystem als funktionelle Einheit. Das Kreislaufsystem leitet sich von gemeinsamen Vorläufern ab, die sich mit der Zeit in drei Hauptkomponenten des Herz-Kreislauf-Systems gliedern: das Blut, die Gefäße und das Herz. In diesem Paradigma repräsentiert das Herz den Organisations- oder „Formpol", der Blutstrom den Stoffwechselpol und die Gefäße die Mitte oder den vermittelnden (rhythmischen) Teil des Systems.

Ein erhöhter Bedarf an Sauerstoff und Stoffwechselsubstrat in den Geweben geht mit einer proportionalen Steigerung der Durchblutung einher. Sollen die beiden übereinstimmen, muss es innerhalb des Gefäßsystems ein Organ geben, das als Moderator agiert und eine negative Rückkopplung ausübt. Die Perfusion der Organe und Gewebe erfolgt gemäß der kapillaren Selbstregulierung, die einen kritischen Perfusionsdruck erfordert, den das Herz innerhalb der Makrozirkulation aufrecht erhält. Das Konzept der Gewebeautoregulation sollte daher auch die Perfusionsautoregulation mitumfassen. So gesehen ist das Herz nicht nur zur Aufrechterhaltung des Perfusionsdruckes in den Kreislauf eingeschaltet, sondern fungiert auch als Stauorgan, das sich dem autonomen Blutfluss *entgegen* stellt.

Literatur

1 Rinard, R. G.: The problem of the organic individual: Ernst Haeckel and the development of the biogenetic law. Journal of the History of Biology 1981; 14 (2). S. 249–275.

2 Nelson, G.: Ontogeny, phylogeny, paleontology, and the biogenetic law. Systematic Biology 1978; 27 (3). S. 324.

3 Stainier, D. et al.: Mutations affecting the formation and function of the cardiovascular system in the zebrafish embryo. Development 1996; 123 (1). S. 285.

4 Warren, K.S. et al.: The genetic basis of cardiac function: dissection by zebrafish (Danio rerio) screens. Philosophical Transactions of the Royal Society of London 2000; 355 (1399). S. 939.

5 Fishman, M. C., Olson, E. N.: Parsing the Heart: Genetic Minireview Modules for Organ Assembly. Cell 1997; 91. S. 153–156.

6 Wilting, J., Papoutsi, M., Becker, J.: The lymphatic vascular system: Secondary or primary? Lymphology 2004; 37 (3). S. 98–106.

7 Bodmer, R.: The gene tinman is required for specification of the heart and visceral muscles in Drosophila. Development 1993; 118 (3). S. 719.

8 Tonissen, K. F. et al.: XNkx-2.5, a Xenopus gene related to Nkx-2.5 and tinman: evidence for a conserved role in cardiac development. Developmental Biology 1994; 162 (1). S. 325–328.

9 Edmondson, D. G. et al.: Mef2 gene expression marks the cardiac and skeletal muscle lineages during mouse embryogenesis. Development 1994; 120 (5). S. 1251.

10 Lin, Q., Schwarz, J., Bucana, C.: Control of mouse cardiac morphogenesis and myogenesis by transcription factor MEF2C. Science 1997; 276 (5317). S. 1404.

11 Huxley, J. S., De Beer, G. R.: The Elements of Experimental Embryology. Cambridge University Press Cambridge 1934.

12 Fishman, M. C., Chien, K. R.: Fashioning the vertebrate heart: earliest embryonic decisions. Development 1997; 124 (11). S. 2099.

13 Beetschen, J.-C.: Amphibian gastrulation: history and evolution of a 125 year-old concept. International Journal of Developmental Biology 2004; 45 (7). S. 771–795.

14 Goethe, J. W.: Die Metamorphose der Pflanzen. Verlag Freies Geistesleben Stuttgart 1985.

15 Rohen, J. W.: Functional systems – A new concept for the structural organization of the human body. In: Schaefer, K., Hildebrandt, G., Macbeth, N. (Hrsg.): Basis of an Individual Physiology. Futura Publishing Co. Mount Kisco 1979. Band 2, S. 1–14.

16 Romanoff, A. L.: The Avian Embryo, structural and functional development. Macmillan Company New York 1960. S. 1092–1103.

17 Bautzmann, H., Schroder, R.: Comparative studies on the histology and function of the amnion. Cells Tissues Organs 1958; 33 (1–2). S. 38–49.

18 Schad, W., Aus der vergleichenden Anatomie des Herzens. Der Merkurstab 2006. 59 (2). S. 104–111.

19 Thompson, R. P. et al.: The oldest, toughest cells in the heart. In: Chadwick, D. J., Goode, J. A. (Hrsg.): Development of the cardiac conduction system. Novartis Foundation Symposium 250. Wiley and Sons Chichester 2003. S. 157–176.

20 Woernle, M.: The embryonic development of the cardiovascular system. In: Holdrege, C. (Hrsg.).: The Dynamic Heart and Circulation. AWSNA Publications Fair Oaks 2002. S. 115–143.

21 Bevan, J. A., Kaley, G., Rubanyi, G. M.: Flow-dependent regulation of vascular function. Oxford University Press New York 1995.

22 Ellsworth, M. L. et al.: Erythrocytes: oxygen sensors and modulators of vascular tone. Physiology 2009; 24 (2). S. 107.

23 Pittman, R. N.: Erythrocytes: surveyors as well as purveyors of oxygen? American Journal of Physiology 2010; 298 (6). S. 1637.

24 Sprague, R. S., Stephenson, A. H., Ellsworth, M. L.: Red not dead: signaling in and from erythrocytes. Trends in Endocrinology & Metabolism 2007; 18 (9). S. 350–355.

25 Arciero, J. C., Carlson, B. E., Secomb, T. W.: Theoretical model of metabolic blood flow regulation: roles of ATP release by red blood cells and conducted responses. American Journal of Physiology 2008; 295 (4). S. 1562.

Teil II

Der voll entwickelte Kreislauf

KAPITEL 13

Funktionelle Morphologie des Herzens

„Wir können erst behaupten, dass wir den Mechanismus des Herzens vollständig verstanden haben, wenn wir eine funktionelle Erklärung seiner Architektur geben können."

Sir Arthur Keith, 1918

„Die Herzklappen sind nicht des Herzens wegen, das Herz ist um der Herzklappen willen da."

Martin Mendelsohn, 1928

Die Hauptfunktion der Muskeln ist die Erzeugung von Kraft oder Bewegung als Reaktion auf einen physiologischen Impuls. Das Myokard ist eine heterogene Masse von Muskelgewebe, die eine einzigartige Zwischenform zwischen unwillkürlicher (glatter) und willkürlicher (quergestreifter) Muskulatur darstellt. Während die einzelnen motorischen Einheiten eines willkürlichen Muskels von den Nervenenden innerviert sind und sich über das gesamte Kraftspektrum beliebig rekrutieren lassen, sind die Kardiomyozyten eine elektrisch verbundene Einheit, ein Synzytium, die in ihrer Gesamtheit mit jedem Impuls kontrahiert, den eine spezialisierten Gruppe von Schrittmacherzellen im Herzen autonom erzeugt. Im Gegensatz zum Skelettmuskel und seinen Fasern hat das Myokard weder Ursprung noch Ansatz. Vielmehr ist die definierende Strukturkomponente des Herzens die Anordnung der Myozyten innerhalb der stützenden Bindegewebsmatrix, um Aggregate höherer Ordnung zu bilden. Selbst nach hunderten von Jahren anatomischer Dissektion bleiben viele Details der Herzstruktur in Bezug auf ihre Funktion ungeklärt. Insbesondere die derzeitigen Modelle zum Verständnis der Herzinsuffizienz sind trotz der wiederholten Versuche, eine einheitliche Hypothese zu entwickeln, unzureichend [1]. Um dies zu thematisieren, organisierte das US-amerikanische Institute of Health 2002 ein Symposion mit dem Titel „Form und Funktion: Neue Sichtweisen auf Entwicklung, Krankheiten und Therapie des Herzens" mit dem Ziel, das Verständnis der ventrikulären Struktur und Funktion im Lichte grundlegender und klinischer Wissenschaften zu vertiefen und neue Einblicke in die funktionelle Geometrie und ihre effektive Integration in die Therapie zu gewinnen [2]. Neben der Bestandsaufnahme des vorhandenen Wissens im Hinblick auf die zahlreichen *In-vivo*-Bildgebungsverfahren, die in den letzten Jahrzehnten entwickelt wurden, löste das Symposium eine Welle multidisziplinärer Forschung zur grundlegenden Struktur und Funktion des Herzens aus und entfachte eine anhaltende Debatte.

1. Historische Perspektive

Wie in Kapitel 1 erwähnt, ist das embryonale Herz ein modifiziertes Blutgefäß, das sich im Prozess der Schleifenbildung von einem geraden Schlauch zu einem komplexen

Vier-Kammer-Organ entwickelt. Im Gegensatz zu niederen Wirbeltieren, z. B. Fischen und Amphibien, bei denen die Muskulatur innerhalb der Myokardwände ringförmig angeordnet ist [3, 4], ähnlich einem Blutgefäß, zeichnet sich die dreidimensionale Struktur des Herzens bei Säugetieren durch eine spiralförmige Anordnung der Muskelfasern aus. Ärzte der Antike erkannten deutlich das Vorhandensein zweier Gruppen von Fasern und betrachteten die Systole wie auch die Diastole als aktive Prozesse. Laut Galen (130–210) verursacht die Kontraktion der Längsfasern bei der Diastole durch Saugwirkung die Dehnung und Füllung der linken Herzkammer. Die Kontraktion der Querfasern und Lockerung der Längsfasern bewirkt hingegen die systolische Ejektion.

„Wenn die Längsfasern des Herzens kontrahieren, während sich alle anderen entspannen und dehnen, wirkt das Herz kürzer, aber breiter: Dies stellt eine Dilatation (Diastellomene; Diastole) dar. Das Gegenteil tritt ein, wenn sich die Längsfasern entspannen, aber die Querfasern sich verkürzen und somit das Herz kontrahiert (Systellomene; Systole).“ [5]

Für Galen waren sowohl Systole als auch Diastole aktive Prozesse, die unterschiedliche Muskelgruppen bewirken. Die Diastole spielt klar eine übergeordnete Rolle, weil die dilatatierenden Herzkammern das Blut durch Saugkraft „anziehen“ und, ähnlich wie der Blasebalg eines Schmiedes oder ein Magnetstein, zum Vorwärtsstrom des Blutes beitragen. Dieser Ansicht widersprach William Harvey (1578–1657), der die Systole als aktiven und die Diastole als rein passiven Prozess betrachtete [→ Kap. 22.1].

Die Funktion der Vorhöfe sei, das Blut in die Herzkammern zu treiben, jedoch auch als Reservoire zu agieren, das sie vor Rupturen aufgrund der Saugkraft des Herzens schützen:

„Es scheint mir, dass das Herz, wenn es seine volle Anziehungskraft ausübt, ein Gefäß tatsächlich in Stücke reißen würde, wenn unser Schöpfer in diesem Fall nicht auch einen Schutz vor einem solchen Unfall erschaffen hätte, indem er außerhalb jeder Öffnung, die Material aufnimmt, einen weiteren separaten Hohlraum anlegte, wie einen Lagerraum für Nährstoffe, sodass das Gefäß nicht in der Gefahr ist zu reißen, wenn sich das Herz manchmal plötzlich und gewaltig erregt und das Gefäß allein, weil es so eng ist, nicht all das liefern kann, was das Herz verlangt.“ [6]

Die Ähnlichkeit zwischen spiraligen Formen und Strömungen in der Natur und der Myokardstruktur erkannten auch die Anatomen der Renaissance, und sie ist seither ein faszinierendes Thema für die Forscher. Leonardo da Vinci (1452–1519) glaubte, dass das Herz ein *„Gefäß aus einer dichten Muskulatur“* sei und nahm an, dass der Schluss der Aortenklappen aus dem Wirbelstrom in den Sinus Valsalvae resultiert [7]. Leonardo war vielleicht der Erste, der den Unterschied zwischen dem rotierenden und dem rotationsfreien Wirbel beschrieb, einem Schlüsselkonzept des Kreislaufs in der Hydrodynamik [8].* Er war auch der Erste, der während der Systole eine Verkürzung der Längsachse des

* Leonardo beobachtete richtigerweise, dass die Bewegungsgeschwindigkeit im wirbelnden Wasser, das aus einer Badewanne fließt oder auf einen festen Gegenstand trifft, schneller in Richtung der Drehachse ist, wo das Produkt aus Tangentialgeschwindigkeit und Radius unveränderlich bleibt (konstant). Ein Objekt, das in einem solchen „freien“ oder rotationsfreien Wirbel gefangen ist, z. B. ein Grassamen, zeigt immer in die gleiche Richtung, während er um die Mitte kreist. Drehungsfreie Wirbel treten in den Sinus Valsalvae, wie von Leonardo beobachtet, und ebenfalls in den Herzkammern auf [4]. Wenn die Flüssigkeit dagegen durch Drehen ihres Behälters in Bewegung gebracht wird, bildet sich ein Wirbel, bei dem die Tangentialgeschwindigkeit proportional zu ihrem Abstand von der Drehmitte ist. Zusätzlich zur Rotation um die Mitte des Behältnisses dreht sich ein auf der Oberfläche eines solchen Wirbels schwimmender Grassamen ebenfalls um seine eigene Achse, daher bezeichnet man einen solchen Wirbel als *rotierend*.

Herzens beobachtete [9]. Richard Lower (1631–1691) veröffentlichte die ersten detaillierten Zeichnungen der einzelnen myokardialen Muskelschichten, die sich wie Zwiebelringe überlappen, und machte darauf aufmerksam, dass Endokard und Epikard direkt an der Herzspitze zusammentreffen, die frei von Muskelbestandteilen ist [10]. 1728 zeigte Jean-Baptiste Sénac (1693–1770), dass die Myokardfasern dreidimensional spiralförmig angeordnet sind, eine Erkenntnis, die Wissenschaftler in den nächsten zweihundert Jahren immer wieder bestätigten (ausführlicher dazu siehe [11–13]).

Unter den zahlreichen vorhandenen Studien zu anatomischen Dissektionen des Herzens ragen die morphologischen Beschreibungen und hervorragenden Illustrationen des schottischen Anatomen James Bell Pettigrew (1834–1908) heraus und gelten weithin als Klassiker auf diesem Gebiet [3]. In seinem monumentalen Werk „Design in Nature", das 1908 erschien, machte Pettigrew auf die allgegenwärtige Präsenz von Spiralformen in sämtlichen Bereichen der Natur aufmerksam und postulierte, dass das Verständnis des generellen Bauplans der „verblüffenden" Anordnung der Myokardfasern ein „Gordischer Knoten" der Anatomie ist, der den Schlüssel zu seiner Funktion enthält [14]. Pettigrew war der Ansicht, dass das Herz ein transformiertes Blutgefäß sei, bei dem der dünnwandige Vorhof die *Fortsetzung* der großen Venen darstellt, während die dickwandigen Herzkammern und die aortalen und pulmonalen Ausflusstrakte den *Beginn* der Arterien markieren. Er argumentierte weiter, dass Myokardfasern im Gegensatz zu willkürlichen Muskeln weder Ursprung noch Ansatz haben, sondern kontinuierliche Schleifen (Lemniskaten) zwischen Herzspitze und -basis bilden und darüber hinaus spontane rhythmische Bewegungen des Synzytiums zeigen.

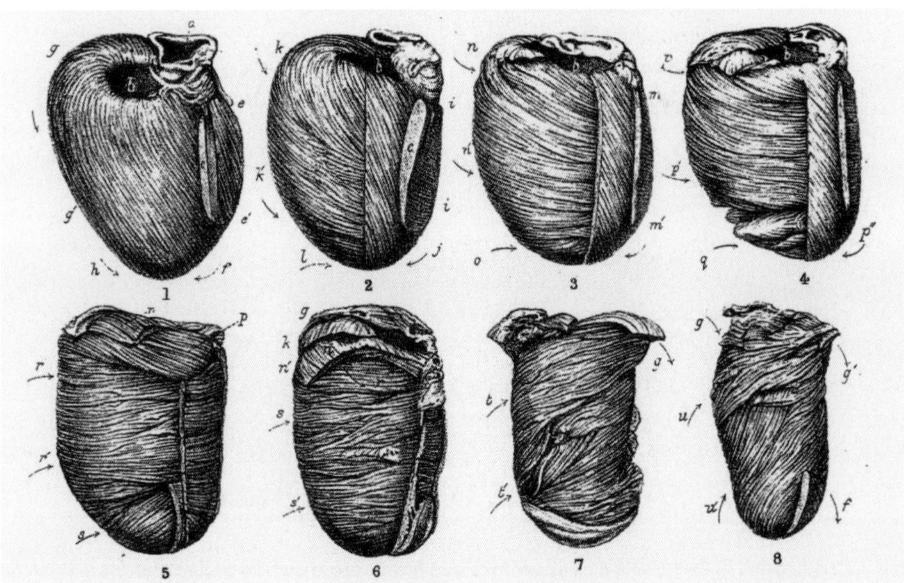

Abb. 13.1 Rückansicht der linken Herzkammer eines Schafsherzens mit aufeinanderfolgenden Schichten des Myokards, von Pettigrew 1864 sukzessive seziert und skizziert. Man beachte den nahezu vertikalen Verlauf der äußersten und innersten Schichten, die in entgegengesetzte Richtungen verlaufen, sowie die horizontale Ausrichtung der Mittwandfasern (aus [14]).

Mit einer „innovativen“ Präparationstechnik (er stopfte Schafsherzen mit Haferflocken aus und kochte sie 4–6 Stunden, eine Methode, die er als *„echt schottisches Verfahren“* bezeichnete) [15], sowie aufwendigen Dissektion zeigte Pettigrew, dass die Myokardwand aus sieben Schichten besteht, die sich *„außen und innen überlappen und sich einem mathematischen Gesetz folgend gegenseitig ausgleichen.“* [3, 14] [→ Abb. 13.1] Die äußerste Schicht verläuft von links nach rechts diagonal von der Herzbasis zur -spitze, die zweite und dritte Lage nehmen einen stumpferen Winkel an, während sie tiefer in die Wand hinein versinken. Die Fasern der vierten Schicht definieren die mittlere Wand und verlaufen wie ein kreisförmiges Band horizontal um die Herzkammer herum. Schließlich drehen sich die Fasern der drei Innenschichten in die entgegengesetzte Richtung von der Herzspitze zur -basis. Der Wendepunkt des inneren und äußeren Spiralsystems liegt an der Herzspitze, einen charakteristischen Wirbel oder „Vortex cordis“ bildend [→ Abb. 13.2]. Pettigrews bemerkenswerte Beobachtungen fanden bei mehreren Generationen von Wissenschaftlern Aufmerksamkeit. Hier sei zum Beispiel ein Zitat von Ares Pasipoularides angeführt:

„Das spiralförmige Schleifenmuster der Myokardfasern, einschließlich des Vortex cordis, spiegelt die intrakardialen Blutbewegungen wider. Im Herzen vereinen sich Form und Bewegung zu einem rhythmischen Prozess in Raum und Zeit: Das Organ, eine Form im Raum, ist gleichzeitig eine Bewegung in der Zeit ... die Bewegung der Herzwände ist eine physische Replikation der erzeugenden Flüssigkeitsströmungen, die sie umschließen.“ [16]

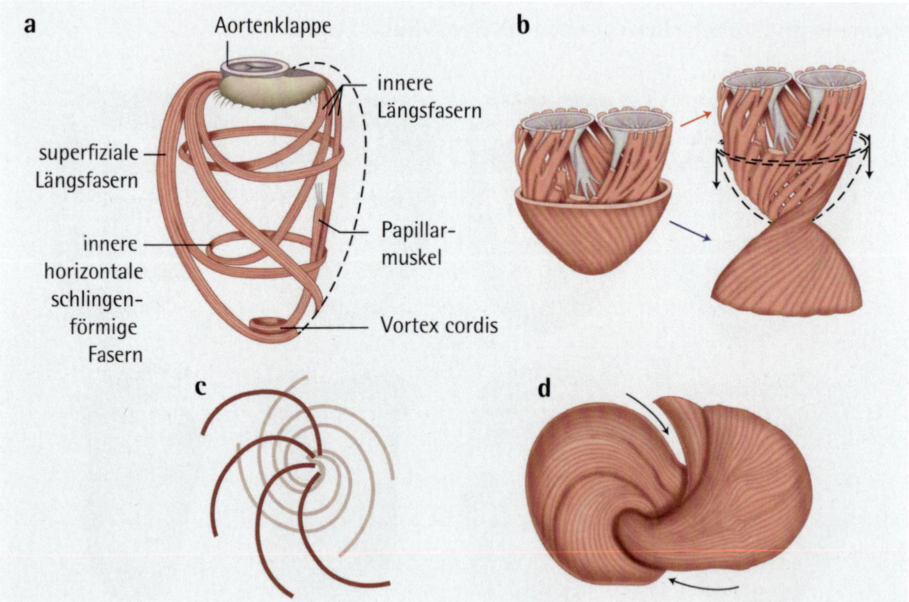

Abb. 13.2 Schematische Darstellung der linksventrikulären Architektur in drei Dimensionen (**a**). Die äußeren Fasern entspringen an der Herzbasis und winden sich longitudinal zur Herzspitze, wo sie in einer scharfen Drehung zur mittleren (horizontalen) oder inneren (vertikalen) Schicht, welche die Papillarmuskeln bilden, weiterführen oder zur Basis zurückkehren.
(**b**) Die stilisierte Zeichnung der Wirbelstruktur des Herzens zeigt, wie innere und äussere Spiralfasern in entgegengesetzte Richtungen verlaufen. Die äußere Schicht wurde „abgezogen“ und umgestülpt, um den gegenläufigen Verlauf der inneren und äußeren Schichten zu zeigen (adaptiert aus [17]).
(**c**) Schematische Darstellung und (**d**) sich verschränkende Spiralen an der Herzspitze (adaptiert aus [14]).

Andere, möglicherweise weniger phänomenologisch orientierte Forscher fanden es schwierig, die genialen Zeichnungen und morphologischen Beschreibungen der einzelnen Muskelschichten innerhalb der ventrikulären Wände zu bestätigen. Die vorherrschende Meinung, dass das Herz ein Organ des Blutantriebs ist, brachte einige dazu, die Elemente der Myokardarchitektur hervorzuheben, die es primär zu einer effizienten Pumpe machen würden (siehe Brecher und Galletti [18]). Carl Ludwig (1816–1895) führte das Konzept eines Muskelzylinders als Hauptstruktur der linken Herzkammer ein, der von endokardialen und epikardialen Schichten umhüllt ist, die sich im rechten Winkel an der Längsachse des Herzens in Form eines X überkreuzen [19]. Ludolf von Krehl (1861–1937) verfeinerte dieses Modell weiter und nannte die kreisförmigen Fasern „Triebwerkzeuge" [20], die in der Fachsprache „Antriebsfasern" heißen. Das Konzept gewann mit der Arbeit von John Bruce MacCallum (1876–1906) weiteren Auftrieb, der die entscheidende Rolle des kardialen „Faserskeletts" betonte [21]. Nach dem anatomischen Modell von MacCallum dienen vier miteinander verbundene Faserringe an den Öffnungen der großen Gefäße und den AV-Öffnungen als Anhaftungsstellen für die Herzklappen sowie als Ansatzpunkte für ventrikuläre Muskeln, von denen mehrere Gruppen in damaligen anatomischen Studien identifiziert wurden, wie zum Beispiel die von Franklin P. Mall (1862–1917) beschriebenen „bulbospiralen" und „sinospiralen" Trakte [22]. Es sei nebenbei erwähnt, dass Otto Frank (1865–1944) und Ernest Henry Starling (1866–1927) eine funktionelle Ähnlichkeit zwischen Skelettmuskel und Myokard nachdrücklich bejahten [23, 24, 25,] und wegweisende Experimente an isolierten Herzpräparationen durchführten, die in Starlings Formulierung des „Gesetz des Herzens" gipfelten [26] [→ Kap. 16.1]. Nachfolgende Arbeiten zeigten, dass das Myokard im Vergleich zum Skelettmuskel nur in der Lage ist, einen Bruchteil der aktiven Spannung zu entwickeln (2–5 kg/cm^2 , im Vergleich zu 200 g/cm^2 des Muskelquerschnitts) [27]. Franks Interpretation der Myokarddynamik fand nichtsdestotrotz allgemeine Akzeptanz [28, 29].

Die Forschung zur Myokardarchitektur nahm eine neue Richtung, als sich herausstellte, dass außer der allgemeinen Ausrichtung der Myokardfasern eine Identifizierung der expliziten Muskelschichten mithilfe von histologischen Verfahren *nicht* möglich ist [30]. Robert P. Grant war der Auffassung, dass die synzytiale Charakteristik der Myokardfasern mit ihren vielfältigen Verbindungen und Verzweigungen über die Gesetze der Ebenengeometrie von Lower und Nachfolgern hinausgehe, die anhand anatomischer Präparationen häufig *„genau die Schichten erzeugt haben, die sie suchten"* [31]. Daniel D. Streeter und David L. Bassett fanden keinen Nachweis für spezifische Muskelschichten und neigten dazu, das Myokard als „Kontinuum" anstatt als aus einzelnen Muskelbündeln bestehend zu beschreiben. Sie führten die ersten quantitativen Messungen der Muskelfaserausrichtung in der Herzwand durch [32]. Die Forschergruppe zeigte später, dass die Gesamtausrichtung der myokardialen Faseraggregate bis zu 180° (in Bezug auf den ventrikulären Äquator) innerhalb unterschiedlicher Tiefen der ventrikulären Wand variiert [34] [→ Abb. 13.3].

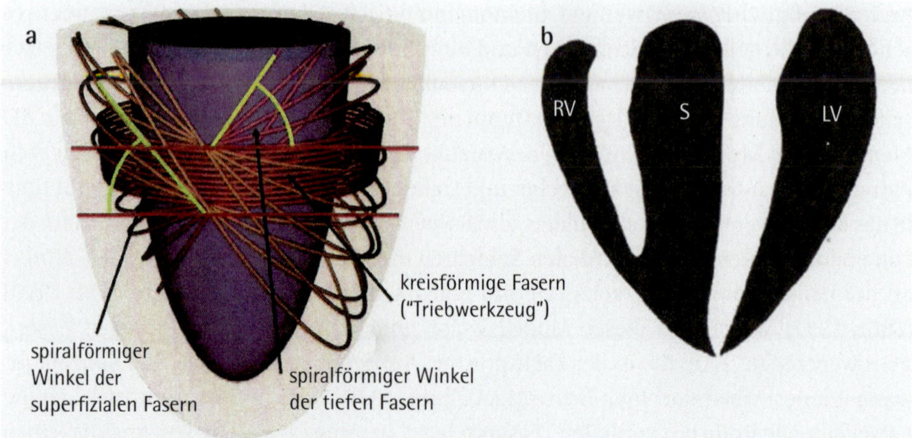

Abb. 13.3 Von Myokardfasern unterschiedlicher Tiefe gebildetes Winkeldiagramm (gelbe Linien) in Bezug auf den Äquator der linken Herzkammer, nachgewiesen von Streeter und Kollegen. (**a**) Man nahm an, dass die kreisförmigen oder aktivierenden Fasern, die Krehl (1881) hervorgehoben hatte, eine entscheidende Rolle beim Druckantriebsmodell des Herzens spielten (aus [34], mit freundlicher Genehmigung von Oxford University Press). (**b**) Schematischer Querschnitt der Herzkammern, der die relative Dicke der Wandkomponenten zeigt. Das dünne apikale Segment verweist auf eine schlecht konstruierte Druckantriebspumpe. RV: rechte Herzkammer, S: Septum, LV: linke Herzkammer.

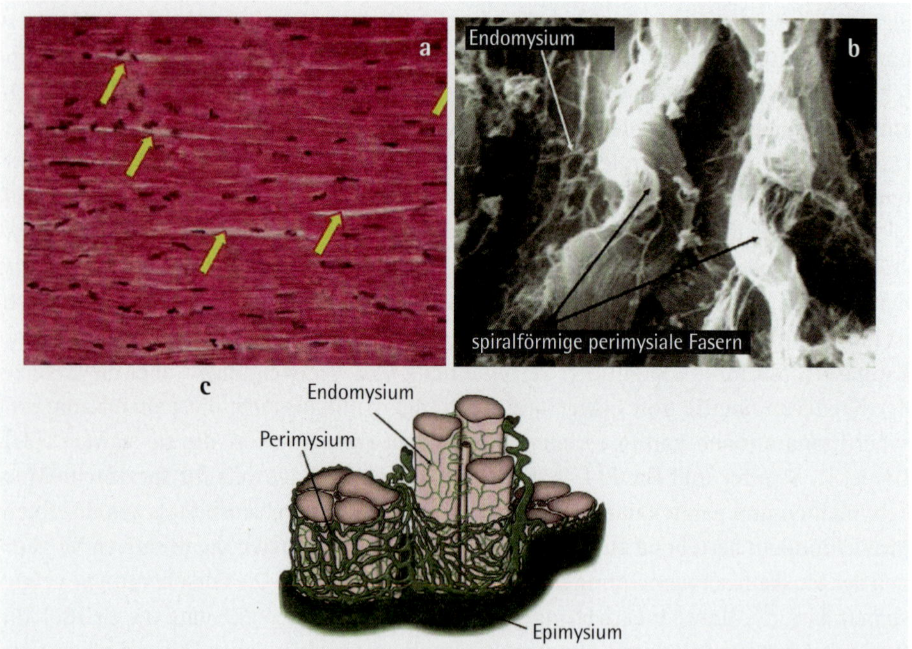

Abb. 13.4 Ein Ausschnitt der Herzkammerwand bei geringer Vergrößerung, der eine einheitliche Ausrichtung der einzelnen Myozyten zeigt. Die Räume zwischen den Zellen (gelbe Pfeile) füllt eine stützende Fasermatrix (**a**). Eine Rasterelektronenaufnahme des Endomysiums, das jede einzelne Myozyte umgibt, und ein Paar spiralförmiger perimysialer Fasern, die Gruppen von Myozyten in sogenannten Myofasern binden (**b**). Die dreidimensionale Architektur der stützenden Myokardmatrix deutet darauf hin, dass das Myokard im Vergleich zum Skelettmuskel gut vor übermäßiger Füllung (Ausdehnung) geschützt ist (**c**) (aus [34], mit freundlicher Genehmigung von Oxford University Press).

Aufgrund der ausgeprägten Einheitlichkeit der ventrikulären Wandarchitektur führten Peter J. Hunter und Bruce H. Smaill das Konzept des „Kontinuum-Ansatzes“ ein und stellten zur Diskussion, dass Methoden der Kontinuummechanik einen geeigneten theoretischen Rahmen für die Analyse der komplexen Wechselwirkung zwischen den mechanischen, metabolischen und elektrischen Funktionen des Herzens bieten [35]. R. A. Greenbaum und Kollegen bestätigten die starke Variation der Faserausrichtung in der Myokardwand und warnten davor, die Herzkammer als eine einfache geometrische Form oder eine einheitliche Struktur zu betrachten [13]. Heute ist anerkannt, dass jeder Teil der Herzkammerwand eine eigene Architektur besitzt, und obwohl es weiterhin möglich ist, Gruppen von Myozyten zu identifizieren, die in den perimysialen Lamellen (sekundäre Struktur) enthalten sind, lassen sich die einzelnen anatomischen Schichten (tertiäre Anordnung) nicht unterscheiden [34] [→ Abb. 13.4].

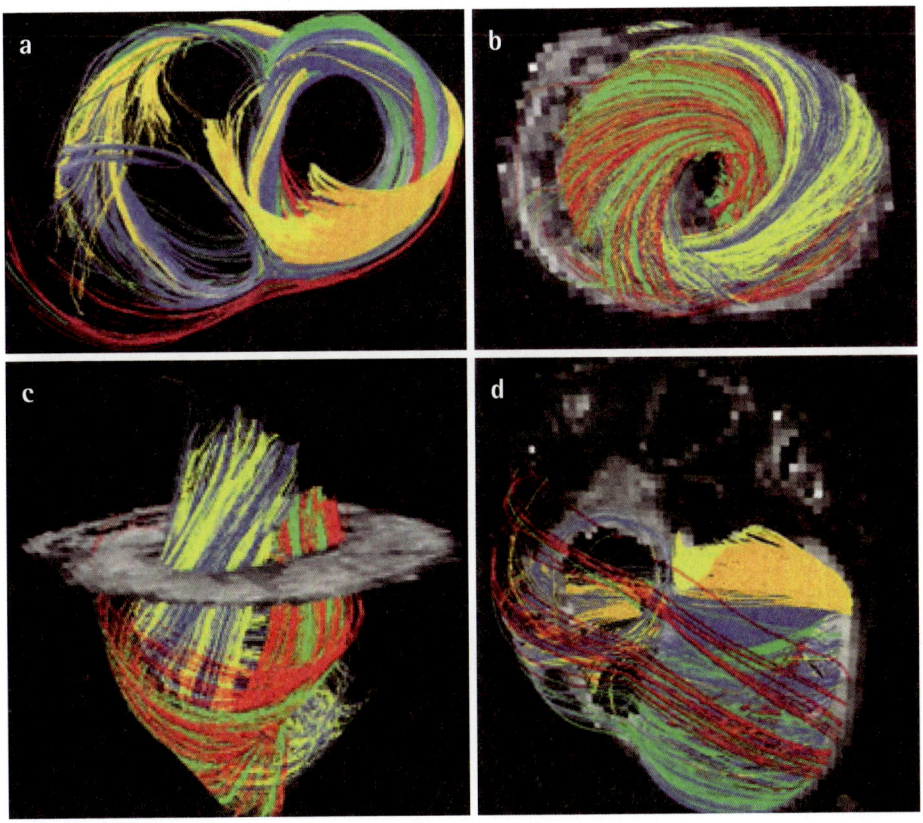

Abb. 13.5 Diffusionsgewichtete Magnetresonanztomographie (DW-MRT) der dreidimensionalen Anordnung der Myokardfasern an der Basis (**a**), der Spitze (**b**), der Papillarmuskeln (**c**) und des Mittelwandbereichs (**d**) des Myokards. Die einzelnen Muskelbahnen sind farblich gekennzeichnet und erstrecken sich in einem lemniskatenartigen Muster zwischen Herzbasis und -spitze (aus [36], mit freundlicher Genehmigung von John Wiley and Sons).

Einen wichtigen Beitrag zum Verständnis der myokardialen Faserarchitektur liefert die diffusionsgewichtete Magnetresonanztomografie (DW-MRT), ein neues Verfahren, das ein visuelles „Tracking“ der aggregierten Myozytenketten innerhalb der Herzkammerwände ermöglicht. Während DW-MRT-Studien das Vorhandensein einzelner

Myokardschichten nicht bestätigen oder ausschließen können, validierten sie dennoch unabhängig voneinander frühere histologische Befunde. Vor allem bestätigten sie die bemerkenswerten dreidimensionalen spiralförmigen Fasermuster, die Morten Smerup und seinen Kollegen zufolge *„vollkommen mit den von Pettigrew vor 150 Jahren angefertigten Zeichnungen nach der sorgfältigen Dissektion der Herzkammermasse übereinstimmen."* [36] [→ Abb. 13.5]

Im Gegensatz zur DW-MRT ermöglichen hochauflösendes MRT und Mikro-Computertomografie eine detaillierte morphologische Analyse der kardialen Mikroanatomie, wie zum Beispiel die Ausrichtung einzelner Myozyten und höherer lamellarer Einheiten innerhalb der Myokardwand [37] [→ Abb. 13.6]. Die gerichtete Anordnung der Myofasern innerhalb der Herzkammerwand und ihre sequenzielle Kontraktion während eines Herzzyklus wurden durch Doppler-Bildgebung und Sonomikrometrie bestätigt, ein Verfahren mit Implantation von winzigen Ultraschallkristallen direkt auf die Herzkammerwand [38].

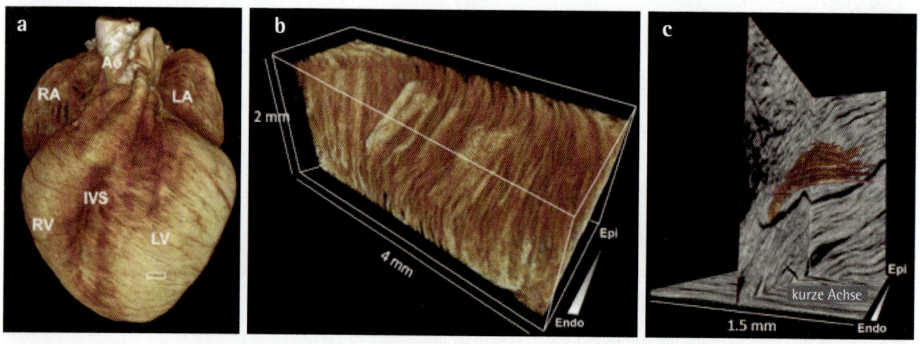

Abb. 13.6 (**a**) Aufnahme des gesamten Herzvolumens eines Hasen anhand von Mikro-CT-Daten, (**b**) gezoomter Abschnitt (aus Abb. **a**) repräsentiert Volumenaufnahme des subendokardialen Gewebeblocks anhand des in **a** dargestellten Datensatzes, welche die 3D-Morphologie mehrerer lamellarer Einheiten zeigten. (**c**) Einzelne lamellare Einheit (orange), segmentiert aus Mikro-CT-Daten der linken hinteren Herzkammerwand beim Hasen, einzelne Myozytenketten sichtbar. Ao: Aorta, RA: rechter Vorhof, LA: linker Vorhof, RV: rechte Herzkammer, LV: linke Herzkammer, IVS: Interventrikularseptum (aus [37], mit freundlicher Genehmigung von John Wiley and Sons).

2. Modelle zur Struktur und Funktion der Herzkammer

Wie von Paul Peter Lunkenheimer und Kollegen [29] festgestellt, wollte Frank zeigen, dass die Füllung und folgende Kontraktion des Herzens vom Venendruck (Vorlast) bestimmt werden und dass die während der ventrikulären Kontraktion freigesetzten Kräfte allein konstriktiver Natur sind, eine starke Vereinfachung, die sich unter Ärzten und Physiologen trotz zahlreicher histologisch-anatomischer Nachweise (wie oben beschrieben), die auf das Gegenteil verweisen, dennoch durchsetzte. Somit betrachten Mediziner, die innerhalb des „konventionellen" Paradigmas der Vorlast, Nachlast und Kontraktilität arbeiten, die „ventrikuläre Pumpe" im Wesentlichen als homogene Einheit, die ausschließlich während der systolischen Kontraktion Zentripetalkräfte erzeugt [→ Abb. 13.7]. (Für die Abfolge der Druck- und Volumenereignisse während des Herzzyklus [→ Wiggers-Diagramm Abb. 13.8]).

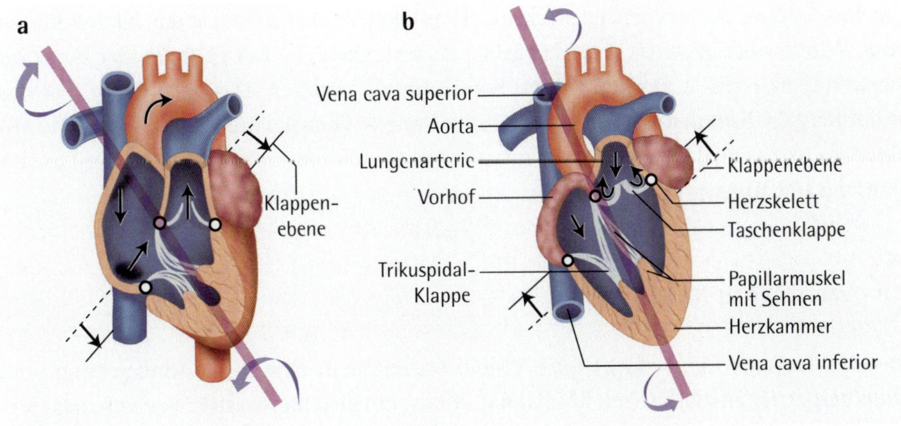

Abb. 13.7 Myokardiale Kontraktion und Verdrehung während des Herzzyklus. Während der Systole (**a**) kontrahieren die Herzkammern (rot), die atrioventrikulären Klappen schließen sich, die Taschenklappen öffnen sich und die Klappenebene wird zur Herzspitze gezogen. Die Herzbasis dreht sich im Uhrzeigersinn und die Herzspitze gegen den Uhrzeigersinn.
Bei der Diastole (**b**) kontrahieren die Vorhöfe (rot) und die Klappenebene wird zum Vorhof gezogen. Ein Drehrückstoß bei der Diastole findet während der isovolumetrischen Relaxation und der frühen diastolischen Füllung statt (adaptiert aus [39], mit freundlicher Genehmigung von Prof. J. W. Rohen).

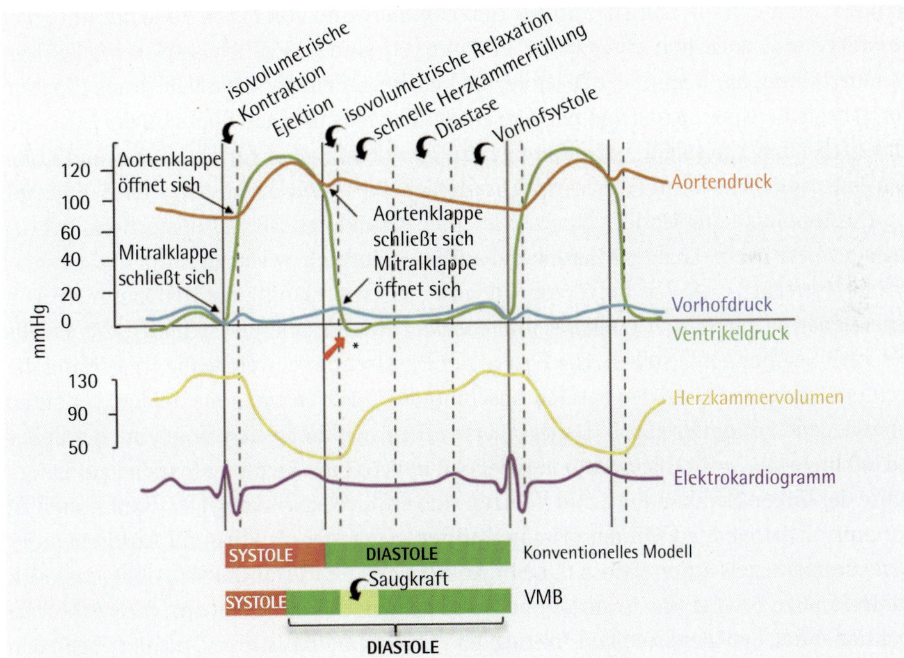

Abb. 13.8 Wiggers-Diagramm zu den Herzzyklusereignissen, wie von den konventionellen und ventrikulären Myokardband-(VMB)-Modellen interpretiert. Beim konventionellen Modell besteht die Systole aus der isovolumetrischen Kontraktion und Ejektion der linken Herzkammer, die durch eine konzentrische Kontraktion des Herzkammerkegels bewirkt wird. Im VMB-Modell entsteht die systolische Ejektion durch die Verkürzung des Herzkammerkegels mit Abstieg und Drehung der Basis [→ Abb. 13.9]. Man beachte, dass die aktive Phase nach der maximalen Ejektion beginnt und der schnellen Herzkammerfüllung entspricht, die durch eine Druckabnahme unter die Nulllinie gekennzeichnet ist (roter Pfeil mit Sternchen). Eine ähnliche Ereignisfolge, die auf einer anderen anatomischen Interpretation der Herzstruktur basiert, gilt für das Modell der antagonistischen Funktion (nähere Erläuterung im Text).

Um dieses Defizit zu beheben, entwickelten Physiologen und Kliniker in den letzten Jahren zwei weitere, aber gegensätzliche Modelle, die versuchen, die Bewegungen der Herzkammerwände angesichts der derzeitigen Forschung zu erklären. Das erste Modell ist das von Francisco Torrent-Guasp (1931–2005) vertretene ventrikuläre Myokardband (VMB)-Modell; das zweite das Modell der „antagonistischen Funktion" von Paul Peter Lunkenheimer (siehe unten).

2.1 Ventrikuläres Myokardband

Das von Torrent-Guasp eingeführte VMB-Konzept stellt eine starke Abweichung vom oben vorgestellten klassischen Modell dar und ist ein beachtenswerter Versuch, das Herz nicht nur als Antriebs-, sondern als „Druck-Saugpumpe" zu beschreiben [11, 40]. Den Befürwortern zufolge erklärt das Modell optimal die Mechanik der sequenziellen Myokardkontraktion, einschließlich Ein- und Ausdrehung, und stellt einen „*einheitlichen Ansatz für die kausalen Architekturmechanismen des Herzens*" dar [41]. Es entstand unter der Prämisse, dass eine Verkürzung der myokardialen Sarkomere (im Bereich von 10–20 %) nicht ausreicht, um eine ventrikuläre Ejektionsfraktion von bis zu 60 % zu bewirken. Ebenso lässt sich die Verdickung der linken Herzkammerwand von bis zu 30 % nur mit einer zusätzlichen systolischen „Steigerung" erklären [11]. Und schließlich ist die schnelle Herzkammerfüllung am Beginn der Diastole, die häufig von einem negativen Druck (Sogwirkung) begleitet wird, nicht allein mit dem elastischen diastolischen Rückstoß der Herzkammer zu erklären. Um solche Veränderungen zu bewirken, ist laut Torrent-Guasp und Kollegen eine zusätzliche Kontraktionskraft erforderlich. Dies berücksichtigt das VMB-Konzept.

Die Topologie des Modells basiert auf einer besonderen Dissektionstechnik, bei der man das Herz in ein einziges Muskelband auffaltet, das sich zwischen Aorta und Lungenarterie erstreckt [→ Abb. 13.9]. Entsprechend wird die Architektonik der Herzkammern von einem Paar gegenläufiger (apikaler und basaler) Muskelschlingen gebildet, die jeweils aus zwei Segmenten bestehen. Die Fasern der Basalschlinge, welche die freie Wand der rechten Herzkammer und den basalen Abschnitt der linken Herzkammer bilden, verlaufen überwiegend zirkumferenziell. Dagegen erstrecken sich die beiden Segmente der apikalen Schlinge (ab- und aufsteigend) vorwiegend in vertikaler Richtung (parallel zur Längsachse der linken Herzkammer) und kreuzen sich etwa rechtwinkelig [11]. Funktionell ist der apikale Anteil des VMB der primäre Krafterzeuger, der als Ein- und Ausdrehen des Herzkammerkegels agiert (wie z. B. beim Auswringen eines Handtuchs), ohne dass sich die Herzspitze bewegt. Die Kontraktion der absteigenden Fasern bewirkt die systolische Ejektion durch den gleichzeitigen Abstieg der Herzkammerbasis, eine Drehung gegen den Uhrzeigersinn und die Verkleinerung des LV-Hohlraums. Die Füllung der Herzkammer dagegen entsteht durch die Kontraktion der aufsteigenden Fasern der Herzkammerschleife mit einer Drehung im Uhrzeigersinn, einem Abstieg und einer Vergrößerung des Hohlraums [→ Abb. 13.9b]. Die diastolische Kammerdehnung, die von der Kontraktion des aufsteigenden Segments beeinflusst wird, ist ein wichtiges, aber umstrittenes Element des Torrent-Guasp-Modells [42–44]. Sie führt zu einer Herzkammerdehnung, einer Drehung im Uhrzeigersinn und einer Vergrösserung der AV-Klappenöffnungen, die angeblich den venösen Rückfluss erhöht, indem eine (aktive) ventrikuläre diastolische Saugwirkung entsteht, die Ärzte der Antike als *vis à fronte* bezeichneten [→ Kap. 15.2]. Nebenbei sei erwähnt, dass man auf Galens Konzept der „Kraft von vorn", die das Blut zum Herzen zieht, noch bis in die 1960er Jahre Bezug nahm, bevor das venöse Rückflussmodell von Arthur Clifton Guyton (1919 2003) allgemein Akzeptanz fand [15, 16] [→ Kap. 11.3]. Dies bestätigt die Magnetresonanz-Geschwindigkeits-Kartierung (magnetic resonance velocity mapping) der Herzkammerbasis, welche zeigt, dass die Klappenebene (in entgegengesetzter Richtung zur Herzspitze) 26–64 ms aufsteigt, *bevor* der Blutfluss durch die Mitralklappe einsetzt [47]. Das Problem ist noch lange nicht gelöst und wie erwähnt, stellten mehrere Forscher fest, dass sich eine schnelle Herzkammerfüllung nicht allein durch einen passiven elastischen Rückstoß der sich ausdehnenden Herzkammer erklären lässt (siehe [11, 48]). Robert F. Rushmer (1914–2001) und seine Kollegen stellten zum Beispiel zur Diskussion, dass transversale Schließmuskel die ventrikuläre Ejektion bewirken (Krehls „Triebwerkzeug", wie oben erwähnt) und dass die gleichzeitige Kontraktion der spiralförmigen inneren und äußeren Muskelschichten *antagonistische Wirkungen hat und somit „gespeicherte potenzielle Energie" erzeugt*, die wiederum für den diastolischen Rückstoß verantwortlich ist [49] [→ Abb. 13.2b]. Somit liefert das VMB-Konzept eine anatomische und physiologische Grundlage für den *aktiven* ventrikulären systolischen *und* diastolischen Myokardzyklus, der sich nach Ansicht der Autoren wie die Funktionsweise eines internen „Verbrennungsmotors" darstellen lässt, bei dem das Blut die stationäre Komponente (d.h. den Kolben) und die Herzkammer den Zylinder repräsentiert. Während der isovolumetrischen Phase der Herzkammerkontraktion dient das Blut als Drehpunkt, d.h. als „Hämoskelett", für die apikale Ausdehnung der Herzkammer (Zylinder) [11].

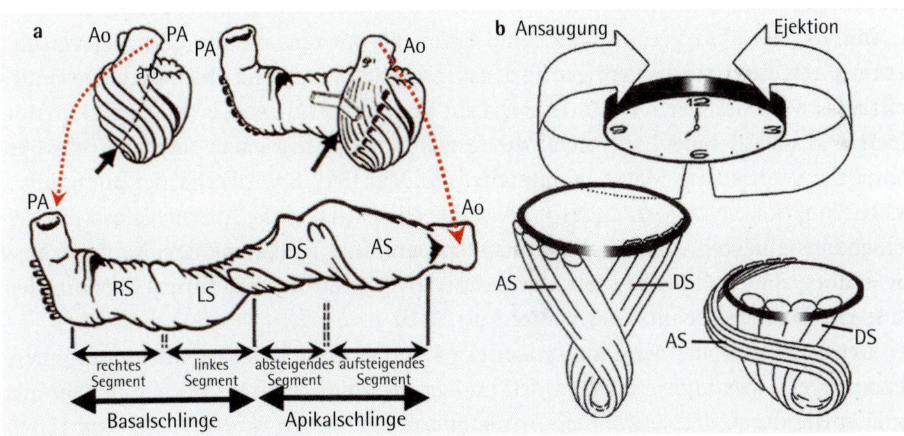

Abb. 13.9 Ventrikuläres Myokardband nach Torrent-Guasp (**a**): Die rechte Herzkammer wird entlang der gestrichelten Linie (a-b) durchschnitten, um die Trennung der Fasern in ein einziges Muskelband zu ermöglichen, das aus zwei Schlingen (basal und apikal) besteht, die sich von der Lungenarterie bis zur Aorta erstrecken (punktierte Pfeile). Jede Schlinge lässt sich weiter in zwei Segmente unterteilen. Ao: Aorta, PA: Lungenarterie, RS: rechtes Segment, LS: linkes Segment, DS: absteigendes Segment, AS: aufsteigendes Segment. (**b**) Funktionsmechanismus der beiden Segmente der *apikalen* Schlinge im Torrent-Guasp-Modell. Die Kontraktion des absteigenden Segments (ds) bewirkt eine Drehung gegen den Uhrzeigersinn, eine Senkung der Basis und eine Verkleinerung des Hohlraums, d.h. die Ejektion. Die Kontraktion des aufsteigenden Segments (as) führte dazu, dass die Herzkammerbasis aufsteigt, sich aufdreht (Drehung im Uhrzeigersinn) und weitet, um sich während der Diastole zu füllen. Die Kontraktion der Basalschlinge verursacht eine zirkumferenzielle Kontraktion, die hier nicht dargestellt ist. (aus [11], mit freundlicher Genehmigung von Elsevier).

H. Cecil Coghlan und Kollegen nahmen an, dass die Ausbreitung des depolarisierenden Impulses über die stützende Fasermatrix, welche die lamellaren Ansammlungen an Myozyten innerhalb des VMB umgibt, einen wesentlichen Bestandteil der höchst koordinierten Myokardkontraktion bildet [47]. Die Impulsausbreitung im Leitungssystem und in den Myozyten, wie vom klassischen Modell postuliert, wäre viel zu langsam, um den Zyklus abzuschließen. Die Leitungsgeschwindigkeit des elektrischen Impulses in den Purkinje-Fasern ist eine Größenordnung schneller (3 m/s) als entlang der Myozyten (0.3 m/s). Somit bilden die VMB-Schlingen nicht nur ein effektives Stütznetzwerk, sondern sind auch wichtige elektrische Leiter der kardialen Aktivierung. Das VMB-Konzept fand nicht nur zahlreiche Anhänger unter den Anwendern der Ultrasonographie [50, 51], sondern brachte auch neue Verfahren in der operativen Behandlung von dilatierten, insuffizienten Herzen (Batista-Verfahren [52]) voran, bei dem laut Laplace-Gesetz ein reduzierter Radius des LV-Hohlraums die kontraktive Effizienz mutmaßlich verbessert [53].

2.2 Die antagonistische Funktion des Herzmuskels

Die Befürworter dieser Theorie erkennen ebenso an, dass neben den verengenden auch eine Reihe antagonistischer Kräfte im arbeitenden Myokard wirken. Sie leugnen jedoch das Vorhandensein einer anatomisch definierten tertiären Superstruktur und bestehen darauf, dass das VMB-Konzept ein Artefakt der Dissektion sei, das die komplexe Anordnung der Kardiomyozyten innerhalb der Bindegewebsmatrix der Herzkammer zerstört. Anstatt nach den Prinzipien eines quergestreiften Muskels mit Ursprung und Ansatz am Pulmonalarterien- und Aortenostium zu arbeiten, verhindere die heterogene Anordnung der Myozyten in lamellaren Einheiten mit tangentialer und transversaler Ausrichtung die zu starke Verdickung der systolischen Wand und diene dazu, die ventrikuläre Form zu stabilisieren [29, 37, 54]. Laut Robert H. Anderson, einem der schärfsten Kritiker des VMB-Modells, zerreißt das gewalttätige „Auswickeln" der ventrikulären Wand die ventrikuläre Masse mindestens fünf Mal [55]. Befürworter der antagonistischen Funktion behaupten dagegen, dass die Dissektion nach Torrent-Guasp die Verschiebungsschichten, „die sie sehen möchten", einführt, jedoch mit dem Nachteil, dass die endomysiale und perimysiale stützende Matrix zerstört wird, die das Myokard vor zu starker Dehnung schützt [56] [→ Abb. 13.4].

Gemäß dem Modell wird die systolische Kontraktion durch die äußere und innere Gruppe von *Tagentialfasern* (epikardial und endokardial), die spiralförmig angeordnet sind, sowie durch die *ringförmige* Ansammlung der Fasern in der Wandmitte (Triebwerkzeug) verursacht [→ Abb. 13.3]. Mit der progressiven Verringerung des LV-Radius nehmen diese verengenden Kräfte ab. Eine zweite Gruppe von Fasern, welche die Wand in *transversaler* Richtung kreuzt, die sogenannten „penetrierenden Fasern", agieren in *entgegengesetzter* Richtung, d. h. sie verhindern eine übermäßige systolische Verdickung der Wand. Lunkenheimer und Kollegen bestätigten das Vorhandensein antagonistischer Kräfte in der arbeitenden Myokardwand mittels Nadelkraftaufnehmern in einem Schweinemodell [43] und bei Menschen [44]. Das verbindende Element zwischen diesen beiden Gruppen aktiver Kräfte ist das ausgedehnte Netzwerk der myokardialen Stützmatrix

[29]. Einer der Schwachpunkte dieses Modells ist nach Ansicht seiner Kritiker jedoch, dass die ein- und ausdrehende Bewegung des Herzens keine Erklärung findet [48].

3. Intrakardiale Muster des Blutflusses

Ähnlich wie die ventrikuläre Faserarchitektur scheint auch der Blutstrom durch das Herz invarianten Mustern zu folgen [→ Abb. 13.10]. Man wies nach, dass Ströme von der Vena cava superior und inferior nicht kollidieren, sondern aneinander vorbei fließen, um eine atriale Verwirbelung zu bilden [57]. Systolische und mitt-diastolische Wirbelstrommuster treten auch im linken Vorhof [58] und während der diastolischen Füllung in den Herzkammern auf [57, 59, 60].* Studien zur Magnetresonanz-Geschwindigkeits- Kartierung der Kammerströme zeigen asymmetrische Wirbelstrommuster, die laut Philip J. Kilner und Kollegen den Impuls des einströmenden Blutes zu den atrioventrikulären Klappen umleiten und damit die atrioventrikuläre Kopplung verstärken [57]. Weiterhin wurde nachgewiesen, dass die optimale Wirbelbildung und die Strömungsdynamik während der Füllung der linken Herzkammer gute Indikatoren für eine gesunde Myokardleistung sind [62, 63] und eine wichtige Rolle bei der Ausdehnung der Herzkammer spielen [64]. Durch den Einsatz der digitalen Partikelbild-Velocimetrie zur Darstellung der intrakardinalen Strömung bei narkotisierten Schweinen zeigten Partho P. Sengupta und Kollegen [65] die Bildung eines großen anterioren und eines kleineren posterioren Wirbelstrommusters während der frühen diastolischen Füllung, die sich über das anteriore bzw. posteriore Mitralklappensegel erstreckten. Die Größe der Verwirbelung nahm während der isovolumetrischen Kontraktion zu, woraufhin sich der anfänglich von der Basis zur Spitze gerichtete Fluss plötzlich umkehrte und in den Ausflusstrakt strömte, um dann während der ventrikulären Ejektion ausgestoßen zu werden. Es ist zu beachten, dass die beiden Verwirbelungen tatsächlich eine zweidimensionale Darstellung eines einzelnen, asymmetrischen Ringwirbels sind [→ Abb. 13.10c]. Die Bedeutung der Wirbelströme für die allgemeine Dynamik der Herzkammerfunktion wurde zudem anhand elektrischer Stimulation der Herzkammern an der Basis demonstriert, was zu einem Verlust der Wirbelbildung, zu turbulenten Strömungen und zu einer Umkehr des normalen von der Spitze zur Basis gerichteten Flusses während der Prä-Ejektionsphase führte. Die Autoren konstatierten: „*Diese Beobachtungen sprechen gegen die konventionelle Annahme, dass die linke Herzkammer bei der Ejektion kontrahiert und bei der Füllung dilatiert, mit dazwischenliegenden isovolumetrischen Phasen der hämodynamischen Stase. Vielmehr leisten die Wirbel einen dynamischen Beitrag zur Flussumkehr und zu einem effizienten Impulstransfer*" und darüber hinaus „*hält die Richtung der elektromechanischen Aktivierung im Herzen ausgewachsener Säugetiere die Synchronität zwischen Zeitpunkt und Richtung der Aktivierung und des Blutflusses aufrecht.*" [65]

* Siehe Markl et al. [61] für ein zeitaufgelöstes dreidimensionales MRT-Video der intrakardialen Strömungswege.

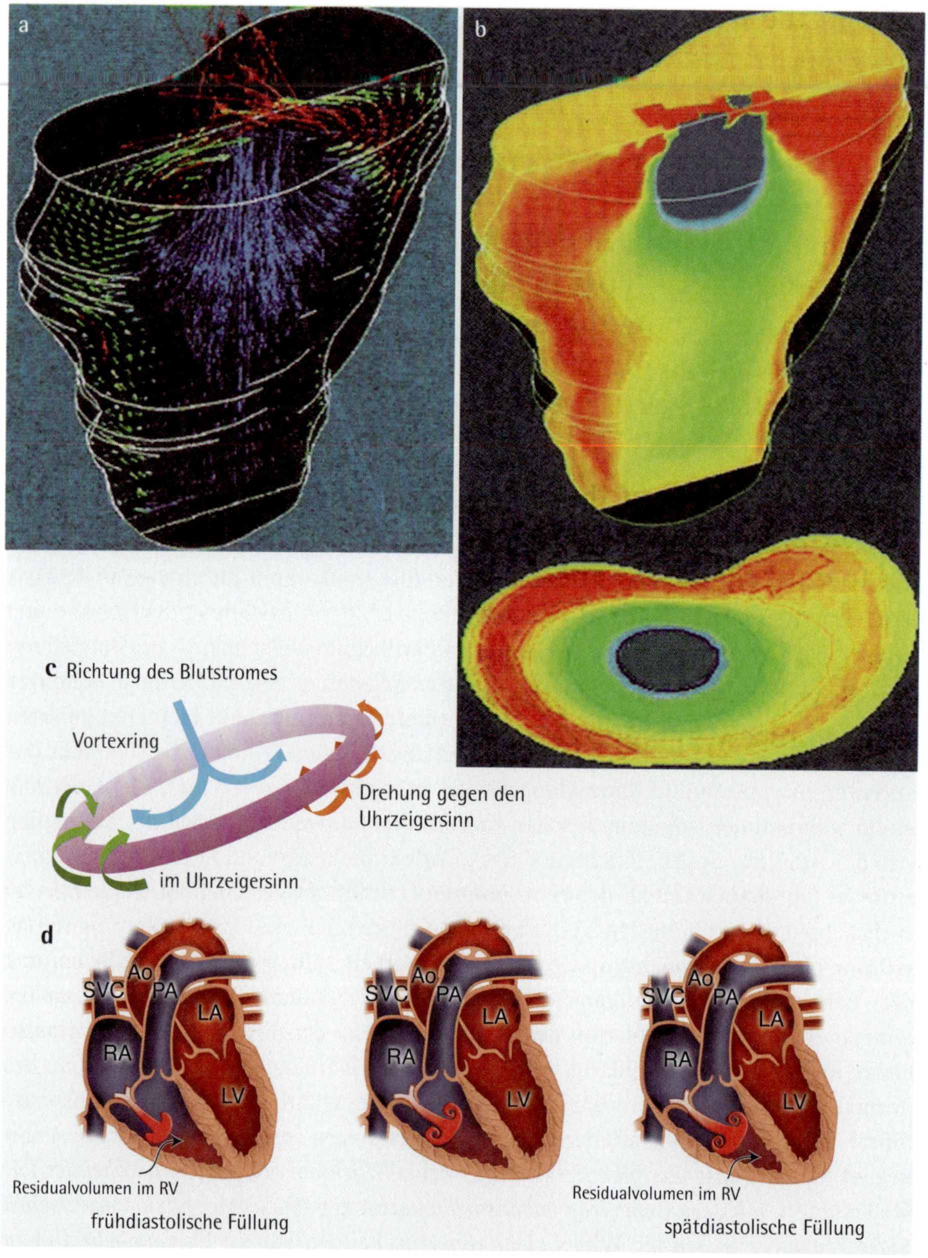

Abb. 13.10 Darstellung des intrakardialen Blutstroms. Die Strömungsgeschwindigkeitsfelder (**a**) und Farbkartierung (**b**) während der frühen diastolischen Füllung der rechten Herzkammer bei einem Hund. Der Querschnitt (unten in Abbildung b) wird 2.5 cm von der Herzkammeröffnung genommen. Die roten und gelben Spektren stellen positive Geschwindigkeiten, grün und blau negative dar (aus [66], mit freundlicher Genehmigung der American Physiological Society).
(**c**) Dreidimensionale Darstellung des ventrikulären Wirbelrings. Man beachte die Drehrichtung der sich gegenüber stehenden Wirbelpole im und gegen den Uhrzeigersinn.
(**d**) Wirbelströme während früher und später rechtsventrikulärer Füllung. Das Aufeinandertreffen des schnellen diastolischen Stroms mit dem Restblut in der Herzkammer führt zu einem ringförmigen Füllungswirbel, einer energieverbrauchenden Struktur. RA: rechter Vorhof, LA: linker Vorhof, RV: rechte Herzkammer, LV: linke Herzkammer, SVC: Vena cava superior, PA: Lungenarterie, Ao: Aorta.

In einem kürzlich veröffentlichten „Opus magnum" zum Phänomen des intrakardialen Blutflusses bestätigte Ares Pasipoularides, dass im Herzen Form und Funktion tatsächlich eins geworden sind: *„In gewisser Weise hat das, was das Blut als Flüssigkeit tut, die muskuläre Gewebearchitektur der Herzkammern gestaltet"*.

Er nimmt weiterhin an: *„Auf spiralförmigen Bahnen schwingen sich Myofasern bis zur Herzspitze hinab und steigen dann erneut zu seiner Basis auf. Sie machen die gleichen Bewegungen und betonen die gleichartige Strömung des Wirbels innerhalb der Herzkammern. Deshalb sind der intraventrikuläre Blutfluss und das Muster der muskulären Gewebearchitektur des Herzens ineinander verschlungen."* [16]

Wie bereits erwähnt, betonten frühere Publikationen über die Mechanik der Kontraktion das Vorhandensein von wirbelartigen Strömungsmustern als wichtige energieerhaltende Strukturen, die bei der Ejektion freigesetzt werden [57, 58, 62, 67–69]. Aktuelle Studien widersprechen diesen Behauptungen jedoch vollständig. Raphaël Maire und Kollegen fanden keinen Unterschied beim funktionellen Status und der Belastungstoleranz zwischen Patienten mit mechanischer oder biologischer Mitralklappenprothese mit normalen und abnormen ventrikulären Flussmustern [70]. Darüber hinaus zeigten Untersuchungen an Hunden und Simulationen numerischer Strömungsdynamik (CFD) von Pasipoularides und Kollegen [66, 71] sowie mathematische und experimentelle Herzkammermodelle [59, 72], dass Strömungsmuster während der diastolischen Füllung der Herzkammern die kinetische Energie des sich bewegenden Blutes signifikant *reduzieren* und insgesamt zu einer *Abnahme* des Kammerdrucks führen [→ Abb. 13.10d]. Pasipoularides zufolge sind ventrikulären Wirbel irreversible Energiefallen:

„Der Schlüssel zu der vorausgesetzten nützlichen physiologischen Rolle des diastolischen Füllungswirbels liegt in der Aufstauung einer bestimmten Menge an Energie, die sich als Abnahme der Druckenergie des einströmenden Blutes bemerkbar macht. Durch die Umwandlung von Energie und Arbeit aus dem Einstrom in die kinetische Energie der Wirbelbewegung mit konsekutiver Wärmeableitung begünstigt der diastolische Wirbel die Füllung und ein höheres enddiastolisches Volumen. Ohne diese Energie-Umwandlung könnte der Einstrom während der dilativen Ventrikelfüllung einen zuflussbehindernden Druckanstieg zwischen Einstrompol und Endokard verursachen." (Hervorhebungen von Pasipoularides [73]).

Im Zuge dieser Erkenntnisse formulierte Pasipoularides das Konzept der „konvektiven Dezeleration" [66, 71, 73], nach dem die Geometrie der Herzkammer zusammen mit dem nach der Ejektion in der Herzkammer verbleibenden Blut den diastolischen Druckgradienten während der Phase der schnellen Herzkammerfüllung signifikant reduziert und so eine potenzielle Überdehnung der Kammer verhindert. Ein Teil der kinetischen Energie des Blutes staut sich somit als Flüssigkeitswirbel auf und wird als Wärme abgeführt, wenn sich der Wirbel während der ventrikulären Ejektion in turbulente Strahlen und Strudel auflöst. Spiralförmige Ströme mit Rückfluss wurden zudem in der Aorta [→ Abb. 13.11] [74] sowie an den wichtigsten arteriellen Aufzweigungen nachgewiesen [75] und in Modellen des Arterienbaums ausführlich rheologisch analysiert [76]. Wie die Wirbel im Herzen behindern auch sie den anterograden Blutfluss und tragen zum Energieverlust des Flusses bei. Das Fehlen normaler atrialer Blutflussmuster, wie z. B. bei Vorhofflimmern, bei dem die zellulären Elemente des Blutes nicht mehr in Suspension vorliegen, ist ein bekannter Risikofaktor für die Thrombenbildung. Normale intraventrikuläre Strömungsmuster sind darüber hinaus als wichtiger Faktor für die mechanische Funktion der Trikuspidal- und Mitralklappen anerkannt [66]. Ein zunehmendes Interesse an intrakardialen Flussmustern und ventrikulären Drehungsmechanismen [68] offenbarte einen neuen, bisher unbekannten Aspekt der Funktion des Myokards und stellt einen wichtigen Schritt zu einem besseren Verständnis seiner Form dar.

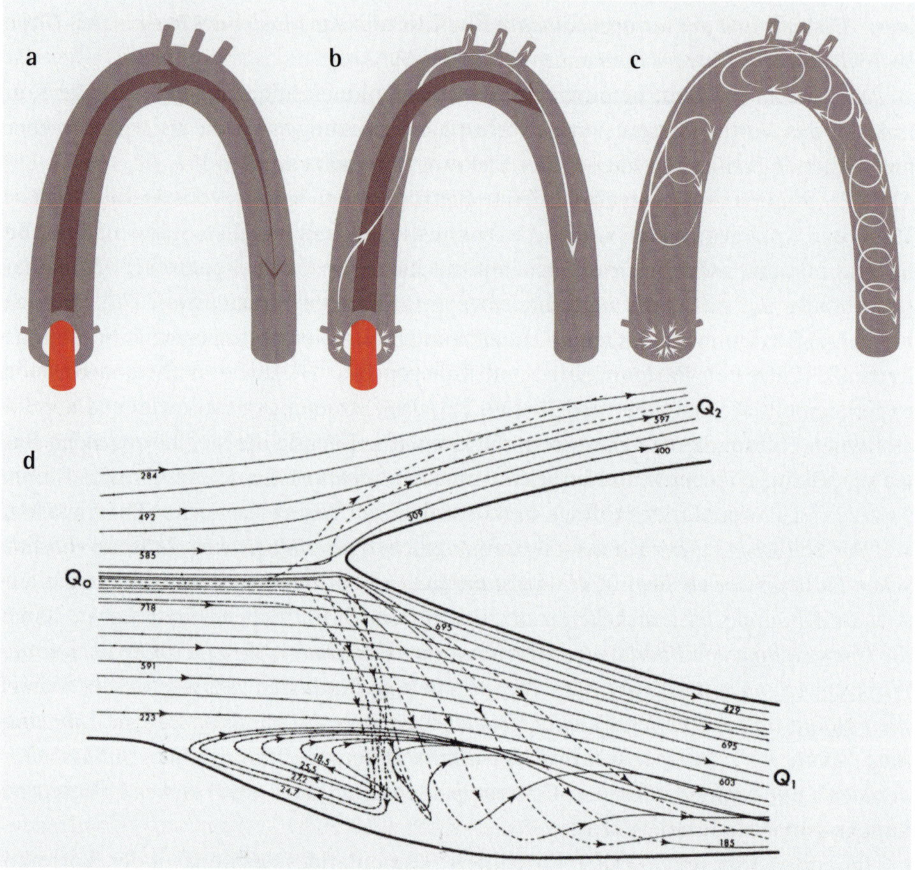

Abb. 13.11 Dreidimensionale spiralförmige Flussmuster in der Aorta während der frühen Systole (**a**), Pfeil zeigt die höchsten axialen Strömungsgeschwindigkeiten bei der Mitt- bis Spätsystole; sekundäre spiralförmige Strömungen werden über den Axialstrom gelegt (**b**) und über die Endsystole (**c**), wenn rezirkulierende sekundäre Strömungen nach dem Schluss der Aortenklappe fortbestehen. Die endsystolische Verlangsamung der Strömung verursacht einen Sog (Flussumkehr), trägt zum Schließen der Aortenklappe bei und weitet die Kurvatur des Aortenbogens.
(**d**) Detaillierte Flussmuster der Partikel während eines stetigen Stroms durch ein Glasmodell der Carotisgabel beim Menschen. Durchgehende Linien kennzeichnen Partikelpfade in der Nähe und gestrichelte Linien fern von der Mittellinie. Q: Fluss (aus [76], mit freundlicher Genehmigung von John Wiley and Sons).

Das Vorhandensein eines wirbelartigen Flussmusters wirft auch ein neues Licht auf das rätselhafte Phänomen der systolischen Druckumkehr zwischen dem linken Ventrikel und der Aorta ascendens, das HiFi-Aufnahmen in den 1960ern belegten. Während man annahm, dass der LV-Druck den Aortendruck während der gesamten Ejektionsphase übersteigt (wie weiterhin in den Wiggers-Diagrammen der Physiologie dargestellt wird [→ Abb. 13.8]), zeigten von Mark I. M. Noble durchgeführte Experimente bei dauerhaft instrumentierten Hunden, dass der positive ventrikulo-aortale Druckgradient nur während der *frühen* Ejektionsphase besteht. Paradoxerweise *übersteigt* der Aortendruck den LV Druck in der zweiten Hälfte der Ejektion häufig um bis zu 30 mmHg (negativer Druckgradient) [77]. Noble stellte fest, dass die mittsystolische Umkehr des Druckgradienten in Bezug auf die Aorta auch für den LV-Ausflusstrakt gilt. Dabei stellte sich die Frage, wie viel Kraft, wenn überhaupt, die linke Herzkammer aufwendet, um die Ejektion abzuschließen [78]. Noble schrieb: „*Wenn die späte systolische Ejektion von dem Impuls des Blutes rührt, trägt das Herz implizit nicht wesentlich zu dieser Ejektion oder zur Erzeugung des linksventrikulären Drucks bei; die alternative Quelle des linksventrikulären Drucks wäre eine retrograde Transmission des Aortendrucks.*" [77]

Erst kürzlich berichteten Kim H. Parker et al. (mittels Wellenintensitätsanalye, siehe Kapitel 22.2.4 und Abb. 22.5) von dem Vorhandensein negativer Druckwellen, die von der Herzkammer zur Peripherie wandern und sowohl eine Verlangsamung des Aortenstroms als auch die Umkehr des ventrikulär-aortalen Druckgradienten während der Spätsystole auslösen. Die verbleibenden Saugkräfte tragen angeblich zur schnellen diastolischen Herzkammerfüllung bei [79]. Motoaki Sugawara et al. entwickelten eine Methode, den Impuls (Inertialkraft), der zur Ejektion des Blutes von der linken Herzkammer benötigt wird, zu graduieren, welcher sich bis zum Stillstand verlangsamt und dabei Sogwirkung (negativer Druck) erzeugt. Sie wiesen nach, dass die Erzeugung einer linksventrikulären Saugwelle mit der Ejektionsfraktion, dem Herzindex, dem Schlagvolumen und anderen Indizes der Herzleistung signifikant korreliert [80]. Dieselbe Gruppe von Forschern zeigte mithilfe eines 2D-Farbdopplers mit hoher Bildfrequenz, dass das Vorhandensein der ventrikulären Sogwirkung die vorübergehende Umkehr des Blutflusses von der Aorta zurück zur Herzkammer verursacht und die Aortenklappe effektiv schließt [→ Abb. 13.11b] [81]. Somit sind die Kombination aus Wirbeln in den Sinus Valsalvae und die ventrikuläre Saugkraft die tatsächliche Ursache der Schließung der Aortenklappe und nicht der Gegendruck des Blutes an der Aortenwurzel.

Das Vorhandensein des negativen intraluminalen Drucks bestätigt die *Verengung* der Kurvatur des Aortenbogens während der ventrikulären Systole, ein verblüffendes Phänomen, das Robert F. Rushmer und Kollegen in kinematografischen Aufzeichnungen bei narkotisierten Hunden beobachteten [82]. (In Analogie zur Schlinge eines Gartenschlauchs, die sich begradigt, wenn der Wasserdruck steigt, wäre zu erwarten, dass sich der Aortenbogen während der Systole verflacht.) Die endsystolische Verengung der Kurvatur im Aortenbogen machen Geschwindigkeitskartierungen deutlich, die Kilner et al. von gesunden Probanden anfertigten [→ Abb. 1 in [73] und Abb. 13.11].

4. Das Herz als Stauorgan

Seit einiger Zeit ist bekannt, dass das Myokard einen deutlich höheren Dehnungswiderstand besitzt als der Skelettmuskel [83]. Dies lässt sich mehreren Faktoren zuschreiben, z.B. sind die Myozyten über eingefügte Scheiben aus dem strukturellen Protein Titin verbunden, die zusammen mit dem oben genannten Stütznetzwerk aus Faserelementen (endomysiale und perimysiale Fasern) für die besondere Steifigkeit des Myokards verantwortlich sind [56] [→ Abb. 13.4]. Darüber hinaus ist die Ruhespannung der Kardiomyozyten aufgrund spontaner Schwingungen der Sarkomere durch die Freisetzung und Aufnahme von Calcium durch das sarkoplasmatische Retikulum erhöht [84], ein Erregungsverhalten, das als Calcium-induzierte Calciumfreisetzung (CICR) bekannt ist [85]. Beachtenswert ist der Umstand, dass die Kontraktion *und* Relaxation, d.h. Systole *und* Diastole, aktive, energieverbrauchende Prozesse sind. Das Herz ist somit auf einzigartige Weise ausgestattet, einer Überdehnung durch das Einströmen des Blutes mit Hilfe von Dehnungs-abhängigen passiven und aktiven Spannungskräften „standzuhalten" [86]. Stark trabekulierte Innenwände der Herzkammern (Trabeculae carneae) sind zusammen mit dem steilen Winkel der ventrikulären Ausflusstrakte [→ Abb. 13.12] weitere mechanische Faktoren, die den Reibungswiderstand des Blutflusses stark erhöhen und das Konzept unterstützen, dass das Herz primär als Stauorgan wirkt [87]. Schließlich ist das Herz von einem nur geringfügig dehnbaren faserartigen Perikard umgeben, das zusätzlichen Schutz vor einer Überdehnung in Phasen erhöhter aerober Aktivität bietet [88, 89]. Dies ist vor allem bei der dünnwandigen rechten Herzkammer wichtig, die aus inneren und äußeren Tangentialschichten besteht, aber keine mittleren (aktivierenden) Fasern aufweist.

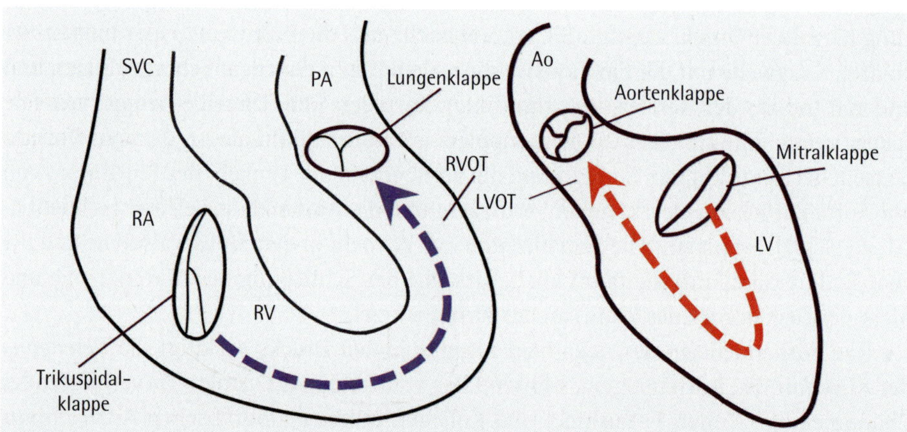

Abb. 13.12 Frontalprojektionen der Einfluss- und Ausflusstrakte der rechten und linken Herzkammer. Der lang ausgezogene, sinusförmige Verlauf des rechtsventrikulären Ausflusstrakts (RVOT) bildet einen stumpfen Winkel von rund 90° mit dem Einflusstrakt. Der entsprechende Winkel im kurzstreckigen linksventrikulären Ausflusstrakt (LVOT) ist dagegen spitz (rund 30°). Auf seinem Weg durch das linke Herz erfährt das Blut somit fast eine vollständige Umkehr der Flussrichtung. SVC: Vena cava superior, RA: rechter Vorhof, RV: rechte Herzkammer, PA: Lungenarterie, Ao: Aorta, LV: linke Herzkammer.

Insgesamt zeigte sich, dass die Erforschung der anatomischen Struktur des Herzens primär im Hinblick auf seine systolische Funktion erfolgt, die das Herz in erster Linie als eine effiziente Druck-Propulsions-Pumpe darstellt. Dies wird durch die ubiquitäre Anwendung des Konzepts der Vorlast- und Nachlast-Kontraktilität bestätigt, das in Weiterführung der ursprünglich von Frank und Starling isoliert perfundierten Herzpräparationen entstand. Im Gegensatz zu der Fülle an Literatur über die linke Herzkammer gibt es nur wenige Studien über die rechte Kammer, die bis vor Kurzem noch als „passives Conduit" für das Blut galt [90, 91]. Außerdem überdachte man in den letzten Jahren die herkömmliche Ansicht, dass die Herzinsuffizienz ausschließlich auf die Schwächung der systolischen (Pumpen) Funktion zurückzuführen ist und erweiterte sie um die diastolische Herzinsuffizienz, d. h. die Unfähigkeit der Herzkammern, sich zu dehnen [→ Kap. 14.1.1]. Die Verwendung von dynamischen *In-vivo*-Bildgebungsverfahren bestätigt das Vorhandensein antagonistischer Kräfte in der linken Herzkammerwand (und belegt überraschenderweise auch die Bedeutung der ventrikulären diastolischen Saugwirkung, die eine so dominante Rolle im Medizinsystem von Galen spielte). Antagonistische Kräfte verhindern eine übermäßige Wandverdickung während der Systole und stabilisieren das Herz. Die anatomische Lokalisierung dieser Kräfte ist jedoch ein strittiges Thema. Die komplexe dreidimensionale Bewegung des Herzens wird durch die einzigartige Anordnung der Kardiomyozyten in lamellare Einheiten, welche die Grundbausteine des Myokards sind, beeinflusst. Eine Struktur höherer Ordnung, bestehend aus aggregierten, spiralförmig angeordneten Myozytenketten, ist mittels DW-MRT-Bildgebung gut erkennbar, während das Vorhandensein der tertiären Struktur (VMB) basierend auf der anatomischen Dissektion umstritten bleibt. Es gibt die Meinung, dass die wirbelähnliche Form des voll ausgebildeten Herzens, am Zusammenfluss der systemischen und pulmonalen Kreisläufe gelegen, seine tatsächliche, blutstauende Funktion offenbart. Dies bestätigen auch die besondere, dehnungsbeständige Myokardarchitektur und das Vorhandensein höchst organisierter intrakardialer Fließgestaltungen, der Wirbel. Ein dünner Apex ohne Muskelunterstützung*, eine relativ niedrige Ejektionsfraktion (im Bereich von 50–60 %, warum nicht 100 %?) und eine geringe energetische Effizienz (10–15 %) [→ Kap. 16.6] sprechen in der Tat dagegen, dass das Herz eine effiziente Druckantriebspumpe ist.

* Beim Verfahren des minimal invasiven (d. h. ohne Operation am offenen Herzen oder Herz-Lungen-Bypass) Aortenklappenersatzes, der sogenannten TAVI (Transkatheter-Aortenklappenimplantation), wird die Aortenklappe durch die Herzspitze eingesetzt, ohne offensichtliche Beeinträchtigung der funktionellen Integrität der linken Herzkammer.

Literatur

1 Mann, D. L. Bristow, M. R.: Mechanisms and models in heart failure: the biomechanical model and beyond. Circulation 2005; 111 (21). S. 2837–2849.

2 Buckberg, G. D. et al.: Left ventricular form and function. Circulation 2004; 110 (14). S. 333–336.

3 Pettigrew, J. B.: On the arrangement of the muscular fibres in the ventricles of the vertebrate heart, with physiological remarks. Philosophical Transactions of the Royal Society of London 1864; 154. S. 445–500.

4 Benninghoff, A.: Die Architektur des Herzmuskels. Eine vergleichend-anatomische und vergleichend-funktionelle Betrachtung. Morphologisches Jahrbuch 1931; 67. S. 262–317.

5 Siegel, R. E.: Galen's system of physiology and medicine. Karger Verlag Basel 1968. S. 30–134.

6 Prioreschi, P.: A History of Medicine. Band 3. Horatius Press Omaha 1996.

7 McMurrich, J. P.: Leonardo da Vinci, the anatomist (1452–1519). Williams & Wilkins Pub. Baltimore 1930. S. 159.

8 Pasipoularides, A.: Heart's vortex: intracardiac blood flow phenomena. People's Medical Publishing House Shelton 2010. S. 119–127.

9 Wandt, B.: Long-axis contraction of the ventricles: a modern approach, but described already by Leonardo da Vinci. Journal of the American Society of Echocardiography 2000; 13 (7). S. 699–706.

10 Lower, R.: Tractatus de Corde. In: Gunther, R. T. (Hrsg.): Early Science in Oxford. Band 9. Clarendon Press Oxford 1932.

11 Torrent-Guasp, F. et al.: Systolic ventricular filling. European Journal of Cardio-Thoracic Surgery 2004; 25 (3). S. 376–386.

12 Buckberg, G. D.: Basic science review: the helix and the heart. The Journal of Thoracic and Cardiovascular Surgery 2002; 124 (5). S. 863.

13 Greenbaum, R. et al.: Left ventricular fibre architecture in man. British Heart Journal 1981; 45 (3). S. 248–263.

14 Pettigrew, J. B.: Design in Nature. Band 2. Longmans, Green and Co. London New York 1908.

15 Pettigrew, J. B.: Anatomical preparation making as devised and practised at the university of Edinburgh and at the Hunterian Museum of the Royal College of Surgeons of England. The Lancet 1901; 158 (4083). S. 1479–1484.

16 Pasipoularides, A.: Heart's vortex: intracardiac blood flow phenomena. People's Medical Publishing House Shelton 2010. S. 301–302.

17 Rushmer, R.: Cardiovascular Dynamics. WB Saunders Philadelphia London 1961. S. 35.

18 Brecher, G., Galletti, P.: Functional anatomy of cardiac pumping. In: Hamilton, W. (Hrsg.): Handbook of Physiology: Circulation. American Physiological Society Washington 1963. S. 759–798.

19 Ludwig, C.: Über den Bau und die Bewegungen der Herzventrikel. Zeitschrift für rationelle Medicin 1849; 7. S. 189–220.

20 Krehl, L. v.: Beiträge zur Kenntniss der Füllung und Entleerung des Herzens. Abhandlungen der Mathematisch-Physischen Klasse der Königlich-Sächsischen Gesellschaft der Wissenschaften 1881; 17. S. 340–383.

21 MacCallum, J. B.: On the muscular architecture and growth of the ventricles of the heart. John Hopkins Hospital Reports 1900; 9. S. 307–335.

22 Mall, F. P.: On the muscular architecture of the ventricles of the human heart. American Journal of Anatomy 1911; 11 (3). S. 211–266.

23 Frank, O.: On the dynamics of cardiac muscle. American Heart Journal 1959; 58 (2). S. 282–317.

24 Starling, E. H.: The Linacre Lecture on the Law of the Heart. Longmans, Green & Co. London 1918.

25 Patterson, S., Piper, H., Starling, E.: The regulation of the heart beat. Journal of Physiology 1914; 48 (6). S. 465.

26 Katz, A. M.: Ernest Henry Starling, his predecessors, and the Law of the Heart. Circulation 2002; 106 (23). S. 2986–2992.

27 Mommaerts, W. F. M.: Heart Muscle. In: Fishman, A. P., Richards D. W. (Hrsg.): Circulation of the blood: men and ideas. American Physiological Society Washington 1982. S. 127–198.

28 Lunkenheimer, P. P., Redmann, K., Anderson, R. H.: The architecture of the ventricular mass and its functional implications for organ-preserving surgery. European Journal of Cardio-Thoracic Surgery 2005; 27 (2). S. 183–190.

29 Lunkenheimer, P. P. et al.: Models of ventricular structure and function reviewed for clinical cardiologists. Journal of Cardiovascular Translational Research 2013; 6 (2). S. 176–186.

30 Lev, M., Simkins, C.: Architecture of the human ventricular myocardium; technic for study using a modification of the Mall-MacCallum method. Laboratory Investigation 1956; 5 (5). S. 396–409.

31 Grant, R. P.: Notes on the muscular architecture of the left ventricle. Circulation 1965; 32 (2). S. 301–308.

32 Streeter Jr, D. D., Bassett, D. L.: An engineering analysis of myocardial fiber orientation in pig's left ventricle in systole. The Anatomical Record 1966; 155 (4). S. 503–511.

33 Streeter Jr, D. D. et al.: Fiber orientation in the canine left ventricle during diastole and systole. Circulation Research 1969; 24 (3). S. 339–347.

34 Anderson, R. H. et al.: The anatomical arrangement of the myocardial cells making up the ventricular mass. European Journal of Cardio-Thoracic Surgery 2005; 28 (4). S. 517–525.

35 Hunter, P., Smaill, B.: The analysis of cardiac function: a continuum approach. Progress in Biophysics and Molecular Biology 1988; 52 (2). S. 101.

36 Smerup, M. et al.: The Three-Dimensional Arrangement of the Myocytes Aggregated Together Within the Mammalian Ventricular Myocardium. The Anatomical Record 2009; 292 (1). S. 1–11.

37 Stephenson, R. S. et al.: The functional architecture of skeletal compared to cardiac musculature: Myocyte orientation, lamellar unit morphology, and the helical ventricular myocardial band. Clinical Anatomy 2016; 29 (3). S. 316–332.

38 Sengupta, P. P. et al.: Left ventricular form and function revisited: applied translational science to cardiovascular ultrasound imaging. Journal of the American Society of Echocardiography 2007; 20 (5). S. 539–551.

39 Rohen, J. W.: Morphologie des menschlichen Organismus. Verlag Freies Geistesleben Stuttgart 2000.

40 Kocica, M. J. et al.: The helical ventricular myocardial band: global, three-dimensional, functional architecture of the ventricular myocardium. European Journal of Cardio-Thoracic Surgery 2006; 29 (Suppl. 1). S. 21–40.

41 Buckberg, G. D. et al.: Ventricular structure–function relations in health and disease: Part I. The normal heart. European Journal of Cardio-Thoracic Surgery 2014; 47 (4). S. 587–601.

42 Pasipoularides, A.: Heart's vortex: intracardiac blood flow phenomena. People's Medical Publishing House Shelton 2010. S. 311–317.

43 Lunkenheimer, P. et al.: The forces generated within the musculature of the left ventricular wall. Heart 2004; 90 (2). S. 200–207.

44 Lunkenheimer, P.P. et al.: Beta-blockade at low doses restoring the physiological balance in myocytic antagonism. European Journal of Cardio-Thoracic Surgery 2007; 32 (2). S. 225–230.

45 Brecher, G. A.: Venous return. Grune & Stratton New York 1956.

46 Brecher, G. A.: Critical review of recent work on ventricular diastolic suction. Circulation Research 1958; 6 (5). S. 554–566.

47 Coghlan, H. C. et al.: 'The electrical spiral of the heart': its role in the helical continuum: The hypothesis of the anisotropic conducting matrix. European Journal of Cardio-Thoracic Surgery 2006; 29 (Suppl. 1). S. 178–187.

48 Buckberg, G. et al.: Structure and function relationships of the helical ventricular myocardial band. The Journal of Thoracic and Cardiovascular Surgery 2008; 136 (3). S. 578–589.

49 Rushmer, R. F., Crystal, D. K., Wagner, C.: The functional anatomy of ventricular contraction. Circulation Research 1953; 1 (2). S. 162–170.

50 Buckberg, G. et al.: Cardiac mechanics revisited. Circulation 2008; 118 (24). S. 2571–2587.

51 Hayabuchi, Y., Sakata, M., Kagami, S.: Assessment of the helical ventricular myocardial band using standard echocardiography. Echocardiography 2015; 32 (2). S. 310–318.

52 Batista, R. J. et al.: Partial Left Ventriculectomy to Improve Left Ventricular Function in End-Stage Heart Disease. Journal of Cardiac Surgery 1996; 11 (2). S. 96–97.

53 Buckberg, G.: Ventricular structure and surgical history. Heart Failure Reviews 2005; 9 (4). S. 255–268.

54 Lunkenheimer, P. P. et al.: Three-dimensional architecture of the left ventricular myocardium. The Anatomical Record 2006; 288 (6). S. 565–578.

55 Anderson, R. H. et al.: How are the myocytes aggregated so as to make up the ventricular mass? Seminars in Thoracic and Cardiovascular Surgery: Pediatric Cardiac Surgery Annual 2007; 10 (1). S. 76–86.

56 Borg, T., Caulfield, J.: The collagen matrix of the heart. Federation Proceedings 1981; 40 (7). S. 2037–2041.

57 Kilner, P. J. et al.: Asymmetric redirection of flow through the heart. Nature 2000; 404. S. 759–761.

58 Fyrenius, A. et al.: Three dimensional flow in the human left atrium. Heart 2001; 86 (4). S. 448.

59 Domenichini, F. et al.: Combined experimental and numerical analysis of the flow structure into the left ventricle. Journal of Biomechanics 2007; 40 (9). S. 1988–1994.

60 Geiger, J. et al.: 4D-MR flow analysis in patients after repair for tetralogy of Fallot. European Radiology 2011; 21 (8). S. 1651–1657.

61 Markl, M., Kilner, P. J., Ebbers, T.: Comprehensive 4D velocity mapping of the heart and great vessels by cardiovascular magnetic resonance. Journal of Cardiovascular Magnetic Resonance 2011; 13 (1).

62 Gharib, M. et al.: Optimal vortex formation as an index of cardiac health. Proceedings of the National Academy of Sciences 2006; 103 (16). S. 6305–6308.

63 Hong, G. R. et al.: Characterization and quantification of vortex flow in the human left ventricle by contrast echocardiography using vector particle image velocimetry. JACC: Cardiovascular Imaging 2008; 1 (6). S. 705–717.

64 Pasipoularides, A.: Heart's vortex: intracardiac blood flow phenomena. People's Medical Publishing House Shelton 2010. S. 735–807.

65 Sengupta, P. P. et al.: Left ventricular isovolumic flow sequence during sinus and paced rhythms: new insights from use of high-resolution Doppler and ultrasonic digital particle imaging velocimetry. Journal of the American College of Cardiology 2007; 49 (8). S. 899–908.

66 Pasipoularides, A. et al.: Diastolic right ventricular filling vortex in normal and volume overload states. American Journal of Physiology 2003; 284 (4). S. 1064–1072.

67 Taylor, T., Yamaguchi, T.: Flow patterns in three-dimensional left ventricular systolic and diastolic flows determined from computational fluid dynamics. Biorheology 1995; 32 (1). S. 61.

68 Sengupta, P. P. et al.: Twist Mechanics of the Left Ventricle: Principles and Application. JACC: Cardiovascular Imaging 2008; 1 (3). S. 366–376.

69 Faludi, R. et al.: Left ventricular flow patterns in healthy subjects and patients with prosthetic mitral valves: an in vivo study using echocardiographic particle image velocimetry. The Journal of Thoracic and Cardiovascular Surgery 2010; 139 (6). S. 1501–1510.

70 Maire, R. et al.: Abnormalities of left ventricular flow following mitral valve replacement: a colour flow Doppler study. European Heart Journal 1994; 15 (3). S. 293–302.

71 Pasipoularides, A. et al.: RV instantaneous intraventricular diastolic pressure and velocity distributions in normal and volume overload awake dog disease models. American Journal of Physiology 2003; 285 (5). S. 1956–1965.

72 Watanabe, H., Sugiura, S., Hisada, T.: The looped heart does not save energy by maintaining the momentum of blood flowing in the ventricle. American Journal of Physiology 2008; 294 (5). S. 2191–2196.

73 Pasipoularides, A.: Heart's vortex: intracardiac blood flow phenomena. People's Medical Publishing House Shelton 2010. S. 791.

74 Marinelli, R. et al.: Rotary motion in the heart and blood vessels: a review. Journal of Applied Cardiology 1991; 6 (6). S. 421–431.

75 Motomiya, M., Karino, T.: Flow patterns in the human carotid artery bifurcation. Stroke 1984; 15 (1). S. 50–56.

76 Karino, T. et al.: Flow Patterns in Vessels of Simple and Complex Geometriesa. Annals of the New York Academy of Sciences 1987; 516 (1). S. 422–441.

77 Noble, M. I.: The contribution of blood momentum to left ventricular ejection in the dog. Circulation Research 1968; 23 (5). S. 663–670.

78 Ambrosi, C., Starr, I.: Incoordination of the cardiac contraction, as judged by the force ballistocardiogram and the carotid pulse derivative. American Heart Journal 1965; 70 (6). S. 761–774.

79 Parker, K. H. et al.: What stops the flow of blood from the heart? Heart and Vessels 1988; 4 (4). S. 241–245.

80 Sugawara, M. et al.: Aortic blood momentum–the more the better for the ejecting heart in vivo? Cardiovascular Research 1997; 33 (2). S. 433–446.

81 Ohte, N. et al.: The mechanism of emergence and clinical significance of apically directed intraventricular flow during isovolumic relaxation. Journal of the American Society of Echocardiography 2002; 15 (7). S. 715–722.

82 Rushmer, R. F., Crystal, D. K.: Changes in configuration of the ventricular chambers during the cardiac cycle. Circulation 1951; 4 (2). S. 211–218.

83 Katz, A. M.: Physiology of the Heart. Raven Press New York 1992. S. 196–218.

84 Hansford, R. G., Lakatta, E. G.: Ryanodine releases calcium from sarcoplasmic reticulum in calcium-tolerant rat cardiac myocytes. The Journal of Physiology 1987; 390 (1). S. 453–467.

85 Lipp, P., Niggli, E.: Microscopic spiral waves reveal positive feedback in subcellular calcium signaling. Biophysical Journal 1993; 65 (6). S. 2272–2276.

86 Granzier, H. L., Labeit, S.: The giant protein titin. Circulation Research 2004; 94 (3). S. 284–295.

87 Sengupta, P. P., Narula, J.: RV Form and Function: A Piston Pump, Vortex Impeller, or Hydraulic Ram? JACC: Cardiovascular Imaging 2013; 6 (5). S. 636–639.

88 Hammond, H. K. et al.: Heart size and maximal cardiac output are limited by the pericardium. American Journal of Physiology 1992; 263 (6). S. 1675–1681.

89 Stray-Gundersen, J. et al.: The effect of pericardiectomy on maximal oxygen consumption and maximal cardiac output in untrained dogs. Circulation Research 1986; 58 (4). S. 523–530.

90 Forrest, P.: Anaesthesia and right ventricular failure. Anaesthesia and Intensive Care 2009; 37 (3). S. 370.

91 Ryan, J. J., Tedford, R. J.: Diagnosing and treating the failing right heart. Current Opinion in Cardiology 2015; 30 (3). S. 292.

KAPITEL 14

Regulierung des Herzzeitvolumens

„Die Regulierung des Herzzeitvolumens ist ein so wichtiges Thema, dass jegliche analytischen Ansätze die zu seinem Verständnis beitragen, breite Unterstützung und Erforschung verdienen."

Arthur C. Guyton, 1979

Modelle dienen dazu, eine Gruppe beobachtbarer Ereignisse in leicht verständlichen Konzepten zu beschreiben. Im Laufe der Jahre entwickelte man zahlreiche Kreislaufmodelle mit dem Ziel, grundlegende hämodynamische Prinzipien zu verdeutlichen. Sie zeugen vom Einfallsreichtum der Wissenschaftler, zeigen aber auch die Komplexität des Themas auf. Da das Herz als das Organ gilt, das die gesamte hydraulische Energie für den Blutumlauf liefert, ist die Vorstellung vom Herzen als druckerzeugende Pumpe in den meisten Modellen impliziert. Wie groß die Rolle ist, die das Herz beim Blutantrieb spielt, und wie viel der periphere Kreislauf zur Regulierung des Herzzeitvolumens beisteuert, wird jedoch laufend diskutiert [1–5]. Aufgrund der Vielzahl von Faktoren, die an der Regulierung des Herzzeitvolumens beteiligt sind, sei das Thema von zwei häufig verwendeten Perspektiven aus beleuchtet: die des Herzens und die des peripheren Kreislaufs [6].

1. Der Kreislauf aus der linksventrikulären Perspektive

Eine Darstellung der Geschichte der Konzepte zum Herz als primäre Quelle des Blutantriebs geht über den Umfang dieser Monografie hinaus. Weiterführende Informationen findet der interessierte Leser in der Arbeit von Thomas Fuchs [7].

William Harvey (1578–1657), der Entdecker des Kreislaufs, forschte in seinem wegweisenden Werk *On the Movement of the Heart and the Blood* (1628) nach den Hauptursachen für die Bewegung des Blutes im früh-embryonalen Kreislauf. Das Blut, so seine Ansicht, ist *„der wichtigste Körperteil, früher als seine Gefäße entstehend"*, während Herz und Gefäße *„allein für den Zweck seiner Verteilung konstruiert sind."* [8] Entgegen der allgemeinen Meinung verglich Harvey die Wirkung des Herzens nicht mit einer Pumpe [9, 10], sondern betrachtete die „Lebenswärme" als Ursache seiner inhärenten (ständigen) Bewegung und als „Hauptursache" für den Puls des Herzens und der Arterien. In einem Brief an Jean Riolan (1580–1657), dem berühmten Pariser Anatomen und Galen-Anhänger, führte Harvey aus:

„Ich glaube nicht, dass das Herz der Gestalter des Blutes ist. Auch kann ich mir nicht vorstellen, dass das Blut Kräfte, Eigenschaften, Bewegung oder Wärme als Geschenk vom Herz bekommt ... Ich glaube, dass der Teil des Pulses, der als Diastole bezeichnet wird, von einer anderen Ursache abhängt, die sich von der Systole unterscheidet, und immer und

überall der Systole vorausgeht. Ich bin der Meinung, dass die inhärente Wärme die Hauptursache der Dilatation ist und dass die primäre Dilatation im Blut selbst liegt" [11].

Es scheint, dass Harvey die Bewegung des Blutes beim Herzein- und ausstrom zwei unterschiedlichen Ursachen zuschreibt. Der Vorhof (d. h. die atriale Diastole) dehnt sich unter dem Impuls der „inhärenten Wärme" des Blutes, während die Herzkammern „Triebbeschleuniger" für das Blut sind, das sich bereits in Bewegung befindet *„ähnlich wie ein Ballspieler, der den Ball kräftiger und weiter schlägt, wenn er den Rückprall nutzt."* [12]

Harvey, ein begeisterter Aristoteliker, suchte offensichtlich nach einer weiter gefassten Erklärung für sein neu entdecktes Kreislaufphänomen im aristotelischen Konzept der kreisförmigen Bewegung als Urform aller Bewegung [13].* Laut Walter Pagel (1898–1983) hatte die Anwendung von Analogien zwischen Makrokosmos und Mikrokosmos bereits eine lange Tradition, wie die Aussage von Harveys Zeitgenossen Giordano Bruno (1548–1600) illustriert, dass *„sich das Blut in uns kontinuierlich und schnell im Kreis bewegt."* [15] Eine ähnliche Idee brachte Harvey in dem folgenden Satz zum Ausdruck: *„Diese Bewegung (des Blutes) können wir kreisförmig nennen, auf die gleiche Weise, wie Aristoteles sagt, dass die Luft und der Regen die kreisförmige Bewegung der übergeordneten Körper (Planeten) nachahmen,"* oder in der Aussage *„Das Herz ist also der Beginn des Lebens; die Sonne des Mikrokosmos, auch wenn wiederum die Sonne selbst als Herz der Welt bezeichnet werden könnte."* [16]

Harveys Entdeckung des Kreislaufs basierte auf zwei wesentlichen Phänomenen, nämlich zum einen dass venöses Blut in Richtung des Herzens fließt (was die direkte Beobachtung des Blutflusses bei Tieren und die Struktur und Direktionalität der Venenklappen bestätigen), und zum anderen auf der Tatsache, dass eine deutlich größere Blutmenge durch das Herz strömt, als durch die Aufnahme von Nährstoffen bereitgestellt werden kann.** Zur Bestätigung dieses zweiten Phänomens führte Harvey ein *Gedankenexperiment* durch. Er schätzte das Herzzeitvolumen (durch Multiplikation eines approximativen Herzkammervolumens mit der Herzfrequenz pro Zeiteinheit) und hatte die *intuitive Erkenntnis*, dass sich das Blut in Kreisen bewegen *muss*. Ungeachtet der Tatsache, dass Harveys Argumente lang verankerten Theorien widersprachen [→ Kap. 15.3], waren die zahlreichen beobachteten Phänomene, die er akribisch dokumentierte und mit einer quantitativen Schätzung stützte, inhärent stimmig und bestätigten seine These.

Ironischerweise war René Descartes (1596–1650), Harveys Zeitgenosse, einer der ersten Naturphilosophen, der Harveys revolutionäre Kreislauftheorie aufgriff und sie, wenn auch in veränderter Form, in seinen Werken stark verbreitete [17]. Im Gegensatz zu Harvey, der für seine sorgfältigen Beobachtungen und seine *induktive* Untersuchungsmethode bekannt war, mit denen er wahrnehmbare Phänomene angesichts ursprünglicher (aristotelischer) Grundsätze analysierte, wendete Descartes eine Methode der

* Wie Aristoteles (382–322 v. Chr.) betrachtete Galilei (1564–1641) diese kreisförmige Bewegung weiterhin als primär. Descartes und später Isaac Newton (1642–1726) stellten diese Idee infrage und hielten die lineare Bewegung für primär. Eine aktuelle Diskussion des Problems der kreisförmigen Bewegung findet sich in [14].

** Der vorherrschenden Theorie zufolge wurde das venöse Blut von den Nährstoffen in der Leber produziert und floss zur Peripherie, wo Teile davon in Organen und Geweben „geronnen" [→ Abb. 15.4]. Harvey nahm das Vorhandensein von Kapillaren an, die erstmals Marcello Malpighi (1628–1694) drei Jahre nach Harveys Tod beschrieb.

(*deduktiven*) a-priori-Argumentation an, bei der sich wissenschaftliche Wahrheiten von dem ableiten, was für den Intellekt „klar und deutlich" vorliegt.* Descartes stellte seine physiologischen und kosmologischen Lehren zunächst als „Hypothesen" vor, die als „Modelle" des Universums und des Organismus im modernen Sinne dienen. Das Blut ist für Descartes nicht länger eine „Lebensflüssigkeit", sondern nur eine Mischung aus Stoffen und eine Ansammlung von speziellen Nahrungspartikeln, die als Brennstoff für das vom Herzen aufrechterhaltene Feuer dienen. Das Konzept der „Lebenswärme" wird auf einen kontinuierlichen Prozess der Verbrennung reduziert, d. h. auf einen rein physikalisch-chemischen Vorgang. Mechanistisch vereinfachte Analogien, die Harvey zur Erklärung des *Kreislaufphänomens implizierte, nahmen in den Werken von Descartes eine explizite und zentrale Form an* [19]. Das höchste Ziel der Natur-Philosophie von Descartes war es, materielle Ursachen zu finden und Gesetze zu definieren, die auf den Organismus wie auch auf einen Mechanismus gleichermaßen anwendbar wären. *„Das Mechanische stellt nicht mehr ein Element innerhalb der vitalen Organisation dar, sondern faßt den Organismus selbst als Automaten-Paradigma auf."* (Hervorhebung von T. Fuchs) [19]

Somit hat der Körper in der philosophischen Ansicht von Descartes als physisches Objekt viel mit anderen Gegenständen in der Natur gemeinsam und damit funktioniert auch das Herz vollständig nach mechanischen Prinzipien, die bei Mensch und Tier grundlegend gleich seien. Die Gewissheit, dass dies tatsächlich der Fall ist, bekam Descartes von seinem jüngeren Zeitgenossen Blaise Pascal (1623–1662),** der nachwies, dass sich die physikalischen Eigenschaften von Flüssigkeiten in Bezug auf Druck bestimmen lassen. Da Blut flüssig ist und dem Druck unterliegt, würde dies das mechanische Konzept des Herzens zu einer arbeitsfähigen Hypothese machen. Pascal, der die Ansichten und wissenschaftlichen Methoden von Descartes gut kannte, war höchst beunruhigt über dessen grundlegende Einstellung, dass Körperorgane nur Teile einer komplexen Maschine seien. Er glaubte, dass das Modell von Descartes die Natur der menschlichen Gefühle trivialisierte, die, aus dem Körper kommend, auf den Wert zufälliger Gedanken reduziert *würden*.*** Pascals Vorahnung des kartesischen Dogmas und

---

* Die *deduktive* Methode von Descartes impliziert, dass die äußere Welt, die wir erleben und mit den Sinnen wahrnehmen, lediglich eine Erweiterung, „res extensa", rein mathematischer und geometrischer Konzepte ist. Die „wundersame" mathematische Wissenschaft von Descartes, die *scientia mirabilis*, eröffnete neue Wege für Forschung und Technologie, erwies sich aber als sehr nachteilig für große Bereiche, welche die Mathematik nicht erfasst [18]. Zu weiteren Diskussionen über die Bedeutung der wissenschaftlichen Methodik für die kardiovaskuläre Physiologie siehe Kapitel 25.

** Pascal machte sich daran, eine Antwort auf die Frage zu finden, die Galileo Galilei 1638 zu den Grenzen der Leistung von Saugpumpen aufgeworfen hatte, die Wasser nur rund 10 Meter heben konnten. Galileo glaubte, dass dieses Experiment der Theorie von Aristoteles zum Nichtvorhandensein eines Vakuums in der Natur widersprach, d. h. „die Natur verabscheut das Vakuum". Drei Jahre später wies Evangelista Torricelli (1608–1648) den Anstieg von Quecksilber in einer Vakuumröhre nach und entdeckte das Barometer (Torricelli-Vakuum). Torricelli schrieb den Höhenunterschied zwischen Quecksilber und Wassersäule dem Vakuum und dem Gewicht der auf die Flüssigkeit drückenden Luft zu. In Ermangelung eines theoretischen Beweises blieb sein Experiment jedoch unbeachtet, bis Pascal 1647 in einer Reihe genialer Versuche nachwies, dass Flüssigkeiten in Vakuumröhren aufgrund der sie umgebenden Luft steigen, die Mathematik des atmosphärischen Drucks ausarbeitete und das Vorhandensein des Vakuums bestätigte. Zweimal, am 23. und am 24. September 1647, diskutierte Pascal mit Descartes das Vorhandensein des Vakuums und das Konzept des Flüssigkeitsdrucks [20].

*** Allgemein bekannt ist Pascals Überlegung, dass „das Herz seine Gründe hat, von denen die Vernunft nichts weiß ... Lieben Sie etwa aus Vernunft?" Eine weitere Konsequenz dieses Paradigmas war es, Tieren ein Gefühlsleben abzusprechen und die Vivisektion in Tierversuchen zu billigen.

seiner möglichen Auswirkungen auf die Zukunft der Medizin und Psychologie fasste James J. Lynch treffend zusammen:

„So konnte das Herz (und damit der gesamte Körper) nicht länger die Quelle von Emotionen sein, die sich als eindeutig menschlich betrachten ließen, da die körperlichen Mechanismen der Gefühle bei Mensch und Tier offensichtlich sehr ähnlich sind.“ [20]

Der Überlieferung zufolge „verachtete“ Harvey ebenfalls die mechanistische Philosophie, die den Erfolg seiner Kreislauftheorie beschleunigte und konfrontierte die Anhänger von Descartes und Francis Bacon direkt mit seinem umfangreichsten Werk, an dem er mehr als zwei Jahrzehnte lang schrieb, nachdem *De Motu Cordis* (1628) erschienen war. *Zur Entwicklung von Lebewesen* (1651) enthält eine Zusammenfassung der lebenslangen Forschungsaktivitäten von Harvey, eine *„Art Apotheose des Blutes“* [21]. Trotz seiner enormen Bemühungen waren Harvey und seine Anhänger dem Aufkommen der neuen mechanistisch-intellektuellen Welle nicht gewachsen, die nach den 1640er Jahren über Europa schwappte. In ihrer Folge lehnte man die vitalistischen und aristotelischen Grundsätze ab und versuchte, Lebenserscheinungen durch mechanische Zusammenhänge zu deuten, die sich lediglich von physischen Gesetzen ableiten.*

Giovanni Borelli (1608–1679), anerkannt als Vater der modernen Biomechanik, betonte die hydraulischen Eigenschaften des Kreislaufs und schlug vor, dass das Herz wie ein Kolben funktioniert, der Blut in flexible Röhren, die Arterien, ausstößt. In seiner Abhandlung *Über die Bewegung von Tieren* (1680) verglich Borelli die Arbeit des Herzens mit dem Skelettmuskel und berechnete, dass die vom Herzen ausgeübte Antriebskraft dem Tragen von mehr als 3000 lbs gleichkommt [22]. Andere wendeten einen Reihe von mechanischen Modellen an, um den Kreislauf zu erklären, zum Beispiel Johannes Bohn (1640–1718), der erklärte: *„Was nämlich die hydraulische Maschine, die Pumpe oder der Hauptkolben bewirkt, das bewirkt das Herz in der belebten Maschine und bei der Kreisbewegung ihrer gesamten Flüssigkeit: Wie jene dem Wasser, so gibt dieses dem Blut durch Heraus- und Vorwärtstreiben den ersten Anstoß, wenn beide aber erlahmen, steht auch die Flüssigkeit beider still.“* (zitiert nach [23]).

Die ersten quantitativen Schätzungen des Arteriendrucks machte Stephen Hales (1677–1761), indem er Glasröhrchen in die Arterien von mehreren Tierarten einführte. In einer Reihe von Arbeiten, welche die Royal Society 1733 als *Statical Essays: Containing Haemastatics* veröffentlichte, beschrieb Hales die Messung des Drucks an der Carotis einer Stute, schätzte das Herzkammervolumen anhand von Wachsabgüssen des Herzens und ermittelte die Aortenflussgeschwindigkeit bei einem Hund [24]. Es erübrigt sich zu erwähnen, dass diese Experimente fast unausweichlich mit dem Tod des Versuchstiers endeten und es für Mediziner keine andere Methode zur Schätzung des Arteriendrucks gab, als die Arterie operativ freizulegen. Hales Ansatz, das Blut als eine

* Es ist bemerkenswert, dass in den letzten fünfzig Jahren eine Vielzahl von Gelehrten die traditionelle (positivistische) Interpretation von Harveys Forschung überarbeiten und einen differenzierteren Ansatz wählten (siehe Quellenangaben 14–16). Es scheint, dass die bekannteren Biografen Harveys im 19. und 20. Jahrhundert seine „Streifzüge in die kosmische Philosophie als die schwächere Seite seines Genies“ betrachteten, während sie versuchten, ihn als rationalen Menschen darzustellen, dessen empirische Forschung auf logische Weise zur „größeren“ Wahrheit führte, d. h. der Entdeckung des Kreislaufs.

„unter Druck stehende Flüssigkeit“ zu begreifen, die in Bezug auf Hydraulik definiert werden könnte, beruhte im großen Maße auf den vorherigen Arbeiten von Pascal.

Fast ein Jahrhundert später (1828) wandte Jean L. M. Poiseuille (1797–1869) das Quecksilbermanometer für die Messung des Arteriendrucks an, indem er einen Manometerschlauch mit einer arteriellen Kanüle verband, die mit einem Antikoagulans gefüllt war. Die Erkenntnis von Karl von Vierordt (1818–1884), dass sich der Arteriendruck indirekt messen lässt, indem man die Menge der Kraft aufzeichnet, die für die Okklusion der Arterie erforderlich ist, stellte einen Durchbruch dar. Das Sphygmomanometer von Vierordt war ein ausgeklügeltes Gerät, das auf dem Prinzip einer Waage mit Gewichten und Hebeln beruhte, die an einem Kymografen befestigt waren. Der Druck in der Radialarterie wurde anhand der Gewichte bestimmt, die für ihre Okklusion nötig waren. Mehrere Verbesserungen der Methode folgten und führten 1896 schließlich zur Erfindung der Blutdruckmanschette, die am Oberarm zu befestigen ist, durch Scipione Riva-Rocci (1863–1937) [25]. Die einfache Anwendung, Genauigkeit und Unbedenklichkeit für den Patienten führten schnell zur allgemeinen Beliebtheit und Verbreitung dieses Verfahrens. Die unbeabsichtigte Folge der Erfindung war, dass Mediziner die Nuancen des arteriellen Pulses zunehmend weniger zu schätzen wussten, der neben dem Druck eine Reihe weiterer Charakteristika über den Zustand des Herz-Kreislauf-Systems zeigte [→ Kap. 22.1]. Während die einen die Methode lobten, vertrat ein Editorial im British Medical Journal damals die Meinung, dass die Verwendung des Blutdruckmessgeräts *„unsere Sinne verarmt und den klinischen Scharfsinn schwächt“* [25].

Mitte des neunzehnten Jahrhunderts häuften sich komplexere, wenn auch noch vollständig mechanistische Vorstellungen über den Kreislauf. In seiner 1855 veröffentlichten Abhandlung zur Hämodynamik machte Alfred W. Volkmann (1801–1877) die folgende Bemerkung:

„Wenn wir ... die bewegende Kraft im Blutkreislaufe aufsuchten, d. h. die Kraft, welche verursacht, dass eine bestimmte Blutmasse mit einer Geschwindigkeit durch die Gefäßbahn hindurchströmt, so haben wir bisher keine andere gefunden als die des Herzens, welche erwiesener Massen der gestellten Aufgabe gewachsen ist ... Fassen wir den Vorgang des Blutkreislaufs in grösster Allgemeinheit auf, so handelt es sich um die Fortbewegung einer Flüssigkeit durch Röhren, welche kreisförmig in sich selbst zurückkehren, und um die Durchführung dieser Bewegung in einer bestimmten Zeit. Diese Aufgabe ist rein mechanischer Natur, nichts hindert anzunehmen, dass die Herzpumpe als mechanisches Mittel ausreiche, sie zu lösen.“ [26] [→ [23], S. 126].

Im 18. und 19. Jahrhundert war das Verständnis der physikalischen Gesetze, die den Flüssigkeitsstrom durch ein System von Röhren regeln, der Ausgangspunkt für die Untersuchung strömungsbedingter Phänomene bei Lebewesen. Die Experimente von Poiseuille zum steten Fluss in den Kapillarröhrchen in Kombination mit der Beobachtung von Gotthilf H. L. Hagen (1797–1884), dass der Fluss proportional zur vierten Potenz des Radius ist, führten zu der Hagen-Poiseuille-Gleichung:

$$\Delta \mathrm{P} = \frac{8\,\mu\, L Q}{\pi\, r^4} \qquad (14.1)$$

wobei: ΔP der Druckgradient in der Röhre, L die Länge der Röhre, μ die dynamische Viskosität, Q der Volumenstrom, r der Radius und π die mathematische Konstante ist.

Obwohl die Berechnung und Anwendbarkeit des Gesetzes ausschließlich für biologisch inerte Röhrensysteme gültig ist, setzte man es dennoch als Paradigma der Druckantriebstheorie des biologischen Kreislaufes voraus [27].

Die Anwendung des Hagen-Poiseuille-Gesetzes auf ein System von Gefäßen erfordert jedoch – neben der Kenntnis der physikalischen Eigenschaften der Flüssigkeit, wie Viskosität und Temperatur – Werte für Druckgradienten, Volumenstrom und Dimensionierung des Gefäßbettes. (Blut ist eine nicht-newtonsche Flüssigkeit mit einer drei bis vier Mal höheren Viskosität als Wasser.) Es wäre denkbar, die Abmessungen eines kleinen Kapillarbetts zu berechnen und den Druck am Ein- und Ausfluss zu messen, um den Widerstand experimentell abzuleiten, aber solche Informationen gibt es weder für einzelne Organe noch für den systemischen Kreislauf. Darüber hinaus sind die Kapillarbetten höchst dynamische Einheiten, bei denen das (revidierte) Starling-Prinzip [→ Kap. 21.1.2] [28] des mikrovaskulären Flüssigkeitsaustauschs eine aktive Rolle spielt, so dass bestenfalls nur grobe Schätzungen der Echtzeitereignisse möglich sind. Aus diesem Grund übernahm man eine vereinfachte Formel der Gleichung vom Ohmschen Gesetz zur Elektrizität:

$$P1 - P2 = Q \times R_p \qquad (14.2)$$

wobei der Druckgradient (Spannung) (P1–P2) die Druckdifferenz zwischen der linken Herzkammer und dem rechten Vorhof ist, Q der Fluss (Strom) entspricht dem Herzzeitvolumen (HZV) und R_p ist Flüssigkeitswiderstand [27]. Unter Annahme eines Nullwerts für den rechten Vorhofdruck und Verwendung des mittleren Aortendrucks als durchschnittlichem Druck, den die linke Herzkammer (Druckquelle) erzeugt, lässt sich die Gleichung wie folgt umformulieren:

$$R_p = (P_m Ao - P_{ra}) \, / \, HZV \qquad (14.3)$$

wobei R_p der periphere Widerstand, PmAo der mittlere Aortendruck und Pra der Druck im rechten Vorhof ist. Das Ergebnis wird entweder als physikalische Standardeinheiten (dyne × s × cm^{-5}) oder in willkürlichen Einheiten wie z. B. PRU (periphere Widerstandseinheiten) angegeben. Das Problem bei der Anwendung des Widerstandskonzepts auf biologische Systeme fasste Alfred P. Fishman treffend zusammen:

„Die Idee des Widerstands ist eindeutig, wenn sie auf starre Röhren angewendet wird, die von einer homogenen Flüssigkeit durchströmt werden, die einem laminaren Strom folgt ... kompliziert wird es, wenn diese Konzepte auf den Lungen- (wie auch den systemischen) Kreislauf übertragen werden: Das Gefäßbett ist ein nicht-lineares, viskös-elastisches, frequenzabhängiges System, das von einer komplizierten nicht-newtonschen Flüssigkeit durchströmt wird. Darüber hinaus ist der Strom pulsatil, sodass die Trägheitsfaktoren, reflektierte Wellen, Pulswellengeschwindigkeit und Interkonversionen der Energie zu relevanten Faktoren werden ... als Folge vieler aktiver und passiver Einflüsse, die sich auf die Beziehung zwischen dem Druckgradienten und dem Strom auswirken können, verliert der

Begriff ‚Widerstand' seine ursprüngliche physikalische Bedeutung: Anstatt ein festes Attribut eines Blutgefäßes darzustellen, hat er physiologische Aussagekraft nur als Summe einer Reihe von Umständen." [29]

Da der Fluss (HZV) und der Druck leicht über invasive (und nicht-invasive) Verfahren zu ermitteln sind, findet diese Formel (Ohmsches Gesetz der Flüssigkeiten) bei Physiologen wie auch Medizinern breite Anwendung.* Die Anwendbarkeit dieser Beziehungen suggerieren Experimente, bei denen man das Herz durch eine künstliche Pumpe ersetzt und die Zunahme des Pumpenstroms (Leistung) zu einem Anstieg des arteriellen Drucks und einer gleichzeitigen Abnahme des zentralen Venendrucks führt [31–33] [→ Kap. 16.7]. Es ist jedoch problematisch, eine *kausale* Beziehung, die zwischen Spannung und Strom besteht und isoliert nachprüfbar ist, auf ein komplexes Leitungssystem wie den Kreislauf zu übertragen. Eine so starke Vereinfachung kann zu einer irreführenden Einschätzung der Organperfusion in verschiedenen hyperdynamischen Kreislaufverhältnissen führen, bei denen trotz verringerter Organperfusion mit konsekutivem Multiorganversagen geringe Widerstandswerte auftreten. Bei einem Patienten mit septischem Schock beispielsweise und einer Abnahme des arteriellen Drucks auf 50 % kann, im Vergleich zur Kontrollgruppe, der Gefäßwiderstand in einem nicht-reaktiven Gefäßbett wie der Haut steigen, im Gehirn, Herzen und Skelettmuskel jedoch abnehmen, während der Gesamtwiderstand unverändert bleibt. Ein weiteres Beispiel ist der rund dreifache Anstieg des Herzzeitvolumens während einer Belastung bei durchtrainierten Sportlern, angesichts des auf ein Drittel des Ruhewerts verringerten peripheren Widerstands, während ein normaler oder leicht verringerter mittlerer Arteriendruck beibehalten wird [34]. Da die zusätzliche Energie für den Blutantrieb während körperlicher Aktivität angeblich die kontrahierenden Muskeln (Skelettmuskelpumpe) liefern, ist die Anwendung des Ohmschen Gesetzes zur Definition der allgemeinen Herz-Kreislauf-Funktion fraglich [35].

Im Laufe der Jahre zeigte sich, dass in der Tat eine deutlich komplexere Beziehung zwischen dem Kammerdruck, dem Aortendruck und dem Herzzeitvolumen besteht, als es das linksventrikuläre Modell des Kreislaufs besagt. Zahlreiche Studien konnten keine signifikante Korrelation zwischen zentralem Venendruck (ZVD), Lungenkapillaren-Verschlussdruck (PCWP) und HZV nachweisen und fordern ein besseres Verständnis der klinischen Hämodynamik [36–40]. Es ist nicht verwunderlich, dass Behandlungsformen [40] und Klassifizierung sowohl der Herzinsuffizienz [41] als auch der pulmonalen Hypertonie so oft überarbeitet wurden [42].

Seit seiner Einführung in den 1950er Jahren wird das Konzept des PCWP rege diskutiert. Von den zahlreichen Kriterien, die man damals prüfte, um zu entscheiden, ob es eine zuverlässige Messung des linken Vorhofdrucks ermöglicht, erwies sich keine als konstant zuverlässig [43]. Die mit der klinischen Anwendung des PCWP bei Herzinsuffizienz verbundenen Probleme sind bekannt (siehe [41]) und haben gegenüber

* Die Annahme einer linearen Beziehung zwischen Druck und Fluss (wie es das Ohmsche Gesetz vorsieht) liegt auch der mathematischen Analyse des Arteriendrucks und der Flusswellenformen zugrunde. Anstelle des peripheren Widerstands (bei gleichmäßigem Fluss) findet das Konzept der (arteriellen) Eingangsimpedanz seine Anwendung beim pulsatilen Fluss. Analog zum (elektrischen) Wechselstrom lassen sich die sinusoidalen Signale des Arteriendrucks (Leistungsspektrum) und der Strom direkt mithilfe der Fourier-Transformation in Beziehung bringen [30] [→ Kap. 22.2].

dynamischeren Doppler-Studien stark an Bedeutung verloren. Unter Klinikern ist die Tatsache wenig bekannt, dass der Lungen*venen*-Verschlussdruck (PVWP) in der Tat etwas *höher* ist als der Lungenarterien-Verschlussdruck (PAWP) [44] oder dass der Druckgradient zwischen dem mittleren PA-Druck und LA nur 1–2 mmHg betragen kann [45]. Das wirft die Frage auf, ob der Druckgradient im Lungenkreislauf die einzige Antriebskraft für das Blut ist.

Eine weitere häufig angewendete Formel, bei der das Herzzeitvolumen (HZV) dem Schlagvolumen (SV) multipliziert mit der Herzfrequenz (HF) entspricht,

$$HZV = SV \times HF \qquad (14.4)$$

ist gleichermaßen problematisch, da sie impliziert, dass das Herz eine Pumpe innerhalb eines geschlossenen Systems starrer Röhren ist. Nur bei einem solchen pumpenlimitierten System würde ein Volumen, das von einer Pumpe an ihrem Ausfluss (Aorta) ausgestoßen wird, dem entsprechen, was am Einfluss in die Pumpe (rechter Vorhof) zurückkehrt. Oberflächlich gesehen scheint das zuzutreffen, da im stabilen Zustand die Aus- und Einflussvolumina sowohl beim systemischen wie auch beim Lungenkreislauf in etwa gleich sind. Dieses Gleichgewicht wird jedoch leicht durch eine Vielzahl physiologischer Einflüsse und pathologischer Zustände gestört, was auf eine viel dynamischere Interaktion zwischen Herz und peripherem Kreislauf hindeutet. Zum Beispiel zeigt die elektrische Stimulation des Herzens bei Tieren [46] und Menschen [47, 48] mit bis zum Vierfachen der Ausgangsfrequenz gesteigerten Impulsen, dass das HZV gleich bleibt oder sogar abfällt. Selbst bei Anwendung eines Verfahrens mit gepaarten elektrischen Impulsen, bei dem ein zweiter depolarisierender Impuls direkt nach der Refraktärphase erfolgt, was die inotrope Kraft des Herzens deutlich verstärkt [49], verändert sich das HZV nicht.

1.1 Therapie der Herzinsuffizienz

Die Entwicklungen in der pharmakologischen Therapie akuter Herzinsuffizienzsyndrome sind ein gutes Beispiel für eine Abkehr von den Behandlungsmethoden der 1960er und 1970er Jahre, die überwiegend auf dem Druckantriebskonzept der Herzfunktion basierten, wie zum Beispiel die Applikation von potenten sympathomimetischen Aminen (Adrenalin, Isoproteronol und Dopamin) [50, 51] hin zu der weitverbreiteten Anwendung von Vasodilatatoren. In der Tat ist die Anwendung von inotrop wirksamen Substanzen (Dobutamin und Milrinon) derzeit der Behandlung einer Minderheit von Patienten mit schwerer systolischer Funktionsstörung vorbehalten, die aufgrund ihrer Hypotonie Vasodilatatoren nicht tolerieren [52]. Daten der ADHERE-Studie (Acute Decompensated Heart Failure National Registry) [53] zeigen zum Beispiel, dass von 150.000 Patienten mit akuter Herzinsuffizienz der systolische Blutdruck bei weniger als 3 % einen möglicherweise kritischen Grenzwert von 90 mmHg unterschritt, was auf einen schädlichen Effekt hinweist. Interessant ist, dass die Mortalität in der Gruppe mit inotroper Medikation höher war (19 %) als in der Gruppe ohne diese Medikation (14 %) [54]. Entsprechend empfehlen die klinischen Praxisrichtlinien der Heart Failure Society of America (HFSA), des American College of Cardiology Foundation/American Heart Association (ACCF/AHA) sowie der European Society of Cardiology (ESC) die Verwendung von Vasodilatatoren und messen der Verwendung von inotroper Medikation bei der Behandlung der akuten Herzinsuffizienz weniger Bedeutung bei [55]. Aus dem Bereich der verfügbaren Inotrope bevorzugt man Dobutamin und Milrinon aufgrund ihres starken gefäßerweiternden Effekts. Weiterhin ist die Tatsache interessant, dass neben der Standardbehandlung (Diuretika, ACE-Hemmer) die Verwendung von β-Blockern bei Patienten mit stabiler, leichter, moderater und schwerer Herzinsuffizienz mit ischämischen oder nicht-ischämischen Kardiomyopathien und reduzierter linksventrikulärer Ejektionsfraktion allgemein empfohlen wird [56]. Ohne Zweifel ist eine solche Pharmakotherapie logisch schwer nachvollziehbar, wenn das Herz eine Druckantriebspumpe sein soll! Gemäß diesem Modell würden β-Blocker das insuffiziente Herz (Pumpe) weiter schwächen und die Vasodilatatoren den von der Pumpe benötigten Antriebsdruck verringern, um das Blut effektiver durch den Kreislauf zu pumpen.

Seit der Einführung in die klinische Praxis durch Adrian Kantrowitz und Kollegen im Jahr 1968 kommen intraaortale Ballonpumpen (IABP) bei Patienten mit Myokardinfarkt, erschwert durch kardiogenen Schock, oft mit dem Ziel zum Einsatz, die Koronardurchblutung durch Reduzierung der Nachlast mit gleichzeitigem HZV-Anstieg und Perfusion lebenswichtiger Organe zu verbessern [57]. Die mutmaßliche hämodynamische Wirkung von IABP beruhte natürlich auf dem Modell, welches das „Herz als Pumpe" definiert und im Laufe der Jahre wurden IABP zur Standardtherapie (Klasse-I-Empfehlung), obwohl mehrere Endpunktstudien ihre begrenzte Wirksamkeit belegen [58]. Es ist wenig überraschend, dass aktuell veröffentlichte Ergebnisse der IABP-SHOCK II-Studie zeigten, dass der Einsatz von IABP keinen Unterschied bei der 30-Tages-Mortalität und keine hämodynamische Verbesserung bei Patienten mit kardiogenem Schock und früher Revaskularisierung ergab [59]. In dem Editorial, das mit dieser bahnbrechenden Studie einherging, hinterfragten Christopher M. O'Connor und Joseph G. Rogers die weitere Verwendung von IABP und forderten die *„Entwicklung neuartiger und innovativer Strategien für die Behandlung dieser Pathologie."* Sie stellten weiterhin fest: *„Die Ergebnisse der IABP-SHOCK II-Studie entsprechen denen vieler aktueller Endpunktstudien, die unser Verständnis der Behandlung der akuten und chronischen Herzinsuffizienz infrage stellten, einschließlich der Verwendung von Swan-Ganz-Kathetern und der Rolle der Revaskularisierung bei ischämischer Kardiomyopathie."* [58] Aufgrund der gesammelten Daten stuften das American College of Cardiology, die American Heart Association und die European Society of Cardiology gemeinsam die Empfehlungen und den Grad der Evidenz für die Anwendung von IABP für die Behandlung des kardiogenen Schocks von Klasse Ib (sollte man verwenden) auf Klasse IIb (kann man verwenden) herunter [60]. Schließlich untersuchten Dan Su et al. 2015 in einer Metaanalyse von 17 Studien die Wirksamkeit von IABP bei 3266 Patienten mit akutem Myokardinfarkt mit oder ohne kardiogenen Schock. Auch hier zeigte sich kein signifikanter Unterschied bei der Kurz-und/oder Langzeit-Mortalität zwischen Patienten, mit oder ohne zusätzlichem Einsatz der intraaortalen Ballonpumpe (IABP). Das Vorhandensein oder Fehlen eines kardiogenen Schocks hatte keinen Einfluss auf die Ergebnisse [61].

Die chronische Herzinsuffizienz ist ein globales Gesundheitsproblem, von dem 30–50 Millionen Patienten weltweit betroffen sind [62]. Allein in den USA leiden 5,1 Millionen Menschen an einer chronischen Herzinsuffizienz. Jedes Jahr werden weitere 825.000 Fälle neu diagnostiziert, die 1 Million stationäre Behandlungen bei geschätzten Kosten von 30 Milliarden US-Dollar verursachen [63]. Trotz bedeutender Fortschritte in der Behandlung der akuten Koronarsyndrome in den letzten 30 Jahren bleibt die 5-Jahres-Gesamtmortalität bei Patienten mit chronischer Herzinsuffizienz mit rund 50% inakzeptabel hoch [64]. Überraschenderweise ging die Entwicklung von neuen Medikamenten für chronische Herzinsuffizienz im Vergleich zu den 1990er Jahren auf einen Bruchteil zurück. Laut Milton Packer investiert man weniger in große klinische Studien, weil sich die vielversprechenden Ergebnisse von klinischen Phase-II-Studien in abschließenden groß angelegten Studien selten bestätigen. Diese besorgniserregende Situation entstand teilweise deshalb, weil die „primären Mechanismen der Pathologie wenig verstanden werden." [65]

Aufgrund dieser Tatsache stellten mehrere Autoren das Einzelorgankonzept der Herzinsuffizienz basierend auf der traditionellen hämodynamischen Perspektive infrage. Uwe Schulze äußerte, dass angesichts der komplexen systemischen neurohormonellen Reaktion bei chronischer Herzinsuffizienz die Gültigkeit des Paradigmas, dass das Herz eine Pumpe sei, nicht länger aufrechtzuerhalten ist [66]. In einer jüngst publizierten Untersuchung der Kreislaufmodelle postulierte Walter Alexander außerdem, dass der aktuelle Stillstand bei neuen Therapien der Herzinsuffizienz möglicherweise aus dem tief verankerten Druckantriebsparadigma entstand und dass *„die Revision des Druckantriebsmodells Wissenschaftler aus pharmakologischen und biotechnischen Sackgassen zu umfassenderen Erforschungen und Fortschritten in der Therapie führen könnte."* [67] Ähnliche Argumente diskutierte eine aktuelle kritische Betrachtung der Kreislaufmodelle [68].

2. Regulierung des Herzzeitvolumens durch die Peripherie

Da das venöse Rückfluss-(VR)-Modell [→ Kap. 14.3] auf dem Konzept des mittleren Zirkulationsdrucks (MZD) beruht, sei in einem kleinen Exkurs seine Entwicklung betrachtet. Wie so oft entstammte die ursprüngliche Idee nicht der Erforschung des Kreislaufs, sondern aus einem verwandten Gebiet. Anfang des 19. Jahrhunderts untersuchten Ernst H. Weber (1795–1878), ein Physiologe, und sein Bruder Wilhelm E. Weber (1804–1891), ein bekannter Physiker, die Geschwindigkeit der Wellenausbreitung in dehnbaren Röhren [69]. Um das Verhalten der Blutgefäße besser darzustellen, konstruierte E. H. Weber ein Modell, indem man zwei Segmente des Ileums mit einer intakten Ileozäkalklappe an einem Ende zusammen nähte, um als unidirektionale Klappen des Herzens zu dienen. Die gegenüberliegenden Enden des Darms wurden über eine Glasröhre verbunden, die mit einem Schwamm verschlossen war, um die Kapillaren zu simulieren und die Übertragung der Flüssigkeitswellen von den arteriellen zu den venösen Kompartimenten zu verhindern [70] [→ Abb. 14.1]. Das System füllte man mit Wasser und sobald es rhythmisch auf Höhe des „Herzens" komprimiert wurde, ließ sich ein pulsierender Strom im

Schenkel des Kreislaufs vor dem Glassegment beobachten. Wenn die Pumprate stieg, bewegte sich das Wasser progressiv in das „arterielle“ Kompartiment. Der Strom wurde jedoch durch den Kollaps des Darms auf der „venösen“ Seite begrenzt. Weber maß sorgfältig den Lumendruck an unterschiedlichen Segmenten des Kreislaufs während des flusslosen Zustands, als die Drücke ausgeglichen waren, und nannte dies den „mittleren hydrostatischen Druck“. Die Drücke beim Pumpen bezeichnete er als „hydrokinetisch“. Zu seiner Überraschung war der mittlere Druck während intermittierender Kontraktionen mit dem im flusslosen Zustand *identisch*. Die einzige Möglichkeit, den hydrostatischen und hydrokinetischen Druck zu erhöhen, bestand darin, dem System mehr Flüssigkeit zuzuführen. Der mittlere Druck, so Webers Schlussfolgerung, sei nicht von der Kontraktion des Herzens abhängig, sondern von der Flüssigkeitsfüllung des Modells.

Einige Jahrzehnte später untersuchten William Bayliss (1860–1924) und Ernest Starling (1866–1927) die Funktion der Mikrozirkulation bei der Genese des peripheren Ödems bei Herzinsuffizienz, da man ihrer Ansicht nach dem Herzen und dem Arteriendruck zu viel Bedeutung bei der allgemeinen Kontrolle des Herzzeitvolumens zuschrieb [72]. Um ihre Hypothese zu stützen, führten sie Versuchsreihen mit Hunden durch, bei denen die autonomen Reflexe durch Durchtrennung des Rückenmarks unterbunden und die Herzfunktion durch Öffnen des Brustkorbs inaktiviert worden war, was zu Asphyxie und Herzstillstand führte. Anschließend untersuchten sie die Wirkung verschiedener Kreislaufinterventionen, wie zum Beispiel der intravenösen Infusion von Kochsalzlösung oder Blut sowie des Verschlusses der Aorta, der Vena cava inferior oder der Pfortader. Sie führten ein neuartiges Verfahren für *gleichzeitige* Messungen des Drucks in der Beinarterie und an unterschiedlichen Stellen im venösen System ein [73]. Dem einleitenden Satz ihrer Publikation nach zu urteilen ließen Bayliss und Starling keinen Zweifel daran, dass sie einen bedeutenden Einblick in die Rätsel des Kreislaufs gewonnen hatten:

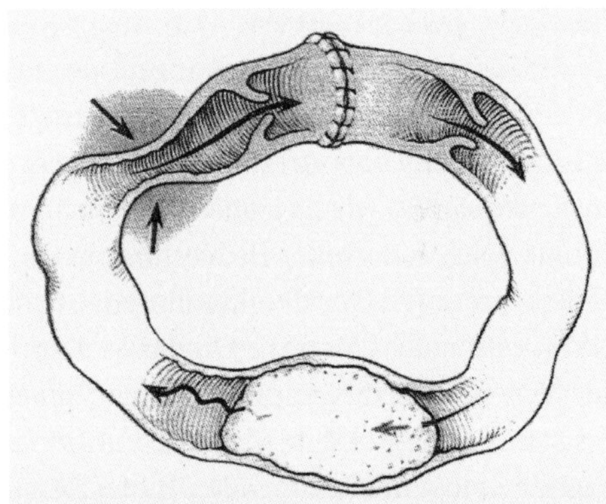

Abb. 14.1 Webers Kreislaufmodell. Man näht zwei Enden des Darms mit intakten Ileozäkalklappen zusammen, um Herzklappen zu simulieren. Der Schwamm repräsentiert die Mikrozirkulation. Durch die Kompression des Darms (Pfeile) fließt das Wasser in eine Richtung. Drücke an unterschiedlichen Stellen des Kreislaufs werden in Ruhe (mittlerer hydrostatischer Druck) und beim Pumpen (mittlerer hydrokinetischer Druck) gemessen (aus [71], mit freundlicher Genehmigung von Springer Nature).

„Die Versuchsergebnisse, die wir vorstellen möchten, sind größtenteils so, wie sie jeder, der die grundlegenden Prinzipien des Kreislaufs kennt, vorhersagen kann. Unsere Begründung, sie vorzustellen, ist allerdings, dass sie nicht so vorhergesagt wurden und dass wir uns erst nach dem Erzielen der Ergebnisse gefragt haben, warum wir nicht schon früher darauf gekommen sind. Tatsächlich scheinen sie Bestandteil eines vergessenen oder ignorierten Kapitels in der Physiologie des Kreislaufs zu sein, obwohl sie für die Frage des Drucks in den Kapillaren der Bauchorgane und damit der physiologischen Prozesse der Sekretion und Transsudation, die in diesen Organen stattfinden, von großer Bedeutung sind.“ [73]

In den theoretischen Erwägungen ihrer Arbeit stellten Bayliss und Starling fest, dass das „vergessene Kapitel“ in der Physiologie in der Tat Webers Werk war, *„dessen Experiment durch alle unsere Beobachtungen bestätigt wird“*. Sie reproduzierten das Diagramm von Webers Modell und zitierten seine Schlussfolgerungen als Zusammenfassung ihrer eigenen Arbeit:

„Wir sehen am vereinfachten Modell des Kreislaufs, dass die Pumpe (das Herz) den mittleren Druck, der auf die Wände des Gefäßsystems von der in ihm enthaltenen Flüssigkeit ausgeübt wird, nicht erhöhen kann. Das Herz kann tatsächlich nur eine ungleichmäßige Verteilung des Drucks bewirken, insofern der Druck in den Venen durch das Herauspumpen der Flüssigkeiten reduziert und der Druck in den Arterien im entsprechenden Maß durch Hineinpumpen der Flüssigkeit erhöht wird. Der mittlere Druck der Flüssigkeit lässt sich in diesem Modell nur erhöhen, indem die Gefäße durch vermehrtes Zuführen von Flüssigkeit geweitet werden.“ [73]

Starling verfeinerte das Konzept des mittleren systemischen Drucks durch weitere Versuche und hielt 1897 mehrere Vorträge zur Herzinsuffizienz, in denen er erklärte, dass *„es irgendwo im Kreislauf einen Punkt geben muss, an dem der Druck weder erhöht noch verringert wird und somit unabhängig von der Herzaktivität ist.“* [72] Die Lage dieses Punkts wäre von großer Bedeutung für die Genese der Herzinsuffizienz. Sollte er sich in den Arteriolen (vor den Kapillaren) befinden, würde der Kapillarendruck *steigen* und die Filtration der Flüssigkeit in das Interstitium zunehmen. Wenn der Punkt dagegen in den Venen (nach den Kapillaren) liegt, *sänke* der Druck bei Linksherz-Insuffizienz. Dies geschehe, so begründete Starling, aufgrund des Widerstands in den Gefäßen, der einen Energieverlust des strömenden Blutes bewirkt, wie es das Energieerhaltungsgesetz fordert. In den Kapillaren mit einem großen Gesamtquerschnitt ist der Fluss sehr langsam, der Druck jedoch relativ hoch. In den Venen dagegen ist der Fluss schneller, fließt aber bei einem niedrigeren Druck. *„Somit folgt“, so* Starling, *„dass der neutrale Punkt im Gefäßsystem, an dem der mittlere systemische Druck durch die Aktivierung des Kreislaufs weder erhöht noch verringert ist, beträchtlich auf der venösen Seite der Kapillaren liegt – jedenfalls in den meisten Bereichen des Körpers.“* [72] Starling betonte die Wichtigkeit des mittleren systemischen Drucks (MSP) und des venösen Kreislaufs auf das HZV, indem er mit der Herz-Lungen-Präparation eines Säugetieres experimentierte. Zusammen mit dem „Gesetz des Herzens“ wurde das Konzept des MSP zu einem wesentlichen Bestandteil des Druckantriebsmodells des Kreislaufs [74].

Die Bedeutung des mittleren Kreislaufdrucks untersuchten auch Isaac Starr und Arthur Rawson, die ein mechanisches Modell des Kreislaufs konstruierten, um die verschiedenen Formen der Herzinsuffizienz zu simulieren. Das Modell prognostizierte, dass ein Anstieg des MSP (den sie in ihrer Studie als „statischen Druck“ bezeichneten) als ausgleichender Mechanismus bei der Herzinsuffizienz und nicht als ihre Folge entstand [75]. Um die Theorie zu bestätigen, führte Starr direkte Messungen des „toten Drucks“ bei „gerade verstorbenen Patienten“ durch, die an Herzinsuffizienz litten, und kam zu dem Schluss, dass *„die systemische venöse Stauung der Herzinsuffizienz nicht vollständig als direkte mechanische Folge einer Rechtsherz-Insuffizienz oder Globalinsuffizienz erklärt werden kann.“* Offensichtlich spielen weitere Faktoren wie der hypothetische „statische Druck“ eine wichtige Rolle [76].

3. Das venöse Rückflussmodell von Arthur Guyton

Das von Weber und Starling erdachte Modell ergänzten Arthur Guyton und seine Kollegen, indem sie die Bedeutung des peripheren Kreislaufs für die Kontrolle des Herzzeitvolumens systematisch untersuchten. Ihre umfangreiche Arbeit, die sich über mehrere Jahrzehnte erstreckte, prägte das grundlegende Verständnis der kardiovaskulären Physiologie für Generationen von Studierenden, Forschern und Klinikern.

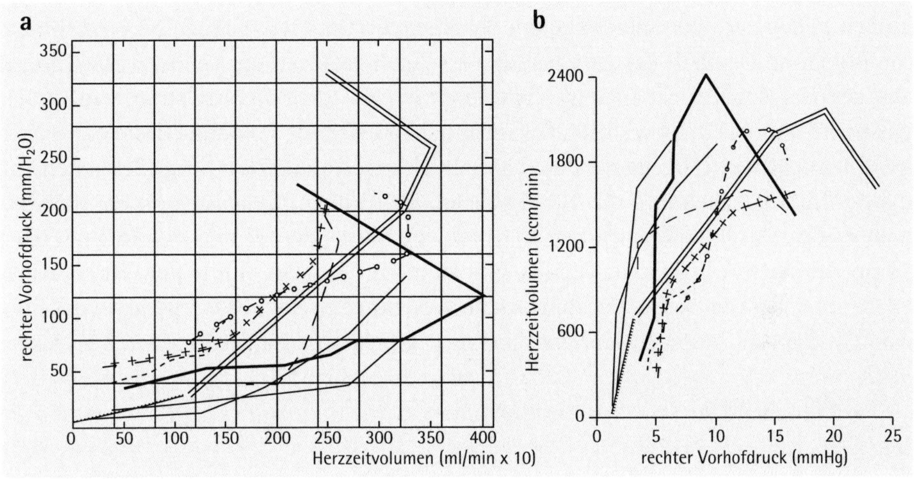

Abb. 14.2 Das ursprüngliche Experiment von Patterson und Starling am isolierten Herz-Lungen-Präparat beim Hund. (**a**) In neun Versuchen entstand eine Reihe von „Kurven zum Herzzeitvolumen", indem die Höhe des venösen Reservoirs, d. h. der Druck, über dem Niveau des Herzens geändert wurde. Ein zunehmender Zufluss in das Herz (aufgezeichnet als Herzzeitvolumen auf der X-Achse) führt zu einem Anstieg des rechten Vorhofdrucks (RAP) (aus [77]).
(**b**) Herzzeitvolumen dargestellt als Funktion des rechten Vorhofdrucks. Man beachte, dass Guyton und Kollegen die Originalachsen der Illustration von Patterson und Starling in dieser Rekonstruktion umkehrten, um das Herzzeitvolumen als *Funktion* des rechten Vorhofdrucks darzustellen (aus [78], mit freundlicher Genehmigung von Elsevier).

Der Ausgangspunkt für Guytons Arbeit waren die bekannten Herzfunktionskurven, die Otto Frank (1865–1944) im Jahre 1895 an isolierten Froschherzen und Patterson und Starling später am Herz-Lungen-Präparat eines Säugetieres erstellten [77] [→ Abb. 14.2]. Während die Funktionskurven die Fähigkeit des Herzens darstellten, das Blut unter variierenden rechten Vorhofdrucken auszustoßen, spiegelten sie die Funktion des peripheren Kreislaufs nur unzureichend wider. Um das Bild zu vervollständigen, suchten Guyton und seine Kollegen nach einer Methode, die den *systemischen* Kreislauf in Bezug auf das zum Herzen zurückströmende Blut charakterisieren sollte. Um solche Messungen unter kontrollierten Bedingungen durchzuführen, war es notwendig, die Kontinuität des Kreislaufsystems „aufzubrechen" und eine mechanische Pumpe anstelle des Herzens zu verwenden. Die ersten Kurven zum „venösen Rückfluss" erhielten sie von „gerade verstorbenen" Hunden [79], bei denen man die vasomotorischen Reflexe durch eine Spinalanästhesie ausschaltete und den Arteriendruck durch Infusion von Adrenalin aufrechterhielt [80]. Sie führten eine Reihe von Versuchen durch, um die Reaktion des venösen Kreislaufs bei unterschiedlichen Werten des Drucks im rechten

Vorhof (RAP) zu untersuchen. Diesen kontrollierten sie, indem sie die Höhe der kollabierbaren Röhre (Starling Resistor) veränderten, die zwischen dem rechten Vorhof und der die rechte Herzkammer ersetzenden Bypasspumpe eingeführt wurde [79–81]. Guyton stellte die Ergebnisse in Form der bekannten „venösen Rückflusskurven" dar, welche die Abhängigkeit des venösen Rückflusses (Pumpenflow) vom rechten Vorhofdruck zeigen [→ Abb. 14.3]. Aus Guytons grafischen Analysen geht hervor, dass mit abnehmendem RAP der venöse Rückfluss zunimmt. Eine weitere Verringerung des Vorhofdrucks (bewirkt durch eine Erhöhung des Pumpenflows) würde aufgrund des *Kollabierens* der großen Venen zur Flussunterbrechung bei einem bestimmten maximalen Wert führen. Die Erhöhung des RAP dagegen löst einen schnellen Abfall des venösen Rückflusses aus, der bei einem Druck von etwa 7 mmHg gegen Null geht. Der Nullströmungs-Druck entspricht dem MZD. Es sei beiläufig erwähnt, dass sich die Erhöhung des rechten Vorhofdrucks auf Werte, bei denen der venöse Rückfluss für mehr als einige Sekunden auf nahezu Null fällt (Schnittpunkt der Abszisse), als *„extrem traumatisch für die Präparation"* erwies. Das lag offensichtlich an der Überdehnung der rechten Herzkammer über ihren optimalen Arbeitspunkt hinaus, was zu ihrem Versagen führte [80]. Diese Versuche zeigten, dass der rechte Vorhofdruck im Wesentlichen einen *Widerstand* für das Blut darstellt, das vom systemischen Kreislauf zurückfließt, d. h. für den venösen Rückfluss.

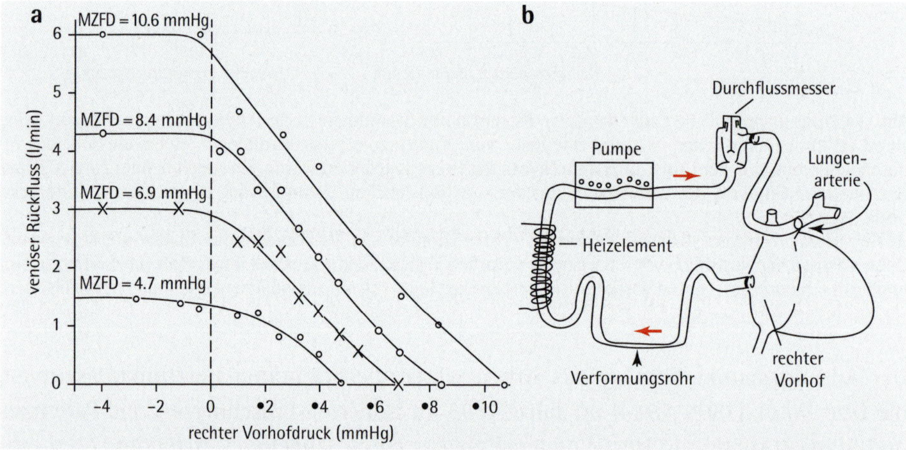

Abb. 14.3 (a) Venöse Rückflusskurven von „gerade verstorbenen Hunden", bei denen man den Kreislauf mit einer Perfusionspumpe aufrechterhielt. Jede Kurve stellt den venösen Rückfluss als Funktion des mittleren zirkulatorischen Füllungsdrucks (MZFD) dar. Man beachte, dass der venöse Rückfluss auf Null sinkt, wenn der rechte Vorhofdruck dem MZFD entspricht (adaptiert aus [79], mit freundlicher Genehmigung der American Physiological Society). (b) Schematische Darstellung eines Rechtsherz-Bypass, wie ihn Guyton und Kollegen für die Messung des venösen Rückflusses/Herzzeitvolumens bei Hunden verwendeten. Das aus dem systemischen Kreislauf zurückströmende Blut fließt durch die kollabierbare Röhre (Starling Resistor). Die Höhe des Rohrs bestimmt den Gegendruck, d. h. den rechten Vorhofdruck, der den venösen Rückfluss kontrolliert. Die roten Pfeile zeigen die Richtung des Blutflusses an (aus [78], mit freundlicher Genehmigung von Elsevier).

Die Konzepte des rechten Vorhofdrucks und des MZD bilden den Kern des von Guyton entwickelten Kreislaufmodells zum „venösen Rückfluss" [6]. Anstelle der Bezeichnung MSP (mittlerer systemischer Druck), den Forscher zuvor verwendeten, führte Guyton den Begriff „mittlerer zirkulatorischer Füllungsdruck" (MZFD) ein und definierte ihn als ausgeglichenen Druck, der durch den elastischen Rückstoß im *gesamten* Kreislauf,

d. h. im systemischen und Lungenkreislauf im flusslosen Zustand erzeugt wird. In seiner Arbeit unterschied Guyton sorgfältig zwischen dem mittleren pulmonalen, dem systemischen und dem zirkulatorischen Füllungsdruck (systemisch und pulmonal kombiniert) und stellte fest, dass die beiden letzteren nahezu identisch sind (rund 7 mmHg), während der mittlere pulmonale Druck etwas niedriger ist (rund 5 mmHg).

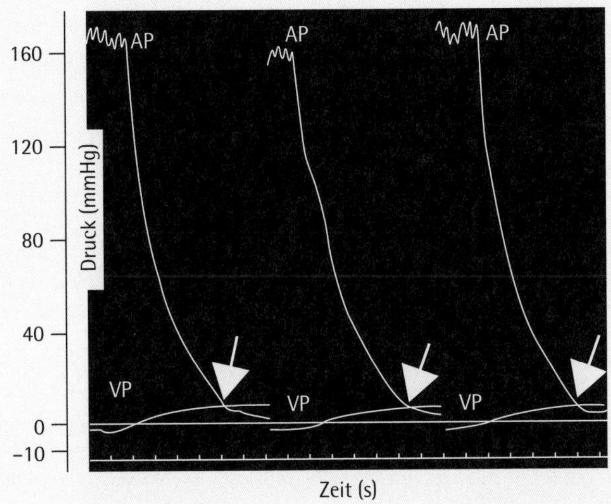

Abb. 14.4 Wiederholte Messungen des mittleren zirkulatorischen Füllungsdrucks beim Hund. Zur Erläuterung siehe Text. AP: Aortendruck, VP: Venendruck (aus [78], mit freundlicher Genehmigung von Elsevier).

Man konzipierte ein Hundemodell, das – im Gegensatz zu vorherigen Modellen, bei denen das Tier aufgrund eines irreversiblen Traumas nach einer einzigen Messung verstarb – wiederholte Messungen bei narkotisierten Hunden erlaubte. Die Schwierigkeiten beim Erzielen reproduzierbarer Messergebnisse sind gut dokumentiert [82]. Eine genaue Messung des MZFD wird dadurch erschwert, dass nach sieben Sekunden Herzstillstand (entweder durch elektrische Fibrillation oder durch vagale Stimulation) in einem Tier (Hund) mit intakten autonomen Reflexen eine starke Gefäßverengung eintritt, die zu einem anschließenden Anstieg des MZFD führt, der erst innerhalb von 15 Minuten abflacht. Daher ist die Messung innerhalb der ersten Sekunden des Herzstillstands (zwischen zwei und sieben Sekunden) [→ Abb. 14.4] durchzuführen, wonach das Herz defibrilliert und die Messung wiederholt werden kann. Um einen schnellen Ausgleich zwischen den arteriellen und venösen Schenkeln des Kreislaufs zu ermöglichen, wird Blut, nach Einsetzen der kardialen Fibrillation, über eine mechanische Pumpe von einer großen Arterie in eine zentrale Vene übertragen. Man führte zahlreiche Versuche an Tieren mit intakten autonomen Reflexen durch, aber auch an Hunden unter totaler Spinalanästhesie, bei denen der Arteriendruck mit kontrollierter Infusion von Adrenalin aufrechterhalten wurde. Durch die Kombination der Kurven zum venösen Rückfluss und zur Herzfunktion auf einem einzigen Diagramm lässt sich der „Gleichgewichtspunkt" zwischen den Funktionen des Herzens und des systemischen Kreislaufs für jeden RAP-Wert darstellen. So sind die kumulativen Veränderungen in beiden visualisierbar, wenn auch mit dem Vorbehalt, dass eine der Funktionen *rückwärts* dargestellt wird [33, 83] [→ Abb. 14.5].

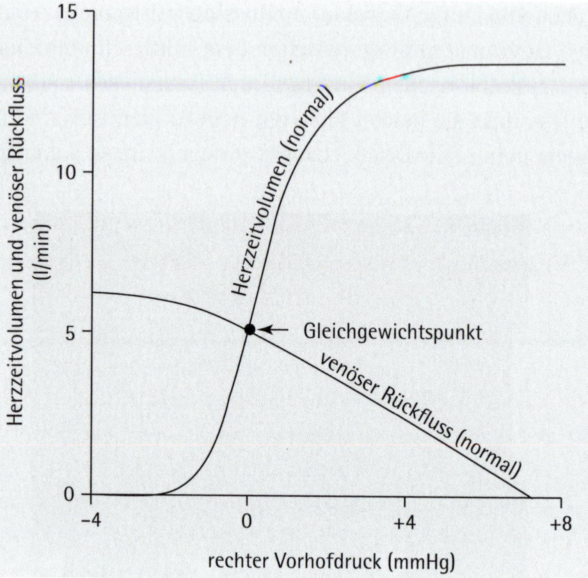

Abb. 14.5 Kombinierte Darstellung von Herzzeitvolumen und venösem Rückfluss als Funktion des rechten Vorhofdrucks (RAP). Die Kurven treffen sich am „Gleichgewichtspunkt". Diese Darstellung impliziert, dass eine der Funktionen notwendigerweise rückwärts dargestellt wird. Siehe Text für weitere Erläuterungen (aus [78], mit freundlicher Genehmigung von Elsevier).

Wie erwähnt, bietet die Formel für das Herzzeitvolumen [→Gleichung 14.3] wenig Einblick in die Gesamtkontrolle der Kreislauffunktion, da die Veränderung eines Faktors Veränderungen der anderen beiden bewirkt. Die Beurteilung kompliziert sich, wenn neben dem systemischen Kreislauf auch der Lungenkreislauf Berücksichtigung findet. Guyton und Kollegen suchten daher nach einer Formel, welche die Regulierung des Herzzeitvolumens in Bezug auf Parameter erklären würde, *„die vollkommen unabhängig voneinander sind"* [6].

In seinem mathematischen Modell nahm Guyton den Unterschied zwischen dem mittleren systemischen Füllungsdruck (MSFP) und dem rechtem Vorhofdruck (RAP) als treibende Kraft für den venösen Rückfluss (VR),

$$\text{MSFP} - \text{RAP} = \text{VR} \times R_v \qquad (14.5)$$

wobei R_v der Widerstand gegenüber dem venösen Rückfluss ist. Das Herzzeitvolumen im stabilen Zustand (steady state) lässt sich nun als Beziehung zwischen dem Gradienten für den venösen Rückfluss und dem Widerstand gegen diesen ausdrücken [6]:

$$\text{HZV} = (\text{MSFP} - \text{RAP}) / R_v \qquad (14.6)$$

Somit würde in Übereinstimmung mit den grafischen Analysen ein Anstieg des RAP proportional den venösen Rückfluss behindern und ihn zum Stillstand bringen, wenn er gleich hoch wird wie der MZFD [→ Abb.14.3].

Wenn die Theorie über den „venösen Rückfluss“ für sich allein bestehen sollte, war sie auch in Bezug auf die linksventrikuläre Funktion zu testen. Guyton untersuchte dies durch die arterielle Einbringung von Glaskügelchen mit einem Durchmesser von 250 µm, welche die Arteriolen gleichen Durchmessers nach und nach verschließen würden [79]. Trotz eines deutlichen Anstiegs des peripheren Widerstands (ca. 2,6-facher Ausgangswert) nahm der venöse Rückfluss nur um 10 % ab. Dies war der Bereich, den mathematische Modelle prognostiziert hatten [6, 79, 81]. Somit war Guyton überzeugt, dass seine Formel zur Kontrolle des Herzzeitvolumens für den venösen Rückfluss/rechten Vorhofdruck, in Grenzen, auch vom Arteriendruck unabhängig war.

In den Anfängen seiner Forschung gewann Guyton die Überzeugung, dass die Vielzahl von Faktoren, die den MZFD kontrollieren, über unser Verständnis hinausgehen [6]. Später glaubte er jedoch, dass der metabolische Bedarf der Gewebe der ultimative Regulator des Blutstroms und der Gewebeperfusion ist und wiederum den MZFD reguliert [84].

Solbert Permutt und Paolo Caldini entwickelten das venöse Rückflussmodell weiter. Sie erkannten die zentrale Rolle des rechten Vorhofdrucks (RAP) bei der Kontrolle des Herzzeitvolumens, doch in ihrer Analyse geht das Modell nicht ausreichend auf die Spanne der Herzzeitvolumina ein, die beim gleichen RAP auftreten können [85] (untersucht von Sylvester et al. [86] sowie Jacobsohn et al. [71]). Sie schlugen ein Kreislaufmodell vor, das auf einem anerkannten Fluss-Volumen-Verhältnis in der Lungenphysiologie basiert, bei dem der maximale mittlere Exspirationsstrom leistungsunabhängig ist, jedoch stark vom Lungenvolumen abhängt. Man zieht hier eine Analogie zwischen dem Antriebsdruck für die ausgeatmete Luft, bestimmt vom elastischen Rückstoß der Lunge, und der elastischen Energie, die im Gefäßsystem gespeichert ist und dem MZFD entspricht. Die allgemeine Form der venösen Rückflusskurven ähnelt in der Tat den Kurven für das forcierte exspiratorische Volumen (FEV) bei unterschiedlichen Lungenvolumina. In ihrer mathematischen Analyse beriefen sich Permutt und Caldini auf das vertraute fluidmechanische Prinzip von Starling, nämlich dass *„es einen Punkt im systemischen Kreislauf gibt, an dem der Druck dem statischen Druck entspricht und der Widerstand zwischen diesem Punkt und dem Herzen nur von den Eigenschaften der Blutgefäße und nicht von dem Blutstrom abhängt – Fakten, die für die Regulierung des Herzzeitvolumens sehr wichtig sind. Die Bedeutung ist diese: Für ein bestimmtes Volumen und eine Reihe resistiver und elastischer Eigenschaften des systemischen Kreislaufs kann das Herz den systemischen Blutfluss nur erhöhen, indem es den rechten Vorhofdruck senkt ... was den gleichen Effekt hat wie die Verringerung des Trachealdrucks auf den exspiratorischen Strom aus den Lungen“* [87].

Dieser Ansicht zufolge spielt das Herz eine *doppelte* Rolle in dem Sinne, dass es auf der arteriellen Seite das Blut in einen elastischen Behälter pumpt, um sein Volumen konstant zu halten, obwohl sich dieser kontinuierlich entleert. Jedoch *„kann das Herz den Behälter nicht schneller leeren, als er es von sich aus spontan tun würde.“* Laut Permutt und Caldini ist es in Bezug auf die einströmende (venöse) Seite *„ironisch, dass bei konstantem systemischem Volumen das Herz außer der Überleitung des venösen Abflusses zurück zum systemischen Kreislauf nichts weiter tun kann, als den venösen Rückfluss entsprechend dem Druckaufbau im rechten Ventrikel, der zur adäquaten Weiterleitung des Blutes benötigt wird, aufzustauen“* [87].

Mit ihren Laborbefunden zur pulmonalen Diffusionskapazität im Hundemodell belegten Permutt und Caldini auf überzeugende Weise das Phänomen des „autonomen" venösen Rückflusses [87]. Um die Flussmenge durch die Lunge zu regulieren, umgingen sie das rechte Herz, indem sie zwischen den rechten Vorhof und die Arteria pulmonalis eine Rollerpumpe zur Flussmessung einschalteten. Anfangs stellten sie die Pumpengeschwindigkeit so ein, dass diese dem venösen Abfluss im Vorhof entspach. Um den Fluss zu steigern, erhöhten sie die Geschwindigkeit der Pumpe, jedoch begann der rechte Vorhof zu kollabieren, so dass der Venenfluss sich nicht steigern ließ. Um „das Problem" zu umgehen, führte man ein Drahtgestell in den RA ein, um sein Kollabieren zu verhindern. Dieser Eingriff bewirkte einen weiteren Kollaps der großen Venen im Thorax. Schließlich führten sie zwei große Metallröhrchen in die Venae cavae ein und befestigten sie direkt an der Pumpe, erzielten dadurch aber zu ihrer großen Überraschung immer noch keinen Anstieg der Flüsse. Selbst ein gleichzeitiger Linksherz-Bypass erhöhte den vorhandenen Fluss nicht über den Ausgangswert hinaus [87].

Es ist unbestritten, dass der negative Druck des intakten Brustraums den venösen Abfluss (und das Herzzeitvolumen) durch die Venenerweiterung signifikant verbessert. Jedoch wäre es falsch anzunehmen, dass mehr Blut zum Herzen zurückströmte, wenn eine zusätzliche Saugwirkung ins Spiel käme. Die Einschränkungen, die der Ersatz des Herzens durch eine mechanische Pumpe bewirkt, sind bei jeder routinemäßig durchgeführten Bypassoperation feststellbar, bei welcher der venöse Rückfluss den begrenzenden Faktor des Pumpenflusses darstellt. Wird hingegen eine zusätzliche Blutmenge in die Aorta aus dem vorgefüllten Reservoir gepumpt, entsteht bald ein arterielles Überdruckkompartiment mit nur geringem oder gar keinem HZV-Anstieg. Schließlich entwickelte John Tyberg ein Kreislaufmodell, bei dem der Lungenkreislauf ignoriert und das Herz durch eine Pumpe repräsentiert wird, die das Blut aus einem hoch nachgiebigen venösen Niederdruck-Reservoir in ein wenig nachgiebiges arterielles Hochdruck-Kompartiment transportiert. Eine grundlegende Eigenschaft dieses Modells ist seine Analogie zu Levys Interpretation [33], nach der ein Anstieg des Herzzeitvolumens mit einem Rückgang des venösen Rückflusses aufgrund der Entleerung des venösen Reservoirs einhergeht [88].

Die Einführung des Konzepts des „belasteten Gefäßvolumens" machte das bereits umstrittene Thema des venösen Rückflusses noch komplexer. Sheldon Magder zufolge beträgt die Blutmenge, welche die Gefäßfüllung bestimmt, nur etwa ein Viertel des gesamten berechneten Volumens. Das *un*belastete Volumen füllt die Gefäße ohne messbaren Druckeffekt, während das *belastete* Volumen den eigentlichen MZFD ausübt, der für den elastischen Rückstoß (Windkesselfunktion) der Gefäße verantwortlich ist [89]. Belastete und unbelastete Volumina lassen sich während des akuten flusslosen Zustands experimentell oder klinisch quantifizieren.

In den letzten zwei Jahrzehnten erschienen in der Fachliteratur zur Intensivpflege mehrere Berichte zur MZFD-Messung bei intaktem Kreislauf an Versuchstieren und Patienten. Jacinta Maas und Kollegen wendeten ein Verfahren mit inspiratorischer Pause („Inspiratory-hold") bei beatmeten Patienten an, bei dem der zentrale Venendruck vorübergehend erhöht wird. Unter der Annahme, dass das Herzzeitvolumen dem venösen Rückfluss entspricht, extrapolierte man die Werte für den MZFD mittels linearer

Regression vom Steigungsgrad der venösen Rückflusskurven (HZV/ZVD). Interessanterweise bestätigte die Linearität der Kurven die grafische Analyse von Guyton, die er in Tierexperimenten gewann, bei welcher der MZFD einem HZV von Null entspricht [→ Abb. 14.2 A]. Jedoch lagen ihre geschätzten MZFD-Werte im Bereich von 18 mmHg, also deutlich höher als die vorherigen Annahmen von rund 7 mmHg [90]. Die Methode mit inspiratorischer Pause zur Schätzung des MZFD kam auch bei Hunden [91] und Schweinen [92, 93] zur Anwendung und bestätigt die Linearität der venösen Rückflusskurven von Guyton bei verschiedenen zirkulatorischen Störungen. Jochen Schipke und Kollegen maßen den systemischen Füllungsdruck bei Patienten, die ein ICD (implantierbarer Herzdefibrillator) erhielten und bei denen ventrikuläre Fibrillationsphasen für eine Dauer von bis zu 20 Sekunden künstlich induziert wurden. Trotz eines augenblicklichen Abfalls des mittleren arteriellen Drucks von 77.5 (± 33.4) auf 24 (± 5.3) mmHg und eines graduellen Anstiegs des mittleren venösen Drucks von 7.5 (± 5.2) auf 11(± 5.4) mmHg ließen sich die Drücke nicht ausgleichen. Die Schätzung der Zeitkonstanten (2.9 bzw. 3.6 Sekunden für den arteriellen bzw. für den venösen Druck) anhand von Druckabfallkurven zeigte, dass ihr Beobachtungsfenster ausreichend lang war, um weitere bedeutende Änderungen (länger als fünf Zeitkonstanten) zu ermöglichen. Den anhaltende Druckunterschied schrieb man vaskulären Wasserfällen (Starling Resistors) innerhalb der Mikrozirkulation zu [94]. In einer kürzlich veröffentlichten Studie untersuchten David Berger und Kollegen den Effekt des positiven endinspiratorischen Drucks (PEEP), des Blutvolumens und der inspiratorischen Pause auf den zentralen Venen- und den rechten Vorhofdruck in einem Schweinemodell. Die Ergebnisse werteten sie gemäß der von Guyton definierten Doppelfunktion des rechten Vorhofs aus. Somit verursacht weder ein anhaltender Anstieg des inspiratorischen Drucks (PEEP 5–10 cm H_2O) noch eine Hypovolämie (15% Verringerung des Blutvolumens) einen signifikanten Rückgang des venösen Rückflusses und/oder Abfall des Herzzeitvolumens [95].

4. Kritik des venösen Rückflussmodells

Trotz der breiten Akzeptanz des Kreislaufmodells von Guyton erschienen mit den Jahren mehrere kritische Kommentare in der Fachliteratur (siehe [96]). Matthew Levy wiederholte Guytons Experiment mit dem Rechtsherz-Bypass [80], ließ aber die kollabierende Röhre (Starling Resistor) zwischen dem rechten Vorhof und der Arteria pulmonalis weg [33]. Die Pumpgeschwindigkeit (Flow) wurde (manuell) verändert und stellte somit die abhängige Variable in dem System dar. Im Gegensatz zu Guytons Versuchen beobachtete er eine umgekehrte Beziehung zwischen rechtem Vorhofdruck und dem Pumpenflow. Levy wies auf die willkürliche Verwendung abhängiger (venöser Rückfluss, Herzzeitvolumen) und unabhängiger Variablen (rechter Vorhofdruck) in der grafischen Analyse des Kreislaufs nach Guyton hin. Wenn z. B. die Effekte der Herz- und Gefäßfunktionen in einem einzigen Diagramm erscheinen, wird eine der Funktionen notwendigerweise rückwärts dargestellt, wodurch die Beziehung zwischen Ursache und Wirkung verschwimmt [→ Abb. 14.5]. Eine solche Umkehr führt laut Levy zu einem „Zirkelschluss“, bei dem sich Ursache und Wirkung umkehren, d. h. der Peripherie und nicht dem Herz die Ursache des Blutantriebs zugeschrieben wird, wodurch das Modell zu einer „mathematischen Abstraktion" werde. Levy empfahl ferner, das Konzept des „venösen Rückflusses" zugunsten der „Gefäßfunktion" aufzugeben [33]. Im Kommentar zu Levys Arbeit (von Guyton geprüft) erklärte Guyton, dass er sich der Inkonsistenzen bewusst war, und schrieb, dass *„im physiologischen Kreislauf keine der beiden theoretischen Annahmen für die Unabhängigkeit zutrifft. Tatsächlich sind sowohl das Herzzeitvolumen als auch der systemische Venendruck abhängige Variablen.*"[97]

Eine sorgfältige Untersuchung von Guytons Methode zeigt in der Tat, dass der venöse Rückfluss von einer Pumpe mit *stetem* Durchsatz festgelegt wurde. Die rechten Vorhofdrucke maß man bei verschiedenen Flussraten [80]. Die Grafiken zeigten dann den Rückfluss als abhängige und den rechten Vorhofdruck als unabhängige Variable, was den falschen Eindruck vermittelt, dass der rechte Vorhofdruck den venösen Rückfluss und nicht den Durchsatz der Bypasspumpe bestimmte [83, 98] [→ Abb.14.5]. Ähnlich argumentierte George Brengelmann, dass der rechte Vorhofdruck als Determinante des Konzepts des venösen Rückflusses (MSP-RAP/Rv) in dem einbahnigen Kreislaufmodell von Guyton fälschlicherweise impliziert, dass die gespeicherte elastische Energie des Gefäßsystems (MZFD) und nicht etwa die Pumpe, also das Herz, das Blut antreibt [3, 99]. Nach dem Stillstand des Herzens (der Energiequelle) kann sich das Blutvolumen nur passiv in den verschiedenen (elastischen) Elementen des Gefäßkompartiments verteilen und der Druckgradient (MSP-RAP) hat nur bei einem Flow von Null eine reale Bedeutung [100]. John Tyberg war der Auffassung, dass diametral entgegengesetzte Interpretationen der Versuchsergebnisse von Guyton und Levy, wenn auch in sich konsistent, letztendlich modellhafter Natur seien, weshalb es *„schwierig oder vielleicht unmöglich ist, das eine auf Kosten des anderen zu ‚beweisen'*" [88].

Bemerkenswert ist die Tatsache, dass der HZV-Wert zu jedem Zeitpunkt ein dynamisches Gleichgewicht zwischen der Tätigkeit des Herzens und des peripheren Kreislaufs darstellt. Unter Berücksichtigung steter Flows und Drucke, wie Guytons Analyse impliziert, werden die zeitabhängigen Faktoren negiert und das Modell nimmt seine generische Form an, d. h. wird zu einem Ohmschen Analogon, bei dem eine gleichbleibende Energieleistung von der Energiequelle (dem Herzen) kommt.

Benjamin Reddi und Richard Carpenter äußerten als weitere Einwände, dass im Gegensatz zum arteriellen Kreislauf, bei dem ein gut definiertes Fehlersignal in Form des arteriellen Drucks und seiner Regulierung vorhanden ist, Guytons Modell zum venösen Rückfluss diese wesentliche Voraussetzung nicht erfüllt, sodass es *„ungenau und ungreifbar wird, eine häufige Ursache für Verwirrung, die zu Fehlern in der klinischen Praxis führen kann.*" Stattdessen schlugen sie eine neue Variable des „venösen Überschusses" vor, die eine Inkongruenz zwischen dem venösen Einstrom und dem Ausstrom, d. h. dem Herzzeitvolumen, darstellt. Der Ausstrom ist an adäquater Perfusion oder an dem gemessen HZV klinisch ersichtlich, während der Einstrom sich direkt an der Füllung der Halsvenen oder mittels zentralvenösem Druck messen lässt [98]. In ihren theoretischen Überlegungen zum venösen Rückflussmodell argumentierten Daniel Beard und Eric Feigl, dass neben den oben genannten Widersprüchen eine wichtige Variable in der Kreislaufanalyse von Guyton fehle, nämlich dass mit dem Anstieg des Flusses im systemischen Kreislauf der rechte Vorhofdruck aufgrund der Volumenverschiebung aus den venösen in die arteriellen Kapazitätsgefäße fällt. Darüber hinaus sind sie der Ansicht, dass das Konzept und seine Interpretationen aus den Studiencurricula entfernt werden sollten, da die venösen Kapazitätskurven von Guyton „viel Verwirrung und wenig Klarheit“ schufen [101].

Das angesichts der laufenden Kontroverse bestehende pädagogische Dilemma, inwiefern man Studierenden der kardiovaskulären Physiologie lehren solle, ob das Herz ein Druck- oder ein Strömungsgenerator ist, untersuchte Jamie Mitchell [102]. Nach sorgfältiger Prüfung der Evidenz beider Konzepte schlug Mitchell vor, dass man den Studierenden der Einfachheit halber zunächst das Herz als Druckpumpe und erst dann im fortgeschrittenen Stadium seine flussgenerierende Funktion vorstellen sollte. Interessanterweise untersuchte Mitchell auch kurz die Phänomenologie des embryonalen Kreislaufs und die Möglichkeit des Eigenimpulses des Blutes, d.h. den Selbstantrieb. Er überprüfte jedoch nicht die vorliegenden Daten für eine flussbegrenzende, widderähnliche Funktion des Herzens, welche allein die gegensätzlichen Meinungen in Einklang bringen könnten und den Studierenden Probleme mit dem konventionellen Kreislaufmodell ersparen würden [103].

Die Frage, ob die scheinbar unversöhnlichen Ansichten zum Kreislauf durch die Interpretation des kardiovaskulären Phänomens innerhalb eines bestimmten Rahmens, wie zum Beispiel mechanistisch oder biologisch, entstanden, griff ein kürzlich erschienener Artikel auf [68]. Es zeigt sich, dass die Physiologen trotz beachtlicher Fortschritte in der Physik der offenen Systeme in den 1950er Jahren das kardiovaskuläre Phänomen noch vor dem Hintergrund dieser bahnbrechenden Entwicklungen bewerten müssen. Wie später in diesem Buch besprochen [→ Kap. 25], ist die autonome Bewegung des Blutes ein emergentes Phänomen. Neben den physikalischen Regeln untersteht das Herzkreislaufsystem auch höheren Formen der Gesetzesmäßigkeit, die sich innerhalb des neuen konzeptionellen Rahmenwerks auf fruchtbare Weise untersuchen lassen. Dies ist auch der Ansatz von Walter Alexander, der die Eigenschaften unterschiedlicher Kreislaufmodelle klar definierte, überzeugende Argumente für das in diesem Buch vorgestellte embryologisch/evolutionäre Modell vorbrachte und die Funktion der Mikrozirkulation in verschiedenen Formen des Schocks beleuchtete [67].

Zusammenfassend lässt sich feststellen, dass die LV- und VR-Modelle sich in der Semantik mehr unterscheiden als im Inhalt, da beide das Herz als Quelle des Blutantriebs sehen. Ihre konzeptionellen und mathematischen Beweise basieren auf dem hydrodynamischen Äquivalent des Ohmschen Gesetzes, bei dem die Energiequelle klar bestimmt ist [104]. Mathematische Gleichungen, die zur Unterstützung des Modells Verwendung finden, sind rein relational, implizieren keine Kausalität und spiegeln damit (wahrscheinlich) nicht die Realität wider. Das LV-Modell geht von einem Druckgradienten zwischen dem mittleren Aortendruck und dem rechten Vorhof als Quelle des Blutflusses und damit als wichtiger Determinante des Herzzeitvolumens aus. Es setzt voraus, dass das Volumen des systemischen Kreislaufs konstant bleibe und dass der MZFD ein transienter (hypothetischer) Druck sei, der sich mit der Veränderung des Herzzeitvolumens ändere [101]. Das Modell des venösen Rückflusses behauptet dagegen, dass der Gradient zwischen MZFD und rechtem Vorhof der bestimmende Faktor des Flusses und damit des Herzzeitvolumens sei. Trotz der methodischen [83] und „mechanistischen“ Inkonsistenzen [101] im VR-Modell ist der Wert von Guytons Arbeit für die Fortschritte in der kardiovaskulären Physiologie nicht zu unterschätzen. Er betonte von den 1950er bis zu den 1980er Jahren die Bedeutung des peripheren Kreislaufs, als dieser durch die brillanten Fortschritte auf dem Gebiet des extrakorporalen Kreislaufs und der Operation am offenen Herzen zunehmend aus dem Blickfeld verschwand. Es war die Zeit, als *„das Wissen über die Pumpwirkung des Herzens es ermöglichte, das ‚Herz als Pumpe' mit einer ‚Pumpe als Herz' zu ersetzen."* (G. Brecher).*

* Persönliche Notiz an C. Wiggers, handschriftlicher Bucheintrag, Fotokopie beim Autor.

Literatur

1 Magder, S.: The classical Guyton view that mean systemic pressure, right atrial pressure, and venous resistance govern venous return is/is not correct. Journal of Applied Physiology 2006; 101 (5). S. 1533.

2 Magder, S.: Point: Counterpoint: The classical Guyton view that mean systemic pressure, right atrial pressure, and venous resistance govern venous return is/is not correct. Journal of Applied Physiology 2006; 101 (5). S. 1523–1525.

3 Brengelmann, G. L.: Counterpoint: The classical Guyton view that mean systemic pressure, right atrial pressure, and venous resistance govern venous return is not correct. Journal of Applied Physiology 2006; 101 (5). S. 1525–1526.

4 Brengelmann, G. L.: The classical Guyton view that mean systemic pressure, right atrial pressure, and venous resistance govern venous return is/is not correct. Journal of Applied Physiology 2006; 101 (5). S. 1532.

5 Pinsky, M. R.: The classical Guyton view that mean systemic pressure, right atrial pressure, and venous resistance govern venous return is/is not correct. Journal of Applied Physiology 2006; 101 (5). S. 1528–1530.

6 Guyton, A. C., Jones, C. E., Coleman, T. G.: Circulatory physiology: cardiac output and its regulation. W. B. Saunders Company Philadelphia 1973. S. 253–262.

7 Fuchs, T.: Die Mechanisierung des Herzens. Suhrkamp Verlag Frankfurt am Main 1992. S. 60–75.

8 Harvey, W.: On the Generation of Animals. In: Hutchins, R. M. (Hrsg.): Great Books of the Western World. Encyclopedia Britannica Chicago London Toronto 1952. S. 429–432.

9 Siegel, R. E.: Why Galen and Harvey did not compare the heart to a pump. The American Journal of Cardiology 1967; 20 (1). S. 117–121.

10 Siegel, R. E.: Galen's system of physiology and medicine. Karger Verlag Basel New York 1968. S. 83–102.

11 Harvey, W.: A Second Disquisition to John Riolan. In: Hutchins, R. M. (Hrsg.): Great Books of the Western World. Encyclopedia Britannica Chicago London Toronto 1952. S. 313–328.

12 Harvey, W.: An Anatomical Disquisition on the Motion of the Heart and Blood in Animals. In: Hutchins, R. M. (Hrsg.): Great Books of the Western World. Encyclopedia Britannica Chicago London Toronto 1952. S. 276–278.

13 Aristoteles: Physics, Book 8, Chapter 8.: In: J. Barnes (Hrsg.): Complete works of Aristotle. Band 1. Princeton University Press Princeton 1984. S. 437–442.

14 Vijaya, G. K.: Celestial Dynamics and Rotational Forces in Circular and Elliptical Motions. http://www.reciprocalsystem.org/paper/celestial-dynamics-and-rotational-forces-in-circular-and-elliptical-motions (Abruf 21.11.2019).

15 Pagel, W.: The Philosophy of Circles – Cesalpino – Harvey: A Penultimate Assessment. Journal of the History of Medicine and Allied Sciences 1957. S. 140–157.

16 Harvey, W.: An Anatomical Disquisition on the Motion of the Heart and Blood in Animals. In: Hutchins, R. M. (Hrsg.): Great Books of the Western World. Encyclopedia Britannica Chicago London Toronto 1952. S. 285–286.

17 Wright, T.: Circulation. William Harvey's Revolutionary Idea. Chatto & Windus London 2012. S. 205–209.

18 Simms, E.-M.: Goethe, Husserl, and the crisis of the European sciences. Janus Head 2005; 8 (1). S. 160–172.

19 Fuchs, T.: Die Mechanisierung des Herzens. Suhrkamp Verlag Frankfurt am Main 1992. S. 124.

20 Lynch, J. J.: The language of the heart: The body's response to human dialogue. Basic Books (AZ) New York 1985. S. 29–49.

21 Hall, T. S.: Ideas of life and matter: Studies in the history of general physiology, 600 BC-1900 AD. University of Chicago Press Chicago 1969. S. 241–249.

22 Pickering, G.: Systemic Arterial Hypertension. In: Fishman, A. P., Richards, D. W. (Hrsg.): Circulation of the Blood – Men and Ideas. American Physiological Society Bethesda 1982. S. 487–541.

23 Wolff, O.: Das Herz-Kreislauf-System und seine Erkrankungen. In: Husemann, F., Wolff, O. (Hrsg.): Das Bild des Menschen als Grundlage der Heilkunst. Verlag Freies Geistesleben Stuttgart 1986. Band 2, S. 125.

24 Hales, S.: Statical essays: containing Haemastaticks No. 22. In: History of Medicine Series. Band 2. 1733. Library of New York Academy of Medicine Hafner Publishing New York 1964.
25 Booth, J.: A short history of blood pressure measurement. Proceedings of the Royal Society of Medicine 1977; 70 (11). S. 793–799.
26 Volkmann, A. W.: Die Hämodynamik nach Versuchen. Breitkopf und Härtel Leipzig 1850. S. 322–325.
27 Nichols, W. W., O'Rourke, M. F.: McDonald's blood flow in arteries: theoretic, experimental, and clinical principles. Lea & Fabiger Philadelphia London 1990. S. 12–53.
28 Levick, J. R., Michel, C. C.: Microvascular fluid exchange and the revised Starling principle. Cardiovascular Research 2010; 87 (2). S. 198–210.
29 Fishman, A.: Dynamics of the pulmonary circulation. In: Hamilton, W. F., Dow, P. (Hrsg.): Handbook of Physiology, Section 2, Band 2. American Physiological Society Washington 1963. S. 1667–1743.
30 Westerhof, N., Stergiopulos, N., Noble, M. I.: Snapshots of hemodynamics: an aid for clinical research and graduate education. Springer Verlag New York 2010. S. 233–237.
31 Grodins, F. S., Stuart, W. H, Veenstra, R.L.: Performance characteristics of the right heart bypass preparation. American Journal of Physiology 1960; 198 (3). S. 552.
32 Herndon, C., Sagawa, K.: Combined effects of aortic and right atrial pressures on aortic flow. American Journal of Physiology 1969; 217 (1). S. 65–72.
33 Levy, M. N.: The cardiac and vascular factors that determine systemic blood flow. Circulation Research 1979; 44 (6). S. 739.
34 Calbet, J. et al.: Effects of ATP-induced leg vasodilation on VO_2 peak and leg O_2 extraction during maximal exercise in humans. American Journal of Physiology 2006; 291 (2). S. 447–453.
35 Laughlin, M. H.: Skeletal muscle blood flow capacity: role of muscle pump in exercise hyperemia. American Journal of Physiology 1987; 253 (5). S. 993–1004.
36 Marik, P. E., Baram, M., Vahid, B.: Does Central Venous Pressure Predict Fluid Responsiveness? Chest 2008; 134 (1). S. 172–178.
37 Michard, F.: Volume management using dynamic parameters. Chest 2005; 128 (4). S. 1902–1903.
38 Coudray, A. et al.: Fluid responsiveness in spontaneously breathing patients: a review of indexes used in intensive care. Critical Care Medicine 2005; 33 (12). S. 2757.
39 Binanay, C. et al.: Evaluation study of congestive heart failure and pulmonary artery catheterization effectiveness: the ESCAPE trial. The Journal of the American Medical Association 2005; 294 (13). S. 1625.
40 Kumar, A. et al.: Pulmonary artery occlusion pressure and central venous pressure fail to predict ventricular filling volume, cardiac performance, or the response to volume infusion in normal subjects. Critical Care Medicine 2004; 32 (3). S. 691.
41 Ma, T. S. et al.: Central Venous Pressure and Pulmonary Capillary Wedge Pressure: Fresh Clinical Perspectives from a New Model of Discordant and Concordant Heart Failure. Texas Heart Institute Journal 2011; 38 (6). S. 627.
42 Halpern, S. D., Taichman, D. B.: Misclassification of pulmonary hypertension due to reliance on pulmonary capillary wedge pressure rather than left ventricular end-diastolic pressure. Chest 2009; 136 (1). S. 37–43.
43 Bernstein, W. H. et al.: The interpretation of pulmonary artery wedge (pulmonary capillary) pressures. British Heart Journal 1960; 22 (1). S. 37.
44 Weed, H.: Pulmonary „capillary“ wedge pressure not the pressure in the pulmonary capillaries. Chest 1991; 100 (4). S. 1138–1140.
45 Samet, P. et al.; Clinical and physiologic relationships in mitral valve disease. Circulation 1959; 19 (4). S. 517–530.
46 Cowley Jr, A. W., Guyton, A. C.: Heart rate as a determinant of cardiac output in dogs with arteriovenous fistula. The American Journal of Cardiology 1971; 28 (3). S. 321–325.
47 Stein, E. et al.: The relation of heart rate to cardiovascular dynamics. Pacing by atrial electrodes. Circulation 1966; 33 (6). S. 925.
48 Ross Jr, J., Linhart, J. W., Braunwald, E.: Effects of changing heart rate in man by electrical stimulation of the right atrium: studies at rest, during exercise, and with isoproterenol. Circulation 1965; 32 (4). S. 549–558.

49 Braunwald, E. et al.: Clinical observations on paired electrical stimulation of the heart: Effects on ventricular performance and heart rate. American Journal of Medicine 1964; 37 (5). S. 700–711.

50 Goldberg, L. I.: Use of sympathomimetic amines in heart failure. American Journal of Cardiology 1968; 22 (2). S. 177–182.

51 Elliott, W. C., Gorlin, R: Isoproterenol in Treatment of Heart Disease: Hemodynamic Effects in Circulatory Failure. The Journal of the American Medical Association 1966; 197 (5). S. 315–320.

52 Bayram, M. et al.: Reassessment of dobutamine, dopamine, and milrinone in the management of acute heart failure syndromes. American Journal of Cardiology 2005; 96 (6A). S. 47.

53 Fonarow, G.: Acute Decompensated Heart Failure National Registry (ADHERE): opportunities to improve care of patients hospitalized with acute decompensated heart failure. Reviews in Cardiovascular Medicine 2003; 4 (Suppl. 7). S. 21–30.

54 Abraham, W.T. et al.: In-hospital mortality in patients with acute decompensated heart failure requiring intravenous vasoactive medications: an analysis from the Acute Decompensated Heart Failure National Registry (ADHERE). Journal of the American College of Cardiology 2005; 46 (1). S. 57–64.

55 Coons, J. C., McGraw, M., Murali, S.: Pharmacotherapy for acute heart failure syndromes. American Journal of Health-System Pharmacy 2011; 68 (1). S. 21–35.

56 Swedberg, K. et al.: Guidelines for the diagnosis and treatment of chronic heart failure: executive summary (update 2005) – The Task Force for the Diagnosis and Treatment of Chronic Heart Failure of the European Society of Cardiology. European Heart Journal 2005; 26 (11). S. 1115–1140.

57 Kantrowitz, A et al.: Mechanical intraaortic cardiac assistance in cardiogenic shock: Hemodynamic effects. Archives of Surgery 1968; 97 (6). S. 1000.

58 O'Connor, C. M., Rogers, J. G.: Evidence for Overturning the Guidelines in Cardiogenic Shock. New England Journal of Medicine 2012; 367. S. 1349–1350.

59 Thiele, H. et al.: Intraaortic balloon support for myocardial infarction with cardiogenic shock. New England Journal of Medicine, 2012; 367. S. 1287–1296.

60 Sjauw, K. D., Piek, J. J.: Is the intra-aortic balloon pump leaking? The Lancet 2013; 382 (9905). S. 1616–1617.

61 Su, D. et al.: Intra-aortic balloon pump may grant no benefit to improve the mortality of patients with acute myocardial infarction in short and long term: an updated meta-analysis. Medicine 2015; 94 (19). S. 876.

62 Ambrosy, A. P. et al.: The global health and economic burden of hospitalizations for heart failure: lessons learned from hospitalized heart failure registries. Journal of the American College of Cardiology 2014; 63 (12). S. 1123–1133.

63 Go, A. S. et al.: Heart Disease and Stroke Statistics – 2014 Update: A Report from the American Heart Association. Circulation 2014; 129 (3). S. 280–292.

64 Roger, V. L.: Epidemiology of heart failure. Circulation Research 2013; 113 (6). S. 646–659.

65 Packer, M.: Unbelievable Folly of Clinical Trials in Heart Failure. Circulation: Heart Failure 2016; 9 (4). S. 2837.

66 Schulze, U.: Herzinsuffizienztherapie in der modernen Kardiologie - ist die Pumpenvorstellung des Herzens zutreffend? Der Merkurstab 2006; 59 (6). S. 480–487.

67 Alexander, W.: Branko Furst's Radical Alternative: Is the Heart Moved by the Blood, Rather Than Vice Versa? Pharmacy and Therapeutics 2017; 42 (1). S. 33–39.

68 Furst, B.: The Heart: Pressure – Propulsion Pump or Organ of Impedance? Journal of Cardiothoracic and Vascular Anesthesia 2015; 29 (6). S. 1688–1701.

69 Parker, K. H.: A brief history of arterial wave mechanics. Medical and Biological Engineering and Computing 2009; 47 (2). S. 111–118.

70 Weber, E. H.: Über die Anwendung der Wellenlehre auf die Lehre vom Kreislaufe des Blutes und insbesondere auf die Pulslehre. Berichte über die Verhandlungen. Königl. Sächsische Gesellschaft der Wissenschaften Leipzig 1850. S. 164–204.

71 Jacobsohn, E., Chorn, R., O'Connor, M.: The role of the vasculature in regulating venous return and cardiac output: historical and graphical approach. Canadian Journal of Anesthesia 1997; 44 (8). S. 849–867.

72 Starling, E. H.: The Arris and Gale Lectures On some points in the pathology of heart disease, Lecture II. The Lancet 1897; 149 (3836). S. 652–655.

73 Bayliss, W., Starling, E. H.: Observations on venous pressures and their relationship to capillary pressures. Journal of Physiology 1894; 16 (3–4). S. 159.

74 Starling, E. H.: The Linacre Lecture on the Law of the Heart. Longmans, Green & Co. London 1918.

75 Starr, I., Rawson, A.: Role of „static blood pressure“ in abnormal increments of venous pressure, especially in hear failure. I. Theoretical studies on an improved circulation schema whose pumps obey Starling's law of the heart. American Journal of Medical Science 1940; 199. S. 27–39.

76 Starr, I.: Role of „static blood pressure“ in abnormal increments of venous pressure, especially in heart failure. II. Clinical and experimental studies. American Journal of Medical Science 1940; 199. S. 40–55.

77 Patterson, S., Starling, E.: On the mechanical factors which determine the output of the ventricles. The Journal of Physiology 1914; 48 (5). S. 357.

78 Guyton, A. C., Jones, C. E., Coleman, T. G.: Circulatory physiology: cardiac output and its regulation. W. B. Saunders Company Philadelphia 1973. S. 238.

79 Guyton, A. C.: Determination of cardiac output by equating venous return curves with cardiac response curves. Physiological Reviews 1955; 35 (1). S. 123–129.

80 Guyton, A. C., et al.: Venous return at various right atrial pressures and the normal venous return curve. American Journal of Physiology 1957; 189 (3). S. 609.

81 Guyton, A. C., Lindsey, A. W., Kaufmann, B.N.: Effect of mean circulatory filling pressure and other peripheral circulatory factors on cardiac output. American Journal of Physiology 1955; 180 (3). S. 463–468.

82 Guyton, A. C., Polizo, D., Armstrong, G. G.: Mean circulatory filling pressure measured immediately after cessation of heart pumping. American Journal of Physiology 1954; 179 (2). S. 261–267.

83 Brengelmann, G. L.: A critical analysis of the view that right atrial pressure determines venous return. Journal of Applied Physiology 2003; 94 (3). S. 849.

84 Guyton, A. C., The relationship of cardiac output and arterial pressure control. Circulation 1981; 64 (6). S. 1079–1088.

85 Caldini, P. et al.: Effect of epinephrine on pressure, flow, and volume relationships in the systemic circulation of dogs. Circulation Research 1974; 34 (5). S. 606–623.

86 Sylvester, J., Goldberg, H., Permutt, S.: The role of the vasculature in the regulation of cardiac output. Clinics in Chest Medicine 1983; 4 (2). S. 111.

87 Permutt, S., Caldini, P.: Regulation of cardiac output by the circuit: venous return. In: Baan, J. et al. (Hrsg.): Cardiovasuclar System Dynamics. MIT Press Cambrige London 1987. S. 465–479.

88 Tyberg, J. V.: How changes in venous capacitance modulate cardiac output. Pflügers Archiv. European Journal of Physiology 2002; 445 (1). S. 10–17.

89 Magder, S., de Varennes, B.: Clinical death and the measurement of stressed vascular volume. Critical Care Medicine 1998; 26 (6). S. 1061–1064.

90 Maas, J. J. et al.: Assessment of venous return curve and mean systemic filling pressure in postoperative cardiac surgery patients. Critical Care Medicine 2009; 37 (3). S. 912.

91 Pinsky, M. R.: Instantaneous venous return curves in an intact canine preparation. Journal of Applied Physiology 1984; 56 (3). S. 765–771.

92 Versprille, A. et al.: Mean systemic filling pressure as a characteristic pressure for venous return. Pflügers Archiv. European Journal of Physiology 1985; 405 (3). S. 226–233.

93 Hiesmayr, M., Jansen, J. R. C., Versprille, A.: Effects of endotoxin infusion on mean systemic filling pressure and flow resistance to venous return. Pflügers Archiv. European Journal of Physiology 1996; 431 (5). S. 741–747.

94 Schipke, J. et al.: Static filling pressure in patients during induced ventricular fibrillation. American Journal of Physiology 2003; 285 (6). S. 2510.

95 Berger, D. C. et al.: Effect of PEEP, blood volume, and inspiratory hold maneuvers on venous return. American Journal of Physiology 2016; 311 (3). S. 794–806.

96 Henderson, W. R. et al.: Clinical review: Guyton-the role of mean circulatory filling pressure and right atrial pressure in controlling cardiac output. Critical Care 2010; 14 (6). S. 243.

97 Guyton, A. C., Editor's note, A. Guytons comment on Levy's article The cardiac and vascular factors that determine systemic blood flow. Circulation Research 1979; 44 (6). S. 746–747.
98 Reddi, B., Carpenter, R.: Venous excess: a new approach to cardiovascular control and its teaching. Journal of Applied Physiology 2005; 98 (1). S. 356.
99 Brengelmann, G. L.: Steady-state venous return: residue in a recent model analysis of the notion that it is driven by elastic recoil of the venous system. Journal of Applied Physiology 2009; 107 (1). S. 369.
100 Brengelmann, G. L.: Learning opportunities in the study of Curran-Everett's exploration of a classic paper on venous return. Advances in Physiology Education 2008; 32 (3). S. 242–243.
101 Beard, D. A., Feigl, E. O.: Understanding Guyton's venous return curves. American Journal of Physiology 2011; 301 (3). S. 629–633.
102 Mitchell, J. R.: Is the heart a pressure or flow generator? Possible implications and suggestions for cardiovascular pedagogy. Advances in Physiology Education 2015; 39 (3). S. 242–247.
103 Furst, B., O'Leary, A. M.: Is the heart a pressure or flow generator? Possible implications and suggestions for cardiovascular pedagogy. Advances in Physiology Education 2016; 40 (2). S. 200.
104 Dalmau, R., Furst, B.: Continuing the Debate: Branko Furst's Alternative Model and the Role of the Heart. Pharmacy and Therapeutics 2017; 42 (7). S. 443–445.

KAPITEL 15

Kreislauf- und Atmungsfunktionen des Blutes

„Da nun durch viele unanfechtbare Thatsachen bewiesen ist, dass das Herz die ihm zugeschriebene Kraft nicht besitzt und nur durch die Zu- und Abnahme der Spannkraft der Blutflüssigkeit völlig passiv bewegt wird: so glauben wir mit Recht behaupten zu können, dass die Harvey'sche Theorie falsch ist und dass die Lehre vom Blutlauf einer Änderung in dem von uns angeregten Sinne bedarf." Ferdinand Ježek, 1892

Der mittlere zirkulatorische Füllungsdruck (MZD oder MZFD) ist ein dynamisches Maß, das sich vom Anstieg des venösen Drucks extrapolieren lässt, wenn die Aktivität des Herzens plötzlich anhält und sich der Druck von der Aorta bis zum rechten Vorhof ausgleicht. Wie bereits erwähnt, ist eine genaue Messung des MZD bei Labortieren aufgrund zahlreicher Kompensationsmechanismen, die im Augenblick des induzierten Herzstillstands eintreten, schwierig durchzuführen [1]. Es stellt sich die Frage, inwieweit ein so radikaler Eingriff für die tatsächlichen Abläufe im Bereich der Mikrozirkulation repräsentativ ist angesichts der Tatsache, dass die Verteilung des Blutflusses eng mit dem Stoffwechselbedarf der Gewebe und/oder einzelner Organe verbunden ist. Der einzige Ersatz für eine solche „Fluss-Mittelung" ist eine Untersuchung des eigentlichen Phänomens selbst, d.h. des Kapillarflusses des Versuchstieres oder des menschlichen Probanden in diesem Nahtodmoment. Neue Methoden zur direkten Beobachtung der Mikrovaskulatur unter Normalbedingungen sowie bei schweren Erkrankungen lieferten wertvolle neue Erkenntnisse über die mikrovaskuläre Dynamik [→ Kap. 21].

Solche Informationen geben jedoch keine Einsicht in die tatsächlichen Abläufe, sofern wir uns nicht mit der Natur des zugrunde liegenden Phänomens vertraut machen. Wir untersuchen nun zwei separate Gruppen von „Nahtod"-Kreislaufphänomenen: Die erste bezieht sich auf den venösen und die zweite auf den arteriellen Kreislauf. Man beachte, dass in diesem Kontext der Begriff „venöser Kreislauf" den gesamten Bereich des venösen Blutes einschließlich des Lungenarteriensystems umfasst. Analog dazu besteht das „arterielle" Kompartiment aus dem restlichen Kreislauf, der das arterielle Blut enthält.

1. Das Phänomen des Restkreislaufs

Frühe Versuche, Messungen des „statischen Drucks" zu erhalten, erfolgten bei „gerade verstorbenen Hunden" [2–4] und „gerade verstorbenen" Patienten mittels transthorakaler Herzpunktion, wie von Isaac Starr (1895–1989) beschrieben [5]. Dennoch geht aus der Arbeit von Starr klar hervor, dass mehr passierte als erwartet, denn er bemerkte: *„Gelegentlich ließen mich kleine rhythmische Fluktuationen im statischen Blutdruck zweifeln,* *ob alle Lebensaktivität beendet war. Ähnliche Fluktuationen wurden bei Tierversuchen beobachtet. In einigen Fällen habe ich versucht, ein Fortdauern der Gefäßreaktivität bei Patienten nachzuweisen, indem ich Histamin und Adrenalin in die Haut injiziert habe. In keinem Fall gab es eine sichtbare Reaktion.*" [5] Ähnlich stellte Arthur C. Guyton (1919–2003) in einer seiner frühen Arbeiten fest, dass: *„der mittlere zirkulatorische Füllungsdruck, wie er im Körper zu einem bestimmten Augenblick existiert, keinesfalls gemessen werden kann, weil das Leben von dynamischen Kreislaufbedingungen abhängt.*" [2] Trotz Guytons originellem Verfahren der wiederholten MZD-Messungen bei Hunden, wodurch ein schneller Ausgleich der Volumina (und Drücke) scheinbar möglich war, gab es weiterhin ein Problem. Der Versuch war offenkundig so aufgebaut, dass er das Konzept des MZD im venösen Rückflussmodell stützte, dabei aber nicht die subtilere Phänomenologie berücksichtigte, die damit einherging.*

In den 1940er Jahren untersuchte Sean A.Thompson die mögliche positive Wirkung des negativen endexspiratorischen Drucks unter mechanischer Beatmung in einem Hundemodell. Bei narkotisierten, intubierten und heparinisierten Hunden wurde der Endotrachealtubus abgeklemmt, was zum Tod durch Asphyxie innerhalb von 8–10 Minuten führte. Dreißig Minuten nach dem Herzstillstand wurde die mechanische Beatmung und Sauerstoffgabe wieder aufgenommen und eine Stunde lang fortgeführt. Um die persistierende Bewegung des Blutes zu bewerten, sofern vorhanden, injizierte man in vorher festgelegten Abständen Tracer-Substanzen (radioaktives Natrium und Fluorescin), entnahm Stichproben und maß die Hämoglobin-Sauerstoffsättigung. Die Ergebnisse zeigten einen allmählichen Anstieg der arteriellen Sauerstoffsättigung auf ein normales Niveau, was auf eine anhaltende, persistierende Bewegung des Blutes durch den Lungen- und systemischen Kreislauf hinweist. Konzentrationen des Farbstoffs und der Radioaktivität wurden in verschiedenen Organen gemessen und dokumentiert und bestätigten ihre Verteilung in Korrelation zur Perfusion, jedoch fehlten quantitativen Daten zum Blutfluss. Man führte auch Kontrollen mit nicht-heparinisierten, nicht-beatmeten Versuchstieren durch, bei denen sich keine signifikante Ausbreitung der Markersubstanzen zeigte, was vermutlich an der Blutgerinnung lag. Thompson kam zu dem Ergebnis, dass die mechanische Beatmung als solche (ohne Herztätigkeit) die Ursache für einen signifikanten Restkreislauf ist, der durch die negative endexspiratiorische Phase während der mechanischen Beatmung verstärkt wird [6].

Diese Versuche wurden in den 1960er Jahren von Leon Manteuffel-Szoege (1904–1973) und Kollegen an drei Gruppen von Hunden wiederholt. Als Indikator der Blutbewegung maß man die Sauerstoffsättigung im arteriellen und venösen Blut. In der ersten Gruppe, in der man die mechanische Beatmung 30 Minuten nach dem hypoxischen Herzstillstand wiederaufnahm, erreichten die arteriellen O_2-Sättigungswerte 100%. Eine Schätzung der Blutumlaufzeit ergab Werte im Bereich von 5–8 Minuten (Farbstoffverdünnung) und somit rund 20–30 Mal länger als bei den Kontrollgruppen. Das geschätzte zirkulierende Blutvolumen bei 6 von 13 Hunden zeigte Werte von 105–962 ml. In der zweiten Gruppe insufflierte man Sauerstoff (*ohne* mechanische Beatmung) über

* Die Dehnung des rechten Herzens lässt sich bei Patienten nach fehlgeschlagener Herz-Lungen-Wiederbelebung mithilfe einer transthorakalen oder transösophagealen Ultraschallsonde beobachten.

den Endotrachealtubus 10–15 Minuten nach Stillstand des Herzens. Die arterielle Sauerstoffsättigung stieg im Vergleich zum Ausgangswert um 20–30% auf 85% an. In der dritten Gruppe führte man weder eine Beatmung noch eine Sauerstoffinsufflation durch. Bei diesen Hunden ließ sich der intravenös injizierte Farbstoff nicht in den Arterien wiederfinden, jedoch bestätigte die Beobachtung der omentalen Gefäße, dass die Blutbewegung bis zu zwei Stunden andauerte [7, 8].

Manteuffel-Szoege führte weitere Versuche mit narkotisierten und curarisierten Hunden mit offenem Thorax durch, bei denen sowohl beide Venae cavae als auch die Aorta gleichzeitig über zwei Stunden abgeklemmt worden waren. Es ließ sich eine *„Druckumkehr“* beobachten, bei welcher der brachiale Arteriendruck auf Null fiel und der Vena cava Druck auf 13 mmHg stieg. Während das Blut weiterhin in die normale Richtung strömte, floss es *gegen* den Druckgradienten. Das merkwürdige Phänomen der *„Druckumkehr“* beobachtete Manteuffel-Szoege auch bei Patienten während der Operation am offenen Herzen in moderater und tiefer Hypothermie sowie bei Hunden [9, 10]. Zahlreiche weitere Experimente führte man an Hunden im tiefen hypothermischen Kreislaufstillstand (Kerntemperatur 10 °C) durch. Nachdem der extrakorporale Kreislauf gestoppt und sowohl die Venae cavae als auch die Aorta okkludiert waren, strömte das Blut in den kleinen Arterien und Kapillaren des Omentum noch weitere 15–30 Minuten, während der Fluss in den Venen bald zum Stillstand kam. Aufgrund der tiefen Hypothermie ließ sich keine vasomotorische Aktivität beobachten. Die Daten sprechen ebenfalls für das Phänomen der Druckumkehr im Lungenkreislauf, das man aber nicht als solches erkannte [11].

Manteuffel-Szoege war der Ansicht, dass das Phänomen der Druckumkehr (in größeren Gefäßen) und das Weiterfließen des Blutes in normaler Richtung (aber *gegen* den Druckgradienten) im Bereich der Mikrozirkulation darauf hindeuten, dass das Blut seine *„eigene Bewegungsenergie“* hat, die trotz erhöhter Viskosität und „Sludging“ des Blutes bei niedrigeren Temperaturen anhält. Er nahm an, dass diese Bewegungsenergie *„untrennbar mit den Temperaturbedingungen des Tieres verbunden ist“* [12, 13]. Das Phänomen des Restkreislaufs trat zudem auf, wenn man einen Abschnitt des Omentum eines Hundes exzidierte, in dem *„eine intensive Blutbewegung 2–3 Minuten und eine langsamere Bewegung bis zu 10 Minuten nach der Exzision beobachtet werden konnten“*. Die akute Entnahme parenchymatöser Organe wie Herzen und Nieren bei Hunden zeigte Blutung (bis zu mehrere Minuten) aus den Venen und „klaffend leere Arterien“. In einer exzidierten Leber floss das Blut aus den Lebervenen, während die Pfortader leer war [7]. Aufgrund dieser und weiterer Experimente am Hühnerembryo (erwähnt in Kap. 8) wies Manteuffel-Szoege darauf hin, dass die Bewegung des Blutes gegen den Druckgradienten ein weiterer Beleg dafür sei, dass das Blut seine „eigene kinetische Energie“ besitzt. Die Restbewegung des venösen Blutes wurde ferner durch eine Stauung in den großen Venen und die Dehnung des Herzens nach Herzstillstand bei asphyxierten Hunden mit offenem Thorax nachgewiesen und klinisch als Dehnung der Halsvenen bei Patienten, die am Herzstillstand verstarben, beobachtet [9].

Eine kürzlich durchgeführte Tierstudie bestätigte die Restbewegung des Blutes nach Beendigung der Myokardkontraktionen. Roman Skulec und Kollegen untersuchten die sublinguale Mikrozirkulation in zwei Gruppen von Schweinen nach induziertem

Kammerflimmern (KF) oder pulsloser elektrischer Aktivität (PEA) mithilfe der Dunkelfeldmikroskopie (DFM). Sie beobachteten nicht-reanimierte Tiere bis zum Ende der Herzaktivität durch transthorakale Echokardiographie. Die Ergebnisse zeigten einen Fortbestand der Blutbewegung in den Kapillaren bis zu 31 Minuten (23.2 ± 8.7) bei den PEA-Tieren und bis zu 40 Minuten (25.3 ± 12.6) in der KF-Gruppe. Die Autoren kamen zu dem Ergebnis, dass diese Beobachtungen einen autonomen Blutstrom im Bereich der Mikrozirkulation beweisen, der metabolisch kontrolliert wird und noch eine beträchtliche Zeit nach dem „Kollaps" der Makrozirkulation fortdauert [14]. Es wurden auch klinische Reanimationsprotokolle entwickelt, die speziell den mikrozirkulatorischen Fluss verstärken, wie zum Beispiel die Anwendung von Nitroprussid – einem NO-Spender [15].

Weitere Hinweise auf die persistierende Restblutbewegung nach dem klinischen Tod stammen aus der forensischen Pathologie, wo eine ungleichmäßige Verteilung des Blutes innerhalb der einzelnen Organe dokumentiert ist. So zeigt beispielsweise die Blutverteilung in der Niere von Opfern eines plötzlichen tödlichen Stromschlags eine Tendenz zur Anschoppung von Blut im venösen Schenkel. Ebenso sind im akuten hämorhagischen Schock die Nierenarterien und Kapillaren leer, während die renalen kortikalen Venen und Venae rectae (der Medulla) mit Blut gefüllt sind [16].

In diesem Kontext ist es von Bedeutung, dass die Leber, die Blut von den Bauchorganen erhält, dem enteralen systemischen Kapillarbett *nachgeschaltet* ist. Die Leberkapillaren als letzte Verzweigung der Pfortader stellen somit ein *zweites* Kapillarsystem dar, das sogenannte *Rete mirabile*. Sie sind mit den Kapillaren der Bauchorgane in Reihe angeordnet. Wenn man bedenkt, dass die Lebervenen in die Cava inferior mit einem Druck abfließen, der dem des rechten Vorhofs nahe kommt, überrascht es, innerhalb des Paradigmas des Druckantriebs, dass das Herz einen solchen zusätzlichen Widerstand überwinden kann. Ähnlich verhält es sich bei der Niere, wo das peritubuläre Kapillarennetz dem glomerulären *nachgelagert ist.*

Die Tatsache, dass Arterien im Gegensatz zu den Venen nach dem Tod blutleer sind, war schon den alten Griechen bekannt. In einem Bericht aus den 1850er Jahren über die Ursachen der Leere der Arterien nach dem Tod stellte der Londoner Pathologe Johann L. W. Thudichum (1829–1901) fest: *„Ich selbst bin in den fünf Jahren, in denen meine Aufmerksamkeit auf das Thema gerichtet war, in mehreren hundert Obduktionen nie auf Blut in einer Arterie gestoßen."* [17] Auch wenn die Bedeutung dieser scheinbar trivialen Beobachtung in neuerer Zeit in den Hintergrund rückte, taucht sie nach wie vor in verschiedenen Formen auf und ist schwer zu ignorieren. So ist beispielsweise den forensischen Toxikologen allgemein bekannt, dass post mortem eine signifikante Umverteilung von Substanzen (Arzneimitteln) stattfindet. Es gibt zahlreiche Hinweise darauf, dass die Konzentration von Arzneimitteln im zentralen Kreislauf um ein Vielfaches höher sein kann als in der Peripherie [18]. Tiermodelle zeigen, dass eine signifikante Verteilung der Arzneimittel bis zu 24 Stunden nach dem Tod stattfindet [19]. Obwohl man die ungleichmäßige Verteilung der Diffusion zuschreibt, müsste dies offensichtlich *gegen* die Konzentrationsgradienten erfolgen. Somit stellt die unerkannte Existenz des Restkreislaufs ein fortlaufendes Dilemma in der Humantoxikologie dar, das von einem der Autoren wie folgt ausgedrückt wird: *„Wir kommen zu dem Ergebnis, dass dieses schlecht untersuchte Phänomen große Probleme bei der Interpretation schafft und* *die Referenzwerte in den Datenbanken invalidiert, bei denen die Entnahmestelle von post mortem entnommenen Blutproben unbekannt ist*" [20].

Das Phänomen der Rückkehr des Spontankreislaufs (return of spontaneous circulation, ROSC) nach einer zunächst frustranen Reanimation ist ein medizinisches Kuriosum, das sich ebenfalls einer rationalen physiologischen Erklärung entzieht. Es wurde erstmals 1982 in der Fachliteratur beschrieben und ist im Allgemeinen als „Lazarus-Phänomen" oder spontane Kreislaufstabilisierung bekannt. Die Patienten müssen eine aufgezeichnete Asystole oder pulslose elektrische Aktivität aufweisen, aus der sie nicht reanimierbar waren, gefolgt von einer unerwartbaren, spontanen Rückkehr der Kreislauffunktionen. In einer aktuellen Untersuchung von 38 Fällen, die vorwiegend aus Fachzeitschriften zur Anästhesie und Intensivpflege stammen, zeigten 14 Patienten eine vollständige neurologische Genesung, bei 5 Patienten galt sie als „gut" und der Rest starb an Komplikationen [21]. Man schlug verschiedene Erklärungen des Phänomens vor, wie zum Beispiel künstliche Beatmung, „auto-PEEP" als dynamische Hyperinflation im Rahmen der kardio-pulmonalen Wiederbelebung und schließlich verzögerte Arzneimittelwirkung, doch ist keine dieser Erklärungen allgemein anerkannt [22]. Die Autoren betonen, dass der Tod kein Ereignis ist, sondern ein Prozess, in dem lebenswichtige Organfunktionen konsekutiv aussetzen. Sie behaupten ferner, dass das Fehlen von Puls und Atmung allein kein Zeichen für einen endgültigen Tod ist [21]. Nach wie vor gibt es keinen Konsens über das erforderliche Intervall zwischen Beendigung der Herz-Lungen-Wiederbelebung und der Todesdiagnose [23]. Vor-Ort-Echokardiografien bestätigten jedoch, dass eine kontraktile Aktivität des Herzens häufig bei Patienten ohne peripheren Puls – auch als Pseudo-PEA (pulslose elektrische Aktivität) bezeichnet [24] – und sogar bei Patienten mit Asystolie vorhanden ist [25]. Mobile Echokardiografiegeräte ermöglichen nicht nur die direkte Visualisierung des „stillstehenden Herzens", sondern auch die Beobachtung seiner Reaktion auf mechanische und pharmakologische Interventionen während der Reanimation. Der aktuell akzeptierte Algorithmus der „hochwertigen Herz-Lungen-Wiederbelebung" mit adäquater Kompressionstiefe und schnellen Brustkompressionen mit wenigen Unterbrechungen zielt klar darauf ab, optimale Fluss-/Druckparameter für das Herz und das Gehirn zu generieren [26]. In Hinsicht auf das vorgeschlagene Kreislaufmodell verhindert dieses Protokoll auch eine Überdehnung der dünnwandigen rechten Herzkammer, die bekanntermaßen nicht nur bei Lungenembolie, sondern auch bei Hypoxie und Kammerflimmern auftritt [27].

Wir haben gesehen, dass die Versuche, den MZFD unter „stabilen Bedingungen" zu messen, indem die Aktivität des Herzens angehalten wird, das Phänomen des Restkreislaufs verschleiert, der mehrere Stunden nach Stillstand des Herzens fortbestehen kann. Anhänger des venösen Rückflussmodells argumentieren, dass der MZFD eine dynamische Rolle im intakten Kreislauf spielt, eine Ansicht die mit dem linksventrikulären Kreislaufmodell *unvereinbar* ist. Wie von Manteuffel-Szoege vorgeschlagen, ist das Phänomen des MZFD ein Residuum der kinetischen Energie des Blutes und bestätigt seine autonome Bewegung. Es ist daher offensichtlich, dass bestehende Kreislaufmodelle keine konsistente Antwort auf die Fragen zur jeweiligen Funktion des Herzens bzw. des peripheren Kreislaufs bei der Regulierung des Herzzeitvolumens geben.

2. Negativer interstitieller Druck

Der Interstitialraum (IR) ist der extrazelluläre Raum zwischen den Blutgefäßen und den Zellen [→ Abb. 15.1]. Er ist mit einer amorphen Gel-artigen Grundsubstanz gefüllt, die aus Proteoglykanen, Hyaluronsäure, Organ-unspezifischen Bindegewebszellen (Fibroblasten, Mastzellen, Makrophagen, Neutrophilen sowie Plasma- und Fettzellen), Kollagen und elastischen Fasern besteht, welche ein Retikulum bilden, das Wasser und kleine gelöste Moleküle enthält. Hyaluronsäure und Kollagen werden von den Fibroblasten produziert. Die jeweiligen Anteile der zellulären und faserigen Elemente variieren stark je nach Körperregion und Organ. Das Volumen der extrazellulären Flüssigkeit beträgt bei einer 70 kg schweren Person rund 12 Liter bzw. 17 % des Gesamtkörpergewichts [→ Abb. 15.2]. Die Größe des IR ist in engen Grenzen reguliert, was die Konstanz des Körpergewichtes bestätigt, auch bei stark schwankender täglicher Aufnahme von Salz und Wasser [28]. Bei sehr starkem Flüssigkeitsverlust, d. h. Dehydrierung oder Blutung, stellt der Organismus das extrazelluläre Flüssigkeitsvolumen durch einen Transfer von den intrazellulären und vaskulären Kompartimenten wieder her [29].

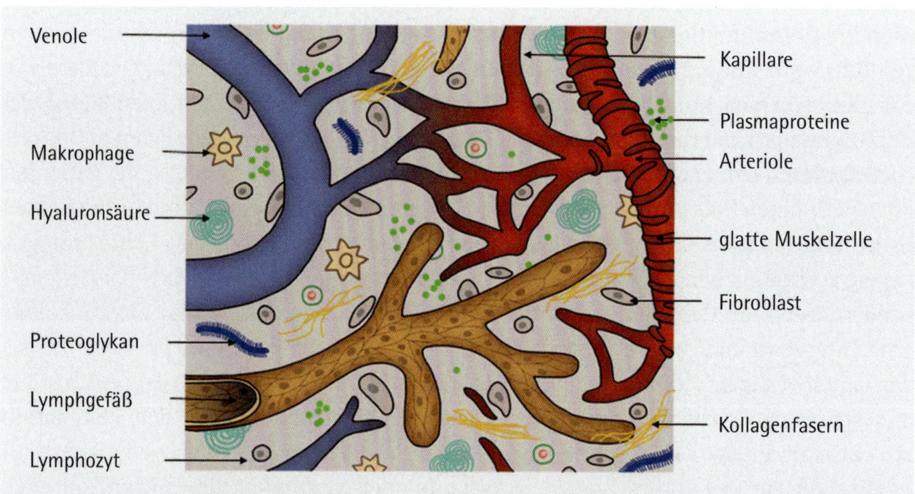

Abb. 15.1 Schematische Darstellung des Interstitialraums. Das Interstitium ist organ- und gewebespezifisch und enthält unterschiedliche Anteile an Blutgefäßen und Lymphbahnen, die in eine durch Kollagen und elastische Fasern gestützte Matrix aus Hyaluronsäure und Proteoglykanen eingebettet sind. Zelluläre Elemente sind eine Mischung von Fibroblasten, Mastzellen, Makrophagen, Neutrophilen und Plasmazellen. Ein negativer Interstitialdruck gewährleistet die Durchlässigkeit des Kapillarsystems und einen normalen Gewebeturgor.

Der Großteil des IR-Wassers ist an die oben erwähnte Gel-artige Grundsubstanz „gebunden", ein kleiner Anteil gilt aber als „frei". Der hydrostatische Druck dieses freien Wassers ist als interstitieller Druck (IP) definiert [30]. Studien, die Deuteriumoxid als Marker verwenden, zeigten, dass der Austausch von Wasser und gelösten Stoffen durch die Kapillarmembranen in einer Größenordnung von 80.000 (!) Litern pro Tag liegt [31]. Der IR ist somit ein hoch dynamischer Raum, dessen Zusammensetzung die Ionengradienten und die Funktion der angrenzenden Organe stark beeinflusst. Die Entdeckung spezifischer transzellulärer Wasserkanäle, der Aquaporine, im Jahr 1992 eröffnete ein neues Forschungsgebiet in der tierischen und menschlichen Physiologie [32]. Bis heute wurden 13 Transmembranproteine in nahezu jedem Organsystem des Körpers entdeckt [33]. Neben dem Transport von Wasser erleichtern die Aquaporine auch den Austausch von gelösten Stoffen, einschließlich Glyzerin, Harnstoff und Kohlendioxid [34]. Experimentelle Befunde zeigen eine bis zu 50-Fache Förderung beim Aquaporin unterstützten Wassertransport durch die Zellmembran [33]. Derartig große bidirektionale Flüssigkeitsverlagerungen können innerhalb von Minuten oder Sekunden erfolgen und übertreffen bei Weitem jene, die für geringgradige, nicht-selektive Osmosegradienten angenommen werden [35].*

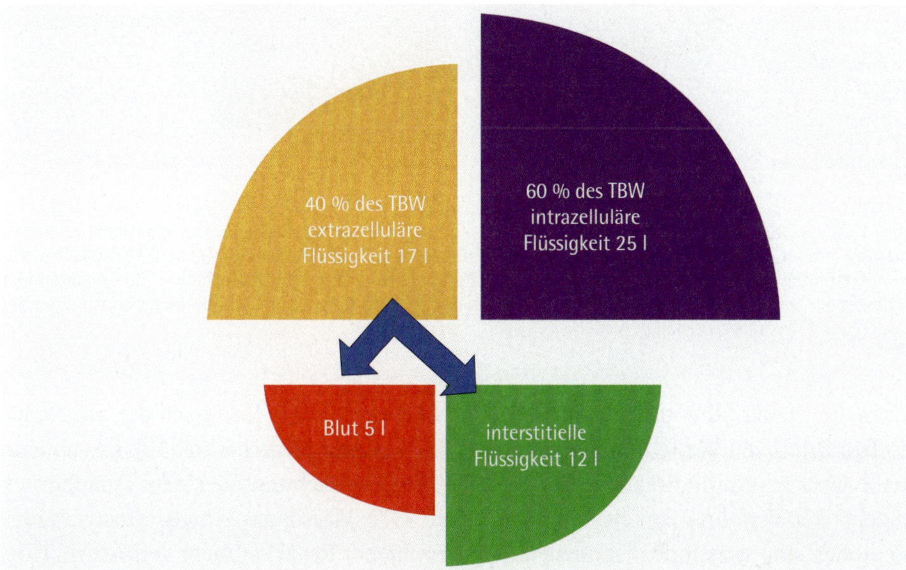

Abb. 15.2 Verteilung des Gesamtkörperwassers (TBW). Rund 60 % des Körpergewichts (42 Liter bei einem 70 kg schweren Mann) bestehen aus Wasser (die Menge liegt bei Frauen aufgrund des höheren Anteils von Fettgewebe bei 50 %). 60 % bzw. 25 Liter des TBW fallen auf das intrazelluläre Kompartiment, der Rest (17 Liter) auf den extrazellulären Raum, der aus Blut (5 Liter) und Interstitialflüssigkeit (12 Liter) besteht.

Der interstitielle Druck (IP) dient als Marker für die Geschwindigkeit des transkapillären Flüssigkeitsdurchtritts [→ Kap. 21.2] und bestimmt zusammen mit dem System der Lymphgefäße den Zustand der Organ- und Gewebehydratation [30]. Im Gegensatz zum System der Blutgefäße, das ein „geschlossenes" Kompartiment darstellt, sind die Lymphbahnen „offen" und entspringen in der Peripherie [→ Abb. 15.3] [→ Kap. 11.4.1]. Eine der Hauptfunktionen der Lymphgefäße ist die Aufrechterhaltung des negativen IP. Das erfolgt, indem die vom intra- in den extrazellulären Raum herausgefilterten Plasmaproteine mit Volumina im Bereich von 2–4 Litern/Tag abtransportiert werden. Man wies nach, dass sich der Lymphfluss um das 12- bis 50-Fache (!) steigern kann, bevor ein klinisch nachweis-

* Die Absorptionsspitze von Wasser aus dem Darm des Menschen liegt bei einem Liter pro Stunde. Von Katzen, Ratten und Kaninchen weiß man, dass die schnelle Wasserabsorption eine intravaskuläre Hämolyse in der Pfortader verursacht. Ein dehydratiertes Kamel kann 30–33 % seines Körpergewichts in 10 Minuten trinken [36].

bares Gewebeödem auftritt [30]. Trotz des negativen Gewebedrucks ist die Richtung des Lymphflusses zentripetal, d. h. zum Herzen hin. Größere Lymphgefäße haben glatte Muskelelemente in ihren Wänden und besitzen Klappen, die den Rückfluss verhindern.

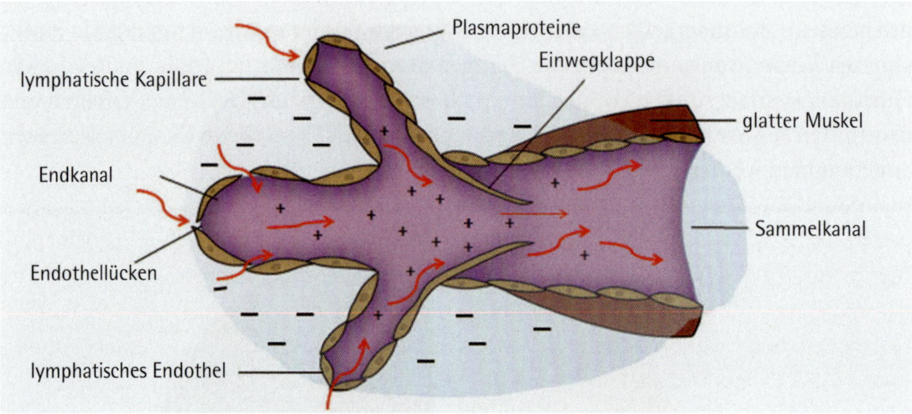

Abb. 15.3 Lymphgefäße. Das terminale Lymphgefäß ist ein geschlossener, kapillarenähnlicher Kanal mit sogenannten offenen endothelialen Gap Junctions und Fenestrationen, mit direktem Kontakt zur Flüssigkeitsphase des Interstitalraums. Jegliche Erhöhung des Interstitialdrucks erleichtert den Gesamtflow in die Lymphbahnen, in denen der zentripetale Fluss (rote Pfeile) durch unidirektionale Klappen und rhythmische Kontraktion der größeren Gefäße aufrechterhalten wird.

Bis in die 1960er Jahre nahm man allgemein an, dass der IP in Bezug auf den atmosphärischen Druck mit Werten im Bereich von 1 bis 5 mmHg positiv wäre [30]. Es gab eine Reihe direkter und indirekter z.B. aus der Starling-Gleichung oder dem Lymphdruck abgeleiteter Verfahren zur Bestimmung des IP [37]. Messdaten mittels direkter Nadelmethoden sind wegen des Traumas und entzündlicher Reaktion nicht verlässlich. Guyton löste dieses Problem durch eine raffinierte Implantation von Hohlgewebekapseln in Versuchstieren und bestimmte den Druck mehrere Wochen nach erfolgter Heilung [→ Abb. 15.4] [38]. Die Messungen an subkutan implantierten Kapseln bei Schafen zeigten durchweg einen negativen IP im Bereich von -4 bis -13 mmHg. Der Druck variierte je nach Körperstelle und war stärker negativ in den natürlichen Konkavitäten und Flexoranteilen der Gelenke [39]. Andere Forscher wiesen einen beständig negativen IP bei verschiedenen Tierarten nach [40].

Mit Ausnahme von einigen parenchymatösen Organen, wie zum Beispiel Leber und Niere, existieren im gesamten Körper variable negative IPs [28, 30]. Der negative *Intrapleuraldruck*, der die Lungen expandiert hält, macht in der Tat Atmung überhaupt erst möglich.*

---

* Subatmosphärischer Druck ist im gesamten Thorax vorhanden und spielt eine wichtige Rolle bei der Aufrechterhaltung der Durchlässigkeit der dünnwandigen, leicht kollabierenden Venen. Das Aufheben des Vakuums durch das Öffnen des Thorax (Pneumothorax) reduziert deutlich den venösen Rückfluss. Angesichts unserer Diskussion ist die gängige Erklärung, dass der negative Intrapleuraldruck durch die Kollapsneigung der Lungen und der Expansion des Brustkorbs entsteht, erneut zu überdenken. Der negative Druck erstreckt sich auch bis in das Mediastinum und den Ösophagus, wo er mit Hilfe eines ösophagealen Ballon-Druckmessers messbar ist. Interessanterweise verwenden Anästhesisten oft den negativen Interstititaldruck, um den thorakolumbalen Epiduralraum mit der „Hanging-Drop"-Methode zu ermitteln. Ein Tropfen Kochsalzlösung am Ansatz der vorgeschobenen Nadel wird in den Epiduralraum gesaugt und bestätigt so deren korrekte Platzierung.

Negativer IP innerhalb der Lunge ist von besonderer Bedeutung für die transalveoläre Resorption von Ödemflüssigkeit in den IR, von wo ein rascher Abtransport auf dem Lymphweg erfolgt [41]. Die schnelle und bemerkenswerte Effektivität des alveolären Abtransports zeigt sich bei einem akuten Lungenödem nach Obstruktion der oberen Atemwege, auch bekannt als Negativdruck-Lungenödem. Dieses tritt für gewöhnlich während des Aufwachens nach einer Vollnarkose auf, wenn der Patient gegen die geschlossene Glottis einatmet [42]. Eine plötzliche „Überflutung" der Alveolen mit Ödemflüssigkeit kann sich durch schäumiges Sputum und einen vorübergehenden Abfall der Sauerstoffsättigung manifestieren. Der Zustand ist selbstlimitierend, spricht auf Sauerstofftherapie an und löst sich im Allgemeinen innerhalb von Stunden. Ein auf die Lunge ausgeübter zu hoher Überdruck kann dagegen gleichermaßen schädlich sein. Eine Alveolarruptur durch zu hohen positiven Druck kann zu einer Luftansammlung in den Interstitialräumen bis in das Mediastinum [43] oder in die subkutanen Bindegewebsräume hinein führen [44]. In der Literatur finden sich einige ungewöhnliche Fälle von Pneumomediastinum nach Zahnextraktionen [45]. Auch hier könnte die Ausbreitung des Luftephysems in den interstitiellen und perivaskulären Räumen durch den negativen IP bedingt sein.*

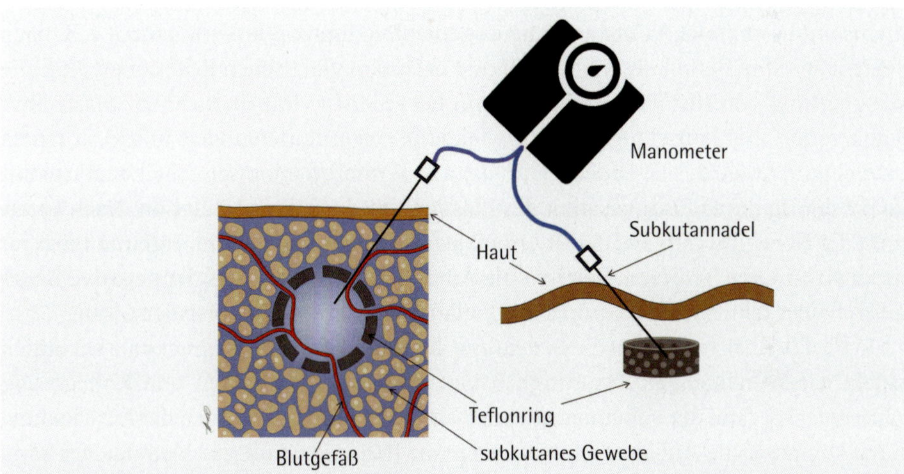

Abb. 15.4 Schätzung des interstitiellen Flüssigkeitsdrucks nach der Guyton-Methode. Ein perforierter Teflonring wird subkutan implantiert. Nach Abheilung der Wunde wurde der Druck in der Kapsel durch eine mit einem Manometer verbundene Subkutannadel gemessen (Ansicht von oben, links). Seitenansicht des implantierten Teflonrings (rechts).

Bestimmte Organe wie Hirn und Niere, die von straffen Kapseln eingeschlossen sind, haben einen positiven Parenchymdruck. In Bezug auf den atmosphärischen Druck jedoch ist ihr Interstitialdruck negativ [37]. Somit ist nicht nur der Liquor, der das Gehirn umgibt, sondern auch der Druck in den venösen Sinus subatmosphärisch [→ Kap. 24.3]. Ähnlich ist die Situation im Auge mit (normalen) positivem Augeninnendruck (12–14 mmHg), wäh-

* Nach einer Laparoskopie lässt sich gelegentlich eine Ansammlung von Gas (Kohlendioxid) in den Geweberäumen des Halses und des Gesichts beobachten. Ein extremes subkutanes Emphysem (Lufteinschluss) kann bei Patienten mit Thoraxtrauma und Spannungspneumothorax auftreten, indem sich das Emphysem über den ganzen Körper ausbreitet, der sogenannte „Michelin man".

rend der Interstitialdruck in der Hornhaut negativ ist. Die experimentelle Keratotomie und anschließende Wiederbefestigung des Hornhautlappens erzeugen Saugkräfte im Bereich von –60 mmHg (!) [46]. Dies ist die Kraft, welche die Hornhaut (ohne genäht zu werden) bei Patienten nach einer Laser-in-situ-Keratomileusis (LASIK) fixiert.

Der negative IP stellt den Ausgleich zwischen Lymphfluss und Kapillarfiltration/-absorption dar und bestimmt den normalen Gewebe- und Hautturgor. Bei erhöhtem negativem Druck kann der IR jedoch Wasser „aufsaugen" und zur Ödembildung beitragen. Tierversuche zeigen, dass ein sichtbares Ödem eine Verdopplung des interstitiellen Flüssigkeitsvolumens erfordert [47]. Die Bedeutung des IR ließ sich in einem Modell mit (narkotisierten) Ratten mit thermischen Schädigungen nachweisen, bei denen ein negativer IP von -20 mmHg (Verbrennung der Körperfläche von 10%) und -30 mmHg (Verbrennung der Körperfläche von 40%) gemessen wurde [48]. Überraschenderweise persistieren die Saugkräfte bei Tieren nach chemisch induziertem Herzstillstand (intrakardiale Injektion von KCl). Als man eine Kunststoffbarriere unter der Haut einsetzte, um den Flüssigkeitstransfer aus dem darunter liegenden Skelettmuskel zu verhindern, ergab sich ein negativer IR-Druck von -95 bis -135 mmHg (Mittelwert), mit einem Maximum von -175 mmHg (!) [49]. Ein signifikanter negativer IP steht darüber hinaus mit bestimmten Formen der neurogenen Entzündung in Verbindung, z.B. nach elektrischer Stimulation des Vagus [50] und bei anaphylaktischen Reaktionen [48]. Die Ausschüttung von Histamin und Serotonin bei einer Dextran-induzierten Mastzellendegeneration und konsekutiver Anaphylaxie in einem Rattenmodell führte zu einem kurzzeitigen Abfall des IR-Drucks (von -1,5 auf -3 mmHg) mit rasch folgendem Anstieg auf +1 mmHg durch Extravasation des Plasmas aus der Mikrozirkulation. Nach Erzeugung des Herzstillstands fiel der IR-Druck jedoch weiter (auf –10 mmHg) und blieb für bis zu 90 Minuten in diesem Bereich. Die Autoren nahmen an, dass der negative Druck aufgrund des fehlenden Blutstroms als Quelle der Extravasation persistierte [48].

Schließlich erkannte man die Bedeutung des negativen Gewebedrucks als wichtigen Aspekt der Wundheilung. Ursprünglich von Wilhelm Fleischmann und Kollegen beschrieben [51], fand der vakuumgestützte Wundverschluss (VAC) nach der Entwicklung durch kommerzielle Anbieter schnell Akzeptanz [52] und wurde zur Methode der Wahl für die Behandlung infizierter Operationswunden und von Ulzera aufgrund von Diabetes, Dekubitus oder venöser Stauung [53]. Obwohl man die physiologische Grundlage und die Wirkung des VAC nicht vollständig versteht [54], belegt die Wiederherstellung des negativen Gewebedrucks seine Wirksamkeit und unterstreicht die Bedeutung in der normalen Physiologie. Einige der ursprünglichen Autoren lobten das Konzept des VAC als „verfrühte Entdeckung" [55], aber angesichts der Tatsache, dass schon die griechisch-römischen Ärzte die Bedeutung des negativen Gewebedrucks oder der *vis-à-fronte* erkannten [56, 57], ist die VAC-Therapie eher als eine Wiederentdeckung zu betrachten. Es stellt sich einerseits die Frage nach der Methodik, welche die antiken Ärzte zur Einführung dieses Konzept veranlasste, und anderseits, wie es in das heutige Wissen zu integrieren ist [→ Kap. 25].

In einem umfangreichen Review-Artikel über die Kontrolle des extrazellulären Flüssigkeitsvolumens legen Knut Aukland und Rolf K. Reed dar, dass *„es verlockend ist anzunehmen, dass die Regulierung des interstitiellen Flüssigkeitsvolumens von einer Art*

Monitor gesteuert werden muss, der die Kapillarfiltration/-absorption über eine neurogene Kontrolle des Kapillarendrucks regulieren könnte". Sie kommen aber zu dem Ergebnis, dass solche Rezeptoren noch nicht identifiziert wurden. Angesichts der Tatsache, dass dieses höchst differenzierte „periphere" Regulierungssystem mit feldähnlicher Qualität eine lokale Kontrolle für diverse Organe im gesamten Körper bieten müsste, ist das Vorhandensein eines solchen Systems, Aukland und Reed zufolge, unwahrscheinlich [28]. Im Fall der arteriellen Druckregulierung stellt sich die Situation anders dar, bei der Hochdruck- (Sinus caroticus und Aortenbogen) und Niederdruck-Barorezeptoren (im Vorhof und in der rechten Herzkammer) ein Fehlersignal im Hirnstamm bzw. Hypothalamus eindeutig bereitstellen und integrieren [→ Kap. 24]. Ist es möglich, dass Guytons Kreislaufmodell zum venösen Rückfluss, das die relative Unabhängigkeit des arteriellen und venösen Kreislaufs betont [→ Kap. 14], und das Konzept des negativen IP [38] etwas gemeinsam haben? Es gibt die Ansicht, dass das Phänomen des negativen Interstitialdrucks der Beweis für das Vorhandensein eines solchen allgemeinen, aber dennoch lokal aktiven Regulierungssystems ist. Wir kommen auf dieses Thema im letzten Abschnitt des Buchs zurück.

3. Die Bedeutung der künstlichen Beatmung – ein historischer Überblick

Die Methode der künstlichen Beatmung ist eines der wichtigsten Verfahren, das jemals in der medizinischen Praxis eingeführt wurde und hat entsprechend die Sichtweise beeinflusst, wie wir über die Lungenphysiologie und insbesondere den pulmonalen Kreislauf denken. Es ist allgemein anerkannt, dass dieses bemerkenswert gut verträgliche Verfahren nicht nur einen vorteilhaften Austausch der Atemgase bei minimalem Energieverbrauch für den Patienten während einer Vollnarkose und bei schweren Krankheiten ermöglicht, sondern auch eine Reihe „unphysiologischer" pulmonaler wie auch zirkulatorischer Störungen verursacht. Der Mechanismus dieser Veränderungen war und ist Thema zahlreicher Studien. Ein wesentlicher Aspekt der künstlichen Beatmung wird jedoch oft übersehen, spielt aber dennoch eine entscheidende Rolle bei der Aufrechterhaltung des arteriellen Kreislaufs. Wie bereits erwähnt, zeigen die Studien von Thompson [6], Manteuffel-Szoege [7] und kürzlich auch von Skulec et al. [14] das seltsame Phänomen der persisitierenden Blutbewegung, die auch nach Sistieren der Herzfunktion weiter anhält. Um die Charakteristik dieses Phänomens zu begreifen, müssen wir einen kurzen Abstecher in die Geschichte der künstlichen Beatmung machen und zur Veranschaulichung die Berichte von denjenigen näher betrachten, die als Erste diese radikale Intervention durchführten.

Geschichtlich betrachtet war das Bestreben von Philosophen und Ärzten, das Bindeglied zwischen der Natur des Körpers und der Seele/des Geistes zu ergründen, eng mit der Atmung und dem Blutfluss verbunden. Die Atmung und das Konzept der biologischen Verbrennung bildeten den Kern von Galens Medizinsystem [58]. Er betrachtete den Prozess der Atmung als eine Art verfeinerte Ernährung, über welche die Lungen Luft (*aer*)* assimilieren und sie in *pneuma zotikon* (*zoe*, Lebensgeist) im Blut umwandeln. Das Blut durchläuft im Herzen eine weitere Transformation, d.h. Verbrennung, wo es sich mit „innerer Wärme" (*symphyton thermon*) verbindet, die in der linken Herzkammer durch Stoffwechselprozesse entsteht. Anschließend wird es als lebensspendendes, arterielles Blut in den Organen verteilt. Neben der Aufnahme von Luft zieht die Ausdehnung des Thorax während des Einatmens auch Blut in das rechte Herz, wo Verbrennungsprodukte in „Ruß" umgewandelt und als „Rauch" von den Lungen ausgeatmet werden. Ein kleinerer Anteil des Blutes sickert durch die Poren im Septum in die linke Herzkammer, wo es sich mit dem eingeatmeten *pneuma* vereint. Eine endgültige Transformation des *pneuma* findet in den Ventrikeln des Gehirns (Plexus choroideus) statt, wo es sich in *pneuma psychikon* (Geist-Seele) umwandelt. Dieses dient zwei Zwecken: Es entwirft den Gestaltungsplan für die Bildung des Gehirns (und damit des Körpers) und dient als immaterielles Substrat (Fähigkeit) für das Bewusstsein und die Sinneswahrnehmung bei Tieren. Beim Menschen ermöglicht es zudem die Fähigkeit des rationalen Denkens, den Intellekt (*nous*) [59].

Der zweite oder „irdische" Nährstoffstrom kommt von den verzehrten Lebensmitteln, die im Magen und Darm verdaut und in Chylus umgewandelt werden. Der Chylus erreicht über das Pfortadersystem die Leber, die es in nährstoffreiches venöses Blut transformiert und im ganzen Körper verteilt [→ Abb. 15.5].
Somit gilt für Galen wie auch für Aristoteles:

„*Das Herz ist der Sitz der inneren Wärme. Die Seele wird sozusagen von dem Feuer in jenen Organen erschaffen, die bei blutlosen Tieren dem Herzen entsprechen; bei Tieren aber, die Blut haben, wird sie im Herzen erschaffen. Die Bewahrung der Wärme und des Lebens beruht auf dem gleichen Prinzip ...*" (zitiert nach [58]).

Gemäß der aristotelischen Lehre der Eigenschaften (griechisch, *alloiosis*) spürt das Herz eine Veränderung der Temperatur des erwärmten Blutes und reagiert durch Ausdehnung (Diastole) [60]. Das Herz als Organ der Bewegung dient somit als Mittler zwischen der immateriellen Seele und dem Körper.

Die oben gegebene Zusammenfassung von Galens Atmungslehre unterstreicht einen wesentlichen Unterschied zu den von den Naturphilosophen der Antike entwickelten Ansätzen. Während Galens Medizinsystem die *qualitativen* Aspekte der Stoffe und ihrer Umwandlung betonte, hob das atomistische Modell von Demokrit (460–370 v. Chr.) und Epikur (341–270 v. Chr.)** den *materiellen* Aspekt der Stoffwechsel- und Atmungsprozesse hervor. Galen betrachtete den atomistischen Ansatz kritisch und fand ihn als Erklärung der subtilen, aber dennoch wesentlichen Konzepte unzureichend, insbesondere in Bezug auf die Entwicklung und Übertragung der „inneren Wärme" [58].

---

* In Galens System der Medizin besteht Luft (aer) aus (latenter) Wärme und *pneuma* (*spiritus*), dem gestaltenden, lebensspendenden Prinzip. Hitze oder Wärme galten als separates (viertes) Element (Qualität) und nicht nur als Nebenprodukt der Verbrennung. Sie durchdrang die anderen drei, d.h. Erde, Wasser und Luft, und war die Ursache ihrer Umwandlung [58].

** Epikureismus, ein von Epikur, dem Anhänger des Demokrit, gegründetes philosophisches System, versuchte, die Welt ausschließlich anhand von natürlichen (materiellen) Ursachen zu erklären. Gemäß der epikureischen Vorstellung besteht die Welt aus physisch nicht trennbaren, unzerstörbaren Atomen, von denen es so viele Arten gibt wie die Anzahl verschiedener Stoffe.

Es wurde bereits erwähnt, dass William Harvey die Herztätigkeit nicht mit einer Pumpe gleichsetzte, sondern wie schon Galen die Funktion der Lungen und des Diaphragmas mit der eines Wasserbalgs verglich. Die Kontraktion der Herzkammern, der nur eine sekundäre Bedeutung zukam, trug zum Vorwärtsstrom des Blutes bei, änderte aber im Prinzip nicht den Blutantrieb durch die Lunge aufgrund der Atmungspumpe [61]. Die Funktion des Herzens, das mit halbmondförmigen Klappen ausgestattet ist, bestand vielmehr darin, einen unidirektionalen Blutstrom durch den „Wasserbalg" sicherzustellen, der aus Herz und Lungen besteht. In einem frühen Vortrag (Lumleian Lecture) über den Kreislauf verwies Harvey auf dieses physiologische Prinzip: „*Es ist an der Struktur des Herzens klar ersichtlich, dass das Blut kontinuierlich durch die Lungen zur Aorta fließt, über zwei Klappen eines Wasserbalgs um das Wasser anzuheben.*" [61] Harvey bezog sich in seinen bekanntesten Büchern *De Motu Cordis* (1628) und *De Motu Locali Animalium* (1627)* nur kurz auf die künstliche Beatmung, berücksichtigte aber nicht, dass sie wesentlich zum Verständnis des Blutkreislaufs beiträgt [63].

Die Idee der künstlichen Beatmung fiel in die Zeit der großen Experimente während der Renaissance und diente ab dem 15. Jahrhundert regelmäßig als die Methode für *In-situ*-Vorführungen der Tätigkeit der Organe im Thorax. Das Verfahren war während und nach Harveys Zeit von großem Interesse und mehrere Mitglieder der Royal Society erforschten es aktiv. Robert Hooke (1635–1702), einer ihrer prominentesten Mitglieder, dokumentierte die folgende Beschreibung zur Wiederbelebung eines Hunds mit offenem Thorax:

„*Im Rahmen einiger Untersuchungen zur Natur der Atmung bei mehreren Tieren wurde ein Hund seziert, und mithilfe eines Balgpaars und eines bestimmten Rohres, das in die Luftröhre des Hunds geführt wurde, schlug das Herz noch sehr lang nach Öffnung des Thorax und Bauchraums weiter; aber nicht nachdem das Diaphragma zu einem großen Teil herausgeschnitten und das Perikard vom Herzen entfernt wurde. Und anhand mehrerer durchgeführter Versuche schien es sehr wahrscheinlich, dass diese Bewegung fast noch so lange weiter gegangen wäre, wie Blut in den Gefäßen des Hundes vorhanden war: Denn die Bewegung des Herzens schien nach rund einer Stunde nach dem ersten Öffnen des Thorax wenig verändert. Wir haben jedoch festgestellt, dass nach Entfernen der Bälger die Lungen erschlaffen und das Herz konvulsive Bewegungen zeigt: Sobald jedoch wieder die Bälger eingesetzt wurden, kehrte das Herz zu seiner früheren Bewegung zurück und die Konvulsionen hörten auf.*" (1664) (zitiert nach [63])

Hooke beobachtete, dass sich die Herztätigkeit kaum veränderte, solange ausreichend Blut in den Gefäßen war, es aber „erschlaffte und konvulsive Bewegungen" zeigte, sobald die Aktivität der Bälger nachließ. Den wichtigsten Teil der Entdeckung erwähnte Hooke jedoch am Ende seines Berichtes:

---

* Harvey vollendete den Entwurf dieses weniger bekannten Buchs (das erst 1959 erstmals erschien) ein Jahr vor der Veröffentlichung von *De Motu Cordis*. Er untersuchte verschiedene Quellen und Ursachen der Bewegung bei Lebewesen, unter anderem die Eigenbewegung bei Tieren und Menschen, im Rahmen der pneumatischen Lehre nach Aristoteles. Harvey kam zu dem Ergebnis, dass sein „Lebensgeist" und die „innere Wärme" die aktiven Mittler zwischen Seele und Körper und die Hauptursachen willkürlicher sowie autonomer Bewegungen und damit auch der Eigenbewegung des Blutes und des schlagenden Herzens sind [62].

„Gegen Ende des Experiments hin wurde ein Stück der Lungen herausgeschnitten; dabei ließ sich beobachten, dass das Blut frei zirkulierte und durch die Lungen strömte, nicht nur wenn die Lungen konstant geweitet blieben, sondern auch wenn sie kollabierten und stillstanden. Was Argumente zu sein scheinen, dass da die reine Bewegung der Lungen ohne Frischluft nichts zum Leben des Tieres beiträgt, es auch überlebte, wenn die Lungen sich bewegten oder nicht bewegten; so war es nicht das Kollabieren oder die Bewegungen der Lungen, die die unmittelbare Todesursache war oder das Stoppen der Zirkulation des Blutes durch die Lunge, sondern der Bedarf an einer ausreichenden Frischluftzufuhr." (Hervorhebung von R. Hooke, zitiert nach [63])

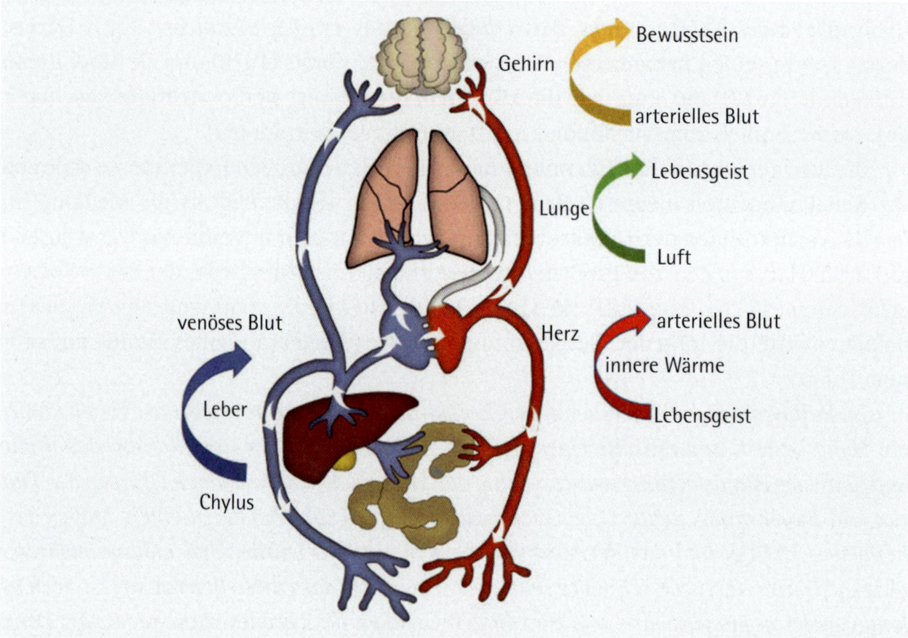

Abb. 15.5 Schematische Darstellung des Kreislaufsystems von Galen. Laut Galen bildet sich das Blut in der Leber und wird vom Venensystem in die Organe verteilt, die es vorwiegend als Nahrung verbrauchen. Blut vom rechten Herzen versorgt die Lunge und kehrt, angereichert mit dem Lebensgeist aus eingeatmeter Luft, über Anastomosen in den linken Vorhof zurück. Ein kleiner Teil des venösen Blutes sickert über die Septumporen in das linke Herz, wo es sich mit innerer Wärme vereint und über die Arterien in die Organe verteilt. Die endgültige Umwandlung des arteriellen Blutes findet in den Ventrikeln des Gehirns statt, dem Organ der bewussten Wahrnehmung bei Tieren und des selbst-bewussten Intellekts beim Menschen. Man beachte die Betonung der *qualitativen* Transformationen des Blutes. Die Pfeile zeigen die Richtung des Blutflusses an.

Dieser und eine Reihe weiterer Versuche zeigten, dass ein erstickendes Tier lediglich durch *passive Insufflation* von Luft in die Luftröhre, *ohne* jegliche Atembewegungen wiederzubeleben ist. Das Verfahren der künstlichen Beatmung und insbesondere der Insufflation veränderte somit das Verständnis der Atemfunktion grundlegend und die Verbindung zwischen Atmungs- und Kreislauffunktionen, die Grundkomponente von Galens und Harveys Kreislaufmodell, war effektiv *auseinandergerissen* [63] [→ Kap. 22 und 23].

Von weiterem Interesse ist die Tatsache, dass Hooke sogar die Möglichkeit untersuchte, ob das Tier überleben würde, wenn sein Blut direkt mit frischer Luft in Kontakt trat, *ohne* dass es durch die Lunge strömte – ein radikaler Gedanke, wenn man bedenkt, dass es weitere 300 Jahre dauerte, bis der Membran-Oxygenator erfunden wurde. Nur zwei Jahre nach Harveys Tod zeigte Richard Lower (1631–1691), Hookes Mitarbeiter, mithilfe der neuen Atmungspumpe von Hooke, dass das Blut beim Durchgang durch die Lunge auf dem Weg vom rechten zum linken Herz eine *hellere* Farbe annahm. Die Entdeckung, dass ein Bestandteil der Luft und nicht die Luft selbst die Grundlage für die externe und interne Atmung war, musste noch ein weiteres Jahrhundert warten, bevor Joseph Priestley (1733–1804) den Sauerstoff entdeckte und Antoine de Lavoisier (1743–1794) die Atmung mit der „inneren Verbrennung", d. h. dem Gewebestoffwechsel, in Verbindung brachte [64].

Eine ausführliche Diskussion zur Entwicklung des mechanistischen Konzepts des Blutantriebs geht über den Umfang dieses Buches hinaus und der interessierte Leser sei auf andere Quellen verwiesen (siehe [65]). Doch schon ein flüchtiger Blick auf die medizinische Fachliteratur bis in die 1850er Jahre zeigt, dass eine lebhafte Debatte die Befürworter des „herzzentrierten" Kreislaufmodells von jenen trennte, welche die Bedeutung der „peripheren Kräfte" als „den Motor" des Blutantriebs unterstützten. Anstelle der Pumpwirkung des Herzens beriefen sich die letzteren auf die „Kapillarkraft", auch als *vis a tergo* (Kraft von hinten) bezeichnet, als Hauptantrieb für die Bewegung des Blutes. Der Kommentar von Johann L. Thudichum bei einem Vortrag in der physiologischen Abteilung der Medical Society in London in Bezug auf die Kraft, die erforderlich ist, um den Kapillarwiderstand zu überwinden, fängt gut die damalige Stimmung ein: „*Wenn es keine andere Kraft gäbe als das Herz, die den Kreislauf vorantreibt, wäre das Herz eines Wals in der Brust eines Menschen erforderlich, um auch nur einen sehr langsamen und trägen Kreislauf zu erzeugen.*" [17]

In demselben Bericht bezog sich Thudichum auf die folgende Beobachtung bei einem Hund mit geöffnetem Thorax, als Beweis für die im Lungenkreislauf wirkende „Kapillarkraft". Er grenzte diese klar von der „Kapillarkraft" des systemischen Kreislaufs ab, die trotz Asphyxie das Blut weiter Richtung Herz trieb, so weit, dass sich dieses überdehnte. Der Kollaps des Arteriendrucks dagegen wird dem „Mangel an Austausch von Luft und Blut" zugeschrieben, d. h. dem Fehlen der „Kraft von hinten", die bei Kontakt von Blut mit der Luft in den *Lungenkapillaren* entsteht.

„*Ich öffnete den Thorax eines Hundes, um die Herztätigkeit beim Ersticken zu beobachten, was ich durch das Einlassen der Luft in die Pleurahöhlen induzierte. Ich war überrascht, die hektischen Anstrengungen der rechten Herzkammer zu beobachten, die eher vielen Stromschlägen ähnelten als der normalen ruhigen Kontraktion des Herzens. Das rechte Atrium war maximal dilatiert. Die linke Seite des Herzens zeigte niemals eine Diastole und der Druck des Blutes in der Aorta fiel sofort um neun Zehntel seiner Stärke ab. Ungeachtet dieser Unterbrechung der vis a tergo sammelte sich das venöse Blut weiterhin an und sein Druck erreichte eine Höhe, die den Eindruck bestätigte, dass Tod durch Erstickung schneller und häufiger durch Apoplexie als durch die Insuffizienz oder Abwesenheit der arteriellen Versorgung verursacht wird. Es gab keine vis a tergo in den Arterien; aber vis a tergo wurde Richtung Lungen ausgeübt und die Kapillaren dieses Organs behindern weiterhin den Kreislauf. Ein Hauptfaktor in der Summe der Kräfte – der Austausch von Luft und Blut – wurde durch die Zerstörung des Atmungsmechanismus aufgehoben.*" [17]

Es sei nebenbei erwähnt, dass *vis a tergo*, wie von Thudichum in dem Absatz oben erwähnt, im Kontext der Kräfte verwendet wurde, die „an der Peripherie" in den Kapillaren von Tieren sowie von Pflanzen wirksam sind: „*Der Milchsaftkreislauf der Pflanzen ist unseres Wissens nach vollständig kapillar. Eine einzelne Pflanzenzelle und der größte indische Feigenbaum wachsen und leben gleichermaßen nur mit einem Kapillarkreislauf. Der Pflanzensaft überwindet eine Distanz von mehreren hundert Fuß Länge mit den Kapillaren als einziger Antriebskraft.*" [17] *

Die Diskussion zu den Auswirkungen der Atembewegungen und der „Kapillarkraft" (*vis a tergo*) auf den venösen Rückfluss ging unvermindert weiter [67] und es dauerte weit über ein Jahrhundert, bis die „vitalistischen Theorien" an Bedeutung verloren und aus der physiologischen Fachliteratur verschwanden [68, 69]. In der Zwischenzeit hatten sie eine andere Identität angenommen in Form des Konzepts des mittleren zirkulatorischen Drucks und/oder des elastischen Rückstoßes der Arterien. Die „Kraft von vorne" (*vis a fronte*) dagegen verwandelte sich in die ventrikuläre diastolische Ansaugung [70].

Pettigrews Idee, dass morphologisch gesehen der dünnwandige linke Vorhof als *Fortsetzung* der Lungenvenen und die dickwandige Herzkammer mit ihrem Ausflusstrakt als der *Beginn* der Aorta zu betrachten seien, deutet darauf hin, dass sich ein alternatives, möglicherweise realistischeres Verständnis des Kreislaufs und der Herzfunktion entwickeln lässt [71] [→ Kap. 13]. Die Sauerstoffanreicherung des Blutes in den Lungenkapillaren gibt ihm den Impuls oder erneuerten Anstoß für seine Bewegung und macht eine *Unterscheidung* von *Fluss* und *Druck* möglich. Entsprechend besteht die mechanische Funktion der Herzkammer – die am *Beginn* des arteriellen Schenkels des Kreislaufs liegt – darin, den Druck im systemischen arteriellen Kompartiment (mithilfe der Aortenklappe) zu erzeugen und aufrechtzuerhalten. Analog dazu ist die rechte Herzkammer funktionell am *Ende* des venösen Schenkels des Kreislaufs platziert. Ihre Funktion ist die Erzeugung des Lungenarteriendrucks, wenn auch nur mit bescheidener Größe. Wie sich zeigen wird, bestätigten die experimentellen Arbeiten an Tiermodellen in den 1950er Jahren – später erfolgreich bei Patienten mit nur einer Herzkammer angewendet –, dass nicht nur das Überleben, sondern auch eine gute Lebensqualität ohne den Rechtsherzkomplex möglich ist, ein merkwürdiges Phänomen, das wir in Kapitel 20 näher untersuchen.

Angesichts des zuvor Ausgeführten ist festzustellen, dass die Einführung der künstlichen Beatmung neben all ihren Vorzügen das konzeptionelle Verständnis des Lungenkreislaufs verwirrte und eine Reihe unbeabsichtigter Folgen mit sich brachte. Vor allem verschleierte die Trennung der Atmungs- und Kreislauffunktionen des Blutes den wesentlichen Beitrag des Lungenkreislaufs zum Blutantrieb durch den systemischen Kreislauf und verlagerte somit die „Last" auf das Herz. Schrittweise ersetzte die „kardiozentrische" Anschauung, der zufolge das Herz der einzige „Motor" des Blutantriebs ist, die von den Ärzten der Antike vertretene „hämozentrische" Lehre des Kreislaufs. Die Folgen dieser unbeabsichtigten Vertauschung behandeln die verbleibenden Kapiteln des Buches.

---

* Der negative Druck in den Xylemkapillaren von ausschwitzenden Bäumen kann bis zu –40 bis –60 unterhalb des atmosphärischen Drucks liegen [67].

Literatur

1 Rothe, C. F.: Mean circulatory filling pressure: its meaning and measurement. Journal of Applied Physiology 1993; 74 (2). S. 499–509.

2 Guyton, A. C., Polizo, D., Armstrong, G. G.: Mean circulatory filling pressure measured immediately after cessation of heart pumping. American Journal of Physiology 1954; 179 (2). S. 261–267.

3 Guyton, A. C.: Determination of cardiac output by equating venous return curves with cardiac response curves. Physiological Reviews 1955; 35 (1). S. 123–129.

4 Guyton, A. C., Satterfield, J. H., Harris, J. W.: Dynamics of central venous resistance with observations on static blood pressure. American Journal of Physiology 1952; 169 (3). S. 691–699.

5 Starr, I.: Role of „static blood pressure" in abnormal increments of venous pressure, especially in heart failure. II. Clinical and experimental studies. American Journal of Medical Science 1940; 199. S. 40–55.

6 Thompson, S.: The effect of pulmonary inflation and deflation upon the circulation. The Journal of Thoracic Surgery 1948; 17 (3). S. 323.

7 Manteuffel-Szoege, L. et al.: On the possibility of blood circulation continuing after stopping the heart. The Journal of Cardiovascular Surgery 1966; 7 (3). S. 201.

8 Manteuffel-Szoege, L.: Remarks on blood flow (The problem of the specific haemodynamic properties of blood). The Journal of Cardiovascular Surgery 1969; 10 (1). S. 22.

9 Manteuffel-Szoege, L.: New observations concerning the hemodynamics of deep hypothermia. The Journal of Cardiovascular Surgery 1962; 3 (8). S. 316–319.

10 Manteuffel-Szoege, L.: Hemodynamic disturbances in normo and hypothermia with excluded heart and during acute heart muscle failure. The Journal of Cardiovascular Surgery 1963; 4 (8). S. 551–555.

11 Lindsey, A. W., Guyton, A. C.: Continuous recording of pulmonary blood volume: pulmonary pressure and volume changes. American Journal of Physiology 1959; 197 (5). S. 959–962.

12 Manteuffel-Szoege, L.: On stopping and restarting of circulation in deep hypothermia. The Journal of Cardiovascular Surgery 1964; 5 (1–2). S. 76–80.

13 Manteuffel-Szoege, L.: Energy Sources of Blood Circulation and the Mechanical Action of the Heart. Thorax 1960; 15 (1). S. 47.

14 Skulec, R. et al.: Novel Patterns of Left Ventricular Mechanical Activity During Experimental Cardiac Arrest in Pigs. Physiological Research 2018; 67 (3). S. 391–399.

15 Yannopoulos D. et al.: Controlled pauses at the initiation of sodium nitroprusside-enhanced cardiopulmonary resuscitation facilitate neurological and cardiac recovery after 15 mins of untreated ventricular fibrillation. Critical Care Medicine 2012; 40 (5). S. 1562–1569.

16 Adebahr, G., Weiler, G.: Blutverteilungsmuster in der Niere bei Tod durch Verbluten. Zeitschrift für Rechtsmedizin 1977; 80 (1). S. 9.

17 Thudichum, I.: On the Cause of the Emptiness of the Arteries after Death. Association Medical Journal 1855; 3 (110). S. 122–127.

18 Flanagan, R., Amin, A., Seinen, W.: Effect of post-mortem changes on peripheral and central whole blood and tissue clozapine and norclozapine concentrations in the domestic pig (Sus scrofa). Forensic Science International 2003; 132 (1). S. 9–17.

19 De Letter, E. A. et al.: Post-mortem redistribution of 3, 4-methylenedioxymethamphetamine (MDMA, „ecstasy") in the rabbit. International Journal of Legal Medicine 2002; 116 (4). S. 216–224.

20 Pounder, D. J., Jones, G. R.: Post-mortem drug redistribution – a toxicological nightmare. Forensic Science International 1990; 45 (3). S. 253–263.

21 Adhiyaman, V., Adhiyaman, S.,Sundaram, R.: The Lazarus phenomenon. Journal of the Royal Society of Medicine 2007; 100 (12). S. 552–557.

22 Ben-David, B. et al.: Survival after failed intraoperative resuscitation: a case of „Lazarus syndrome". Anesthesia & Analgesia 2001; 92 (3). S. 690.

23 Hornby, K., Hornby, L., Shemie, S.: A systematic review of autoresuscitation after cardiac arrest. Critical Care Medicine 2010; 38 (5). S. 1246.

24 Flato, U. A. P. et al.: Echocardiography for prognostication during the resuscitation of intensive care unit patients with non-shockable rhythm cardiac arrest. Resuscitation 2015; 92 (7). S. 1–6.
25 Breitkreutz, R. et al.: Focused echocardiographic evaluation in life support and peri-resuscitation of emergency patients: a prospective trial. Resuscitation 2010; 81 (11): S. 1527–1533.
26 Meaney, P. A. et al.: Cardiopulmonary resuscitation quality: improving cardiac resuscitation outcomes both inside and outside the hospital. Circulation 2013; 128 (4). S. 417–435.
27 Aagaard, R. et al.: Echocardiography During Resuscitation: A Paradox of Right Ventricular Dilatation in Cardiac Arrest Caused by Hypovolemia and Hyperkalemia. A Randomized Porcine Study. Circulation 2016; 134 (Suppl. 1). S. 13922.
28 Aukland, K., Reed, R.: Interstitial-lymphatic mechanisms in the control of extracellular fluid volume. Physiological Reviews 1993; 73 (1). S. 1–78.
29 Giesecke Jr, A., Grande, C., Whitten, C.: Fluid therapy and the resuscitation of traumatic shock. Critical Care Clinics 1990; 6 (1). S. 61–72.
30 Guyton, A. C., Granger, H. J., Taylor, A. E.: Interstitial fluid pressure. Physiological Reviews 1971; 51 (3). S. 527–563.
31 Nadel, E.: Regulation of Body Temperature. In: Boron W. F., Boulpaep, E. L. (Hrsg.): Medical physiology: a cellular and molecular approach. Saunders Philadelphia 2003. S. 1231–1255.
32 Agre, P. et al.: Aquaporin CHIP: the archetypal molecular water channel. American Journal of Physiology 1993; 265 (4). S. 463–476.
33 Day, R.E. et al.: Human aquaporins: regulators of transcellular water flow. Biochimica et Biophysica Acta 2014; 1840 (5). S. 1492–1506.
34 Verkman, A. S., Anderson, M. O., Papadopoulos, M. C.: Aquaporins: important but elusive drug targets. Nature Reviews. Drug Discovery 2014; 13 (4). S. 259.
35 Brinker, T. et al.: A new look at cerebrospinal fluid circulation. Fluids and Barriers of the CNS 2014; 11 (1). S. 10.
36 Davenport, H. W.: Physiology of the digestive tract. Year Book Medical Publishers Chicago 1971. S. 171–182.
37 Brace, R. A.: Progress toward resolving the controversy of positive vs. negative interstitial fluid pressure. Circulation Research 1981; 49 (2). S. 281–297.
38 Guyton, A. C., Frank, M., Abernathy, B.: A concept of negative interstitial pressure based on pressures in implanted perforated capsules. Circulation Research 1963; 12 (4). S. 399–414.
39 Adair, T. H. et al.: Effect of skin concavity on subcutaneous tissue fluid pressure. American Journal of Physiology 1991; 261 (2). S. 349–353.
40 Scholander, P., Hargens, A. R., Miller, S. L.: Negative pressure in the interstitial fluid of animals. Science 1968; 161 (3839). S. 321–328.
41 Matthay, M. A.: Resolution of pulmonary edema. Thirty years of progress. American Journal of Respiratory and Critical Care Medicine 2014; 189 (11). S. 1301–1308.
42 Udeshi, A., Cantie, S. M., Pierre, E.: Postobstructive pulmonary edema. Journal of Critical Care 2010; 25 (3). S. 538.
43 Fiorelli, A. et al.: Negative-pressure pulmonary edema presented with concomitant spontaneous pneumomediastinum: Moore meets Macklin. Interactive Cardiovascular and Thoracic Surgery 2011; 12 (4). S. 633–635.
44 Schumann, R., Polaner, D. M.: Massive subcutaneous emphysema and sudden airway compromise after postoperative vomiting. Anesthesia & Analgesia 1999; 89 (3). S. 796.
45 Yang, S.-C. et al.: Subcutaneous emphysema and pneumomediastinum secondary to dental extraction: a case report and literature review. The Kaohsiung Journal of Medical Sciences 2006; 22 (12). S. 641–645.
46 Bissen-Miyajima, H. et al.: Role of the endothelial pump in flap adhesion after laser in situ keratomileusis. Journal of Cataract & Refractive Surgery 2004; 30 (9). S. 1989–1992.
47 Wiig, H., Reed, R.: Compliance of the interstitial space in rats II. Studies on skin. Acta Physiologica 1981; 113 (3). S. 307–315.

48 Reed, R., Rodt, S.: Increased negativity of interstitial fluid pressure during the onset stage of inflammatory edema in rat skin. American Journal of Physiology 1991; 260 (6). S. 1985–1991.

49 Lund, T., Wiig, H., Reed, R.: Acute postburn edema: role of strongly negative interstitial fluid pressure. American Journal of Physiology 1988; 255 (5). S. 1069–1074.

50 Wiig, H., Rubin, K., Reed, R.: New and active role of the interstitium in control of interstitial fluid pressure: potential therapeutic consequences. Acta Anaesthesiologica Scandinavica 2003; 47 (2). S. 111–121.

51 Fleischmann, W. et al.: Vakuumversiegelung zur Behandlung von Problemwunden. Der Unfallchirurg 1993; 96 (9). S. 488–492.

52 Argenta, L. C., Morykwas, M. J.: Vacuum-assisted closure: a new method for wound control and treatment: clinical experience. Annals of Plastic Surgery 1997; 38 (6). S. 563–577.

53 Venturi, M. L. et al.: Mechanisms and clinical applications of the vacuum-assisted closure (VAC) device. American Journal of Clinical Dermatology 2005; 6 (3). S. 185–194.

54 Schintler, M.: Negative pressure therapy: theory and practice. Diabetes/Metabolism Research and Reviews 2012; 28 (Suppl. 1). S. 72–77.

55 Morykwas, M. J. et al.: Vacuum-assisted closure: state of basic research and physiologic foundation. Plastic and Reconstructive Surgery 2006; 117 (Suppl. 7). S. 121–126.

56 Prioreschi, P.: A History of Medicine. Vol. 3. Horatius Press Omaha 1996.

57 Siegel, R. E.: Galen's system of physiology and medicine. Karger Basel New York 1968. S. 83–102.

58 Ebd. S. 135–182.

59 Ebd. S. 183–192.

60 Fuchs, T.: Die Mechanisierung des Herzens. Suhrkamp Verlag Frankfurt am Main 1992. S. 54-75.

61 Siegel, R. E.: Why Galen and Harvey did not compare the heart to a pump. The American Journal of Cardiology 1967; 20 (1). S. 117–121.

62 Harvey, W.: Of the motive spirit. In: Whitteridge, G. (Hrsg.): De motu locali animalium. Royal College of Physicians Cambridge 1959. S. 95–105.

63 Baker, A. B.: Artificial respiration, the history of an idea. Medical History 1971; 15 (4). S. 336–351.

64 Fishman, A.: Dynamics of the pulmonary circulation. In: Hamilton, W. F., Dow, P. (Hrsg.): Handbook of physiology, Section 2, Band 2. American Physiological Society Washington 1963. S. 1667–1743.

65 Fuchs, T.: Die Mechanisierung des Herzens. Suhrkamp Verlag Frankfurt am Main 1992.

66 Scholander, P. F. et al.: Sap pressure in vascular plants. Science 1965; 148 (3668). S. 339–346.

67 Brecher, G. A.: Venous return. Grune & Stratton New York 1956.

68 Wiggers, C. J.: The circulation and circulation research in perspective. In: Hamilton, W. F., Dow, P. (Hrsg.): Handbook of Physiology. American Physiological Society Washington 1962. S. 1–9.

69 Guyton, A. C., Jones, C. E., Coleman, T. G.: Circulatory physiology: cardiac output and its regulation. W. B. Saunders Company Philadelphia 1973. S. 238.

70 Brecher, G. A.: Critical review of recent work on ventricular diastolic suction. Circulation Research 1958; 6 (5). S. 554–566.

71 Pettigrew, J. B.: Design in Nature. Vol. 2. Longmans, Green and Co. London New York 1908.

KAPITEL 16

Modelle des Herzens

„Beim Testen einer wissenschaftlichen Theorie geht es nicht darum, wie gut oder vernünftig sie klingt, sondern wie gut sie zu den Fakten passt und insbesondere wie gut sie es vermag, noch tiefer in die Geheimnisse der Natur zu dringen.“

Keith Francis, 2012

Die komplexe Wechselwirkung zwischen Herz und Kreislauf war den Physiologen Anfang des 19. Jahrhundert gut bekannt. Trotz zahlreicher technischer Herausforderungen in Verbindung mit dem „Öffnen des Kreislaufs“ unternahmen sie Versuche, das mechanische Verhalten des Herzens zu erforschen. Die Ideen, die zur Entwicklung und Anwendung eines so radikalen Experiments führten, spielten eine Schlüsselrolle bei der Erweiterung des heutigen Verständnisses zur mechanischen und energetischen Wirkung des Herzens, das, wie gezeigt wird, bei Weitem nicht vollständig ist. Es gibt etliche Betrachtungen zur Geschichte der isolierten Herzpräparationen [1–3] und es seien hier nur einige wenige Aspekte erwähnt, die für unsere Diskussion relevant sind.

1. Frühe isolierte Herzpräparationen und das „Gesetz des Herzens“

Die erste isolierte Herzpräparation gelang Elias von Cyon (1843-1912) 1866 am renommierten Physiologischen Institut in Leipzig. Es handelte sich um ein Rezirkulationsmodell am Froschherzen, das die Pumpaktion des Herzens anschaulich zeigte, aber keine hämodynamischen Messungen zuließ [1] [→ Abb. 16.1].

Johann N. Czermak (1828-1873) schreibt man die erste *nicht*-rezirkulierende Präparation zu, bei der direkte Messungen des Herzkammerdrucks möglich waren [3]. Diese Präparation ist insofern bedeutsam, da Otto Frank (1865-1944), das jüngste Mitglied der Forschergeneration unter Carl Ludwig (1816-1895) am Physiologischen Institut Leipzig, diese weiter modifizierte. Frank konstruierte eine kleine, elegante Präparation des (einkämmrigen) Froschherzens, das er mit Ochsenblut perfundierte und bei dem sich die Vor- und Nachlast unabhängig voneinander verändern ließen [→ Abb. 16.2]. Dies verbesserte Modell ermöglichte eine kontinuierliche Aufzeichnung des Drucks und der Volumenleistung. Frank maß den maximalen Druck, den die Herzkammer erzeugte, wenn der Aortenausfluss geschlossen war, und beobachtete, dass sich der Herzmuskel ähnlich wie der Skelettmuskel verhält, bei dem die Kontraktionskraft von der anfänglichen Faserlänge (Vorlast) abhängt [2]. Er bemerkte außerdem, dass die von der Herzkammer entwickelte maximale Spannung (isometrische Maxima) von der diastolischen Füllung (Vorlast) abhängt und war einer von mehreren Forschern, die zur Entdeckung des „Gesetzes des Herzens“ beitrugen [4, 5]. Frank war auch der Erste, der beobachte, dass die endsystolischen Punkte der isovolumetrischen wie auch der auswerfenden Kontraktionen auf der (gleichen) Geraden liegen und unabhängig vom enddiastolischen Volumen sind. Es gestaltete sich jedoch schwierig, konsistente Ergebnisse zu erzielen, wenn er den Aortendruck, gegen den das Herz ausstieß (Nachlast), veränderte und er erkannte dadurch die Komplexität der ventrikulär-aortalen Interaktion [6, 7].

Henry Newell Martin (1848–1896) von der Johns Hopkins Universität in Baltimore gelang 1881 als Erstem die Herz-Lungen-Präparation eines Säugetieres. Das gesamte Tier (Katze oder Hund) wurde in einen großen warmen Behälter gelegt und das Blut füllte den rechten Vorhof über die Vena cava superior mithilfe eines konstanten Druckreservoirs. Die linke Herzkammer stieß das sauerstoffreiche Blut in die mit einem Sperrhahn versehene Aorta aus, über den sich der Ejektionsdruck manuell einstellen ließ. Newell Martin beobachtete, dass der Anstieg des Venendrucks zu einer höheren Leistung des Herzens führte [9].

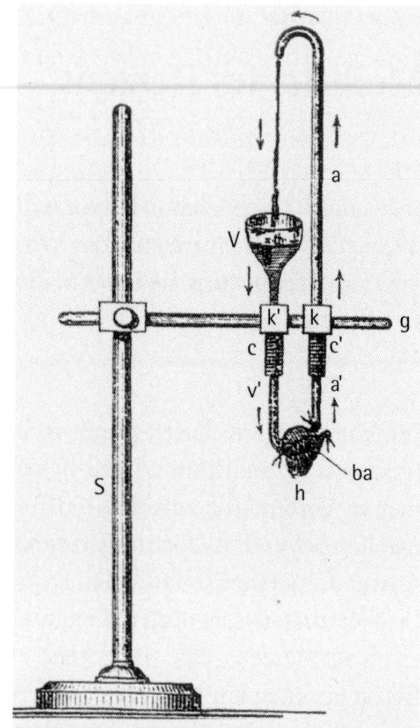

Abb. 16.1 Rezirkulierendes isoliertes Froschherzpräparat der Art, die Czermak für öffentliche Vorführungen verwendete. Das Herz wurde mit Serum oder 0.5% Kochsalzlösung aus einem Reservoir (v) über eine in die Vena cava inferior eingeführte Kanüle (v') gefüllt, von wo aus es rhythmisch vom Herzen (h) in die Aorta (a') ausgestoßen wurde. Das Präparat funktionierte mehrere Stunden, bis das durch die Herzwände sickernde Serum zu ersetzen war (aus [3]).

Ernest H. Starling (1866–1927) nahm die Untersuchungen zum Kreislauf 1910 wieder auf, als er sich mit dem Herzen beschäftigte, um dessen mechanische Funktion unter verschiedenen Bedingungen zu quantifizieren, da die früheren Arbeiten, die andere Forscher am ganzen Tier vornahmen, stark abweichende Ergebnisse erbracht hatten [9]. Im Verlauf früherer Studien an narkotisierten Hunden mit geöffnetem Thorax bemerkte Starling eine deutliche Schwächung der Herzaktion und beschloss, ein Modell zu konstruieren, bei dem sich Herzfrequenz, venöser Einstrom und arterieller Widerstand unabhängig voneinander variieren ließen [10, 11]. In den folgenden Jahren führten Starling und seine Kollegen eine Reihe von Verbesserungen an ihrer ursprünglichen Herz-Lungen-Präparation durch und entschieden sich schließlich für ein Hundemodell, bei dem ein geringerer Kreislaufwiderstand die mechanische Leistung des Herzens besser repräsentierte [9] [→ Abb. 16.3]. Es folgten mehrere Studien, in denen man den Effekt der Veränderungen der Herzfrequenz und des Vorhof- und Aortendrucks in Bezug auf die Größe des Herzens (Volumen) und seine Leistung untersuchte. Es zeigte sich zum Beispiel, dass das Herzzeitvolumen bei einem bestimmten venösen Zufluss über einen breiten Bereich an Arteriendrücken und Temperaturen relativ konstant blieb. Wenn man den Zufluss erhöhte (indem man das venöse Reservoir über einen bestimmten Punkt hinaus anhob), begann sich das Herz zu dehnen, zeigte eine verringerte Leistung und versagte. Starling kam zu dem Schluss, dass *„der Anstieg des Venendrucks als eines der mechanischen Hilfsmittel betrachtet werden muss, die es dem Herz ermöglichen, eine Leistung aufrechtzuerhalten,* *die dem Blutvolumen entspricht, das es vom venösen System empfängt.*“ [12] In nachfolgenden Versuchen zeigten Starling und sein Kollege Sydney W. Patterson (1882–1960), dass die Größe (das Volumen) des Herzens, d. h. die Länge der Muskelfasern, die einzig konsistente Variable ist, die der venöse Zufluss und der Aortendruck bestimmen. Somit kontrolliert bei der Herz-Lungen-Präparation der rechte Vorhofdruck den Grad der Herzkammerausdehnung (Vorlast), der damit die wichtigste Determinante des Herzzeitvolumens ist. Diese Beziehung ist kurvenförmig und zeigt, dass die Leistung des Herzens (Starling-Kurve) bei maximaler Arbeit bis zu einem optimalen Punkt steigt, über den hinaus ein dilatatives Herzversagen eintritt [10] [→ Abb. 14.2].

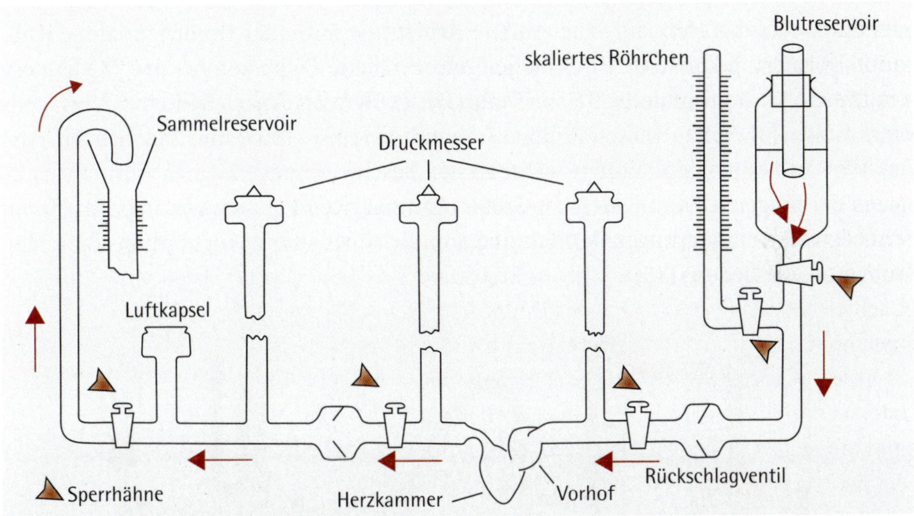

Abb. 16.2 Franks optimierte isolierte Froschherzpräparation. Das Blut floss durch Schwerkraft über eine Reihe von Sperrhähnen und ein Rückschlagventil in das Herz und wurde durch die Aortenkanüle in das Sammelreservoir ausgestoßen. Das Modell war mit drei Druckmessern und einer Druckkapsel (Windkessel) ausgestattet. Durch das abwechselnde Schließen der Sperrhähne auf beiden Seiten des Herzens konnte Frank den Vorhof- und Herzkammerdruck während der isovolumetrischen Kontraktionen aufzeichnen. Die roten Pfeile zeigen die Richtung des Blutflusses an (adaptiert aus [8]). Man beachte die konzeptionelle Ähnlichkeit mit dem hydraulischen Widdermodell [→ Abb. 16.6; Erklärung siehe Text].

Interessanterweise formulierte Starling das „Gesetz des Herzens“ nicht in Bezug auf Schlagvolumen oder Minutenleistung. Er war sich natürlich der Tatsache bewusst, dass „*die Herz-Lungen-Präparation uns offensichtlich keine Informationen zur Blutmenge gibt, die bei einem ruhenden Tier als normal betrachtet werden kann*“, geschweige denn während körperlicher Aktivität, da das Herz im Wesentlichen vom Tier „getrennt“ war [10].

Starling und seine Kollegen verfolgten als oberstes Ziel, das „*zugrunde liegende Prinzip zu finden, von dem die Selbstregulierung des Herzens abhängen könnte*“, also die Kraft seiner Kontraktionen bestimmen würde. Daher suchten sie eine Analogie zwischen dem Skelettmuskel, wo zeitgenössischer Forschung zufolge die Kontraktionskraft allein durch die ausdehnende (lineare) Kraft bestimmt wird, und der Herzkammer, von der man annahm, dass dort die volumetrische Ausdehnung (Vorlast) eine ähnliche Rolle spielte [13]. Starling fasste dieses „*regulierende Prinzip*“ später in seinem Linacre-Vortrag in Cambridge zusammen: „*Das Gesetz des Herzens entspricht somit dem Gesetz des Muskelgewebes im Allgemeinen, das besagt, dass die Kontraktionsenergie, egal wie sie gemessen wird, eine Funktion der Länge der Muskelfaser ist.*“ [14]

Es ist offensichtlich, dass Starling und seine Kollegen die mechanische Funktion des Herzens nicht quantifizieren konnten. Trotz der Genialität des Modells waren sie nicht in der Lage, die Vielzahl der vorhandenen Variablen zu kontrollieren. Später zeigten mehrere Forscher, dass ein stufenweiser Anstieg des ventrikulären Füllungsdrucks bei konstantem Aortendruck (Nachlast) nicht zu einer einzigen, sondern zu einer ganzen Reihe von Starling-Kurven führt [→ Abb. 16.4]. Dies hielt Starling jedoch nicht davon ab, seine Versuchsergebnisse auf ein breites Spektrum klinischer Verhältnisse anzuwenden und sie weithin zu propagieren, da er ein vortrefflicher Redner war [4]. Starlings Interpretation, dass das Herz auf eine erhöhte Arbeitslast mit einer Größenzunahme (Dilatation) reagiert, polarisierte Physiologen und evozierte Bedenken bei den Medizinern des frühen 20. Jahrhunderts, die ein vergrößertes Herz als Anzeichen eines Versagens betrachteten [4]. Später wiesen William F. Hamilton (1893–1964) und andere nach, dass das Herz in akuten Situationen während der Beschleunigung kleiner wird, aber aufgrund der längeren Füllungszeit an Größe zunimmt, wenn es sich verlangsamt. Somit schließen die Veränderungen der Herzfrequenz die Anwendung von Starlings Befunden beim intakten Tier aus [15].

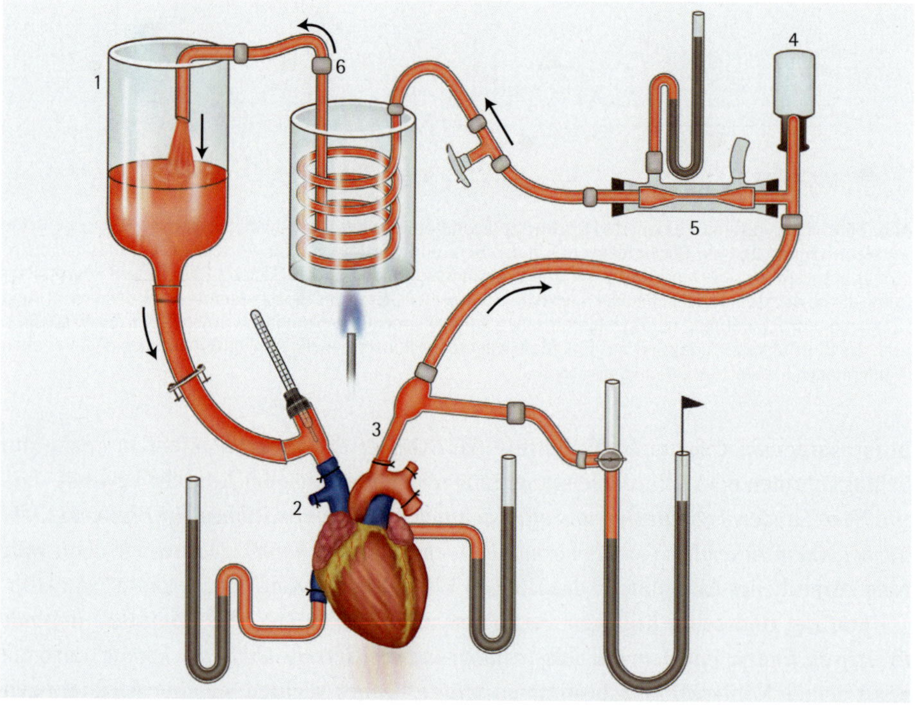

Abb. 16.3 Verbesserte isolierte Herzpräparation von Patterson und Starling (1914). Das Blut fließt vom Reservoir (1) über den Schlauch in die Vena cava superior (2) und wird in die mit einer Luftkapsel ausgestattete Aortenkanüle (3) ausgestoßen, d. h. den „Windkessel" (4), fließt dann durch den „Starling Resistor" (5) zum Wasserbaderhitzer (6) und kehrt zum Reservoir zurück (adaptiert aus [10]).

Wie Gijs Elzinga [17] vor mehr als zwanzig Jahren betonte, erfuhr das Frank-Starling-Gesetz ungeachtet seiner ursprünglichen Form eine „*historische Fehlinterpretation*", so wie in dieser Definition von Arthur C. Guyton (1919–2003): „*Ich möchte dieses sehr wichtige Prinzip, das als Starlings ‚Gesetz des Herzens' bekannt ist, noch einmal nennen: Innerhalb physiologischer Grenzen pumpt das Herz all das Blut, das es erhält, ohne einen übermäßigen Anstieg des peripheren venösen Drucks zu erlauben.*" [18] Offensichtlich übernahm Guyton hier das „Gesetz" zur Unterstützung seines Kreislaufmodells zum venösen Rückfluss. Tatsächlich beinhalten die meisten Texte aus der Physiologie bis heute mindestens eine Form der „Starling-Kurven", die das Herzzeitvolumen, das Schlagvolumen oder die Herzleistung in Abhängigkeit vom rechtsseitigen Vorhof- oder Kammerfüllungsdruck darstellen [→ Abb. 14.2].

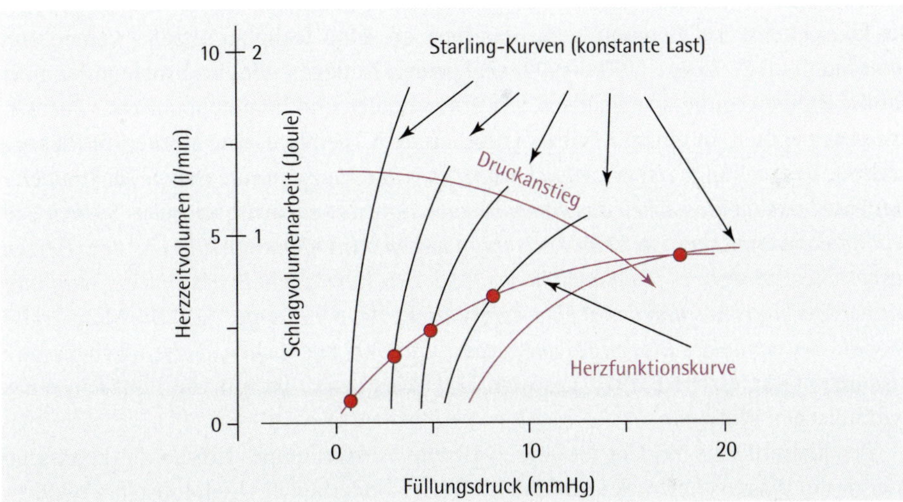

Abb. 16.4 Die Herzfunktionskurve (unten) hängt vom Aortendruck ab und ist daher lastabhängig. Wenn die Herzkammer bei zunehmendem Füllungsdruck gegen den gleichen systolischen Druck (konstante Last) kontrahiert, ergibt sich eine Reihe von Starling-Kurven (aus [16], mit freundlicher Genehmigung von Springer Nature).

2. Ein unbekanntes Modell – Der hydraulische Widder

„*Es ist offensichtlich, dass das Herz nicht mehr Blut ausstoßen kann, als es erhält ...*"

Patterson and Starling, 1914

Während Otto Frank seine klassischen Versuche am isolierten Froschherzmodell durchführte, erschien in der Wiener Medizinischen Wochenschrift ein Artikel von Karl Schmid mit dem Titel „Über Herzstoß und Pulskurven" [19]. Zu der Zeit standen in der Fachliteratur verschiedene Theorien zum Ursprung des Herzspitzenstoßes zur Diskussion. Schmid vertrat die Ansicht, dass aufgrund der plötzlichen Unterbrechung des auf die geschlossene Mitralklappe stoßenden Blutflusses die kontrahierte linke Herzkammerwand gegen die Brustwand schlägt, was den Herzspitzenstoß verursacht. Dieses Phänomen, so Schmid, entspricht dem im hydraulischen Widder erzeugten Druckanstieg, wenn der Wasserstrom plötzlich durch das Schließen des Stoßventils gestoppt wird [→ Abb. 16.5]. Es ist bemerkenswert, dass um 1900, also vor der allgemeinen Verwendung von elektrisch angetriebenen Pumpen, Wasserwidder allgemein im Einsatz waren. Zu Beginn des 20. Jahrhunderts wies Rudolf Steiner (1861–1925) mehrfach darauf hin, dass die Bedeutung von Schmids Artikel weit über die Beschreibung des Herzspitzenstoßes hinausgehe. Wie bereits in Teil I erwähnt, war Steiner der Meinung, dass sich das Blut autonom bewegt und das Herz ein Stauorgan ist, dessen *mechanische* Funktion mit dem strömungsaktivierten hydraulischen Widder vergleichbar ist [20]. Diese Theorie war ihrer Zeit jedoch voraus und blieb weitestgehend unbemerkt. Im Laufe der Jahre erschienen sporadisch Studien, wie zum Beispiel eine Arbeit von Hans Havlicek, der eine mechanische und morphologische Analogie zwischen Herz und hydraulischem Widder herstellte und sogar ein physiologisches Modell des hydraulischen Widders entwickelte [21]. Die konsequentesten Bemühungen, „das Herz an seine Stelle zu setzen", kamen von Leon Manteuffel-Szoege (1904–1973) und seinen Kollegen, die das Problem der autonomen Blutbewegung systematisch aus embryonaler und hämodynamischer Perspektive untersuchten. In einem Review-Artikel zu dem Thema machte Manteuffel-Szoege folgende Feststellung: *„Ist es wirklich wahr, dass das Herz wie eine Pumpe funktioniert? Eine Pumpe saugt Flüssigkeit aus einem Reservoir an, das ein hydrostatisches System und kein hämodynamisches ist. Beim Kreislauf dagegen wird nicht nur Blut aus dem Herzen ausgestoßen, sondern es fließt auch in das Herz. Das Herz ist ein in den Blutkreislauf integrierter Mechanismus und damit eine sehr spezielle Art der Pumpe."* [22] Die Monografie *Über die Bewegung des Blutes: Haemodynamische Untersuchungen*, die sein Lebenswerk zusammenfasst, erschien 1977 posthum [23]. Was genau ist nun die Funktion eines hydraulischen Widders?

Der hydraulische Widder ist eine zyklische Wasserpumpe, welche die kinetische Energie des Wassers in Druck umwandelt.* Die Besonderheit des hydraulischen Widders besteht darin, dass die hydraulische Kraft des Wassers nicht die Maschinenkomponenten, wie zum Beispiel Turbinenschaufeln, antreibt, sondern eigenständig funktioniert und er deshalb keine externe Energiequelle für seinen Betrieb benötigt. Der Widder ist somit eine Impedanzpumpe, die Druck erzeugt, aber keinen Fluss (Die Komponenten des hydraulischen Widders und dessen Arbeitszyklus zeigt Abb. 16.6.).

Der automatische Betrieb des Widders erfordert eine sorgfältige „Feinabstimmung" der Rohrdurchmesser und der Einstellung der Ventile. Die Effizienz (das Verhältnis zwischen in die Steigleitung gefördertem und durch die Triebleitung abfließendem Wasservolumen) des Widders variiert zwischen 20–60 % und hängt von der Konstruktion, der Menge des verfügbaren Wassers und dem gewünschten Arbeitsdruck ab. Wie andere industrielle Pumpen arbeitet jeder hydraulische Widder an seinem eigenen Arbeitspunkt und lässt sich so einstellen, dass er einen höheren Durchfluss bei geringerem Druck oder weniger Durchfluss bei höherem Druck liefert [25].

* Das Operationsprinzip des Hydraulischen Widders lässt sich durch Bernoullis Gesetz der Erhaltung der Energie erklären, welches sagt, dass die Summe von hydrostatischem Druck, potentieller und kinetischer Energie konstant bleibt, wenn man den Druckverlust aufgrund von Turbulenzen und Reibung vernachlässigt [→ Kap. 24.2].

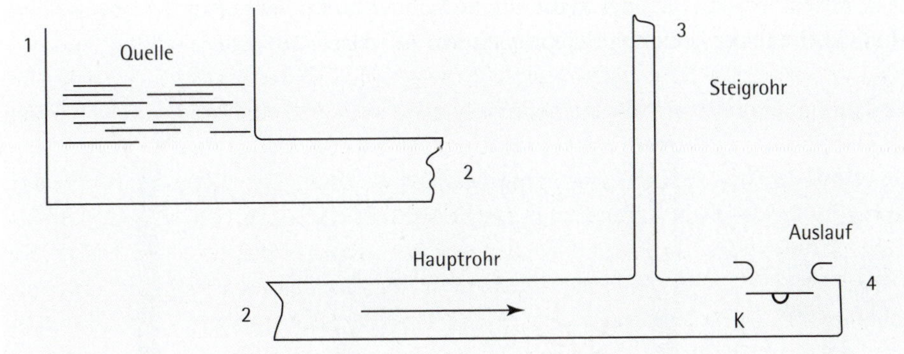

Abb.16.5 Schematische Zeichnung eines hydraulischen Widders von Schmid, der aus einem Reservoir (**1**), einer Triebleitung (**2**), einer Steigleitung (**3**) und einem Ausfluss mit einem Stoßventil (**4**) besteht (aus [19]).

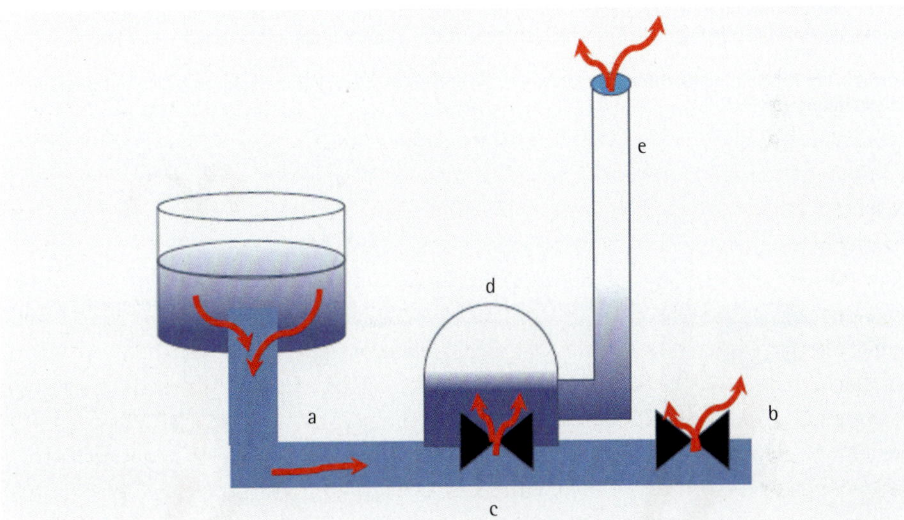

Abb.16.6 Komponenten und Arbeitszyklus eines hydraulischen Widders. Wasser aus dem Reservoir beschleunigt in der Triebleitung (**a**) und entweicht über das belastete Stoßventil (**b**). Die fortwährende Beschleunigung des Wassers bewirkt das Schließen des Stoßventils, dies erzeugt einen Rückstoß (Wasserhammer), der das Druckventil (**c**) öffnet und das Wasser in den Druckbehälter (Windkessel) (**d**) und durch die Steigleitung (**e**) presst. Ein Anstieg des Drucks über dem Wasserstand im Druckbehälter (**d**) schließt das Druckventil (**c**) und führt dazu, dass das Wasser über das geöffnete Stoßventil (**b**) abläuft und der Zyklus wiederholt sich.
Man beachte, dass der Druckbehälter (**d**) für den Betrieb des Widders nicht zwingend erforderlich ist, aber seine Effizienz erhöht und den pulsierenden Wasserstrahl aus der Steigleitung in einen kontinuierlichen Fluss umwandelt. (Der von Schmid beschriebene Arbeitszyklus einer solchen vereinfachten Version des Wasserwidders ist in Abb. 16.7 dargestellt.)

Martin Basfeld zeigte an einem Modellwidder, dass durch Erhöhung der Nachgiebigkeit (Compliance) der Arbeitskammer, d. h. durch stufenweises Erhöhen des Luft-Wasser-Verhältnisses, das vom Widder gepumpte Wasser schneller das Maximum erreicht und auf optimalem Niveau bleibt. In Bezug auf die Effizienz liefert der Widder größere Volumina, wenn er bei niedrigeren Frequenzen und geringerem Arbeitsdruck (Förderhöhe) arbeitet. Bei grösserer Förderhöhe ist das geförderte Volumen jedoch bei höheren Betriebsfrequenzen optimal [26].

Es ist beachtenswert, dass der hydraulische Widder funktionell mehr als eine zufällige Ähnlichkeit mit der isolierten Herzpräparation aufweist [→ Abb. 16.8].

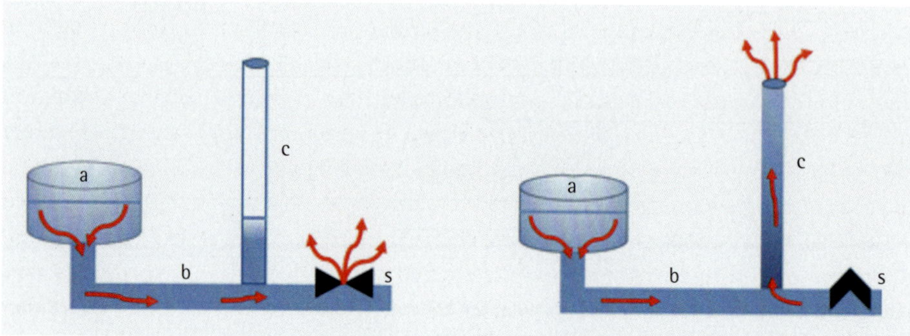

Abb. 16.7 Vereinfachte Version des Wasserwidders nach Karl Schmid. Links: Wasser aus dem Reservoir (**a**) beschleunigt durch die Schwerkraft in der Triebleitung (**b**) und fließt über das geöffnete Stoßventil (S) (rote Pfeile) ab. Rechts: Der sich beschleunigende Antriebsfluss schließt das Stoßventil (S), dies erzeugt einen Rückstoß (Wasserhammereffekt) sowie einen Druckanstieg, durch den das Wasser in die Steigleitung (**c**) fließt. Ein Abfall des Drucks in der Triebleitung (**b**) öffnet das Stoßventil (S) und der Zyklus wiederholt sich (aus [24], mit freundlicher Genehmigung von P&T).

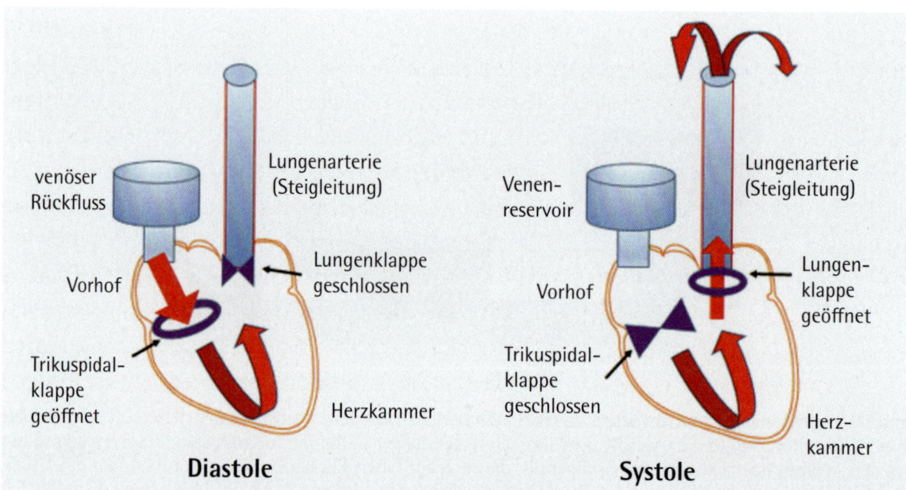

Abb. 16.8 Das Herz als hydraulischer Widder (Rechtsherzzyklus): Die Pfeile zeigen die Richtung des Blutflusses an. Bei der Diastole fließt das Blut aus dem Vorhof (Reservoir) und füllt die Herzkammer (Triebleitung). Bei der Systole schließen die Strömungsumkehr und der Druckaufbau in der Herzkammer die Trikuspidalklappe (Stoßventil) und stoßen das Blut in die Lungenarterie (Steigleitung) aus (aus [24], mit freundlicher Genehmigung von P&T).

Die großen Venen und der Vorhof bilden somit das Reservoir, aus dem Blut in die Herzkammer (Vorhofsystole) gelangt. Das plötzliche Schließen der Mitralklappe (Stoßventil) verursacht einen starken Druckanstieg und öffnet die Aortenklappe (Druckventil). Das Luftpolster des Widders ist vergleichbar mit den kontraktilen Elementen des Herzens, d.h. mit dem Myokard. Im Gegensatz zum Herzen, bei dem der Druck zwischen systolisch und enddiastolisch oszilliert, ist der Druck im Druckbehälter des Widders (Windkessel) während des gesamten Arbeitszyklus hoch. Man könnte einwenden, dass es bei der isolierten Herzpräparation kein „Stoßventil" gibt. Die anpassungsfähige Form der Herzkammer, welche die Wirbelbewegung des Blutes bei der Diastole begünstigt, ermöglicht jedoch eine effiziente Umwandlung der kinetischen Energie des Blutstroms in Druck, ein entscheidendes Element der Wasserwidderfunktion. Morphologische Merkmale der rechten Herzkammer wie eine dünne, nachgiebige Wand und ein langer, leicht gebogener Ausflusstrakt lassen vermuten, dass ihre widderähnliche Funktion für einen hohen Durchfluss bei *niedrigem* Druck geeignet ist. Das Gegenteil ist bei der linken Herzkammer der Fall, bei der ein kurzer, spitzwinkliger Ausflusstrakt und eine dicke, wenig nachgiebige Wand so „gestaltet" sind, dass sie einen *hohen* Druck erzeugen [→ Abb. 13.13]. Nicht zuletzt ist ein mechanischer Vergleich zwischen beiden nicht zu weit gegriffen, wenn man die niedrige Energieeffizienz des Herzens (13–20%) und des Widders betrachtet. In einem Leitartikel zur Form und Funktion der rechten Herzkammer schrieben Partho P. Sengupta und Jagat Narula: *„Der überzeugenste Aspekt der Analogie ist die Entwicklung eines pulsatilen Stroms aus einem kontinuierlichen Fluss und die auffällige Ähnlichkeit zwischen den mit dem Wasserwidder und der Herzkammer erzielten Druckkurvenaufzeichnungen"* [27].

Manteuffel-Szoege war leider nicht mit den Arbeiten an der isolierten Herzpräparation vertraut und verglich die beiden deshalb nicht, suchte aber nach Übereinstimmungen zwischen der Funktion des Widders und des Herzens und konstruierte seinen eigenen Prototypen eines Modellwidders [22, 23]. Wie beim Herzen stößt der Widder nur einen Teil des zugelieferten Volumens von der Arbeitskammer (Ejektionsfraktion) aus. Bei beiden hängt das geförderte Volumen (Herzzeitvolumen) von der Höhe des Reservoirs (Füllungsdruck) und den Lastbedingungen (Aortendruck) ab.

Ein weiterer Beleg für die ähnliche Funktionsweise von Widder und Herz ist die Tatsache, dass das Volumen des Herzens während des gesamten Herzzyklus nahezu gleich bleibt. Bei der Anwendung der Funktions-MRT und Planimetrie bei gesunden Probanden im Ruhezustand fanden Marcus Carlsson et al. heraus, dass das Gesamtvolumen des Herzens zwischen Diastole und Systole um 5–13% variiert, wobei der größte Anteil auf Veränderungen in der Region der Herzbasis (Höhe der atrioventrikulären Klappe) zurückzuführen ist [28]. Bis zu 64% (Bereich 58–73%) des von den Herzkammern ausgestoßenen Blutvolumens wurden durch Füllen der Vorhofreservoire ersetzt. Diese Zahl steigt bei schnelleren und kleineren Herzen auf bis zu 80% [29]. Die Größenunterschiede verringern sich bei körperlicher Aktivität, d.h. bei höherer Herzfrequenz, größerem Herzzeitvolumen und reduzierter diastolischer Füllungsszeit [→ Kap. 17.2].

Die zyklische Leistung des Widders lässt sich zudem mit einem von Hiroyuki Suga vorgeschlagenen zeitabhängigen Elastanzmodell der Herzkammer vergleichen [30] [→ Kap. 16.4]. Bemerkenswert ist, dass der Widder innerhalb vorgegebener technischer Grenzen und Versuchsbedingungen mit optimaler Leistung und Effizienz arbeitet, die von der hydraulischen Energie des Antriebsflusses abhängen. Dies ähnelt dem Herzen, das ebenso bei (bislang unerklärter) optimaler Leistung und Effizienz arbeitet. Die grundlegende Diskrepanz, die bekanntlich zwischen dem Sauerstoffverbrauch des Herzens und dem Herzzeitvolumen besteht, lässt sich mit dem Betrieb des Widders vergleichen, bei dem sich nur ein Teil der gesamten Wasserenergie, die den Widder „antreibt", in nützliche Arbeit umwandelt und der Rest über das Stoßventil „verloren" geht. Somit ist der von Rudolf Steiner [31] gezogene Vergleich zwischen dem hydraulischen Widder und dem Herzen als Stauorgan fundiert und klärt eine Reihe ungelöster Probleme der bestehenden Herzmodelle.

3. Quantifizierung der ventrikulären Pumpleistung

Zwischen 1950 und 1970 erschienen zahlreiche Daten in der Fachliteratur, die verschiedene Aspekte der mechanischen Herzleistung quantifizierten, wie zum Beispiel die Ejektionsfraktion, den maximalen systolischen Druck, das Schlagvolumen, die maximale Verkürzungsgeschwindigkeit und den maximalen isovolumetrischen Druck bei einem bestimmten Volumen (dP/dt_{max}), um nur einige zu nennen. Wie jedoch Gijs Elzinga und Nico Westerhof feststellten, *„gibt es keinen theoretischen Grund zu glauben, dass diese Indizien in irgendeiner Weise quantitativ mit der Blutmenge in Verbindung stehen, die das Herz gegen verschiedene Drücke pumpen kann.*“ [32] Um das zu tun, muss man die Herzleistung anhand eines Systems testen, bei dem sich die mechanischen Parameter des arteriellen Kreislaufs kontrollieren lassen. Somit konstruierte man ein Modell eines Arterienbaums, den Drei-Elemente-Windkessel*, bestehend aus mechanischen Modulen, welche die Nachgiebigkeit (Compliance) [→ Abb. 16.9], den Widerstand und die charakteristische Impedanz simulierten. Es zeigte sich, dass die mit diesem Modell unter experimentellen Bedingungen erhaltenen Impedanzwerte für den systemischen und den Lungenkreislauf den *In vivo*-Ergebnissen bei Menschen, Katzen und Hunden ähnelten [33].

Variationen des Drei-Elemente-Windkesselmodells fanden vor allem als arterielle Lasten für das Testen von isolierten Herzen Anwendung und zur Simulierung der ventrikulär-arteriellen Interaktion (siehe [34]). Elzinga und Kollegen entwickelten eine komplexe isolierte Herzpräparation, um die Leistung der linken Herzkammer Schlag-zu-Schlag mit Hilfe des Arterienmodells zu prüfen. Sorgfältig ausgeführte Experimente an isolierten Katzenherzen unter konstanter diastolischer Füllung, Kontraktilität und fixierter Herzfrequenz bei verschiedenen Werten der Aortenimpedanz zeigten, dass die linke Herzkammer weder eine Druck- noch eine Strömungsquelle ist, sondern eine Pumpe mit einem limitierten „Quellwiderstand“ relativ zu ihrer Last [35]. Das Modell basierte auf der elektrischen (Ohmschen) Analogie, wobei der von der Pumpe erzeugte Antriebsdruck dem „hydromotorischen Druck“, d. h. der Spannung, entspricht. Der Fluss ist gleichbedeutend mit Strom und der Widerstand mit dem „apparenten Quellwiderstand“, der das Verhältnis von mittlerem Aortendruck zu mittlerem Abfluss darstellt. Der Widerstand des Arteriensystems (peripherer Widerstand) dagegen wird als das Verhältnis von mittlerem Aortendruck zu mittlerem Fluss definiert [36–38].

Dieses Modell beschreibt die Wechselwirkung von Herzkammer und Arterienbaum als mittleren Herzkammerdruck und Fluss (Herzzeitvolumen) und stellt sie als ein „Pumpenfunktionsdiagramm“ dar, das stark der Kennlinie einer mechanischen Pumpe

* Das ursprüngliche Windkesselmodell, das Otto Frank 1899 einführte, bestand nur aus den Elementen Widerstand und Nachgiebigkeit.

ähnelt [→ Abb. 16.10a]. (Ein Beispiel für eine solche Kennlinie einer Rollerpumpe gibt Abb. 6.1). Aus dem Diagramm geht hervor, dass das isolierte Herz beim Arbeiten gegen zunehmende Lasten (Aortendruck) kleinere Schlagvolumina erzeugt und den isovolumetrischen Zustand schließlich bei maximalem Druck ohne Fluss erreicht. Bei abnehmendem Aortendruck verhält es sich umgekehrt. Das Diagramm zeigt ferner, dass der Arbeitspunkt der Herzkammer ungefähr in der Mitte zwischen maximalem Fluss und Druck liegt. Unter Berücksichtigung der Druckunterschiede stimmen Versuche an der rechten weitgehend mit denen an der linken Herzkammer überein [39, 40].

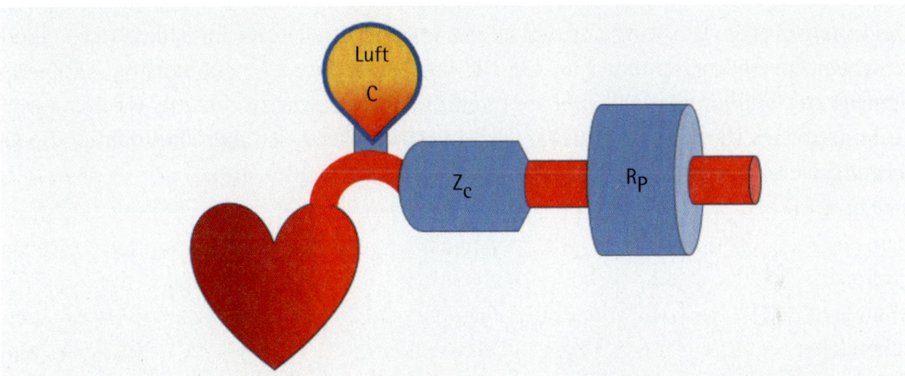

Abb. 16.9 Der Drei-Elemente-Windkessel ist ein konzentriertes Parametermodell des arteriellen Kreislaufs, bestehend aus Compliance (C), charakteristischer Impedanz (Zc) und peripherem Widerstand (Rp).

Es ist eine bemerkenswerte Tatsache, dass sich der Arbeitspunkt des Herzens im stabilen Zustand in der Nähe seiner *maximalen* Leistung und Effizienz befindet [→ Abb. 16.10 b]. Dies ist ein konsistentes Ergebnis bei isolierten Herzpräparationen [36, 41] sowie bei intakten Tieren [42, 43] und Menschen [44]. Es sei daran erinnert, dass ein ähnlicher Befund für das embryonale Herz gilt [→ Kap. 10]. Warum sollte das Herz im Kontroll-(Ruhe-)Zustand bei maximaler Leistung arbeiten? Und welcher Feedback-Mechanismus würde es kontrollieren? Es widerspricht zweifelsohne fundierten mechanischen Prinzipien, eine Pumpe so zu konstruieren, dass sie unter *normalen* Arbeitsbedingungen mit *maximaler* Leistung arbeitet. Elzinga und Westerhof erkannten dieses Paradoxon, das sie sich nicht erklären konnten:

„*Die Implikationen der Vorstellung, dass die Herzkammer kontrolliert wird, um entweder bei optimaler Leistung oder Effizienz zu funktionieren, lassen sich nicht mit dem aktuellen Wissen der kardiovaskulären Kontrolle erklären. Für beide Variablen gibt es keinen bekannten Mechanismus, der die Herzkammer bei einem dieser beiden optimalen Werte halten kann.*" [35]

Vor allem betonten sie, dass die Rezeptoren, welche Leistung und/oder Effizienz erkennen würden, noch nicht entdeckt wurden und ohnehin schwer vorstellbar wären, da jeder Wert unter dem Optimum zweimal auftreten müsste [35]. Andere Autoren sahen ein ähnliches Problem [36, 43, 45]. Trotz der Unzulänglichkeit des konventionellen Modells in der Beschreibung des Phänomens setzt sich die Debatte, ob das Herz eine „Strömungsquelle" oder eine „Druckquelle" ist, unvermindert fort [46–48].

Ist es möglich, dass das isolierte Modellherz tatsächlich nach soliden (natürlichen und mechanischen) simulierten Designprinzipien funktioniert, jedoch basierend auf einem anderen mechanischen Modell? Als ein solches Modell gilt der hydraulische Widder, der sich unter zwei Extremen betreiben lässt: Einmal bei hoher Last, indem die Druckleitung geschlossen wird, wenn der Widder maximalen Druck, aber keine Strömung erzeugt. Dieses Szenario (wie an der isolierten Katzenherzpräparation gezeigt) entspricht isovolumetrischen Kontraktionen, wobei die Leistung, das Produkt aus Druck und Strömung, null ist. Die umgekehrte Situation tritt dagegen ein, wenn der Widder bei niedrigem Druck pumpt und maximale Strömung bei optimaler Leistung und Effizienz erzeugt. Dieser Zustand ist mit dem Herzen vergleichbar, das gegen einen niedrigen Aortendruck pumpt [36, 43]. Die oft zitierte Aussage von Starling, dass *„das Herz nur so viel Blut pumpen kann, wie es erhält"*, klingt zwar zweideutig, wenn man sie im Konzept des Herzens als Druckantriebspumpe einsetzt, ist aber eine richtige Beobachtung, wenn das Organ als hydraulischer Widder betrachtet wird.

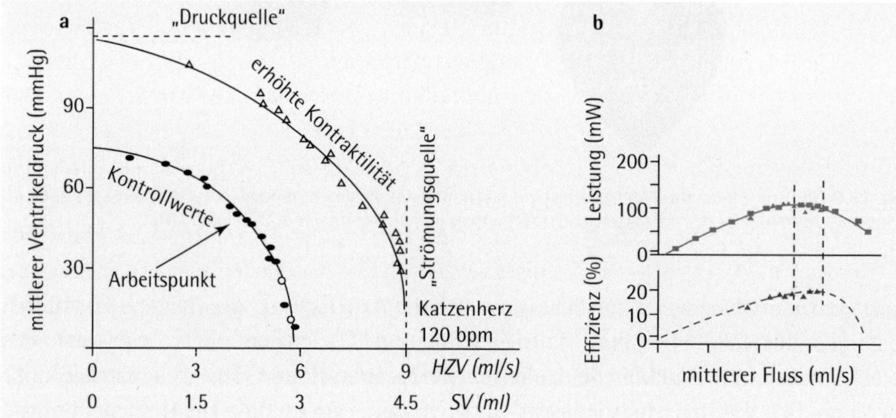

Abb. 16.10 (**a**) Pumpenfunktionsdiagramm des isolierten Katzenherzens bei fester Frequenz von 120 Schlägen pro Minute. Die untere Kurve zeigt die Herzkammerleistung unter Kontrollbedingungen. Wenn der mittlere Ventrikeldruck steigt, nimmt die Leistung (Schlagvolumen) ab. Analog zum hydraulischen Widder funktioniert die Herzkammer als „Druckquelle" bei hohem und wird zur „Strömungsquelle" bei niedrigem Arbeitsdruck. Die Leistung ist optimal am „Arbeitspunkt", wenn das Herz weder Strömungs- noch Druckquelle ist. Ein Anstieg der Kontraktilität führt zu einer parallelen Verschiebung der Leistungskurve. (**b**) Leistung und Effizienz des isolierten linken Katzenherzens. Die Ähnlichkeit der Kurven mit schlecht definierten Maxima lässt vermuten, dass das Herz nahezu mit maximalen Leistung und Effizienz (rund 20 %) arbeitet. Die verbleibende Energie wird als Wärme abgeleitet (aus [16], mit freundlicher Genehmigung von Springer Nature).

4. Ventrikuläres Elastanzmodell

Die ventrikuläre Druck-Volumen-Beziehung ist eine alternative Methode, die linksventrikuläre Pumpfunktion darzustellen. Was Frank am Froschherzen nicht zeigen konnte, nämlich, dass eine besondere Beziehung zwischen isovolumetrischen und ausstoßenden Herzschlägen besteht, wies Suga rund siebzig Jahre später nach. Er hatte die intuitive Erkenntnis, dass sich die Tätigkeit der linken Herzkammer mit der Entladung eines Kondensators modellieren lasse, d. h. mit einer zeitabhängigen Funktion. Suga testete diese

Hypothese an isolierten, perfundierten und denervierten Hundeherzen, indem er die Herzkammervolumina während einer stufenweisen Okklusion der Vena cava inferior maß, bis ein Volumen erreicht war, bei dem die Herzkammer nicht länger Druck erzeugen konnte (V_0) [→ Abb. 10.1a]. In einer separaten Versuchsreihe verschloss er die aufsteigende Aorta stufenweise, um den Druck zu kontrollieren, gegen den die Herzkammer ausstößt [49, 50]. Der Funktionszyklus der Herzkammer ist somit auf einer Druck-/Volumen-Ebene darzustellen, in der sich ein Datenpunkt gegen den Uhrzeigersinn bewegt und eine Schleife für eine bestimmte Reihe von Lastbedingungen und Kontraktilität beschreibt. Suga zeigte, dass sich die Beziehung zwischen Druck und Volumen in der linken Herzkammer mit einer Elastanzkurve entsprechend folgender Gleichung beschreiben lässt:

$$p(t) = E(t) \cdot [V(t) - V_0] \qquad (16.1)$$

wobei p(t) und V(t) zeitabhängiger Druck bzw. Volumen, E(t) die zeitabhängige Elastanz und V_0 das Volumen bei Nulldruck ist (im Vergleich zum endsystolischen Volumen als unerheblich angenommen). Wie aus dem Diagramm ersichtlich ist, fallen die endsystolischen Druckvolumenpunkte der aufeinanderfolgenden Herzschläge auf eine gerade Linie, auch ESPVR genannt, mit einer Steigung der maximalen Elastanz (E_{max}) [51]. (Auch wenn der Begriff E_{max} eine maximale ventrikuläre endsystolische Elastizität vermuten lässt, erreicht die Herzkammer ihre maximale Steifigkeit.) Veränderungen der Vor- (EDV) und Nachlast führen in der Regel zu Veränderungen des endsystolischen Volumens und Drucks, aber nicht ihres Verhältnisses. Der Vorteil von E_{max} gegenüber anderen, rein phänomenologischen Kontraktilitätsindizes liegt Suga zufolge darin, dass E_{max} Volumen-Elastanz-Dimensionen (mmHg/ml) hat, welche die dreidimensionale (d. h. Spannungs-Dehnungs-) Eigenschaft der Herzkammerwand quantifizieren [52]. Im Laufe der Jahre gewann das Elastanzkonzept breite Akzeptanz als lastunabhängiger Kontraktilitätsindex.

Interessant ist, dass die Elastanzkurven E(t) bei gesunden Menschen und bei Patienten mit Herzerkrankung trotz Variationen bei der Kontraktilität, Herzfrequenz und Lastbedingungen nahezu identisch sind, wenn man sie in Bezug auf Zeit und Amplitude normalisiert [53]. Durch die kontinuierliche Herzkammervolumenaufzeichnung [54] war festzustellen, dass erstaunlich ähnliche normalisierte Elastanzkurven bei Menschen, Katzen, Hunden und Mäusen vorliegen. Das lässt vermuten, dass die mechanische und zeitliche Aktivierung der Herzkammer bei allen Säugetieren gleich ist [55]. Das Elastanzkonzept ermöglicht einzigartige Einblicke in die mechanischen (und energetischen) Aspekte der Herzkammerkontraktion. „Universelle" Elastanzkurven finden bei der Modellierung des Kreislaufsystems breite Anwendung [56].

Im Laufe der Jahre stellte sich heraus, dass das ventrikuläre Elastanzkonzept seinen Status als „idealer" Index der Herzkammerfunktion verlor, obwohl es innerhalb des physiologischen Herzfrequenzbereichs und der Lastbedingungen zuverlässig funktioniert. Zahlreiche Studien wiesen seine Abhängigkeit von der Herzfrequenz, der Last, den geometrischen und biochemischen Gegebenheiten und der kontraktilitätsabhängigen Nichtlinearität nach [57–60]. Letztere ist problematisch, da die Extrapolation der

ESPVR-Kurve einen negativen Wert ergibt, d. h. die Volumenachse (V_0 Schnittpunkt) für diastolische Volumina virtuelle Werte (weniger als Null) abbildet. Die Meinungen gehen auseinander, ob Schätzungen der Einzelschlag PV-Schleifen von E_{max} [53] zuverlässig sind [61] oder die Herzkammerkontraktilität in vivo nicht vorhersagen können [62].

5. Energetischer Aspekt der Myokardkontraktion

Die Entdeckungen von Theodor Schwann (1810–1882), dass die vom Skelettmuskel erzeugte Spannung von seiner anfänglichen Länge abhängt, und die von Hermann Helmholtz (1821–1894), dass der kontrahierende Muskel sowohl Arbeit als auch Wärme erzeugt, erregten Aufsehen unter den Physiologen des 19. Jahrhunderts, die das neu entdeckte Phänomen vor dem Hintergrund der noch jungen Wissenschaft der Thermodynamik analysierten [4]. Schwann und später Wilhelm E. Weber (1804–1891) vertraten die Ansicht, dass der Muskel sich wie eine gedehnte Feder verhält, deren Spannungs-Dehnungs-Eigenschaften sich als mechanisches Äquivalent für die während eines Kontraktionszyklus freigesetzte Arbeit und Wärme betrachten lassen [63]. Wie bereits erwähnt, wollte Starling die Länge-Spannungs-Beziehung des Herzmuskels in Bezug auf die Mechanoenergetik des Skelettmuskels definieren, wie es auch andere Wissenschaftler seiner Zeit versuchten. Starlings enge Mitarbeiter Charles L. Evans (1884–1968) und Archibald V. Hill (1886–1977) führten eine Reihe von Versuchen an der quergestreiften Muskulatur von Amphibien durch und zeigten, dass die freigesetzte Gesamtenergie des isotonisch kontrahierenden Muskels (der arbeitet und Wärme freisetzt), gleichbedeutend ist mit dem Energieumsatz des isometrisch kontrahierenden Muskels, wenn er nicht arbeitet [64]. Diese Arbeit führte zu Hills viskoelastischer Theorie, derzufolge der stimulierte Muskel zum „neuen elastischen Körper“ mit vorhersagbarem (linearem) mechanisch-energetischen Verhalten wird [65].

Da die von Evans und Hill erstellten Längen-Spannungskurven eine gewisse Ähnlichkeit mit den zuvor von Patterson und Starling erstellten „Starling-Kurven“ aufwies [10], kam Starling zu dem Schluss, dass die neu entdeckte viskoelastische Theorie auch für den Herzmuskel gilt. Zu Starlings Zufriedenheit wurde seine Vorhersage, dass die während der Herzkontraktion verbrauchte Energie eine Funktion der Länge der Muskelfasern ist (Starlings Gesetz des Herzens), somit experimentell bestätigt [66]. Nur neun Jahre später zeigte Wallace O. Fenn (1893–1971) allerdings, das die Energieleistung des Muskels *nicht* konstant war, sondern von seiner Last abhängt und vor allem, dass die Enthalpie (die Summe von Arbeit und Wärme), die während der isotonischen Kontraktion freigesetzt wird, rund 30% *größer ist* als die isometrisch erzeugte Spannung und Wärme [67]. Fenns Erkenntnisse widerlegten Hills viskoelastische Theorie der Muskelkontraktion im Wesentlichen, auch wenn sie mit Hills Worten *„unerträglich lange sterben musste“* [67]. Darüber hinaus bedeuteten Fenns Ergebnisse *„das Todesurteil für Starlings Gesetz des Herzens .... nur dass interessanterweise das Gesetz des Herzens niemals starb. Es verschwand für einige Zeit, nur um dann viele Jahre später wieder aufzutauchen. In der Zwischenzeit hatte es ein Bein verloren, stand nicht länger auf einer sachgerechten Theorie und hatte eine neue Identität angenommen. Ärzte haben dieses alte Gesetz in* *seiner neuen Form nicht anerkannt.*" [17] In welcher Form ist also das Gesetz von Frank-Starling wieder aufgetaucht?

6. Längenabhängige Aktivierung des Herzmuskels

In den 1970er Jahren führte Suga eine neuartige Methode ein, um die Herzkammermechanik und den Sauerstoffverbrauch in Beziehung zu setzen, indem er davon ausging, dass die Fläche der PV-Schleife proportional zur externen mechanischen Arbeit der Herzkammer steht [30]. Zweifellos war dies eine der großen Entdeckungen in der Herzphysiologie, da keiner der vorhandenen Parameter des myokardialen Sauerstoffverbrauchs seine mechanisch-energetische Beziehung konsistent vorhersagen konnte [68]. Wie bereits erwähnt, entstand das Konzept aus dem zeitabhängigen Elastanzmodell mit der Annahme, dass die Herzkammer einer Feder gleichkomme, bei der die potenzielle Energie während der Dehnung (Systole) gespeichert und als mechanische Arbeit während der Diastole freigesetzt werde. Der Unterschied zwischen den beiden ist, dass während der Systole die Elastanz (Steifigkeit) der Herzkammer stufenweise zunimmt, während die Elastanz der Feder zu Beginn ihrer Dehnung sofort steigt [69]. Anschließend bestätigte eine Reihe streng kontrollierter Studien am isolierten Hundeherzmodell mit gekreuztem Kreislauf, dass die durch Planimetrie aus PV-Diagrammen gewonnene Druck-Volumen-Fläche (PVA) während eines gegebenen kontraktilen Zustands (E_{max}) eng mit der gesamten mechanischen Energie der Kontraktion korreliert. Somit besteht die PVA aus der externen (mechanischen) Arbeit (EW), welche die Herzkammer während der Ejektion durchführt, und der in der linken Herzkammer während der Kontraktion gespeicherten potenziellen Energie (PE). Man stellte ferner fest, dass eine Zunahme/Abnahme der Kontraktilität zu einer Parallelverschiebung der E_{max}-Linie in den entsprechenden Richtungen führte [→ Abb. 10.1].

Wie bereits erwähnt [→ Kap. 10] ist es ein bemerkenswerter Aspekt der myokardialen Energetik, dass in einem stabilen inotropen Zustand die Steigung der Beziehung zwischen Sauerstoffverbrauch VO_2 und PVA *konstant* ist und nicht von der Art der Kontraktion abhängt, d.h. isovolumetrisch oder ausstoßend. Während der isovolumetrischen Kontraktion wird die in der Herzkammer gespeicherte PE von der PVA repräsentiert und, da keine externe Arbeit (EW) erfolgt, als Wärme abgeleitet. Eine Zunahme von E_{max} erhöht das VO_2-PVA-Verhältnis und eine Abnahme der Kontraktilität (E_{max}) führt zu einer parallelen Abwärtsverschiebung. Auch unter einer Vielzahl physiologischer und pharmakologischer Bedingungen liegt die kontraktile Effizienz (das Verhältnis der PVA geteilt durch den Sauerstoffverbrauch pro Schlag, von dem die Aktivierungsenergie und Basalstoffwechselrate subtrahiert wurden) bei verschiedenen Säugetierarten und Menschen nachweislich konstant bei etwa 40% [69] [→ Abb. 10.1d]. Die Steigung dieser Isoeffizienzlinie ist unabhängig von der Vorlast, der Nachlast oder den inotropen Interventionen [70], was bedeutet, dass eine *konstante* Beziehung zwischen der Erzeugung chemischer Energie (ATP-Produktion) und der mechanischen Leistung besteht [65]. Darüber hinaus ist es bedeutsam, dass sich innerhalb einer konstanten PVA fast sämtliche PE während der Relaxationsphase in EW umwandeln lässt, ohne den VO_2 [71] zu beeinflussen, was darauf hindeutet, dass PE und EW energetisch nahezu gleichwertig sind [72]. Laut Suga weisen das PVA-Konzept und das lineare VO_2-PVA-Verhältnis auf den selbstregulierenden Mechanismus hin, der die Energieleistung des Myokards an die Last anpasst und genau den Parameter darstellt, den Starling vergeblich zu entdecken hoffte, als er das „Gesetz des Herzens" formulierte [52, 69].

Auch wenn das VO_2-PVA-Verhältnis bisher der genaueste Index ist, ist es ein rein phänomenologisches Ergebnis und es bleiben viele Fragen zur Herzenergetik offen. Die Tatsache, dass das nicht-kontrahierende Myokard einen rund zehnfachen Grundumsatz im Vergleich zur quergestreiften Muskulatur aufweist (5 mW/g des Gewebes vs. 0,5 mW/g), wovon rund 30% als Wärme abfließen, bleibt eines der Rätsel der Physiologie [73, 74]. Während der Kontraktion steigt der Grundumsatz um das 3- bis 4-Fache, wobei etwa 75% des verbrauchten Sauerstoffs der Wärmeproduktion dienen. Eine hohe metabolische Wärmeproduktion bei Ruhe und bei Aktivität führt zu einer relativ geringen mechanischen Effizienz (Verhältnis von Sauerstoffverbrauch und Arbeitsleistung) des Herzmuskels im Bereich von 10–15% [75, 76]. Die Tatsache, dass der maximale Energieverbrauch im Herzmuskel während der isometrischen Kontraktion erfolgt, unterscheidet ihn grundsätzlich vom quergestreiften Muskel. Der klassische Fenn-Effekt ist beim Herzmuskel nicht vorhanden [73, 77]. Dies bestritten die Befürworter der auf dem VO_2-PVA-Konzept basierenden, neu aufgelebten viskoelastischen Theorie der Herzmuskelkontraktion jedoch. In einem umfangreichen Review-Artikel zu dem Thema vertrat Suga die Auffassung, dass *„das zeitabhängige Elastanzmodell, wenn auch phänomenologisch, die Herzversion des Fenn-Effekts simulieren kann ... und mit der Energiekonsequenz des zeitabhängigen Elastanzmodells der Herzkammer vereinbar ist."* [69]

Das allgemein akzeptierte biochemische „Feedbackmodell" der Gewebeatmung besagt, dass Veränderungen der zytosolischen Phosphatverbindungen (ATP, ADP und [Pi]) proportional zur zellulären Atmung sind, d. h. zum Sauerstoffverbrauch und zur Arbeit des Myokards. Zahlreiche Studien zum kardialen Energiestoffwechsel bei intakten und isolierten Herzen zeigten jedoch keine signifikante Korrelation zwischen den Veränderungen der Arbeitslast und den hochenergetischen Phosphatverbindungen und stehen im Widerspruch zu diesem grundlegenden Modell [78]. James R. Neely (1936–1988) et al. zeigten zum Beispiel, dass ein Anstieg der Arbeitslast und des Sauerstoffverbrauchs im isolierten, perfundierten Rattenherz ohne messbare Veränderungen von ATP und Phospho-Kreatin (PCr) erfolgt [79]. In einer vergleichbaren Studie zeigten John R. Williamson et al., dass der Sauerstoffverbrauch bei erhöhter Herzkammerfüllung (Anstieg des EDV) um das rund 15- bis 20-Fache über den Grundwert steigen kann, und das bei ungefähr konstantem ATP-Umsatz [80]. Schließlich verzeichneten Lawrence A. Katz und Kollegen nur leichte Veränderungen beim myokardialen ATP, [Pi] und PCr in *In-vivo*-Hundeherzen bei dreifachem Anstieg des metabolischen Sauerstoffverbrauchs [81].

Diese bemerkenswerte metabolische Stabilität, auch als „Stabilitäts-Paradoxon" bekannt, stellt die lang akzeptierte „calcium-only"-Hypothese infrage, derzufolge das Calcium, das durch die calciuminduzierte Freisetzung während der Erregung-Kontraktion-Kopplung aus den intrazellulären Speichern strömt, den Kontraktionszyklus durch Bindung von Troponin C des Tropomyosinkomplexes der dünnen Filamente (Aktin) aktiviert [78]. Neuere *In-vitro-* und *In-vivo*-Studien zu den Effekten der mitochondrialen

Atmung bestätigen, dass Veränderungen der Calciumkonzentration die mitochondriale Atmung höchstens verdoppeln und den großen Anstieg des Energieflusses in den Kardyomyozyten nicht erklären [82]. Es zeigte sich außerdem, dass ein unverhältnismäßig großer ATP-Umsatz eine Funktion der längenabhängigen Aktivierung der Myofilamente ist, die durch eine von einer erhöhten Sarkomerlänge verursachten gesteigerte Sensitivität der dünnen Filamente gegenüber Calcium entsteht (siehe [82] für weitere Literatur). Immer mehr Belege deuten darauf hin, dass die *mechanische* Belastung der Herzkammer (Frank-Starling-Mechanismus) wie bereits erwähnt tatsächlich die direkte Ursache der längenabhängigen Aktivierung der Myofilamente und des linearen Anstiegs des Sauerstoffverbrauchs (VO_2–PVA-Beziehung) sowie der ATP-Produktion ist.

Das Konzept der längenabhängigen Aktivierung steht darüber hinaus mit der diastolischen Arbeit in Beziehung, die das Blut „an der Herzkammer" leistet, wenn es während der Herzkammerfüllung zu ihr zurückkehrt. Das Ausmaß der Arbeit wird durch den dreieckigen Bereich zwischen dem oberen Teil der PV-Schleife und der ESPV-Linie markiert und als „negative Arbeit" bezeichnet [69] [→ Abb. 10.1e]. Denis S. Loiselle et al. zufolge wird diese Arbeit von der Berechnung des VO_2–PVA-Energiehaushalts „universell ausgeschlossen" [63]. Offensichtlich gibt das Blut diese Energie während der „passiven" Füllungsphase auf die Herzkammer weiter. Man könnte argumentieren, dass es sich dabei um wiedergewonnene Energie aus der vorherigen Systole handelt. Aber wie wir gezeigt haben, gibt es wenig Grund zu der Annahme, dass eine solch direkte hydrodynamische Beziehung zwischen den Funktionen der linken und der rechten Herzkammer besteht [→ Kap. 14.3]. Loiselle et al. stellten die Annahme in Frage, dass der kardiale Grundumsatz unabhängig vom Herzkammervolumen ist und schlugen vor, dass die diastolische Arbeit als weitere Verbesserung in das VO_2–PVA-Modell aufgenommen werden sollte [63].

Mehrere Jahre nach Entdeckung der linearen VO_2–PVA-Beziehung veröffentlichten Colin L. Gibbs und James Chapman einen Artikel zur Herzmechanik und -energetik, in dem sie kommentierten:

„*Auch wenn man erwarten würde, dass die thermodynamische Effizienz der* potenziellen *Energieerzeugung signifikant geringer als 100 % ist, würde man nicht prima faciae vermuten, dass sie konstant und unabhängig von einer breiten Vielzahl von mechanischen, physiologischen und phänomenologischen Bedingungen ist. Somit lässt das Versuchsergebnis einer konstanten thermodynamischen Effizienz der potenziellen Energieerzeugung (Druck-Volumen) im Herzmuskel vermuten, dass eine Art optimal interaktiver selbstregulierender Mechanismus bei den Myofilamenten am Werk ist, der zuvor unentdeckt war, aber notwendig ist, um das ansonsten rätselhafte Ergebnis von Suga und Kollegen zu erklären.*" [65]

In einem Review-Artikel wiederholte Gibbs das obige Zitat und fasste die noch zu lösenden Probleme auf dem Gebiet der Myokardenergetik zusammen [73]. Könnte es sein, dass sich der Stoffwechselbedarf der Gewebe als autonomer Blutfluss zum Herzen ausdrückt und die längenabhängige Herzkammeraktivierung über die bekannte endokardiale-endotheliale Signalgebung beeinflusst [83] und dass dies das fehlende Stück des herzenergetischen Puzzles ist?

Die Stärke (und Schwäche) der Herzkammerfunktionsmodelle lässt sich anhand ihrer Anwendbarkeit auf eine reale Situation beurteilen, wobei ein Algorithmus auf eine Vorrichtung Anwendung findet, die ganz oder teilweise die Funktion des Herzens ersetzt. Die Interaktion zwischen der nativen Herzkammer und einem Herzunterstützungssystem (VAD) beispielsweise ist von großer Bedeutung und bestimmt dessen Leistung und damit Nutzen [84, 85]. Es gibt eine Reihe mathematischer Parameter und Computermodelle, bei denen man die Druck-Volumen-Schleifenanalyse und das Elastanzkonzept verwendete, um die Funktion von linksventrikulären Unterstützungssystemen (LVAD) zu modellieren [86, 87]. Um die Zweckmäßigkeit des ventrikulären Elastanzmodells zu bestimmen, das als „Goldstandard" [88] für die Vorhersage der Interaktion zwischen LVAD und peripherem Kreislauf bei unterschiedlich starker Herzunterstützung gilt, implantierten Francesco Moscato und Kollegen sieben gesunde Schafe mit LVADs und maßen die hämodynamische Reaktion sowohl während normaler Herzfunktion (mit abgeklemmten LVADs) als auch bei verschiedenen Graden der Herzkammerunterstützung. Die hämodynamischen Basisparameter wurden für jedes Schaf gemessen und mit mehreren Werten der zufällig ausgewählten Grade der Pumpenunterstützung verglichen, die etwa 12, 27 und 57 % über dem basalen Herzzeitvolumenindex (HZVI) lagen. Jede dieser Pumpeneinstellungen bewertete man für unterschiedliche Herzfrequenzen, ZVD (Vorlast), Nachlast (mittels Infusion von Noradrenalin) und pharmakologisch veränderte Kontraktilität (Ca-Kanalblocker). Die Ergebnisse zeigten, dass ein Anstieg der Vorlast (mit Infusion zusätzlicher Flüssigkeit) während der Kontrollbedingungen (LVAD abgeklemmt) einen Anstieg des EDV (22 %), keine Veränderung des SV und eine Abnahme der Kontraktilität (E_{max}) sowie des systemischen Widerstands (30 %) zur Folge hatte. Bei geringer Pumpenunterstützung blieb der HZVI innerhalb der Kontrollwerte und stieg bei mittlerem Support signifikant, während das LV-Volumen abnahm. Bei maximaler Pumpenunterstützung sank der HZVI jedoch fast auf den Ausgangswert, während der SVI und das LV-Volumen ebenfalls abnahmen. Die Autoren kamen zu dem Ergebnis, dass *„das linksventrikuläre SV und das Gesamt-HZV bei mechanischer Unterstützung* (nur) *geringfügig von der Pumpenunterstützung bestimmt wurden"* und stellten fest, dass *„nahezu fixierte HZV-Werte"* letztendlich vom Stoffwechselbedarf der Gewebe abhängen. Mehrfache Regressionsanalysen zeigten, dass die Herzunterstützung während eines stabilen Zustands physiologisch mehr leistet, wenn die ESV-Veränderung eine Funktion des EDV ist, als vom Elastanzmodell vorhergesagt, im Gegensatz zum Starling-ähnlichen Modell, bei dem das SV eine Funktion des EDV darstellt. Das Elastanzmodell vermag jedoch nicht die wesentliche Interaktion zwischen der Herzkammer und den zirkulatorischen selbstregulierenden Mechanismen zu erklären, die *„dem LVAD-Antriebsmodus scheinbar entgegenstehen"* [89].

In einer ähnlichen Studie prüften Stijn Vandenberghe et al. die Gültigkeit des Elastanzmodells, indem sie die Interaktion zwischen dem nativen Herzen und den beiden unterschiedlichen Herzunterstützungssystemen bei Versuchstieren untersuchten. Die Herzkammerunterstützung mit einem mit positiver Verdrängung arbeitenden LVAD zeigte eine hohe Schlag-zu-Schlag-Varianz bei der Volumenbelastung der nativen

Herzkammer und eine deutliche Veränderung des Kammerdrucks und der Elastanzkurven, die von den typischen bovinen Kurven signifikant abwichen. Dagegen ergab die Kreislaufunterstützung mit einer Rotationspumpe, dass ein stufenweiser Anstieg des Durchsatzes zu einem verminderten EDV und zu einem Anstieg des LV-Drucks führt. Außerdem kam es zu einem Anstieg der LV-Elastanz und des mittleren Aortendrucks, weshalb die Autoren schlussfolgerten, dass *„die zeitabhängige Elastanztheorie das komplexe hämodynamische Verhalten einer mechanisch unterstützten linken Herzkammer unzureichend modelliert“*, und ein optimiertes Modell forderten, das die Interaktion von Herz und Unterstützungssystem besser simuliert [90].

Michael Danielsen und Johnny T. Ottesen entwickelten ein mathematisches Modell, das, im Gegensatz zum Elastanzmodell, für Herzen mit Ejektionsfraktionen von weniger als 50 % anwendbar ist und eine Trennung der isovolumetrischen (nicht-ausstoßenden) und ausstoßenden Herzphase ermöglicht. Das Modell beschreibt die Herzkammer als Druckquelle, die sich durch ihr Volumen, den Ausfluss und die Zeit bestimmen lässt, und Druck- und Strömungskurven ergibt, die für die normale Herzkammer repräsentativer sind [91, 92].

Der ultimative Test solcher Modelle lässt sich aus der Leistung und dem Verhalten der Kunstherzen (TAH) und der Herzunterstützungssysteme bei Patienten ableiten. Die Probleme mit diesen Geräten sind bekannt, seit William DeVries in den 1980er Jahren ein Jarvik-7 TAH erstmals in Patienten implantierte. Alle starben an einer Kombination aus thromboembolischen, hämorrhagischen und infektiösen Komplikationen, die zum mehrfachen Organversagen und zu Schlaganfällen führten. Als Hauptproblem identifizierten die Autoren die gestörte Hämodynamik, da die HZV-Werte zwar leicht angepasst werden konnten, mit den Anforderungen einzelner Patienten (und ihrer Organe) aber nicht in Einklang zu bringen waren. DeVries bemerkte, dass *„Versuche, das Herzzeitvolumen durch einen Anstieg der Frequenz zu erhöhen, zur Gefäßerweiterung führte, was das Volumen auf die Ausgangswerte zurücksetzte. Die Herzzeitvolumina waren extrem stabil, auch die Reaktion auf Aktivität oder Fieberereignisse ... es ist nicht nachvollziehbar, wie das Kunstherz die physiologischen Mechanismen stören könnte, die sowohl den Blutdruck als auch die Natrium-Homöostase regulieren.“* [93]

In einem Bericht zu den Indikationen, der Sicherheit und der Wirksamkeit von SynCardia TAH (gegenwärtig das weltweit einzige zugelassene „Bridge to Transplant“-Kunstherz) berichteten Jack G. Copeland et al. von einer Überlebensrate von 68 % bei einer Versuchsreihe mit über 100 Patienten mit Herzinsuffizienz im Endstadium [94]. Die mittlere TAH-Unterstützungszeit betrug 87 ± 94,8 Tage (maximal 441 Tage). 32 Patienten starben mit dem Kunstherz und 69 Patienten (68,3 %) überlebten bis zur Transplantation. Ungeachtet umfassender klinischer Erfahrungen mit diesen schwerkranken Patienten seit Einführung der TAH-Therapie zählen Schlaganfall, Infektionen der Kabelverbindung (Driveline) und Embolien zu den häufigsten Komplikationen. Fehlgeschlagene Herztransplantation, massiver Myokardinfarkt, erworbener Ventrikelseptumdefekt, Fontan-Versagen, schwere hypertrophe Kardiomyopathie und katastrophale intraoperative Herzschädigungen sind dennoch weiterhin unbestrittene Indikationen [94]. Ein anhaltender Mangel an Spenderherzen und die erhöhte Zahl potenzieller Empfänger führten unbeabsichtigt zu einigen Rekorden bei TAH-Überlebenden: 47 Patienten überlebten mit dem

Kunstherz mehr als ein Jahr, darunter ein Patient, dessen Leben 1.374 Tage lang durch ein SynCardia TAH unterstützt wurde, bevor er ein Spenderherz erhielt [95].

Eine der Besonderheiten des SynCardia TAH ist, dass im Gegensatz zu Konkurrenzmodellen, die das gesamte Herz ersetzen, die Vorhöfe des Patienten intakt bleiben und nur die Herzkammern entfernt und durch pneumatisch angetriebene Kunstkammern ersetzt werden [→ Abb. 16.11]. Wie sowohl DeVries [93] als auch andere Forscher an Tiermodellen beobachteten, liegt das Problem mit dem TAH nicht in der druck-/volumenerzeugenden Energie, sondern in der Anpassung der Blutverteilung an die metabolischen Anforderungen von Organen und Geweben. Angesichts der Tatsache, dass die extensive Vorhofinnervation und verbleibende Endotheloberfläche das Nerven-Sinnes-System des Herzens darstellen [→ Kap. 13], kann die teilweise intakte Sinnesfunktion des nativen Vorhofs zur verbesserten systemischen Perfusion und Patientenakzeptanz beitragen.

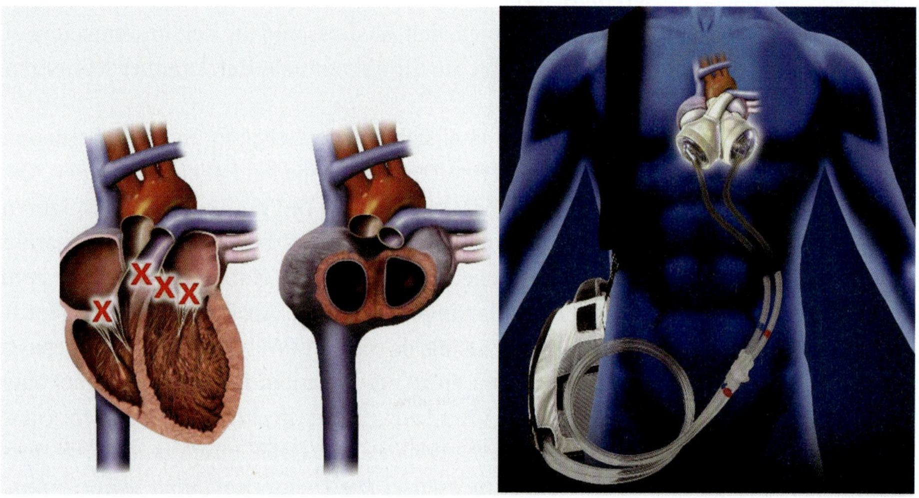

Abb. 16.11 SynCardia® Kunstherz. Links wird das erkrankte Herz im Bereich der Herzkammern durchtrennt und zusammen mit den Klappen (X-Markierungen) entfernt. Die Vorhöfe, die Lungenarterie und die Aorta bleiben intakt (Mitte). Rechts: Das eingesetzte Kunstherz an einem externen Netzteil angeschlossen (mit freundlicher Genehmigung von SynCardia Systems).

Obwohl nicht so schwerwiegend, kommt es auch bei Patienten mit linksventrikulären Unterstützungssystemen (LVAD) zu einer Abstumpfung der kardiovaskulären Reaktion auf die globalen und regionalen Stoffwechselanforderungen des Patienten [96], was bei 10–20 % der Empfänger [85] zu einem sekundären rechtsventrikulären Versagen und zu Leberfunktionsstörungen führt [97]. Ebenso wie beim TAH verursacht die „Unempfindlichkeit" der pneumatisch angetriebenen VADs gegenüber schnellen (Schlag-zu-Schlag) Veränderungen bei Belastung der linken wie auch der rechten Herzkammer (RVAD) ein komplexes Barorezeptor- und neurohormonales Ungleichgewicht, das die bestehende Herzerkrankung weiter verschlimmern kann [84, 87]. In den letzten zehn Jahren ersetzten kontinuierliche Axialflusssysteme, wie z. B. HeartMate II und III, die herkömmlichen LVADs als Überbrückungstherapie (Bridge-to-Transplant) oder vorübergehender Entlastungsmaßnahme und in seltenen Fällen als definitive Therapie [→ Abb. 16.12]. Diese kleineren und leiseren Systeme, die zwischen LV-Apex und aufsteigender Aorta implantiert werden, verfügen über eine elektrisch angetriebene oder magnetgelagerte Rotationspumpentechnologie. Sie verbessern die Endorganfunktion, die funktionelle Kapazität und die Lebensqualität der Patienten, die auf eine Transplantation warten, und dienen als Standardtherapie für Patienten mit fortgeschrittener Herzinsuffizienz, die nicht auf Medikamente ansprechen [98]. Es ist von Bedeutung, dass das native Herz, auch wenn es irreversibel geschwächt ist und/oder flimmert, intakt bleibt und die Kammern weiterhin die wichtige „Abtastfunktion" erfüllen, die eine bessere Abstimmung zwischen dem Blutfluss und dem Stoffwechselbedarf der Gewebe sicherstellt.

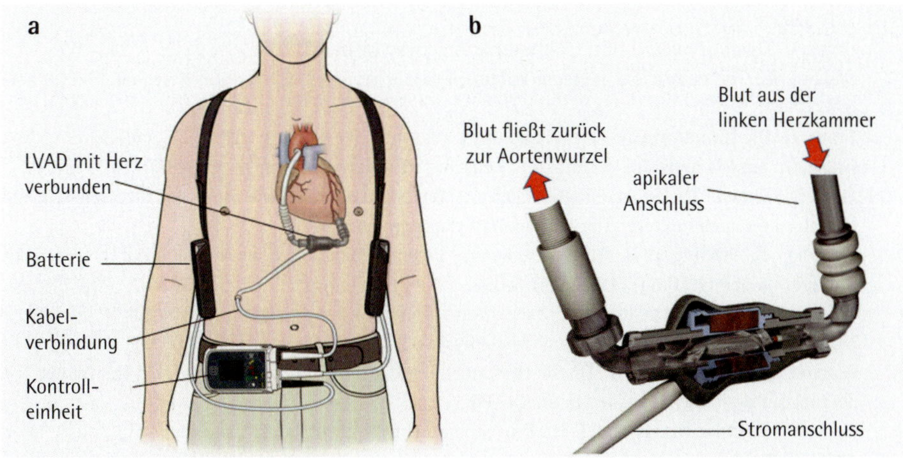

Abb. 16.12 Heartmate II mit externer Kontrolleinheit und Kabelverbindungen zum Akku und externer Steuerung. Kontinuierliche linksventrikuläre Axialflusssysteme (LVAD) revolutionierten die Behandlung von Patienten mit fortgeschrittener Herzinsuffizienz, die nicht auf Medikamente ansprechen. Ein Teil des in die linke Herzkammer zurückströmenden Blutes fließt über den apikalen Anschluss ab und wird direkt in die aufsteigende Aorta gelenkt (**a**). Schnittgrafik der Rotationspumpe (**b**). Der Durchsatz der Rotationspumpe ist auf den Fluss in die Herzkammer anzupassen, um das Risiko der Septumverschiebung und des Herzkammerkollapses zu vermeiden. Wie beim normalen Herzen kann die Durchflussvorrichtung nur das Blut ausstoßen, das es empfängt. Die Pfeile zeigen die Richtung des Blutflusses an (mit freundlicher Genehmigung von St. Jude Medical ©2018).

Literatur

1 Zimmer, H. G.: Modifications of the isolated frog heart preparation in Carl Ludwig's Leipzig Physiological Institute: relevance for cardiovascular research. The Canadian Journal of Cardiology 2000; 16 (1). S. 61.

2 Zimmer, H. G.: Otto Frank and the fascination of high-tech cardiac physiology. Clinical Cardiology 2004; 27 (11). S. 665–666.

3 Zimmer, H. G.: Johann Nepomuk Czermak and his isolated frog heart. Clinical Cardiology 2005; 28 (5). S. 257.

4 Katz, A. M.: Ernest Henry Starling, his predecessors, and the Law of the Heart. Circulation 2002; 106 (23). S. 2986–2992.

5 Frank, O.: On the dynamics of cardiac muscle. American Heart Journal 1959; 58 (2). S. 282–317.

6 Sagawa, K.: The ventricular pressure-volume diagram revisited. Circulation Research 1978; 43 (5). S. 677–687.

7 Frank, O.: Die Grundform des arteriellen Pulses. Zeitschrift für Biologie 1899; 37. S. 485–526.

8 Frank, O.: Zur Dynamik des Herzmuskels. Zeitschrift für Biologie 1895; 32. S. 370–437.

9 De Burgh Daly, I.: The Second Bayliss-Starling Memorial Lecture. Some aspects of their separate and combined research interests. The Journal of Physiology 1967; 191 (1). S. 1.

10 Patterson, S., Starling, E. H.: On the mechanical factors which determine the output of the ventricles. The Journal of Physiology 1914; 48 (5). S. 357.

11 Wiggers, C. J.: The circulation and circulation research in perspective. In: Hamilton, W. F., Dow, P. (Hrsg.): Handbook of Physiology. American Physiological Society Washington 1963. S. 1–9.

12 Markwalder, J., Starling, E. H.: On the constancy of the systolic output under varying conditions. The Journal of Physiology 1914; 48 (4). S. 348–356.

13 Patterson, S., Piper, H., Starling, E. H.: The regulation of the heartbeat. The Journal of Physiology 1914; 48 (6). S. 465.

14 Starling, E. H.: The Linacre Lecture on the Law of the Heart. Longmans, Green & Co. London 1918.

15 Hamilton, W.: The Lewis A. Connor memorial lecture: the physiology of the cardiac output. Circulation 1953; 8 (4). S. 527.

16 Westerhof, N., Stergiopulos, N., Noble, M. I.: Snapshots of hemodynamics: an aid for clinical research and graduate education. Springer New York 2010.

17 Elzinga, G.: „Starling's Law of the Heart": a historical misinterpretation. Basic Research in Cardiology 1989; 84 (1). S. 1–4.

18 Guyton, A. C.: Textbook of Medical Physiology. WB Saunders Co Philadelphia London 1956. S. 82.

19 Schmid, K.: Über Herzstoß und Pulskurven. Wiener Medizinische Wochenschrift 1892; 16. S. 622.

20 Steiner, R.: Geisteswissenschaft und Medizin (GA 312), Rudolf Steiner Verlag Dornach 1999. 2. Vortrag.

21 Havlicek, H.: Arbeitet das Herz wie eine Druckpumpe oder wie ein Stoßheber? Basic Research in Cardiology 1937; 1 (1). S. 188–224.

22 Manteuffel-Szoege, L.: Energy Sources of Blood Circulation and the Mechanical Action of the Heart. Thorax 1960; 15 (1). S. 47.

23 Manteuffel-Szoege, L., Husemann, G.: Über die Bewegung des Blutes: Haemodynamische Untersuchungen. Verlag Freies Geistesleben Stuttgart 1977.

24 Alexander, W.: Branko Furst's Radical Alternative: Is the Heart Moved by the Blood, Rather Than Vice Versa? Pharmacy and Therapeutics 2017; 42 (1). S. 33–39.

25 Basfeld, M., Müller, E. A.: The hydraulic ram. Forschung im Ingenieurwesen 1984; 50 (5). S. 141–147.

26 Basfeld, M.: Der Hydraulische Widder. Naturvorgänge als reales Symbol der menschlichen Herztätigkeit. Beiträge zu einer Erweiterung der Heilkunst nach geisteswissenschaftlichen Erkenntnissen 1982; 35 (1). S. 1–22.

27 Sengupta, P. P., Narula, J.: RV Form and Function A Piston Pump, Vortex Impeller, or Hydraulic Ram? Journal of the American College of Cardiology 2013; 6 (5). S. 636–639.

28 Carlsson, M. et al.: Total heart volume variation throughout the cardiac cycle in humans. American Journal of Physiology 2004; 287 (1). S. 243–250.

29 Gauer, O. H.: Volume changes of the left ventricle during blood pooling and exercise in the intact animal. Their effects on left ventricular performance. Physiological Reviews 1955; 35 (1). S. 143–155.

30 Suga, H.: Total mechanical energy of a ventricle model and cardiac oxygen consumption. American Journal of Physiology 1979; 236 (3). S. 498–505.

31 Steiner, R.: Geisteswissenschaft und Medizin (GA 312), Rudolf Steiner Verlag Dornach 1999. 2. Vortrag.

32 Elzinga, G., Westerhof, N.: How to quantify pump function of the heart. The value of variables derived from measurements on isolated muscle. Circulation Research 1979; 44 (3). S. 303.

33 Westerhof, N., Elzinga, G., Sipkema, P.: An artificial arterial system for pumping hearts. Journal of Applied Physiology 1971; 31 (5). S. 776–781.

34 Westerhof, N., Lankhaar, J. W., Westerhof, B. E.: The arterial windkessel. Medical and Biological Engineering and Computing 2009; 47 (2). S. 131–141.

35 Elzinga, G., Westerhof, N.: Matching between ventricle and arterial load. An evolutionary process. Circulation Research 1991; 68 (6). S. 1495–1500.

36 van den Horn, G., Westerhof, N., Elzinga, G.: Optimal power generation by the left ventricle. A study in the anesthetized open thorax cat. Circulation Research 1985, 56 (2). S. 252–261.

37 Westerhof, N., Elzinga, G.: The apparent source resistance of heart and muscle. Annals of Biomedical Engineering 1978; 6 (1). S. 16–32.

38 Elzinga, G., Westerhof, N.: End Diastolic Volume and Source Impedance of the Heart. Ciba Foundation Symposium 1974; 24. S. 241–255.

39 Elzinga, G., Piene, H., De Jong, J.: Left and right ventricular pump function and consequences of having two pumps in one heart. A study on the isolated cat heart. Circulation Research 1980; 46 (4). S. 564.

40 Elzinga, G., Westerhof, N.: Pressure and flow generated by the left ventricle against different impedances. Circulation Research 1973; 32 (2). S. 178–186.

41 Sunagawa, K., Maughan, W. L., Sagawa, K.: Optimal arterial resistance for the maximal stroke work studied in isolated canine left ventricle. Circulation Research 1985; 56 (4). S. 586–595.

42 Wilcken, D. E. L. et al.: Effects of alterations in aortic impedance on the performance of the ventricles. Circulation Research 1964; 14 (4). S. 283–293.

43 Toorop, G. P. et al.: Matching between feline left ventricle and arterial load: optimal external power or efficiency. American Journal of Physiology 1988; 254 (2). S. 279–285.

44 Asanoi, H., Sasayama, S., Kameyama, T.: Ventriculoarterial coupling in normal and failing heart in humans. Circulation Research 1989; 65 (2). S. 483–493.

45 van den Horn, G., Westerhof, N., Elzinga, G.: Feline left ventricle does not always operate at optimum power output. American Journal of Physiology 1986; 250 (6). S. 961–967.

46 Nichols, W. W., O'Rourke, M. F.: Input impedance as ventricular load. In: Vlachopoulos, C-, O'Rourke, M., Nichols, W. W.: McDonald's blood flow in arteries: theoretic, experimental, and clinical principles. Lea & Fabiger Philadelphia London 1990. S. 330–342.

47 Mitchell, J. R.: Is the heart a pressure or flow generator? Possible implications and suggestions for cardiovascular pedagogy. Advances in Physiology Education 2015; 39 (3). S. 242–247.

48 Furst, B., O'Leary, A. M.: Is the heart a pressure or flow generator? Possible implications and suggestions for cardiovascular pedagogy. Advances in Physiology Education 2016; 40 (2). S. 200.

49 Suga, H.: Time course of left ventricular pressure-volume relationship under various enddiastolic volume. Japanese Heart Journal 1969; 10 (6). S. 509.

50 Suga, H.: Time course of left ventricular pressure-volume relationship under various extents of aortic occlusion. Japanese Heart Journal 1970; 11 (4). S. 373.

51 Suga, H., Sagawa, K., Shoukas, A. A.: Load independence of the instantaneous pressure-volume ratio of the canine left ventricle and effects of epinephrine and heart rate on the ratio. Circulation Research 1973; 32 (3). S. 314–322.

52 Suga, H.: Cardiac energetics: From E_{max} to pressure-volume area. Clinical and Experimental Pharmacology and Physiology 2003; 30 (8). S. 580–585.

53 Senzaki, H., Chen, C. H., Kass, D. A.: Single-beat estimation of end-systolic pressure-volume relation in humans: a new method with the potential for noninvasive application. Circulation 1996; 94 (10). S. 2497–2506.
54 Baan, J. et al.: Continuous measurement of left ventricular volume in animals and humans by conductance catheter. Circulation 1984; 70 (5). S. 812–823.
55 Georgakopoulos, D. et al.: In vivo murine left ventricular pressure-volume relations by miniaturized conductance micromanometry. American Journal of Physiology 1998; 274 (4). S. 1416.
56 Segers, P., Stergiopulos, N., Westerhof, N.: Quantification of the contribution of cardiac and arterial remodeling to hypertension. Hypertension 2000; 36 (5). S. 760–765.
57 Kass, D. et al.: Comparative influence of load versus inotropic states on indexes of ventricular contractility: experimental and theoretical analysis based on pressure-volume relationships. Circulation 1987; 76 (6). S. 1422–1436.
58 Van der Velde, E. et al.: Nonlinearity and load sensitivity of end-systolic pressure-volume relation of canine left ventricle in vivo. Circulation 1991; 83 (1). S. 315–327.
59 Su, J., Crozatier, B.: Preload-induced curvilinearity of left ventricular end-systolic pressure-volume relations. Effects on derived indexes in closed-chest dogs. Circulation 1989; 79 (2). S. 431–440.
60 Ross, J. et al.: Adrenergic control of the force-frequency relation. Circulation 1995; 92 (8). S. 2327–2332.
61 Chen, C. H. et al.: Noninvasive single-beat determination of left ventricular end-systolic elastance in humans. Journal of the American College of Cardiology 2001; 38 (7). S. 2028.
62 Kjorstad, K. E., Korvald, C., Myrmel, T.: Pressure-volume-based single-beat estimations cannot predict left ventricular contractility in vivo. American Journal of Physiology 2002; 282 (5). S. 1739.
63 Loiselle, D. et al.: Energetic consequences of mechanical loads. Progress in Biophysics and Molecular Biology 2008; 97 (2). S. 348–366.
64 Evans, C., Hill, A. V.: The relation of length to tension development and heat production on contraction in muscle. The Journal of Physiology 1914; 49 (1–2). S. 10–16.
65 Gibbs, C. L., Chapman, J. B.: Cardiac mechanics and energetics: chemomechanical transduction in cardiac muscle. American Journal of Physiology 1985; 249 (2). S. 199–206.
66 Starling, E., Visscher, M.: The regulation of the energy output of the heart. The Journal of Physiology 1927; 62 (3). S. 243–261.
67 Fenn, W. O.: A quantitative comparison between the energy liberated and the work performed by the isolated sartorius muscle of the frog. The Journal of Physiology 1923; 58 (2–3). S. 175–203.
68 Suga, H.: Global cardiac function: mechano-energetico-informatics. Journal of Biomechanics 2003; 36 (5). S. 713–720.
69 Suga, H.: Ventricular energetics. Physiological Reviews 1990; 70 (2). S. 247.
70 Suga, H. et al.: Effect of positive inotropic agents on the relation between oxygen consumption and systolic pressure volume area in canine left ventricle. Circulation Research 1983; 53 (3). S. 306–318.
71 Hata, K., Goto, Y., Suga, H.: External mechanical work during relaxation period does not affect myocardial oxygen consumption. American Journal of Physiology 1991; 261 (6). S. 1778–1784.
72 Takaki, M.: Left ventricular mechanoenergetics in small animals. The Japanese Journal of Physiology 2004; 54 (3). S. 175.
73 Gibbs, C. L.: Cardiac energetics: sense and nonsense. Clinical and Experimental Pharmacology and Physiology 2003; 30 (8). S. 598–603.
74 Gibbs, C. L., Chapman, J.: Cardiac heat production. Annual Review of Physiology 1979; 41 (1). S. 507–519.
75 Baxi, J., Barclay, C., Gibbs, C.: Energetics of rat papillary muscle during contractions with sinusoidal length changes. American Journal of Physiology 2000; 278 (5). S. 1545–1554.
76 Barclay, C. J., Widen, C., Mellors, L.: Initial mechanical efficiency of isolated cardiac muscle. Journal of Experimental Biology 2003; 206 (16). S. 2725–2732.
77 Mast, F., Elzinga, G.: Heat released during relaxation equals force-length area in isometric contractions of rabbit papillary muscle. Circulation Research 1990; 67 (4). S. 893–901.
78 Balaban, R. S.: Cardiac energy metabolism homeostasis: role of cytosolic calcium. Journal of Molecular and Cellular Cardiology 2002; 34 (10). S. 1259–1271.

79 Neely, J. et al.: The effects of increased heart work on the tricarboxylate cycle and its interactions with glycolysis in the perfused rat heart. Biochemical Journal 1972; 128 (1). S. 147.

80 Williamson, J. et al.: Coordination of citric acid cycle activity with electron transport flux. Circulation Research 1976; 38 (5, Suppl. 1). S. 39.

81 Katz, L. A. et al.: Relation between phosphate metabolites and oxygen consumption of heart in vivo. American Journal of Physiology 1989; 256 (1). S. 265–274.

82 Saks, V. et al.: Cardiac system bioenergetics: metabolic basis of the Frank-Starling law. The Journal of Physiology 2006; 571 (2). S. 253–273.

83 Brutsaert, D. L.: Cardiac endothelial-myocardial signaling: its role in cardiac growth, contractile performance, and rhythmicity. Physiological Reviews 2003; 83 (1). S. 59–115.

84 Mancini, D., Burkhoff, D.: Mechanical device-based methods of managing and treating heart failure. Circulation 2005; 112 (3). S. 438–448.

85 Gray, N. A., Selzman, C. H.: Current status of the total artificial heart. American Heart Journal 2006; 152 (1). S. 4–10.

86 Colacino, F. et al.: Modeling, analysis, and validation of a pneumatically driven left ventricle for use in mock circulatory systems. Medical Engineering & Physics 2007; 29 (8). S. 829–839.

87 Baloa, L., Boston, J., Antaki, J.: Elastance-based control of a mock circulatory system. Annals of Biomedical Engineering 2001; 29 (3). S. 244–251.

88 Suga, H., Sagawa, K.: Instantaneous pressure-volume relationships and their ratio in the excised, supported canine left ventricle. Circulation Research 1974; 35 (1). S. 117–126.

89 Moscato, F. et al.: Left Ventricular Pressure-Volume Loop Analysis During Continuous Cardiac Assist in Acute Animal Trials. Artificial Organs 2007; 31 (5). S. 369–376.

90 Vandenberghe, S. et al.: Modeling ventricular function during cardiac assist: does time-varying elastance work? ASAIO Journal 2006; 52 (1). S. 4.

91 Danielsen, M., Ottesen, J. T.: Describing the pumping heart as a pressure source. Journal of Theoretical Biology 2001; 212 (1). S. 71–81.

92 Ottesen, J. T., Danielsen, M.: Modeling ventricular contraction with heart rate changes. Journal of Theoretical Biology 2003; 222 (3). S. 337–346.

93 DeVries, W. C.: The permanent artificial heart. Journal of the American Medical Association 1988; 259 (6). S. 849–859.

94 Copeland, J. G, et al.: Experience with more than 100 total artificial heart implants. The Journal of Thoracic and Cardiovascular Surgery 2012; 143 (3). S. 727–734.

95 Torregrossa, G. et al.: Results with Syncardia Total Artificial Heart Beyond 1 Year. ASAIO Journal 2014; 60 (6). S. 626–634.

96 Kohli, H. S. et al.: Exercise blood pressure response during assisted circulatory support: Comparison of the total artificial heart with a left ventricular assist device during rehabilitation. The Journal of Heart and Lung Transplantation 2011; 30 (11). S. 1207–1213.

97 Masai, T. et al.: Hepatic dysfunction after left ventricular mechanical assist in patients with end-stage heart failure: role of inflammatory response and hepatic microcirculation. The Annals of Thoracic Surgery 2002; 73 (2). S. 549–555.

98 Rogers, J.G. et al., Continuous flow left ventricular assist device improves functional capacity and quality of life of advanced heart failure patients. Journal of the American College of Cardiology 2010; 55 (17). S. 1826–1834.

KAPITEL 17

Kardiovaskuläre Reaktion bei körperlicher Aktivität

„*Die Kräfte, die den Blutumlauf im lebenden Organismus bewirken, sind ganz anderer Art; dass die Kraft des Herzens ausreichend sei, das motorische Geschehen im Flüssigkeitsumlauf des Körpers selbstständig zu bewirken, dass das Herz allein imstande sein könne, eine solche gewaltige Leistung zu vollbringen, ist eigentlich eine so absurde Vorstellung, dass es schier unbegreiflich ist, wie sie durch die Jahrhunderte hindurch hat in Geltung beharren können.*“ Martin Mendelsohn, 1928

Im Gegensatz zu den bisher besprochenen Studien, die vorwiegend an narkotisierten Tieren mit offenem Thorax oder an isolierten Herzpräparationen erfolgten, ermöglicht die Untersuchung der Bewegungsphysiologie bei Tieren und Menschen einen einzigartigen Einblick in die Funktion des Herz-Kreislauf-Systems bis an die Grenzen seiner Leistungsfähigkeit. Unter diesen Bedingungen wird die jeweilige Rolle des zentralen und peripheren Kreislaufs klarer ersichtlich, wobei sich der periphere Kreislauf als absolut primär erweist. Es ist nicht verwunderlich, dass dieses Gebiet in Ermangelung eines vereinenden Paradigmas der leistungsphysiologischen Hämodynamik mit vielen Inkonsistenzen belastet ist, die angesichts neuer Studien immer schwieriger in Einklang zu bringen sind. Die Debatte dreht sich um die zuvor genannte Rolle der zentralen gegenüber der peripheren Faktoren bei der Gesamtkontrolle der Reaktion des Kreislaufs auf körperliche Aktivität (siehe [1–4]).

1. Die Rolle des peripheren Kreislaufs

Schon seit langem wissen Sportphysiologen, dass eine optimale Muskelaktivität von angemessener Sauerstoff- und Stoffwechselsubstratzufuhr sowie der effizienten Ableitung von Wärme und metabolischen Abbauprodukten abhängt. Schon wenige Sekunden intensiver Anstrengung benötigen eine adäquate Skelettmuskelperfusion. Eine typische Reaktion auf zunehmende Aktivität besteht in der Verdopplung der HF, einem 4–5-fachen Anstieg des HZV und einer moderaten Zunahme des MAP. Gleichzeitig erhöhen sich der Gefäßwiderstand der Haut, der Widerstand der viszeralen und anderen Gewebe, welche die Muskelarbeit nicht direkt unterstützen, sowie der Blutfluss in die aktiven Skelettmuskel, bekannt als Belastungshyperämie [5] [→ Abb. 17.1]. Die Muskelperfusion korreliert linear mit dem Arbeitsaufwand und beide verhalten sich wiederum proportional zum Sauerstoffverbrauch bis hin zu maximaler Anstrengung [6] [→ Abb. 17.2].

Im Ruhezustand zeigen Skelettmuskel sehr geringe Perfusionsraten. Beispielsweise hat ein Mensch mit einem Gewicht von 75 kg rund 30 kg Muskeln, die 750 ml Blut enthalten (14 % des gesamten Blutvolumens, TBV). Im Vergleich: Die Leber, ein höchst vaskularisiertes Organ, wiegt 1.5 kg und enthält 500-600 ml Blut (10 % des TBV) [8]. Früher nahm man an, dass lokale und systemische Vasokonstriktoren den starken Ruhetonus der Skelettmuskelgefäße aufrechterhalten. Walter H. Gaskel (1847–1914), der in den 1870er Jahren als Erster einen erhöhten Blutfluss bei Muskelaktivität beobachtete, schrieb dies einem neurogenen Ursprung zu [9]. Gut ein halbes Jahrhundert später zeigten Birger Lofving und Stefan Mellander, dass der Flusswiderstand in einem akut denervierten Katzenmuskel sich nach einer arteriellen Injektion von ATP oder Acetylcholin um 80–85 % verringerte, sich bei Infusion von Adrenalin, Noradrenalin, Serotonin, Angiotensin oder Vasopressin aber nur unwesentlich veränderte [10]. In den 1960er Jahren isolierten Thomas C. Forrester und Alexander R. Lind eine Substanz aus dem menschlichen Blut, die zu einem Anstieg der Lumineszenz bei Glühwürmchen und zu einem verstärkten Herzschlag bei Fröschen führte. Der Wirkstoff wurde als Adenosintriphosphat (ATP) identifiziert, dessen Werte im Plasma nach körperlicher Aktivität erhöht waren [11]. Mit den Jahren verlagerte sich die Suche nach den Kontrollmechanismen zur Regulierung des Muskelblutflusses auf die Wechselwirkung zwischen lokal gebildeten vasoaktiven Substanzen und ihrer örtlichen sowie systemisch-sympathischen Modulation. In den 1980er Jahren fand die zentrale Rolle des vaskulären Endothels und seine Reaktion auf Schubspannung sowie die Produktion des vom Endothel abgeleiteten Faktors (NO) und der Prostaglandine Anerkennung [4]. Da weder die bereits bekannten Vasodilatatoren, wie zum Beispiel Acetylcholin, noch Adenosinagonisten und -antagonisten oder NO-Synthaseinhibitoren eine signifikante Regulierung des Muskelblutflusses bewirkten, suchte man nach „einem fehlenden Vasodilatator“ [4].
Gegenwärtig herrscht die Auffassung, dass eine inhärente myogene Aktivität der Widerstandsgefäße, die ein relativ hoher myogener Ruhetonus moduliert, den vasomotorischen Tonus beim ruhenden Muskel bestimmt [12]. Bei Aktivität dagegen ist der erhöhte Metabolismus des Muskels, der eine zentrale Rolle bei der aktiven Hyperämie spielt, der primäre Bestimmungsfaktor des Blutflusses im Skelettmuskel und damit in der Perfusion [12, 13].

Um die Stoffwechselkontrolle während der Muskelaktivität besser zu verstehen, werfen wir einen kurzen Blick auf die funktionelle Organisation der Gefäßversorgung im Muskel. Das Grundelement der Blutflusskontrolle ist die mikrovaskuläre Einheit (MVU), die aus 20–30 angrenzenden Muskelfasern besteht, die ein Volumen von rund 0,1 mm^3 einnehmen [14]. Eine solche Einheit wird von einer terminalen Arteriole perfundiert, die sich in 10–20 Kapillaren von je 500–1000 µm verzweigt, welche in Richtung der Muskelfasern angeordnet sind. Bezeichnenderweise gibt es keine präkapillaren Sphinkter, die eine unabhängige Flusskontrolle über die MVU zulassen würden. Stattdessen ist der wichtigste Kontrollpunkt bei der Regulierung des Blutflusses ein übergeordnetes Gefäß, das zu einer Gruppe terminaler Arteriolen führt, die sich letztendlich in das oben genannte Kapillarennetz verzweigen [15]. Eine solche Anordnung weist auf eine relativ lockere Perfusionskontrolle während Kontraktionen der einzelnen motorischen Einheiten hin, d. h. der Gruppe von Muskelfasern, die von einem einzelnen Motoneuron innerviert sind. Die motorischen Einheiten (bei denen alle Muskelfasern (MF) jeweils zum gleichen Typ gehören, d. h. schnell ermüdbar (weiße MF), langsam ermüdungsresistent (rote MF) oder Intermediärtyp) sind beliebig im Muskelkörper verteilt und für gewöhnlich mehrere Zentimeter lang. Somit können weder die MVU noch die Organisation der motorischen Einheit eine *selektive* Kontrolle der Muskelperfusion im Ruhezustand oder während körperlicher Aktivität gewährleisten. Ganz im Gegenteil lässt eine solche Anordnung der vaskulären und neuromuskulären Elemente eine „Vorsteuerungs"-Kontrolle der Perfusion vermuten, bei der viele MVU bereits *vor* der Rekrutierung der motorischen Einheiten durchblutet werden. Man wies darauf hin, dass die vorausgehende Durchblutungssteigerung der Mikrovaskulatur die Verzögerung der Sauerstoffzufuhr bei der Rekrutierung zusätzlicher motorischer Einheiten verringern würde [16].

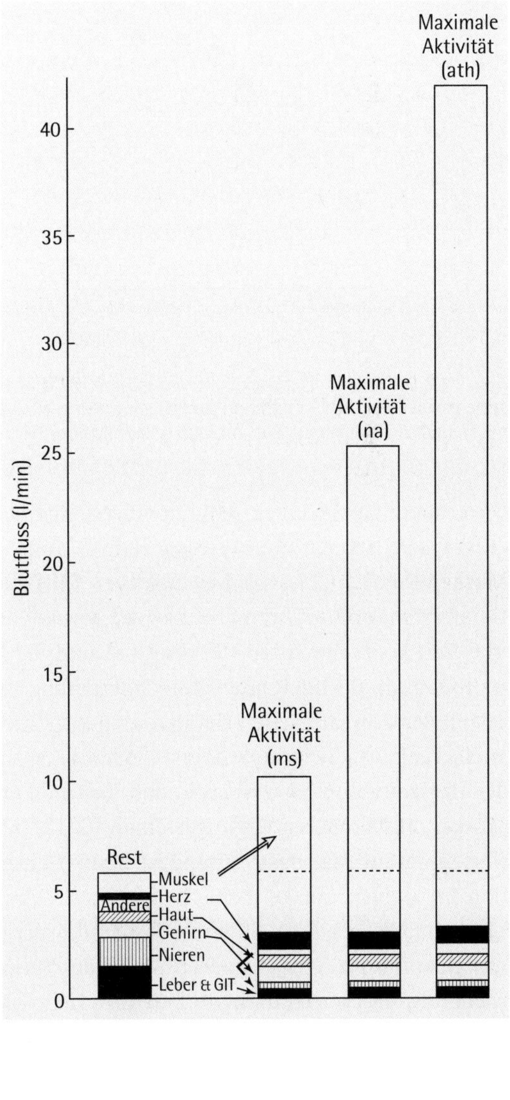

Abb. 17.1 Blutflussverteilung im Ruhezustand und bei maximaler Aktivität bei Patienten mit Mitralstenose (ms), bei gesunden Probanden (na) und bei Hochleistungssportlern (ath). Man beachte, dass der Blutfluss in Haut und Organen während Ruhe und Aktivität in allen drei Gruppen gleich ist, während die Muskelperfusion stark variiert, GIT: Gastrointestinaltrakt (aus [5], mit freundlicher Genehmigung der American Physiological Society).

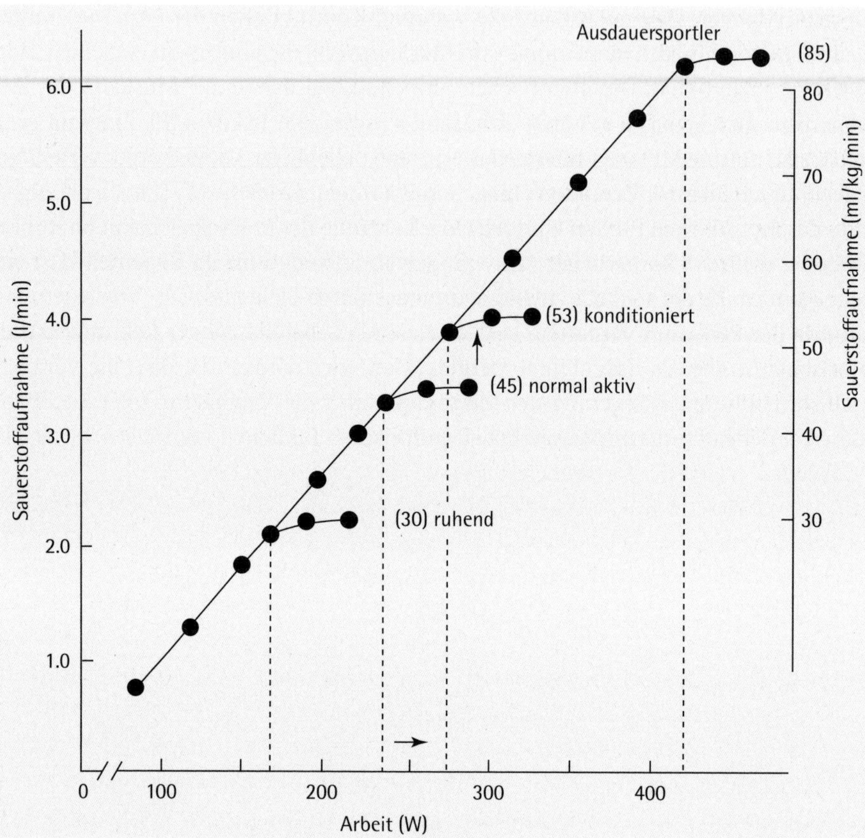

Abb. 17.2 Das Verhältnis zwischen Bewegungsintensität und Sauerstoffaufnahme ist bei Menschen mit unterschiedlicher körperlicher Kondition ähnlich, die maximale O_2-Aufnahme unterscheidet sich jedoch stark (aus [7], mit freundlicher Genehmigung von John Wiley and Sons).

Die körperliche Aktivität geht mit einem allgemeinen Anstieg des sympathischen Tonus einher, dem sogenannten „pressor reflex", der sowohl die aktiven als auch die ruhenden Muskeln betrifft [17, 18]. Bei inaktiven Muskeln verursacht der „pressor reflex" eine Gefäßverengung, während bei aktiven Muskeln der Effekt der erhöhten sympathischen Aktivität keine messbare Wirkung hat und die Gefäßerweiterung trotz hoher Konzentrationen an zirkulierenden Katecholaminen aufrechterhalten bleibt. Das Außerkraftsetzen der sympathischen Gefäßverengung durch den Stoffwechselbedarf des Muskels, auch „funktionelle Sympatholyse" genannt, spielt eine zentrale Rolle bei der Verteilung des Herzzeitvolumens zwischen den maximal erweiterten Gefäßen in den arbeitenden Muskeln und anderen Organsystemen [6, 12]. Michael J. Joyner und John R. Halliwill weisen darauf hin, dass zumindest beim Menschen die neural vermittelte Vasodilatation im aktiven Muskel keine bedeutende Rolle spielt [19]. Und das ist gut so, da die Muskelmasse rund 30–60 % des Gesamtkörpergewichts ausmacht und die muskuläre Vasodilatation zu einem starken Abfall des peripheren Widerstands führen würde, was wiederum einen Zusammenbruch des Herz-Kreislauf-Systems selbst bei moderater

Muskelaktivität zur Folge hätte (siehe unten). Somit kann die sympathische Modulation den Blutfluss dahin lenken, wo er benötigt wird – in die kontrahierenden Muskeln.

Wie bereits erwähnt, korreliert die Muskelperfusion linear mit dem Sauerstoffverbrauch. Der arteriolare Tonus wird jedoch von einer Vielzahl modulierender Signale wie Hitzestress, Flow und transmuralem Druck (Wandschubspannung), sympathischer Aktivität (Katecholamine), vasoaktiven Hormonen, Substanzen aus dem Gefäßendothel oder mehreren lokal und systemisch produzierten vasoaktiven Metaboliten modifiziert. Es scheint, dass die Vielzahl von Faktoren, welche die mikrovaskuläre Kontrolle des Blutflusses beeinflussen, eine reichliche oder zumindest adäquate Sauerstoffversorgung der Gewebe sicherstellen. Es zeigt sich jedoch, dass der gesamte Gewebszu- und Abfluss nicht das Gesamtgeschehen auf der kapillaren Ebene widerspiegeln kann.

Da die Diskussion über die Kontrolle der Muskelperfusion noch andauert, beschränkt sich unsere Erörterung auf die aktuelleren Entwicklungen in diesem ergiebigen Forschungsbereich. Während man grundsätzlich anerkannte, dass das Gefäßendothel die Reaktionsfähigkeit des arteriolaren glatten Muskels in Bezug zum Sauerstoffgehalt in Blut und Gewebe kontrolliert, blieb der genaue Ablauf, welcher die kapillare Perfusion *direkt* beeinflusst und auf den Stoffwechselbedarf der Gewebe abstimmt, ein Rätsel, bis Mary L. Ellsworth und Kollegen zeigten, dass die roten Blutkörperchen (RBC) die eigentliche Kopplung zwischen dem Sauerstoffbedarf der Gewebe und ihrer Versorgung im Bereich der Kapillaren darstellen [20]. Interessanterweise ist das Vorhandensein der lokalen Kopplung zwischen Perfusion und Oxygenation des Blutes in der Lunge, auch hypoxische pulmonale Vasokonstriktion genannt, schon seit den 1940er Jahren geläufig [→ Kap. 19], während eine solche gerichtete Verteilung des Blutflusses im peripheren Gewebe erst Mitte der 1990er erkannt wurde. Es stellte sich nun die Frage, welcher spezifische Stoffwechselweg oder welche Komponente der RBC für die Anpassung des Sauerstoffangebots an die arbeitende Muskulatur verantwortlich ist.

Der erste Hinweis stammt aus einer Studie, demzufolge bis zu zwei Drittel des von den RBC transportierten Sauerstoffs schon im arteriolaren Bereich *stromaufwärts* des Kapillarsystems diffundiert [21]. So umgeht eine bedeutende Menge des gelieferten Sauerstoffs das Kapillarsystem über Gefäßkurzschlüsse, während ein Teil davon einfach in die venösen Kapillaren diffundiert. J. Christopher Stein und Mary L. Ellsworth nahmen an, dass der Sauerstoffgehalt des Hämoglobins (der gesamte Sauerstoff, der chemisch an Hämoglobin gebunden ist) und nicht seine Spannung (die im Blut gelöst vorliegende Sauerstoffkonzentration, von der die Diffusionskapazität abhängt) die tatsächliche Sauerstoffabgabe an die hypoxischen Gewebe kontrolliert [22] [→ Abb. 17.3].

Doch wie genau erfüllen die torusförmigen RBCs, die keinen Zellkern besitzen, diese komplexe Aufgabe? RBCs sind nicht nur mit Hämoglobin gefüllt, sondern enthalten auch eine ATP-Konzentration im Bereich von Mikromolaren, die unter einer Vielzahl von Stimuli freigesetzt wird, wie zum Beispiel bei Hypoxie, erhöhtem CO_2, vermindertem pH-Wert oder bei mechanischer Verformung, die bei den RBCs auftreten, wenn sie die engen Kapillaren passieren [24]. Studien zeigten, dass die Konzentration der ATP-Ausschüttung mit der Strukturänderung des Hämoglobins korreliert, was darauf hindeutet, dass ein Rückgang des Sauerstoffgehalts direkt für die ATP-Ausschüttung verantwortlich ist [25]. Damit ATP die lokale Durchblutung und somit die Sauerstoffzufuhr erhöht, muss es seine Wirkung auf arteriolarer Ebene *stromaufwärts* vom Ort seiner Aktivierung ausüben. Das Phänomen der *fortgeleiteten* Vasodilatation, das Ellsworth erstmals *in vivo* an einer Backentasche eines Hamsters zeigte [20] und das andere seitdem bestätigten, wird durch die ATP-Bindung an die kapillaren endothelialen purinergen Rezeptoren (P_{2y}) beeinflusst und löst eine vasodilatatorische Reaktion über den Ort ihres Ursprungs hinaus aus. Die Verteilung des ATP-selektiven P_{2y2}-Rezeptors im mikrovaskulären Endothel des menschlichen Skelettmuskels ist dichter als jede der neun bekannten Arten purinerger Rezeptoren [26]. ATP, ein purinbasiertes Molekül, stimuliert die Ausschüttung von Stickstoffmonoxid (NO) und Produkten des Arachidonsäurestoffwechsels (Prostaglandine), die in die angrenzenden glatten Muskeln diffundieren und Vasodilatation verursachen. Interessant ist, dass ATP auch als Reaktion auf Schubspannung und Hypoxie aus den Endothelzellen freigesetzt wird [27].

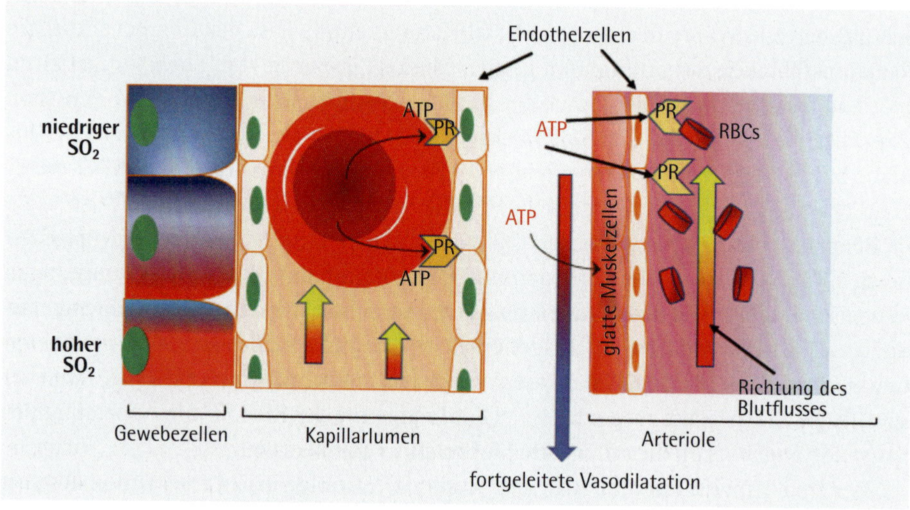

Abb. 17.3 Erythrozyten als Sauerstoffsensoren und Modulatoren des Gefäßtonus. Die Verformung der Erythrozyten (RBC) und ihr Eintritt in die Region mit erhöhtem Stoffwechselbedarf führen zu einem Abfall der Hämoglobin-Sauerstoffsättigung (SO_2) und zu einer Ausschüttung von ATP. Freies ATP reagiert mit endothelialen purinergen Rezeptoren (PR), was die Produktion von Vasodilatatoren verursacht, einschließlich Stickstoffmonoxid (NO) und Substanzen des Arachidonsäurestoffwechsels. Die Vasodilatation verläuft über die Gefäßwände in *entgegengesetzter* Richtung des Blutflusses, um die proximalen zuführenden Arteriolen zu erreichen, was zu einer verstärkten Durchblutung der Mikrovaskulatur führt (adaptiert aus [23], mit freundlicher Genehmigung von P&T).

Das zirkulierende ATP spielt somit nicht nur eine zentrale Rolle bei der Vermittlung der Vasodilatation der Arteriolen, sondern kann sich dem gefäßverengenden Effekt der belastungsinduzierten Freisetzung von Kartecholaminen *entgegenstellen*, die unkontrolliert zu einer starken Vasokonstriktion führen würden. Man nimmt an, dass eine ATP-Bindung an die endothelialen P_2-Rezeptoren zu einer fortgeleiteten *Hyperpolarisierung* der Endothelzellen an der Gefäßwand und der angrenzenden glatten Gefäßmuskulatur führt und somit einer sympathischen Vasokonstriktion *entgegensteht* (funktionelle Sympatholyse) [24]. Neben der Produktion von ATP und vasodilatierenden Substanzen (NO, Prostaglandine) bieten die Endothelzellen somit einen effektiven Weg für die Verteilung der Ionenströme in den Gefäßwänden und die umgebende glatte Gefäßmuskulatur.

Das Signalisierungsmodell der Endothelzellen, das zur Entspannung der glatten Gefäßmuskulatur durch Aktivierung der Kaliumkanäle (Hyperpolarisierung) führt, wurde bemerkenswert detailliert erforscht [28]. Durch die direkte Vasodilatation und die Begrenzung der sympathetischen Vasokonstriktion erfüllt ATP also eine Doppelfunktion und stellt sowohl einen ausreichenden Blutfluss als auch die Sauerstoffversorgung während aerober Aktivität sicher.

Das bahnbrechende Konzept, dass die roten Blutkörperchen nicht nur als passive Sauerstofftransporter dienen, sondern eine aktive Rolle bei seiner Beschaffung (in den Lungen) spielen und die Versorgung in den Geweben regulieren, ist ein Schlüssel zur Beantwortung der offenen Fragen zu Kontrolle und Integration der lokalen und systemischen Sauerstoff-Signalgebung. Kontrollierte Freisetzung von ATP, dem universellen Molekül des Energieaustausches, durch die mobilen Erythrozyten liefert somit den optimalen gemeinsamen Nenner für die Regulierung des Blutflusses und der Sauerstoffversorgung im Skelettmuskel. (Weitere Ausführungen zur Funktion der roten Blutkörperchen in verschiedenen pathophysiologischen Zuständen finden sich in Kapitel 21.)

1.2 Hypothese der Skelettmuskelpumpe

Ronald T. Grant (1892–1989) maß in den 1930er Jahren mit Hilfe der Verschlussplethysmografie erstmals quantitative Veränderungen im Blutfluss der Unterarmmuskulatur bei anhaltenden Kontraktionen und beobachtete einen kleinen Anstieg des Unterarmvolumens während der Kontraktion und einen größeren während der Muskelentspannung, wenn das Blut schnell die Venen füllte [29]. Im darauffolgenden Jahrzehnt erschienen mehrere Arbeiten zu den Kreislaufveränderungen während Muskelaktivität, die in den 1940er Jahren zur Hypothese der Muskelpumpe führte [9, 30]. Die nächste Phase der Forschung konzentrierte sich auf die Schnelligkeit der Perfusionszunahme im aktivierten Skelettmuskel. Robert F. Rushmer (1914–2001) beispielsweise führte eine Reihe von Versuchen an Hunden mit implantierten Miniatur-Ultraschall-Sonden in der linken Herzkammer durch und wies nach, dass der HZV-Anstieg innerhalb eines einzigen Herzschlags nach Einsetzen der Aktivität erfolgt [31]. Ebenso zeigten Arthur C. Guyton (1919–2003) et al. einen plötzlichen, dreifachen HZV-Anstieg bei narkotisierten Hunden mit durchtrenntem Rückenmark, bei denen die Hinterbeinmuskeln und Hüftnerven mit zyklischem Strom stimuliert worden waren, um die Muskelaktivität zu simulieren. Da der HZV-Anstieg bei fehlender Stimulation der Nerven (und des Herzens) erfolgte, führte man ihn auf eine Kombination aus metabolisch induzierter Muskelvasodilatation und der Translokation von Blut in das zentrale Kompartiment zurück, was den Anstieg des MZD bewirkte. Ohne signifikante Zunahme des peripheren Zustroms, so Guyton, könne das Herz selbst das HZV höchstens um wenige Prozent erhöhen [32]. Aufgrund der schnellen Neufüllung der unteren Beinvenen während Aktivität, die sie in der Venographie beobachteten, vermuteten Torsten Almen (1931–2016) und Göran Nylander, dass der kontrahierende Muskel ähnlich wie eine „Balgpumpe" arbeitet [33], bei der Veränderungen der Muskellänge die Länge und den Durchmesser der Venen beeinflussen [34].

Im Laufe der Jahre nahm man mehrere Überarbeitungen und Verfeinerungen des Konzepts der Muskelpumpe vor. Loring B. Rowell et al. nannten drei Voraussetzungen für ihre effektive Funktion: intakte Venenklappen, Aufrechterhaltung des niedrigen Blutvolumens innerhalb der Muskelvenen und Anstieg des „Antriebsdrucks" [8]. Ebenso charakterisierten Michael D. Delp und M. Harold Laughlin die Aktivität der Muskelpumpe als *„kontraktionsinduzierten, rhythmischen Antrieb des Blutes vom Gefäßsystem des Skelettmuskels, der den venösen Rückfluss zum Herzen und die Durchblutung des Skelettmuskels verstärkt."* Diese Charakterisierung impliziert, dass die Muskelaktion dem zirkulierenden Blut hydraulische Energie *hinzufügt* und dass ein erhöhter Blutfluss einem metabolisch induzierten Anstieg der vaskulären Förderleistung und *nicht* der Aktion der Muskelpumpe zuzuschreiben ist [12].

Aufgrund des dramatischen HZV-Anstiegs mit gleichzeitigen Verschiebungen des Blutvolumens in die arbeitende Muskulatur waren Rowell et al. der Auffassung, dass die Muskelpumpe als das *zweite* Herz im venösen Rückflussbereich des Kreislaufs zu betrachten sei und die Fähigkeit habe, einen Blutfluss zu generieren, der mit dem der linken Herzkammer konkurrierte [8]. Auf der Grundlage einer umfangreichen Analyse der zentralen und peripheren Faktoren, welche die Kreislaufreaktion auf körperliche Aktivität begrenzen, betonte Thomas W. Rowland zudem, dass neben der zentral-kardialen Pumpe, welche die Muskeln versorgt, eine zweite oder periphere Pumpe, die für den systemischen venösen Rückfluss verantwortlich ist, aus den folgenden Gründen unverzichtbar sei:

1. um eine angemessene kardiale diastolische Füllung aufgrund der gravitationsbedingten Sequestrierung des Blutes zu Beginn der Aktivität in der Aufrechte sicherzustellen,
2. aufgrund großer Leistungen, z.B. in der Größenordnung von 1000 ml pro Sekunde bei maximaler Belastung, muss die Leistung der peripheren Pumpe der zentralen (kardialen) Pumpe entsprechen, da *„das Herz kein Blut ausstoßen kann, das es nicht erhält"* und
3. wird die maximale Reaktion auf Belastung von der peripheren Pumpe bestimmt, die *„das System antreibt"* im Gegensatz zur zentralen Pumpe, die *„es erhält"* [1].

Diese Ansicht bestätigten Don Sheriff und Kollegen, nach deren Analyse die große Diskrepanz zwischen den Blutflussmengen, die durch die maximale biochemisch induzierte Vasodilatation oder durch willkürliche Aktivität eintreten, nicht erklärbar ist [34].

Trotz der oben beschriebenen, scheinbar fundierten Voraussetzungen für die Hypothese der Muskelpumpe argumentierten einige Forscher, dass kein konkreter Nachweis ihrer Existenz vorliege [35], was eine lebhafte Debatte zu dem Thema entfachte [34, 36, 37]. Wie M. Harold Laughlin und William G. Schrage feststellten, liegt eines der größten Probleme der Theorie in der Tatsache, dass keine zufriedenstellende Methode existiert, um die Variabilität des Venendrucks innerhalb des kontrahierenden Muskels direkt zu messen [38]. Darüber hinaus bewiesen Tiermodelle, bei denen eine direkte oder indirekte elektrische Stimulation der Muskeln erfolgte, um den Effekt der Kontraktion auf die Muskelhyperämie nachzuweisen, genau das *Gegenteil*, nämlich dass das vom Muskel während der Kontraktion ausgestoßene Blutvolumen im Verhältnis zu dem vom arteriellen Zufluss verdrängten Blutvolumen klein ist [35]. Darüber hinaus ist die Steigerung der Muskelperfusion als Reaktion auf Belastung bei Weitem größer als die gemessenen lokalen arteriellen und venösen Druckgradienten [39]. Die Gültigkeit des mechanistischen Druck-Saug-Modells des muskelaktivierten Blutflusses wird zudem aufgrund der praktisch mit der Kontraktion gleichzeitig eintretenden Perfusionszunahme [40, 41], gefolgt von einer metabolisch induzierten Hyperämie, weiter infrage gestellt [42, 43]. Untersuchungsergebnisse, die darauf hindeuten, dass bei fehlender Vasodilatation die Muskelkontraktionen an sich keinen Anstieg des Blutflusses bewirken, unterstützen ebenfalls diese Ansicht [44]. In ihrem Review-Artikel zur Dynamik des Blutflusses im arbeitenden Muskel stellten Michael E. Tschakovsky und Kollegen ein exponentielles Modell der aktivitätsinduzierten Hyperämie des Muskels vor mit einem frühen Perfusionsmaximum innerhalb von 5–7 Sekunden (Phase I), gefolgt von einem zweiten Anstieg, der das Plateau in 15–25 Sekunden (Phase II) erreichte und einem stufenweisen Übergang während anhaltender, starker Belastung in die dritte Phase mit maximalen Blutflüssen [45].

Um die Auswirkungen der Muskelpumpe von einer (im Ruhezustand und bei Aktivität) pharmakologisch induzierten Muskelvasodilatation zu unterscheiden, führten José Gonzalez-Alonso und Kollegen eine Studie durch, in der sie lokale und systemische hämodynamische Parameter als Reaktion auf die femorale arterielle/venöse Infusion von ATP bei männlichen Probanden untersuchten [46]. Sie gingen dabei von der Hypothese aus, dass die pharmakologisch induzierte Hyperämie ohne Muskelpumpe den venösen Rückfluss, die Füllung des Herzens und damit das Herzzeitvolumen signifikant beeinträchtigen würde. Das zweite Ziel der Studie war es, den Beitrag der Skelettmuskelpumpe zur lokalen und systemischen Hämodynamik während aktiver Kniestreckung eines Beins und den hämodynamischen Effekt der passiven, externen Muskelkompression zu bestimmen. Um die metabolischen Effekte der aktivitätsinduzierten Hyperämie von der durch externe, rhythmische Kompression und/oder passive Bewegung hervorgerufenen Hyperämie zu unterscheiden, maßen sie den Blutfluss im Bein, die O_2-Versorgung und D(a-v)O_2 (arteriell-venöse Sauerstoffdifferenz). Die Ergebnisse der Studie sind in Abb. 17.4 dargestellt und zeigen mehrere wichtige Punkte:

Während der inkrementellen arteriellen ATP-Infusion gab es einen HZV-Anstieg, der dem von einer aktiven Beinbewegung verursachten Anstieg nahe kam, während die vaskuläre Förderleistung, die Schlagvolumina und der MAP während der ATP-Infusion deutlich höher waren als bei der aktiven Bewegung. Im Gegensatz dazu traten keine Veränderungen des HZV, des Blutflusses im Bein oder des MAP während der venösen ATP-Infusion auf. Das lässt vermuten, dass ein HZV-Anstieg während der Aktivität oder ATP-Infusion von einem erhöhten Blutfluss durch den Muskel verursacht wird. Von weiterem Interesse ist die Tatsache, dass die ATP-Infusion den Stoffwechsel des getesteten Beins *nicht* beeinflusste, was gleichbleibende Werte für femoral venöse VO_2 und Temperatur sowie Glukoseaufnahme und Laktatproduktion zeigten. Dies lässt darauf schließen, dass intraluminales ATP kein auslösender Faktor für den aktivitätsbedingten Anstieg des Muskelmetabolismus ist. Die Autoren kamen zu dem Ergebnis, dass die Skelettmuskelpumpe für die Aufrechterhaltung des HZV oder des Muskelblutflusses während der einbeinigen Bewegung bei Menschen *nicht* obligatorisch ist. Darüber hinaus sind die Beiträge der Muskelpumpe und der mechanisch induzierten Vasodilatation im Vergleich zu den Effekten der Vasodilatation im Beinmuskel gering [46]. Die hohe vaskuläre Förderleistung mit ATP-Infusion bestätigte frühere Forschungsergebnisse, in denen die ATP-Infusion die vaskuläre Förderleistung während maximaler Aktivität um weitere 17 % erhöhte [47] und die sympathische gefäßverengende Aktivität im menschlichen Skelettmuskel außer Kraft setzte [48]. So bewirken die lokal gebildeten vasoaktiven Stoffe (ATP, ADP, AMP und Adenosin) [18, 49] und die verstärkte Durchblutung durch intraluminales ATP, das die zirkulierenden Erythrozyten freisetzen, offenbar die Anpassung an den jeweiligen Stoffwechselbedarf der kontrahierenden Myozyten [50–52]. Eine zunehmende Fülle an Daten lässt vermuten, dass ATP der entscheidende Modulator der lokalen und systemischen Hämodynamik während Belastung ist. Seine kurze Halbwertszeit (weniger als 1 Sekunde) und die sofortige Verfügbarkeit aus den zirkulierenden roten Blutkörperchen machen es zu einem geeigneten Kandidaten für den „fehlenden Vasodilatator“ [3, 53].

2. Das Herz unter Belastung

Das Herz macht weniger als 5 % des Körpergewichts aus und empfängt unter Basalbedingungen rund 60–70 ml Blut pro 100 g Gewebe. Die hohe Dichte an Kapillaren (welche die der quergestreiften Muskulatur um das 8-Fache übersteigt) ermöglicht eine Sauerstoffdiffusion und -extraktion, die sogar im Ruhezustand einen Wert von 60–80 % des verfügbaren arteriellen Sauerstoffgehalts erreicht, während bei anderen Organen dieser Wert im Durchschnitt bei 15–40 % liegt. Das Herz kann somit den zunehmenden Energiebedarf bei körperlicher Aktivität nur durch eine Verstärkung der koronaren Durchblutung decken, die bei maximaler Anstrengung der des Skelettmuskels entspricht. Aufgrund beachtlicher artspezifischer Unterschiede sind die detaillierten Signalwege des „metabolischen“ Anstiegs des (menschlichen) koronaren Blutflusses als Reaktion auf Belastung nicht bekannt. Studien mit Hunden deuten beispielsweise darauf hin, dass *„die metabolische Dilatation der koronaren Widerstandsgefäße des Hundes über eine Vielzahl von vasodilatatorischen Systemen reguliert wird, die zusammenwirken, um den koronaren Blutfluss an den myokardialen Sauerstoffbedarf anzupassen, sodass beim Ausfall eines Systems Ersatzsysteme eine angemessene Sauerstoffversorgung des Myokards sicherstellen.“* [54] Da die Herzvenen (bis auf den Sinus coronarius) keine Klappen haben, hat man das Vorhandensein einer Muskelpumpe im Myokard nicht als einen die Durchblutung aufrechterhaltenden Mechanismus in Erwägung gezogen [4].

Die erstaunliche Fähigkeit des Herzens, seine Leistung bei zunehmender Belastung um das Vier- bis Sechsfache zu steigern, führt man auf eine erhöhte Kontraktilität (E_{max}) aufgrund beta-adrenerger Stimulation und einer verstärkten ventrikulären diastolischen Nachgiebigkeit (Compliance) zurück, welche die diastolische Füllung in der Größenordnung von 60 % verbessert [55]. Untrainierte Probanden zeigen im Allgemeinen einen anfänglichen Anstieg des SV von durchschnittlich 28 % (Messbereich 13–46 %) und erreichen ein Plateau, das bis zum Punkt der Erschöpfung unverändert bleibt (siehe [56]), im Gegensatz zu hoch trainierten Ausdauersportlern, bei denen das SV nach und nach bis zum Punkt der maximalen Aktivität weiter ansteigt [57]. Die erhöhte ventrikuläre diastolische Nachgiebigkeit ist damit der wichtigste Mechanismus für eine Erhöhung des SV, der vor allem bei Ausdauersportlern auftritt, bei denen die Kontraktilität überraschenderweise nicht höher ist als bei Nichtsportlern [58].

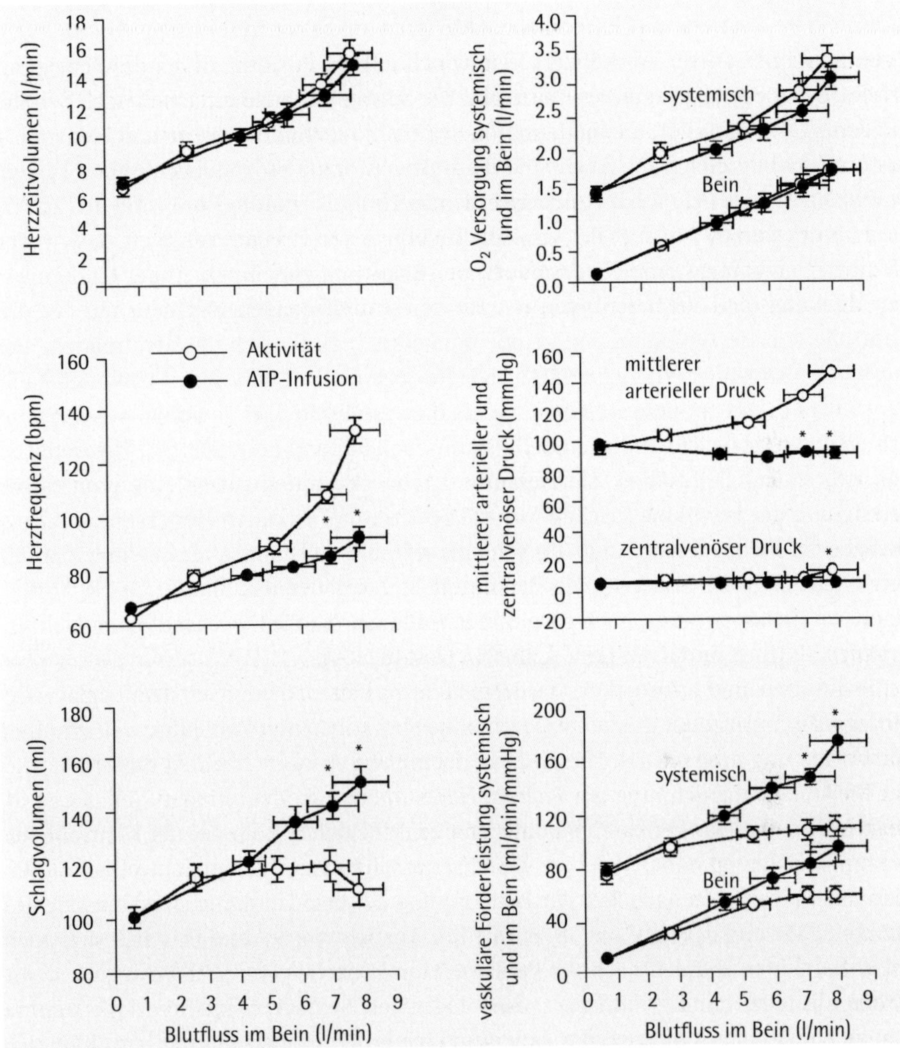

Abb. 17.4 Systemische Hämodynamik und Hämodynamik im Bein bei inkrementeller Belastung und stufenweiser ATP-Infusion in die Oberschenkelarterie. ○ = systemische Hämodynamik, ● = Beinhämodynamik. Datenpunkte sind Mittelwerte mit Standardabweichung für neun Probanden.* = abweichend bei Belastung, p < 0,05 (aus [46], mit freundlicher Genehmigung von John Wiley and Sons).

Eine apikale Verschiebung der AV-(Klappen)-Ebene während der Diastole stellt 60 % des gesamten SV bei Ruhe dar [59] und erhöht sich auch nach einem kurzen Ausdauertraining deutlich [60]. Es besteht eine wechselseitige Beziehung zwischen der Herzfrequenz und dem Schlagvolumen, d. h. wenn sich die HF verdoppelt, halbiert sich das SV, was das HZV begrenzt. Diesen Effekt verbessert die adrenerg kontrollierte Kraft-Frequenz-Beziehung (KFB), ein intrinsischer Mechanismus des Myokards, mit dem sich die Stärke der Kontraktion deutlich erhöht, sodass das SV trotz verkürzter diastolischer Füllungszeiten erhalten bleibt [61]. Es besteht eine lineare Beziehung zwischen HF und Bewegungsintensität bis zu maximalen Werten, die bei untrainierten Personen um das Zweieinhalbfache und bei trainierten Sportlern um das Fünffache steigt [62]. Damit ist die unmittelbare Reaktion auf körperliche Aktivität von einem SV-Anstieg von 30–40% gekennzeichnet. Dieser Wert ändert sich jedoch mit der Position, in der die Bewegung erfolgt, d.h. liegend, sitzend oder aufrecht. Die Schlagvolumina erreichen nach der Stabilisierung der Aktivität, unabhängig von der Position, ähnliche Werte und bleiben bis zur Erschöpfung gleich [2]. Auch sind die linksventrikulären enddiastolischen Dimensionen stabil oder nehmen möglicherweise mit erhöhter Trainingsintensität ab [2]. Angesichts des starken Anstiegs des venösen Rückflusses ist es bemerkenswert, dass weder SV noch Herzkammergröße bei andauernder Belastung zunehmen. Roger Linden war der Meinung, dass Veränderungen der HF den grundlegenden Mechanismus für die Kontrolle von Herzvolumen und -größe darstellen [62]. Da sich die Herzfrequenz bei maximaler Belastung erhöht, verkürzt sich die diastolische Füllungszeit nach und nach bis zu dem Punkt, an dem sie *kürzer* ist als die systolische Ejektionszeit, was auf eine bemerkenswerte Geschwindigkeit der diastolischen Füllung hinweist [56]. Theoretische und experimentelle Studien von Hermann Lauboeck zeigten zudem eine progressive Verkürzung der isovolumetrischen Kontraktionszeit bei erhöhten Herzfrequenzen, bis sie bei einer Frequenz von rund 140 Schlägen/Minute vollständig verschwindet. Somit herrschen bei großer Anstrengung Bedingungen, bei denen das Blut durch die Aortenklappe zu fließen beginnt, noch *bevor* die Mitralklappe schließt, was auf einen *kontinuierlichen* Blutfluss durch das Herz schließen lässt [63, 64].

Es ist unbedingt erforderlich, das Herz klein zu halten, denn nach dem Laplace-Gesetz müsste ein Herz mit größerem Durchmesser bei konstanter Wanddicke mit erhöhter Wandspannung arbeiten [1]. Dies würde einen energetischen Nachteil darstellen und das Risiko der Überdehnung der rechten Herzkammer mit sich bringen [65]. Es ist offensichtlich, dass das Perikard ebenfalls eine entscheidende Rolle bei der Kontrolle der Herzgröße während hoher Volumen-Durchsätze spielt. Versuche an Schweinen mit Perikardektomie zeigten nach 2–3 Wochen Training auf dem Laufband einen Anstieg des EDV um 33% und des HZV um 29% [66]. Ein Anstieg von SV und EDV ließ sich auch bei untrainierten Hunden nach der Perikardektomie nachweisen [67]. Bewegungsinduziertes Ausdauertraining führt zur „physiologischen" linksventrikulären Hypertrophie, d.h. zu einem Sportlerherzen, das sich durch ein erhöhtes linksventrikuläres Kammervolumen und erhaltene Kontraktilität auszeichnet [68–71], wodurch es sich von der hypertrophen Kardiomyopathie unterscheidet, die für bis zu ein Drittel plötzlicher Todesfälle bei jungen Sportlern verantwortlich ist [72].

Die spiralförmige Ausrichtung der Myokardfasern, wie in Kapitel 13 behandelt, trägt signifikant zur Fähigkeit des Herzens bei, dem zunehmenden venösen Impuls unter aerober Belastung „standzuhalten". Während der systolischen Kontraktion erfährt die Herzkammer eine Eindrehung der Herzspitze gegen den Uhrzeigersinn im Verhältnis zu ihrer Basis, gefolgt von einer Ausdrehung (im Uhrzeigersinn) der Herzspitze während der isovolumetrischen Relaxation und frühen Diastole [73]. Marc Tischler und Joelyn Niggel berichteten von einem Anstieg der systolischen Eindrehung (apikale minus basale Drehung) um 8.4 ± 2.8° (86 %) während eines kurzen (60 Sekunden) maximalen Workouts auf dem Laufband bei jungen Erwachsenen [74] und Yuichi Notomi et al. maßen einen Anstieg der systolischen Eindrehung von 11.4 ± 4° bei Ruhe auf 24 ± 8° bei submaximaler Radfahrübung in Rückenlage [75]. Im Vergleich zu untrainierten Probanden der gleichen Altersgruppe haben professionelle Fußballspieler im Ruhezustand einen reduzierten Winkel der linksventrikulären Drehung und eine geringere Torsionsgeschwindigkeit [76], was vermuten lässt, dass größere Herzen mit mehr Trägheit den Blutfluss effizienter unterbrechen. Interessanterweise zeigen Patienten mit hypertropher Kardiomyopathie eine erhöhte LV-Drehung im Ruhezustand im Vergleich zu gesunden Probanden, jedoch erfolgt die apikale und basale Rotation in *derselben* Richtung (und nicht in der entgegengesetzten, wie es normal ist). Diese Unterschiede verstärken sich bei körperlicher Aktivität, da diese Patienten nicht mit einer erhöhten LV-Drehung reagieren und eine signifikante Verzögerung bei der Ausdrehung aufweisen [75], was sie für eine potenziell gefährliche Reduzierung des Vorwärtsstroms prädisponiert.

3. Veränderungen im Lungenkreislauf

Es ist selbstverständlich, dass jede Erhöhung des systemischen Flusses während zunehmender Aktivität mit einem entsprechenden Anstieg des Lungenblutflusses einhergeht. Im Gegensatz zum systemischen Kreislauf, bei dem aufgrund der Blutumverteilung die Muskeln auf „Kosten“ anderer Organsysteme, die weniger Blut erhalten als unter Basalbedingungen [→ Abb. 17.1], überdurchblutet sind, reagieren die Lungengefäße auf einen erhöhten funktionellen Fluss mit Rekrutierung der Kapillarbetten. In der Lunge kann der Fluss um das Dreifache erhöht sein, bevor Veränderungen des pulmonalen Arteriendrucks nachweisbar sind. Nach der „vollständigen Rekrutierung“ führt ein weiterer Anstieg des Flusses zu einem linearen Anstieg des Lungenarterien- und -venendrucks [77] und einer Aktivierung der intrapulmonalen arterio-venösen Shunts [78]. Ein großer Anstieg des Flusses bewirkt eine Dehnung und Rekrutierung der pulmonalen Mikrozirkulation [79] und einen zweifachen Rückgang der mittleren kapillaren Transitzeit [80], was sich im linearen Anstieg des mittlerer Lungenarteriendruck (mPAP) von durchschnittlich 14 mmHg auf 25 mmHg bei maximaler Belastung widerspiegelt [81]. Trotz des höchst nachgiebigen Gefäßsystems gibt es bei trainierten Sportlern systolische PA-Drucke von bis zu 60 mmHg und höher [82–84]. Der übermäßige Fluss zeigt sich ferner durch das zusätzliche arterio-venöse Shunting und den Anstieg der alveolo-arteriellen Sauerstoffpartialdruckdifferenz (A-aDO_2) [85]. Eine Zunahme der körperlichen Belastung führt zu einer erhöhten Sauerstoffaufnahme durch die Lunge, die bei trainierten und untrainierten Probanden ähnlich ist. Die maximalen Werte sind bei trainierten Sportlern jedoch signifikant höher [38] [→ Abb. 17.2]. Eine Verschlechterung des Lungengasaustauschs (im Bereich von 10–15 %) aufgrund von Blut-Shunting erreicht direkt nach Einsetzen der Bewegung Spitzenwerte und bleibt bis zur Erschöpfung stabil [86].

Die Faktoren, die zu diesem deutlichen Anstieg des PA-Drucks bei Aktivität führen, sind nicht vollständig gerklärt und lassen sich mit der Druckantriebstheorie nicht vereinbaren, da der Lungengefäßwiderstand (PVR) bei Belastung nicht steigt, sondern sogar abnehmen könnte [87, 88]. Es ist nicht klar, ob der Druckanstieg das Ergebnis eines erhöhten Lungenflusses, einer PVR-Veränderung oder einer Kombination aus beiden ist, was Kliniker an der Aussagekraft des PA-Drucks prinzipiell zweifeln lässt [84]. Die Situation wird weiter durch Daten kompliziert, die darauf hindeuten, dass der Druck des linken Vorhofs (LA) 20 mmHg übersteigen kann und der Lungenkapillaren-Verschlussdruck (PCWP) bei anstrengender Bewegung bis zu 36 mmHg oder mehr erreicht – Werte, die das Starling-Gleichgewicht in der alveolar-kapillären Membran und die Grenze für die Entstehung eines Lungenödems deutlich *übersteigen* [89]. Es ist bekannt, dass steigende Anstrengung und ein erhöhter Lungenfluss linear mit dem Grad des Regurgitationsflusses der Trikuspidalklappe in Verbindung stehen, der zu einem nicht-invasiven Standardverfahren für die Bewertung des PA-Drucks in Ruhe und unter Belastung bei gesunden Probanden und bei Patienten mit vermuteter pulmonaler Hypertonie wurde. Man sollte erwarten, dass die zunehmende (funktionelle) diastolische Trikuspidalklappeninsuffizienz bei starker körperlicher Anstrengung der Pumpwirkung der rechten Herzkammer *entgegen* arbeiten würde, und zwar zu dem Zeitpunkt, wenn diese besonders wichtig ist. Oder ist es möglich, dass der durch Muskelaktivität induzierte, stark erhöhte venöse Rückfluss die dünnwandige rechte Herzkammer überdehnt?

4. „Der schlafende Riese"

Der Blutfluss zum arbeitenden Muskel erhöht sich um das bis zu 100-Fache über dem Ausgangswert bzw. 2.5 l/kg/min im Quadrizeps [90, 91] und erreicht bei trainierten Sportlern bis zu 3–4 l/kg/min [92]. Es gab Bedenken, dass dieser Grad der Durchblutung die „Pumpkapazität" des Herzens mit konsekutivem Rückgang von HZV und Blutdruck überfordern könnte, wenn ein ähnlicher Grad der Hyperämie in den meisten Muskelgruppen während eines Ganzkörpertrainings erreicht würde [3, 90]. José A. Calbet et al. zeigten, dass während submaximaler Belastung bei trainierten Sportlern, z.B. Skilangläufern, die Beine 60% und die Arme 35% des HZV erhalten (die HZV-Werte lagen bei rund 27 l/min). Im Vergleich zu den Ausgangswerten waren der mittlere, der systolische und der diastolische Arteriendruck um 14, 11 bzw. 34% niedriger. Um alle Gliedmaßen maximal zu durchbluten, müssten die berechneten HZV-Werte bei 33–34 l/min oder rund 4 l *mehr* als die gemessenen Werte liegen. Bei maximaler Belastung wäre ein HZV von 37–40 l/min nötig, um Arme und Beine zu durchbluten, ohne den systemischen Blutdruck und die Durchblutung anderer Gefäßbetten zu beeinträchtigen. Angesichts dieser bemerkenswerten Diskrepanzen kamen die Autoren zu dem (gerechtfertigten) Schluss, dass *„die kombinierte Förderleistung von Armen und Beinen die Pumpkapazität des Herzens übersteigt ... was darauf hindeutet, dass die muskuläre vasodilatatorische Reaktion während maximaler Belastung gedrosselt werden muss, um den Perfusionsdruck aufrechtzuerhalten."* [93] Das Problem ist, dass der Mechanismus dieser „Drosselung" noch nicht identifiziert wurde.

Wir haben es hier klar mit einem Widerspruch in dem Sinne zu tun, dass der Blutfluss in den Muskel selbst bei moderater körperlicher Aktivität das übersteigt, was das Herz als Antriebspumpe liefern kann. Das führte zu der Theorie, dass das HZV die

Fähigkeit des Herz-Kreislauf-Systems Muskeln, mit Sauerstoff zu versorgen, limitiert [94]. Dies geschieht bestenfalls bei einer dynamischen Belastung, wenn die (hypothetische) Muskelpumpe mindestens so viel Arbeit leistet wie das Herz. Übt das Herz also eine doppelte Rolle des Antriebs aus, d.h. des gleichzeitigen Beschleunigens und „Zurückhaltens" des Blutes? Wie zuvor bereits erwähnt, kann ein starker Rückgang des peripheren Widerstands, wie bei körperlicher Belastung zu beobachten, einen Abfall des MAP verursachen und die Durchblutung von Gehirn und Herz und letztendlich der arbeitenden Muskeln gefährden. Interessanterweise zeigt die aktivitätsbedingte Synkope aufgrund von Hypotonie und zerebraler Unterdurchblutung viele Gemeinsamkeiten mit den fortgeschrittenen Stadien des vasodilatatorischen Schocks. Dieser steht mit einer *verminderten* myokardialen Kontraktilität in Verbindung (trotz erhöhter Herzzeitvolumina) und ist Vasopressor-resistent [95] [→ Kap. 21.3].

Ein weiteres Problem betrifft den oben genannten sofortigen Anstieg des Blutflusses nach Entspannung der ersten Muskelkontraktion, d.h. schneller als die „metabolische Vasodilatation" es ermöglichen könnte [42, 43]. Eine damit zusammenhängende Frage betrifft die Massenträgheit von rund 5 l Blut, das innerhalb von Sekunden zu erstaunlicher Flussbeschleunigung angeregt werden muss, was das Bild einer Reihe von Autos hervorruft, die alle gleichzeitig losfahren, anstatt von hinten angeschoben zu werden, was zu einem Auffahrunfall führt. Der arbeitende Muskel wurde treffend als der *„der schlafende Riese"* bezeichnet, *„dessen Blutfluss tonisch vasokonstriktorisch gedrosselt werden muss, um eine Hypotonie zu vermeiden."* [4] In einer neueren Untersuchung des Themas stellten José A. Calbet und Michael J. Joyner fest: *„Trotz der Bemühungen mehrerer Generationen von Physiologen in den letzten 150 Jahren bleiben viele Fragen zu den regulierenden Mechanismen, die die Hyperämie des Skelettmuskels bewirken und aufrechterhalten, und dazu, wie Herzzeitvolumen und Muskelhyperämie während starker körperlicher Aktivität bei Menschen gekoppelt sind, offen."* [3] Die bestehenden Probleme des Verständnisses der Aktivitätshyperämie fassten Michael E. Tschakovsky und Don Sheriff zusammen [43] und waren Thema eines zum Nachdenken anregenden Leitartikels [96].

Wir sind der Auffasssung, dass sich die Widersprüchlichkeit dieser Befunde nur auflösen lässt, wenn man das Blut nicht als inerte Flüssigkeit betrachtet, das vom Herzen durch den Kreislauf „gepumpt" wird, sondern als eine Entität mit „Eigenantrieb", der direkt mit dem Stoffwechselbedarf der arbeitenden Muskeln gekoppelt ist. Das Vorhandensein der sogenannten Muskelpumpe dient demselben Zweck wie das Herz, nämlich den enormen Anstieg des venösen Rückflusses zu „drosseln", wobei die Venenklappen vor Rückstrom und peripherer Stauung schützen. Die Leistung des Herzens unter Belastung ist vermutlich das beste Beispiel dafür, dass sich das Herz gegen den Blutfluss stellt und ihn staut anstatt voranzutreiben. Die verstärkte systolische Drehung (gegen den Uhrzeigersinn von der Herzspitze zur Basis) [56, 75, 97], die erhöhte Myokardmasse und die vergrößerten ventrikulären Hohlräume sind physiologische Anpassungen an den vermehrten Blutfluss. In Übereinstimmung mit dem stark erhöhten venösen Rückfluss bleibt der mittlere arterielle Druck gering, um den gesteigerten Sauerstoffbedarf der arbeitenden Muskeln zu decken, und ist dennoch hoch genug, um die Durchblutung der lebenswichtigen Organe aufrechtzuerhalten. Nur wenn man es als ein Stauorgan betrachtet, kann man verstehen, dass das Herz sich „dem Ansturm" des einströmenden

Blutes regulierend entgegenstellt, um einen nur leicht erhöhten MAP selbst bei maximaler Belastung zu gewährleisten. Dies geschieht durch eine Erhöhung der diastolischen Compliance (welche die diastolische Füllung deutlich verbessert) sowie durch eine verstärkte Kontraktilität, welche die maximale systolische Kontraktion und damit die Ejektionsfraktion erhöht. Beide Mechanismen ermöglichen es dem Herzen, seine normalen (oder nahezu normalen) Dimensionen beizubehalten und schützen es vor Überdehnung angesichts eines stark erhöhten Blutflusses („kardialer Blutdurchsatz").

Literatur

1 Rowland, T. W.: The circulatory response to exercise: role of the peripheral pump. International Journal of Sports Medicine 2001; 22 (8). S. 558–565.

2 Rowland, T. W.: Circulatory Responses to Exercise. Chest 2005; 127 (3). S. 1023–1030.

3 Calbet, J., Joyner, M.: Disparity in regional and systemic circulatory capacities: do they affect the regulation of the circulation? Acta Physiologica 2010; 199 (4). S. 393–406.

4 Rowell, L. B.: Ideas about control of skeletal and cardiac muscle blood flow (1876 - 2003): cycles of revision and new vision. Journal of Applied Physiology 2004; 97 (1). S. 384–392.

5 Laughlin, M. H.: Cardiovascular response to exercise. American Journal of Physiology 1999; 277 (6/2). S. 244–259.

6 Saltin, B. et al.: Skeletal muscle blood flow in humans and its regulation during exercise. Acta Physiologica Scandinavica 1998; 162 (3). S. 421–436.

7 Rowell, L. B.: Human Circulation. Regulating During Physical Stress. Oxford University Press New York 1986.

8 Rowell, L. B., O'Leary, D. S., Kellogg Jr, D. L.: Integration of cardiovascular control systems in dynamic exercise. In: Rowell, L. B. and Shepherd, J. T. (Hrsg.): Handbook of Physiology. American Physiological Society Bethesda 1996. S. 778–781.

9 Barcroft, H.: Circulation in skeletal muscle. In: Hamilton, W. F., Dow, P. (Hrsg.): Handbook of Physiology. American Physiological Society Washington 1962. Band 2. S. 1353–1385.

10 Lofving, B., Mellander, S.: Some Aspects of the Basal Tone of the Blood Vessels. Acta Physiologica Scandinavica 1956; 37 (2–3). S. 134–141.

11 Forrester, T., Lind, A.: Identification of adenosine triphosphate in human plasma and the concentration in the venous effluent of forearm muscles before, during and after sustained contractions. The Journal of Physiology 1969; 204 (2). S. 347.

12 Delp, M., Laughlin, M.: Regulation of skeletal muscle perfusion during exercise. Acta Physiologica Scandinavica 1998; 162 (3). S. 411–419.

13 Laughlin, M. H. et al.: Control of blood flow to cardiac and skeletal muscle during exercise. In: Rowell, L. B., Shepherd, T. J. (Hrsg.): Handbook of Physiology, Section 12. Band 16. Oxford University Press Bethesda 1996. S. 705–769.

14 Bloch, E., Iberall, A.: Toward a concept of the functional unit of mammalian skeletal muscle. American Journal of Physiology 1982; 242 (5). S. 411–420.

15 Sweeney, T. E., Sarelius, I. H.: Arteriolar control of capillary cell flow in striated muscle. Circulation Research 1989; 64 (1). S. 112–120.

16 Segal, S. S.: Regulation of blood flow in the microcirculation. Microcirculation 2005; 12 (1). S. 33–45.

17 Mitchell, J. H., Kaufman, M. P., Iwamoto, G. A.: The exercise pressor reflex: its cardiovascular effects, afferent mechanisms, and central pathways. Annual Review of Physiology 1983; 45 (1). S. 229–242.

18 Mortensen, S. P. et al.: Muscle interstitial ATP and norepinephrine concentrations in the human leg during exercise and ATP infusion. Journal of Applied Physiology 2009; 107 (6). S. 1757–1762.

19 Joyner, M., Halliwill, J.: Neurogenic vasodilation in human skeletal muscle: possible role in contraction-induced hyperaemia. Acta Physiologica Scandinavica 2002; 168 (4). S. 481–488.

20 Ellsworth, M. L. et al.: The erythrocyte as a regulator of vascular tone. American Journal of Physiology 1995; 269 (6). S. 2155–2161.

21 Duling, B. R., Berne, R. M.: Longitudinal gradients in periarteriolar oxygen tension. Circulation Research 1970; 27 (5). S. 669–678.

22 Stein, J. C., Ellsworth, M. L.: Capillary oxygen transport during severe hypoxia: role of hemoglobin oxygen affinity. Journal of Applied Physiology 1993; 75 (4). S. 1601–1607.

23 Alexander, W.: Branko Furst's Radical Alternative: Is the Heart Moved by the Blood, Rather Than Vice Versa? Pharmacy and Therapeutics 2017; 42 (1). S. 33–39.

24 Crecelius, A. R., Kirby, B. S., Dinenno, F. A.: Intravascular ATP and the Regulation of Blood Flow and Oxygen Delivery in Humans. Exercise and Sport Sciences Reviews 2015; 43 (1). S. 5–13.

25 Jagger, J. E. et al.: Role of erythrocyte in regulating local O_2 delivery mediated by hemoglobin oxygenation. American Journal of Physiology 2001; 49 (6). S. 2833.

26 Boushel, R. et al.: Combined inhibition of nitric oxide and prostaglandins reduces human skeletal muscle blood flow during exercise. The Journal of Physiology 2002; 543 (2). S. 691–698.

27 Burnstock, G.: Release of vasoactive substances from endothelial cells by shear stress and purinergic mechanosensory transduction. Journal of Anatomy 1999; 194 (3). S. 335–342.

28 Behringer, E. J., Segal, S. S.: Spreading the signal for vasodilatation: implications for skeletal muscle blood flow control and the effects of ageing. The Journal of Physiology 2012; 590 (24). S. 6277–6284.

29 Grant, R.: Observations on the blood circulation in voluntary muscle in man. Clinical Science 1938; 3 (157). S. 1937–1938.

30 Laughlin, M. H.: Skeletal muscle blood flow capacity: role of muscle pump in exercise hyperemia. American Journal of Physiology 1987; 253 (5). S. 993–1004.

31 Rushmer, R. F. et al.: Continuous measurements of left ventricular dimensions in intact, unanesthetized dogs. Circulation Research 1954; 2 (1). S. 14–21.

32 Guyton, A. C. et al.: Instantaneous increase in mean circulatory pressure and cardiac output at onset of muscular activity. Circulation Research 1962; 11 (3). S. 431–441.

33 Almen, T., Nylander, G.: Serial phlebography of the normal lower leg during muscular contraction and relaxation. Acta Radiologica 1962; 57. S. 264.

34 Sheriff, D. et al.: Point: The muscle pump raises muscle blood flow during locomotion. Journal of Applied Physiology 2005; 99 (1). S. 371–375.

35 Clifford, P. S. et al.: Counterpoint: The muscle pump is not an important determinant of muscle blood flow during exercise. Journal of Applied Physiology 2005; 99 (1). S. 372.

36 Rothe, C. F.: The muscle pump indeed raises muscle blood flow during locomotion. Journal of Applied Physiology 2005; 99 (2). S. 773.

37 Laughlin, M. H.: The muscle pump, What question do we want to answer? Journal of Applied Physiology 2005; 99 (2). S. 774–774.

38 Laughlin, M. H., Schrage, W. G.: Effects of muscle contraction on skeletal muscle blood flow: when is there a muscle pump? Medicine & Science in Sports & Exercise 1999; 31 (7). S. 1027.

39 Valic, Z., Buckwalter, J. B., Clifford, P. S.: Muscle blood flow response to contraction: influence of venous pressure. Journal of Applied Physiology 2005; 98 (1). S. 72–76.

40 Corcondilas, A., Koroxenidis, G. T., Shepherd, J. T.: Effect of a brief contraction of forearm muscles on forearm blood flow. Journal of Applied Physiology 1964; 19 (1). S. 142–146.

41 Naik, J. S. et al.: Rapid vasodilation in response to a brief tetanic muscle contraction. Journal of Applied Physiology 1999; 87 (5). S. 1741–1746.

42 Tschakovsky, M. E. et al.: Immediate exercise hyperemia in humans is contraction intensity dependent: evidence for rapid vasodilation. Journal of Applied Physiology 2004; 96 (2). S. 639–644.

43 Tschakovsky, M. E., Sheriff, D. D.: Immediate exercise hyperemia: contributions of the muscle pump vs. rapid vasodilation. Journal of Applied Physiology 2004; 97 (2). S. 739–747.

44 Hamann, J. J., Buckwalter, J. B., Clifford, P. S.: Vasodilatation is obligatory for contraction-induced hyperaemia in canine skeletal muscle. The Journal of Physiology 2004; 557 (3). S. 1013–1020.

45 Tschakovsky, M. E. et al.: Muscle blood-flow dynamics at exercise onset: do the limbs differ? Medicine & Science in Sports & Exercise 2006; 38 (10). S. 1811.

46 Gonzalez-Alonso, J. et al.: Haemodynamic responses to exercise, ATP infusion and thigh compression in humans: insight into the role of muscle mechanisms on cardiovascular function. The Journal of Physiology 2008; 586 (9). S. 2405–2417.

47 Calbet, J. et al.: Effects of ATP-induced leg vasodilation on VO_2 peak and leg O_2 extraction during maximal exercise in humans. American Journal of Physiology 2006; 291 (2). S. 447–453.

48 Rosenmeier, J. B., Hansen, J., González-Alonso, J.: Circulating ATP-induced vasodilatation overrides sympathetic vasoconstrictor activity in human skeletal muscle. The Journal of Physiology 2004; 558 (1). S. 351–365.

49 Mortensen, S. P. et al.: Local release of ATP into the arterial inflow and venous drainage of human skeletal muscle: insight from ATP determination with the intravascular microdialysis technique. The Journal of Physiology 2011; 589 (7). S. 1847–1857.

50 Ellsworth, M.L. et al.: Erythrocytes: oxygen sensors and modulators of vascular tone. Physiology 2009; 24 (2). S. 107–116.

51 Sprague, R. S., Stephenson, A. H., Ellsworth, M. L.: Red not dead: signaling in and from erythrocytes. Trends in Endocrinology & Metabolism 2007; 18 (9). S. 350–355.

52 Pittman, R. N.: Erythrocytes: surveyors as well as purveyors of oxygen? American Journal of Physiology 2010; 298 (6). S. 1637–1638.

53 Ellsworth, M. L.: Red blood cell-derived ATP as a regulator of skeletal muscle perfusion. Medicine & Science in Sports & Exercise 2004; 36 (1). S. 35.

54 Duncker, D. J., Bache, R. J.; Regulation of coronary blood flow during exercise. Physiological Reviews 2008; 88 (3). S. 1009–1086.

55 Miyazaki, S. et al.: Changes of left ventricular diastolic function in exercising dogs without and with ischemia. Circulation 1990; 81 (3). S. 1058–1070.

56 Rowland, T.: Echocardiography and circulatory response to progressive endurance exercise. Sports Medicine 2008; 38 (7). S. 541–551.

57 Rowland, T.: Endurance Athletes Stroke Volume Response to Progressive Exercise: A Critical Review. Sports Medicine 2009; 39 (8). S. 687–695.

58 Levine, B. et al.: Left ventricular pressure-volume and Frank-Starling relations in endurance athletes. Implications for orthostatic tolerance and exercise performance. Circulation 1991; 84 (3). S. 1016–1023.

59 Carlsson, M. et al.: Atrioventricular plane displacement is the major contributor to left ventricular pumping in healthy adults, athletes, and patients with dilated cardiomyopathy. American Journal of Physiology 2007; 292 (3). S. 1452–1459.

60 Slordahl, S. A. et al.: Atrioventricular plane displacement in untrained and trained females. Medicine & Science in Sports & Exercise 2004; 36 (11). S. 1871.

61 Ross, J. et al.: Adrenergic control of the force-frequency relation. Circulation 1995; 92 (8). S. 2327–2332.

62 Linden, R.: The size of the heart. Cardioscience 1994; 5 (4). S. 225.

63 Lauboeck, H.: The conditions of mitral valve closure. Journal of Biomedical Engineering 1980; 2 (2). S. 93–96.

64 Lauboeck, H.: Echocardiographic study of the isovolumetric contraction time. Journal of Biomedical Engineering 1980; 2 (4). S. 281–284.

65 Oxborough, D. et al.: Dilatation and Dysfunction of the Right Ventricle Immediately After Ultraendurance Exercise: Clinical Perspective Exploratory Insights From Conventional Two-Dimensional and Speckle Tracking Echocardiography. Circulation: Cardiovascular Imaging 2011; 4 (3). S. 253–263.

66 Hammond, H. K. et al.: Heart size and maximal cardiac output are limited by the pericardium. American Journal of Physiology 1992; 263 (6). S. 1675–1681.

67 Stray-Gundersen, J. et al.: The effect of pericardiectomy on maximal oxygen consumption and maximal cardiac output in untrained dogs. Circulation Research 1986. 58 (4). S. 523–530.

68 Naylor, L. H. et al.: The athletes heart: A contemporary appraisal of the Morganroth Hypothesis. Sports Medicine 2008; 38 (1). S. 69–90.

69 Fagard, R. H., Unit, C. R.: Impact of different sports and training on cardiac structure and function. Cardiology Clinics 1997; 15 (3). S. 397–412.

70 D'Andrea, A. et al.: Range of right heart measurements in top-level athletes: The training impact. International Journal of Cardiology 2013; 164 (1). S. 48–57.

71 Skalik, R., Furst, B.: Heart failure in athletes: Pathophysiology and diagnostic management. E-Journal of Cardiology Practice 2017; 14. S. 1–16.

72 Maron, B. J.: Sudden death in young athletes. New England Journal of Medicine 2003; 349 (11). S. 1064–1075.

73 Sengupta, P. P. et al.: Twist Mechanics of the Left Ventricle: Principles and Application. Circulation: Cardiovascular Imaging 2008; 1 (3). S. 366–376.

74 Tischler, M., Niggel, J.: Left ventricular systolic torsion and exercise in normal hearts. Journal of the American Society of Echocardiography 2003; 16 (6). S. 670–674.

75 Notomi, Y. et al.: Enhanced ventricular untwisting during exercise. Circulation 2006; 113 (21). S. 2524–2533.

76 Zocalo, Y. et al.: Assessment of training-dependent changes in the left ventricle torsion dynamics of professional soccer players using speckle-tracking echocardiography. S. 2709–2712.

77 Hyman, A. L.: Effects of large increases in pulmonary blood flow on pulmonary venous pressure. Journal of Applied Physiology 1969; 27 (2). S. 179–185.

78 Lovering, A.T. et al.: Transpulmonary passage of 99mTc macroaggregated albumin in healthy humans at rest and during maximal exercise. Journal of Applied Physiology 2009; 106 (6). S. 1986–1992.

79 Reeves, J. T., Linehan, J. H., Stenmark, K. R.: Distensibility of the normal human lung circulation during exercise. American Journal of Physiology 2005; 288 (3). S. 419–425.

80 Warren, G. L. et al.: Red blood cell pulmonary capillary transit time during exercise in athletes. Medicine & Science in Sports & Exercise 1991; 23 (12). S. 1353.

81 Kovacs, G. et al.: Pulmonary arterial pressure during rest and exercise in healthy subjects: a systematic review. European Respiratory Journal 2009; 34 (4). S. 888–894.

82 Bossone, E. et al.: Range of tricuspid regurgitation velocity at rest and during exercise in normal adult men: implications for the diagnosis of pulmonary hypertension. Journal of the American College of Cardiology 1999; 33 (6). S. 1662–1666.

83 Argiento, P. et al.: Exercise stress echocardiography for the study of the pulmonary circulation. European Respiratory Journal 2010; 35 (6). S. 1273–1278.

84 Bidart, C. M. et al.: The noninvasive evaluation of exercise-induced changes in pulmonary artery pressure and pulmonary vascular resistance. Journal of the American Society of Echocardiography 2007; 20 (3). S. 270–275.

85 Eldridge, M. W. et al.: Exercise-induced intrapulmonary arteriovenous shunting in healthy humans. Journal of Applied Physiology 2004; 97 (3). S. 797–805.

86 Wetter, T. J. et al.: Effects of exhaustive endurance exercise on pulmonary gas exchange and airway function in women. Journal of Applied Physiology 2001; 91 (2). S. 847–858.

87 Wagner, P. D. et al.: Pulmonary gas exchange in humans exercising at sea level and simulated altitude. Journal of Applied Physiology 1986; 61 (1). S. 260–270.

88 Groves, B. M. et al.: Operation Everest II: elevated high-altitude pulmonary resistance unresponsive to oxygen. Journal of Applied Physiology 1987; 63 (2). S. 521–530.

89 West, J. B.: Left ventricular filling pressures during exercise. Chest 1998; 113 (6). S. 1695–1697.

90 Andersen, P., Saltin, B.: Maximal perfusion of skeletal muscle in man. Journal of Physiology 1985; 366 (1). S. 233–249.

91 Rådegran, G., Blomstrand, E., Saltin, B.: Peak muscle perfusion and oxygen uptake in humans: importance of precise estimates of muscle mass. Journal of Applied Physiology 1999; 87 (6). S. 2375–2380.

92 Richardson, R. S. et al.: Determinants of maximal exercise VO_2 during single leg knee-extensor exercise in humans. American Journal of Physiology 1995; 268 (4). S. 1453–1461.

93 Calbet, J. A. L. et al.: Maximal muscular vascular conductances during whole body upright exercise in humans. The Journal of Physiology 2004; 558 (1). S. 319–331.

94 Saltin, B.: Hemodynamic adaptations to exercise. American Journal of Cardiology 1985; 55 (10). S. 42–47.

95 Landry, D. W., Oliver, J. A.: The pathogenesis of vasodilatory shock. The New England Journal of Medicine 2001; 345 (8). S. 588.

96 Joyner, M. J.: Exercise hyperemia: waiting for the reductionists? American Journal of Physiology 2006; 291 (3). S. 1032–1033.

97 Neilan, T.G. et al.: Myocardial adaptation to short-term high-intensity exercise in highly trained athletes. Journal of the American Society of Echocardiography 2006; 19 (10). S. 1280–1285.

KAPITEL 18

Hämodynamische Effekte der Aortenokklusion

„Das eine kann man jedenfalls jetzt schon sagen, dass ... nur ein Bruchteil der ‚Herzarbeit' vom Herzmuskel selbst, der Hauptanteil aber jedoch durch die Stoßkräfte des mit einer gewissen Geschwindigkeit fließenden und rhythmisch unterbrochenen Blutes geleistet wird."

Hans Havlicek, 1937

Die mechanische Okklusion der Aorta gilt als einer der klassischen Eingriffe in der kardiovaskulären Physiologie bei der Untersuchung von Kreislaufmodellen. Sie zeichnet sich durch eine komplexe hämodynamische Reaktion aus, die nicht nur für kardiovaskuläre Physiologen, sondern auch für Kliniker auf dem Gebiet der Gefäßchirurgie und Anästhesie von Interesse ist. Gemäß dem Druckantriebsmodell des Kreislaufs könnte man erwarten, dass eine Unterbrechung zwischen Pumpe und Gefäßsystem zu einer sofortigen Abnahme des Blutflusses führen würde. Das ist jedoch nicht der Fall. Allan V. Goodyer et al. zeigten, dass eine fortschreitende Okklusion der proximalen Aorta beim Hund zu einem Anstieg des maximalen ventrikulären systolischen Drucks (PVP) und einem gleichzeitigen Anstieg des diastolischen Drucks und Volumens (LVEDP und LVEDV) führt, ohne dass sich das HZV ändert (Phase der *vollständigen Kompensation*). In der folgenden Phase (*partielle Kompensation*) steigen PVP, LVEDP und LVEDV weiter an und das HZV sinkt nur leicht. Erst in der letzten Phase gibt es einen starken Rückgang des HZV und einen maximalen Anstieg des PVP-Drucks (200–250 mmHg) und LVEDV (25 mmHg) (Phase der *Dekompensation*) [1]. Es ist wenig überraschend, dass trotz der großen Zahl von Tierversuchen und klinischen Studien die Daten zur zugrunde liegenden Pathophysiologie und Regulierung des Herzzeitvolumens während der Aortenokklusion (AO) widersprüchlich bleiben. Einige Studien zeigen einen Anstieg, andere einen Rückgang oder gar keine Veränderung (siehe [2] und [3]). Wir werden nun kurz einige der wichtigsten Kreislaufeffekte der AO auf den peripheren Kreislauf und das Herz untersuchen.

1. Systemischer Kreislauf

Bereits 1886 schrieb S. de Jager den Anstieg des Karotis- und zentralvenösen Drucks als Reaktion auf die Aortenokklusion bei narkotisierten Hunden der Verschiebung des Blutes vom arteriellen in das venöse Kompartiment zu, die durch die „*in den arteriellen Wandschichten angesammelte elastische Energie*" verursacht werde. De Jager stellte auch fest, dass die Okklusion der Vena cava inferior zu einem Abfall des arteriellen Drucks auf rund die Hälfte der Normwerte und des zentralvenösen Drucks auf null führt. Er hielt es für besonders signifikant, dass nach einer vorübergehenden Öffnung und erneuten Okklusion der Vena cava inferior ein Anstieg des ZVD zu verzeichnen war, den er als venöse Stase aufgrund der Schwächung und unzureichenden diastolischen Saugkraft der rechten Herzkammer interpretierte [4].

In den 1930er Jahren zeigte Henry Barcroft (1904–1998) als Erster das merkwürdige Phänomen des Anstiegs des systemischen Blutflusses um rund 25 % über den Kontrollwert nach Okklusion der thorakalen Aorta bei narkotisierten, vagotomierten Hunden bei geöffnetem Thorax [5]. Barcroft wies ferner nach, dass ein deutlicher Anstieg des arteriellen Drucks und Flusses in der Tat nicht von der „*erhöhten Pumpwirkung des Herzens*" rührt noch durch die zentralen neurogenen oder lokalen vaskulären Reflexe verursacht, sondern durch Mobilisierung zusätzlichen Blutvolumens aus dem Splanchnicusbett ausgelöst wurde [6]. In dem Bestreben, diese rätselhafte hämodynamische Reaktion zu erklären, verschloss Barcroft sequenziell die thorakale Aorta, die Vena cava superior, die Vena cava inferior und den Truncus brachiocephalicus und maß die hämodynamischen Parameter sequentiell nach jedem Schritt [→ Tabelle 18.1].

	Kontrolle	thorakale Aorta abgeklemmt	Vena cava superior abgeklemmt	Vena cava inferior abgeklemmt	Truncus brachiocephalicus abgeklemmt
arterieller Druck (mmHg)	70	140	50	32	100
systemischer Fluss (ml/min)	792	990	360	125	792
rechter Vorhofdruck (mmHg)	5.1	5.8	4.1	3.2	4.1

Tabelle 18.1 Arterieller Druck, systemischer Fluss und rechter Vorhofdruck bei Hunden unter Kontrollbedingungen und nach sequenzieller Okklusion der thorakalen Aorta, Vena cava superior, Vena cava inferior und des Truncus brachiocephalicus (aus [7], mit freundlicher Genehmigung von John Wiley and Sons).

Die Ergebnisse zeigten, dass es trotz deutlicher Veränderungen des Flusses und des arteriellen Drucks, die durch die Okklusion der großen Gefäße beeinträchtigt wurden, relativ wenig Variation bei den entsprechenden RAPs gab [7]. Um zu bestätigen, dass das Herz tatsächlich „*auf alle Veränderungen im peripheren Kreislauf durch Aufrechterhaltung eines konstanten zentralvenösen Drucks*" reagiert, wie Starling und Kollegen nur wenige Jahre zuvor anhand von Herz-Lungen-Präparationen nachgewiesen hatten, wiederholte Barcroft die Gefäßokklusionsversuche bei Tieren, deren Herzen durch eine mechanische Pumpe ersetzt worden waren [8]. Die Ergebnisse zeigten tatsächlich, dass man die Pumpenflüsse während der Aortenokklusion um bis zu 60 % über die Ausgangswerte erhöhen musste, um einen konstanten RAP beizubehalten. Die Pumpenflüsse während der Okklusion anderer großer Gefäße waren dagegen mit den Flusswerten vor der Okklusion vergleichbar. Angesichts dieser Ergebnisse kommentierte Barcroft: „*Das Erstaunliche ist, dass das gesunde Herz den venösen Druck bei Veränderungen des Flusses von 990 auf 125 ml pro Minute und des arteriellen Blutdrucks von 140 auf 32 mmHg praktisch konstant hielt. Im Großen und Ganzen deutet dies darauf hin, dass das Herz bei diesen Versuchen den venösen Druck bei Null hielt und das Blut, das zu ihm zurückfloss, unabhängig vom Arteriendruck wegpumpte.*" [8]

Barcroft kam daher zu dem Ergebnis, dass der HZV-Anstieg nach der Aortenokklusion auf Faktoren zurückzuführen ist, die mit dem peripheren Kreislauf zusammenhängen. Er zitierte das von August Krogh (1874–1949) vorgestellte Modell, bei dem das Blut aus einem großen, höchst nachgiebigen Leber-Milz-Reservoir in das weniger nachgiebige Oberkörperkompartiment mit gleichzeitigem Anstieg des venösen Rückflusses transferiert wird [9].

Fast ein halbes Jahrhundert später wiederholten Olav Stokland und Kollegen diese Versuche an narkotisierten, atropinisierten Hunden [10]. Neben der Implantation von Schlingen um die absteigende thorakale Aorta und Vena cava inferior banden sie die innere Brustwandarterie und die Vena azygos ab, um größere vaskuläre Verbindungen zwischen den oberen und unteren Körperbereichen zu unterbrechen. Die Größe der linken Herzkammer, d.h. die Länge des Myokardbands (MCL), wurde mit Hilfe eines Paares miniaturisierter Ultraschallsonden überwacht, die an der Vorderwand des linken Ventrikels implantiert worden waren. Die Ergebnisse zeigten, dass die Okklusion der absteigenden Aorta eine Verdopplung des Flusses in der Vena cava superior bewirkte, während sich der Fluss in der Vena cava inferior bei 10% des Kontrollwerts stabilisierte. Im Gegensatz zu Barcrofts Experimenten, bei denen die AO zu einem deutlichen HZV-Anstieg führte, erreichte der kombinierte Fluss durch die Vena cava superior und die Vena cava inferior nur rund 80 % des Kontrollwerts. Der linksventrikuläre systolische Druck (LVP) stieg von 102 ± 7 auf 188 ± 11 mmHg und der LVEDP von 3 auf 8 mmHg; dieser Wert entsprach einem Anstieg des MCL um 10%.

Die gleichzeitige Okklusion der absteigenden Aorta und der Vena cava inferior führte zum Stillstand des Flusses in der Vena cava inferior und zu einer Verringerung des MCL um durchschnittlich 38%, während der LVP und die Flüsse in der Vena cava superior bei der Aortenokklusion gleich blieben. Bemerkenswert ist, dass die systolischen LVP und die Flüsse in der Vena cava superior nach Erreichen eines „stabilen Zustands" (für gewöhnlich nach 2–3 Minuten) während der kombinierten Okklusion von Aorta und Vena cava superior nahezu identisch waren im Vergleich zum Kontrollzustand (vor der Okklusion).

Den Nachweis einer erhöhten „volumenabhängigen Sensitivität" während der kombinierten Okklusion von Aorta und Vena cava superior erbrachte die Infusion von 50 ml Blutaliquoten in die Halsvene bis zu einem kumulativen Volumen, durch welches die Myokardgröße und die Flüsse in der Vena cava superior auf die Werte vor der Okklusion der Vena cava inferior wiederhergestellt wurden. Die anschließende Blutentnahme aus der oberen Körperhälfte auf die Kontrollwerte vor der Infusion ließ auf eine schlechte Korrelation zwischen der Hämodynamik und den Volumenschwankungen schließen. Olav Stokland und Kollegen nahmen an, dass rund 7–8% des gesamten Blutvolumens, vermutlich über venöse Verbindungen im Wirbelkanal, vom vaskulären Kompartiment des Unter- in das des Oberkörpers übertragen wurden. Anhand ihrer Daten kamen die Autoren zu dem Ergebnis, dass nach diesem Modell die Umverteilung des

Blutvolumens aufgrund eines *„Gefäßkollapses“* im Unterkörper – und die anschließende Aktivierung des Frank-Starling-Mechanismus über einen Anstieg des enddiastolischen linksventrikulären Volumens – *„vollständig für die hämodynamische Reaktion“* während der Okklusion der absteigenden thorakalen Aorta verantwortlich sind [10].

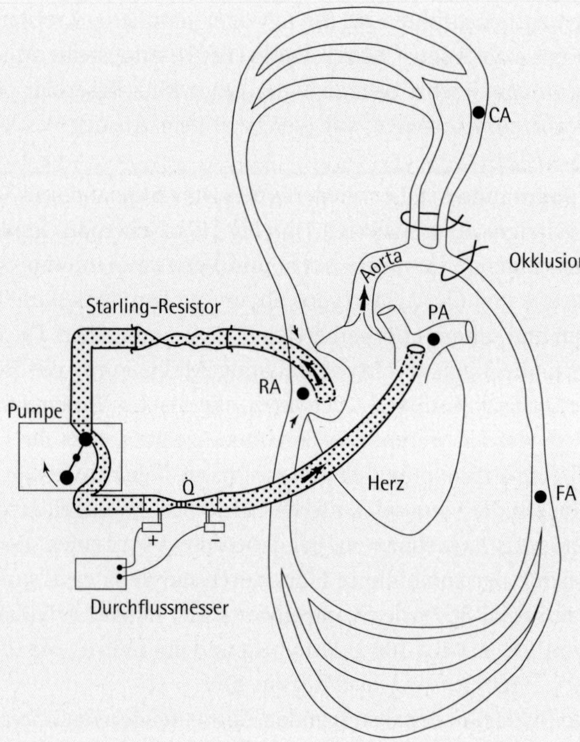

Abb. 18.1 Rechtsherz-Bypasspräparation, die Stene und Kollegen für die Okklusion der absteigenden Aorta in Versuchen an einem Hund verwendeten. Das Blut, das zum rechten Vorhof zurückkehrt, fließt über den Starling- Resistor, um den rechten Vorhofdruck zu kontrollieren, und strömt in die Lungenarterie, wobei die rechte Herzkammer umgangen wird. Die Schlingen zeigen den Ort der Okklusion der Aorta und des Truncus brachiocephalicus. RA: rechter Vorhof, PA: Lungenarterie, CA: Karotis, FA: Oberschenkelarterie (aus [11], mit freundlicher Genehmigung der American Physiological Society).

Im Gegensatz zu Barcrofts Bericht und zu mehreren anderen Untersuchungen, die einen HZV-Anstieg nach der Okklusion der thorakalen Aorta nachwiesen, zeigte die Studie von Stokland et al. einen effektiven *Rückgang* des HZV. Deshalb stellte sich die Frage, welche Faktoren für eine solche Diskrepanz der HZV-Werte in den beiden Untersuchungen verantwortlich waren. Hatten ein großer linksventrikulärer Druck und die Dehnung der linken Herzkammer ihre Schwächung verursacht, was zu einer verminderten Leistung führte, oder gab es einen signifikanten, wenn auch unerkannten Rückstau von Blut vor dem rechten Herzen, da Stoklands Studie keine RAP-Werte dokumentierte? Um das Problem zu lösen, wiederholten John K. Stene et al. Barcrofts Experiment der Aortenokklusion mit Rechtsherz-Bypass [11]. Anstelle des gesamten Herz-Lungen-Bypasses, bei dem die „Herz-Lungen-Präparation“ eines anderen Hunds als Quelle für sauerstoffreiches Blut diente, verwendeten Stene et al. einen mechanischen Rechtsherz-bypass (RHB). Die Pumpenflüsse wurden bei Werten leicht über dem venösen Rückfluss aufrechterhalten, um eine gleichmäßige Entleerung des RA zu gewährleisten [→ Abb. 18.1]. Schätzungen des mittleren systemischen Drucks (MSP) erhielt man durch vorübergehendes Anhalten der Pumpe und Messen des Plateaudrucks für 7–9 Sekunden, der als Vergleichswert für die Veränderungen der allgemeinen Nachgiebigkeit (Compliance) im peripheren Kreislauf während der AO diente.

Die Ergebnisse zeigten, dass die Okklusion der absteigenden thorakalen Aorta mit konstantem RHB bei narkotisierten, paralysierten Hunden zu einem Anstieg von 47 % des mittleren Carotisdrucks und zu einem Anstieg von 43 % des HZV im Vergleich zum Kontrollwert führte, während die MSP-Werte beim Ausgangswert blieben. Stene et al. kamen zu dem Schluss, dass der HZV-Anstieg in ihrer Studie allein aus dem Anstieg des venösen Rückflusses zum Herzen resultierte, der durch die Anpassung der Pumpenflüsse an die RAP-Kontrollwerte von nahe Null evident wurde. Ihren Worten nach *„kann die Feinabstimmung des CO nur erfolgen, wenn der RA in der Lage ist, den RAP konstant zu halten*“, das heißt, das Herz kann nur das Blut pumpen, das es erhält, wie schon Barcroft und Starling beobachtet hatten. Somit würde ein RAP-Anstieg einen *„Widerstand gegenüber dem venösen Rückfluss*“ darstellen und gemäß Guytons Modell [→ Kap. 14.3] das HZV verringern.

Was die Ursachen des HZV-Anstiegs während der Aortenokklusion betrifft, zogen Stene et al. zwei Möglichkeiten in Betracht, die Veränderung des Gefäßtonus und die Veränderung der Blutvolumenverteilung aus dem Splanchnicusbett in das Venensystem des Oberkörpers. Das Splanchnicusbett gilt als wichtigstes Blutreservoir für die Blutumverteilung während der thorakalen AO [12]. Die konstanten MSP-Werte vor und nach AO ließen auf eine Umverteilung des Blutes aus dem höchst flexiblen splanchnischen Kompartiment in das weniger nachgiebige Gefäßkompartiment des Oberkörpers vermuten, wie es August Krogh ursprünglich angenommen hatte und von Paolo Caldini et al. später übernommen wurde [13, 14].

Schließlich führten Simon Gelman und Kollegen Versuche an splenektomierten Hunden unter Vollnarkose durch (die Milz dient bei Hunden als Blutreservoir, das bei Belastung mobilisiert wird), in denen sie die Organperfusion (RV, LV, Gehirn, rechte und linke Lunge, Deltamuskeln) nach Okklusion der suprarenalen oder sub-diaphragmatischen Aorta mittels radioaktiv markiertem Albumin bestimmten [15]. Ungeachtet des Rückgangs der Nierenperfusion, die bekanntermaßen bei Okklusion der suprarenalen und infrarenalen Aorta fast mit gleicher Häufigkeit von 3 % bzw. 2 % auftritt [16], verursachte das Abklemmen der suprarenalen Aorta 10 und 30 Minuten nach dem Eingriff keine statistisch signifikante Abweichung von dem Ausgangswert der Organperfusion. Die subdiaphragmatische Aortenokklusion dagegen zeigte einen signifikanten *Anstieg* der Radioaktivität in allen untersuchten Organen: im Bereich von 15–25 % in den Lungen, von 17–38 % in der rechten und linken Herzkammer, von 18–30 % im Gehirn und von 15–25 % in den Deltamuskeln. Bei keiner der verschiedenen Okklusionen gab es einen Anstieg der Leberperfusion, und die Nierenperfusion ließ sich aufgrund des darüber liegenden Darms nicht quantifizieren [15]. Norbert Nemeth et al. beobachteten ebenfalls signifikante Säure-Base- und hämodynamische Störungen, aber nur minimale Veränderungen der Leber- und Darmperfusion während der 60-minütigen gleichzeitigen Okklusion der abdominalen Aorta und der Vena cava inferior in einem Rattenmodell. Die Nierenperfusion war während der suprarenalen Okklusion jedoch signifikant reduziert [17].

2. Kardialer Effekt der Aortenokklusion

Neben der Beeinflussung der Blutverteilung in der Peripherie hat die Aortenokklusion bei intakten Tieren große Auswirkungen auf die Funktion des Herzens. Das Ausmaß dieser Veränderungen hängt natürlich von dem Grad der AO ab, führt jedoch immer zu einem starken Anstieg der Nachlast und zu adaptiven Veränderungen der ventrikulären Vorlast und Kontraktilität. Die Funktion der linken Herzkammer bei der isolierten Herzpräparation unter Bedingungen der erhöhten Nachlast wurde bereits diskutiert [→ Kap. 16.3].

Schon 1912 beobachteten Franklin P. Knowlton (1875–1968), Ernest H. Starling (1866–1927) [18] sowie Gleb von Anrep (1890–1955) [19], dass die Okklusion der Aorta bei der Herz-Lungen-Präparation zu einem erhöhten systolischen Druck und zu einer Vergrößerung des Herzens führte, gefolgt von einer gesteigerten Kontraktilität und Wiederherstellung des linksventrikulären Drucks und Volumens. Starling schrieb die erhöhte Kontraktilität der „verstärkten Nährstoffversorgung", d. h. der Blutzufuhr im Muskel zu. Später fand man heraus, dass sich die anfängliche Schwächung und Dilatation des Herzens auf die Kompression der subendokardialen Blutgefäße zurückführen lässt, welche eine Ischämie verursacht, die sich bald durch die Umverteilung des Blutflusses in die betroffenen Bereiche normalisiert, sodass die Kontraktilität wiederhergestellt wird (Anrep-Effekt). Mittlerweile geht man davon aus, dass die Umverteilung des Blutflusses erfolgen kann, so lange die Koronarperfusion konstant bleibt [20]. Diese Kompensation tritt jedoch nicht bei Patienten mit KHK auf, bei denen die koronare Autoregulation beeinträchtigt ist. Dies könnte die Dilatation der linken Herzkammer bei Aortenklemmung im Rahmen von Aortenbogeneingriffen erklären, die sogar unter der Operation mittels Linksherzbypass auftritt [21].

Während sich Veränderungen der Herzfrequenz bei der Aortenokklusion durch die Verabreichung von Atropin verhindern lassen, ist es denkbar, dass Barorezeptorreflexe eine wichtige Rolle bei der Veränderung der Herzkontraktilität spielen könnten, vor allem bei der proximalen AO. Um die Bedeutung der proximalen und distalen AO für die systemische Hämodynamik und Myokardfunktion zu bewerten, führten Arnfinn Ilebekk und Kollegen Versuche an atropinisierten Hunden mit offenem Thorax durch, bei denen sie eine *schrittweise* Einengung der proximalen und distalen Aorta bei Basalbedingungen und bei erhöhter Inotropie (Isoproterenol-Infusion) vornahmen, bis der systolische LV-Druck um 50–70 mmHg angestiegen war. Die Aorten- und Herzkammerdrücke wurden gemessen und die LV-Wandparameter und Aortenabmessungen mithilfe implantierter Ultraschallsonden erfasst [22].

Die Ergebnisse zeigten, dass die *proximale* AO unter Kontrollbedingungen und während der erhöhten Inotropie den systolischen Druck um durchschnittlich 49 mmHg steigerte und das SV um 18 % verringerte, überraschenderweise jedoch weder LVEDP, EDMCL noch die Kontraktilität beeinflusste. Dagegen unterschied sich das SV während der *distalen* AO nicht von den Kontrollwerten, stieg während der Infusion mit Isoproterenol jedoch um 42.5 %. Die inotrope Intervention verursachte zudem eine verstärkte linksventrikuläre diastolische Ausdehnung und erhöhte Kontraktilität.

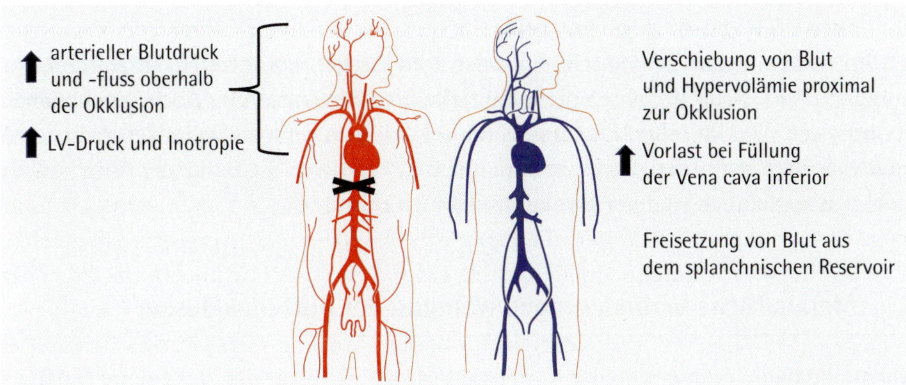

Abb. 18.2 Hämodynamische Veränderungen während thorakaler Aortenokklusion. Die plötzliche Unterbrechung der linksventrikulären Ejektion und des Aortenflusses verursacht einen deutlichen Anstieg des Arteriendrucks und eine Überperfusion der Gefäßkompartimente oberhalb der Okklusion. Die Versorgung von Organen und Geweben mit arteriellem Blut unterhalb der Okklusion ist reduziert (linke Abb.). Die Mobilisierung und Übertragung von Blut aus dem splanchnischen Reservoir steigert den venösen Rückfluss und die Füllung des rechten Herzens, was zu einem erhöhten Herzzeitvolumen führt (rechte Abb.). Das Herz „stößt alles Blut aus, das es erhält" und zeigt eine widderähnliche Funktion.

Die Feststellung eines verringerten SV während der proximalen Aortenokklusion war paradox, da die Herzkammer währenddessen gegen eine größere Nachlast (höherer systolischer Druck) ausstieß. Um den Mechanismus zu verstehen, der für die Unterschiede verantwortlich war, wiederholten die Autoren die Versuche mit der proximalen AO. Sie infundierten niedermolekulares Dextran stufenweise in der Menge, die das SV wieder auf die Kontrollwerte bringen würde. Das zusätzliche Volumen war so in der Lage, das SV während der proximalen AO wiederherzustellen, ohne die Parameter des ventrikulären Flusses und Drucks zu beeinflussen. Eine Analyse der LV-Druck- und -Flussmuster zeigte, dass Veränderungen von Aortencompliance und -volumen tatsächlich von der Nachlast unabhängig sind, wie dies auch bei der isolierten Herzpräparation der Fall ist, und dass der Anstieg der Herzkammerfüllung (Vorlast) allein für die Veränderungen des SV während der proximalen und distalen Aortenokklusion verantwortlich ist [23] [→ Kap.16.3]. Von Interesse ist auch die Beobachtung, dass während der proximalen AO der Druck in der Aorta (distal zur Schlinge) vom Mittelwert von 97 nur auf einen Mittelwert von 85 mmHg fiel, im Gegensatz zum Aortendruck unterhalb der distalen AO, der auf 20 mmHg sank [22]. Der Mechanismus, der einen solch relativ normalen Druck während der proximalen AO aufrechterhalten kann, ist nicht bekannt. Es ist schwer vorstellbar, wie das Herz angesichts einer okkludierten Aorta als Druckantriebspumpe ein erhöhtes HZV erzielen kann, ohne seine Kontraktiliät zu steigern. Die Studie von Ilebekk und Kollegen bestätigt, was seit Starling wiederholt beobachtet wurde, nämlich „*dass das Herz das gesamte Blut auspumpt, das es erhält*" [24] und sich diesbezüglich mechanisch wie ein hydraulischer Widder verhält.

Es ist anzumerken, dass die Verwendung der transösophagealen Echokardiografie (TEE) im modernen perioperativen Umfeld den Umfang der hämodynamischen Echtzeit-Überwachung bei hochriskanten vaskulären Verfahren, einschließlich Aortenreparatur, erweitert hat [→ Abb. 18.2]. In einer frühen Studie berichteten Michael F. Roizen et al. von abnormen LV-Wand-Bewegungen bei bis zu 33 % der Patienten während der suprarenalen Aortenokklusion. Ischämische Episoden treten selten bei infrarenaler Aortenklemmung auf [25]. Neue Verfahren der endovaskulären Reparatur von Aortenaneurysmen verbesserten die klinischen Ergebnisse. Im Vergleich zu offenen Techniken reduzieren endovaskuläre Verfahren das Gewebstrauma und verkürzen die Dauer der Aortenokklusion, was zu deutlich weniger Myokardischämien führt [26].

3. Metabolische Veränderungen während der Aortenokklusion

Die gravierende Intervention der Aortenokklusion führt nicht nur zu komplexen hämodynamischen Störungen, sondern auch zu einer Reihe neurohormonaler Reaktionen, das Säure-Basengleichgewicht, inflammatorische, rheologische und mikrozirkulatorische Faktoren betreffend [3, 17]. Wie sich zeigte, reduziert sich der Sauerstoffverbrauch während der AO um 20 [27] bis 40 % [28]. Das war ein unerwartetes Ergebnis angesichts vorheriger Studien, die einen bis zu zweifachen Anstieg der Oberkörperperfusion [29] und einen erhöhten gemischt-venösen Sauerstoffgehalt nachwiesen [28]. Es ist zwar verständlich, dass der Sauerstoffverbrauch in den Geweben unterhalb der Okklusion verringert ist, aber man kann nicht erwarten, dass die Sauerstoffaufnahme *oberhalb* ebenfalls reduziert ist [30]. Man nahm an, dass diese Störung der Sauerstoffverwertung in den Geweben aufgrund der gestörten Homöostase energiereicher Phosphate auftreten könnte, die sowohl Organe unter- als auch *oberhalb* der Okklusion betrifft [31]. Um diese Hypothese zu prüfen, untersuchten James A. Balschi et al. den Effekt der Okklusion der absteigenden thorakalen Aorta auf die ATP-Homöostase mittels Kernspinresonanzspektroskopie bei Hunden und maßen die Aktivität energiereicher Phosphate direkt über dem Herzen und den Deltamuskeln. Ein über dem Herzen nachgewiesener reduzierter ATP- und Kreatinphosphat-(CrP)-Spiegel entspricht der erhöhten Belastung der linken Herzkammer durch die hohe Aortenokklusion [→ Kap. 16.5]. Ein Abfall von CrP und ATP im Deltamuskel dagegen deutet auf einen allgemeinen Rückgang des oxidativen Stoffwechsels hin. Dies würde die Azidose aufgrund erhöhter Werte für Laktat und andere Endprodukte des anaeroben Stoffwechsels erklären, die bei Aortenoperationen regelmäßig auftritt. Der verringerte Sauerstoffverbrauch in den Geweben *proximal* der okkludierten Aorta ist nach Ansicht der Autoren jedoch paradox und wird möglicherweise von den arteriovenösen Shunts im Oberkörper verursacht [31].

Zusammenfassend lässt sich sagen, dass die Feststellung eines unveränderten oder gar erhöhten HZV während der Aortenokklusion mit dem Konzept des Herzens als Antriebspumpe unvereinbar ist. Sollte das zirkulierende Blut für seine Bewegung allein von dem Bewegungsimpuls des Herzens abhängen, würde man einen starken Rückgang, wenn nicht gar einen vollständigen Stillstand des Blutflusses erwarten. Angesichts der spärlichen Anastomosen zwischen der oberen und unteren Körperhälfte sowie der

Schnelligkeit, mit der bei einer kombinierten Aorten- und Kavaokklusion ein neuer stabiler Zustand eintritt, liegt es nahe, das Herz als nach den Grundsätzen einer Widderpumpe arbeitend zu betrachten: Es stößt das Volumen aus, das es empfängt. Sollte die systemische Perfusion allein von dem Druck abhängen, wäre die zu prognostizierende Reaktion der Herzkammer die Erzeugung eines stufenweisen Anstiegs des Drucks bis zum Versagen oder Ruptur. Das Herz passt vielmehr seine Kontraktionskraft der überhöhten hämodynamischen Last an. Bemerkenswert ist die Tatsache, dass die intraoperative Aortenklemmung im klinischen Umfeld abrupt erfolgt, was eine sofortige Anpassung des Herzens an diesen traumatisierenden Eingriff erfordert. Die umgekehrte Situation, also das Freigeben der Aorta, erweist sich oft als noch problematischer. Die Produktion und Freisetzung von kardiodepressiven und vasoaktiven Metaboliten aus ischämischen Geweben führt zu einer reaktiven Hyperämie sowie einem starken Abfall des Drucks und erfordert eine massive Volumen- und Vasopressorentherapie, eventuell auch eine neuerliche Abklemmung der Aorta [3]. Die Mobilisierung von Blut aus dem splanchnischen Reservoir stellt einen Versuch dar, ein starkes Ungleichgewicht zwischen den minderdurchbluteten Regionen unterhalb und den überdurchbluteten oberhalb der Aortenokklusion zu korrigieren, und deutet auf eine relativ unabhängige Regulation des arteriellen und venösen Kreislaufschenkels hin [→ Kap. 14.3].

Literatur

1 Goodyer, A. V., Goodkind, M. J., Landry, A. B.: Ventricular response to a pressure load left ventricular function curves in intact animal. Circulation Research 1962; 10 (6). S. 885–896.

2 Gelman, S.: The pathophysiology of aortic cross-clamping and unclamping. Anesthesiology 1995; 82 (4). S. 1026.

3 Zammert, M., Gelman, S.: The pathophysiology of aortic cross-clamping. Best Practice & Research Clinical Anaesthesiology 2016; 30 (3). S. 257–269.

4 De Jager, S.: Experiments and considerations on haemodynamics. The Journal of Physiology 1886; 7 (2). S. 130.

5 Barcroft, H., Cardiac output and blood distribution. The Journal of Physiology 1931; 71 (3). S. 280–291.

6 Barcroft, H., Formijne, P.: The relation of the central nervous system to the increase in systemic flow produced by occlusion of the thoracic aorta. The Journal of Physiology 1934; 82 (3). S. 377–384.

7 Barcroft, H., Samaan, A.: The explanation of the increase in systemic flow caused by occluding the descending thoracic aorta. The Journal of Physiology 1935; 85 (1). S. 47–61.

8 Barcroft, H.: Observations on the pumping action of the heart. The Journal of Physiology 1933; 78 (2). S. 186–195.

9 Krogh, A.: The Regulation of the Supply of Blood to the Right Heart. Skandinavisches Archiv für Physiologie 1912; 27 (2). S. 227–248.

10 Stokland, O. et al.: Mechanism of hemodynamic responses to occlusion of the descending thoracic aorta. American Journal of Physiology 1980; 238 (4). S. 423–429.

11 Stene, J.K. et al.: Increased cardiac output following occlusion of the descending thoracic aorta in dogs. American Journal of Physiology 1982; 243 (1). S. 152–158.

12 Stokland, O. et al.,: Cardiac effects of splanchnic and non-splanchnic blood volume redistribution during aortic occlusions in dogs. Acta Physiologica Scandinavica 1981; 113 (2). S. 139–146.

13 Caldini, P. et al.: Effect of epinephrine on pressure, flow, and volume relationships in the systemic circulation of dogs. Circulation Research 1974; 34 (5). S. 606–623.

14 Permutt, S., Caldini, P.: Regulation of cardiac output by the circuit: venous return. In: Baan, J., Noordegraff, A., Raines, J. (Hrsg.): Cardiovasuclar System Dynamics. MIT Press Cambrige London 1987. S. 465–479.

15 Gelman, S. et al.: Blood volume redistribution during cross-clamping of the descending aorta. Anesthesia & Analgesia 1994; 78 (2). S. 219–224.

16 Abbott, W. M., Austen, W. G.: The reversal of renal cortical ischemia during aortic occlusion by mannitol. Journal of Surgical Research 1974; 16 (5). S. 482–489.

17 Nemeth, N. et al.: Simultaneous investigation of hemodynamic, microcirculatory and arterio-venous micro-rheological parameters in infrarenal or suprarenal aortic cross-clamping model in the rat. Clinical Hemorheology and Microcirculation 2014; 57 (4). S. 339–353.

18 Knowlton, F., Starling, E.: The influence of variations in temperature and blood-pressure on the performance of the isolated mammalian heart. The Journal of Physiology 1912; 44 (3). S. 206–219.

19 von Anrep, G.: On the part played by the suprarenals in the normal vascular reactions of the body. The Journal of Physiology 1912. 45 (5). S. 307.

20 Monroe, R. et al.: The Anrep effect reconsidered. Journal of Clinical Investigation 1972; 51 (10). S. 2573.

21 Gordon, G., Panza, W., Bojar, R.: Failure of left heart bypass to prevent acute left ventricular failure associated with proximal thoracic aortic cross-clamping. Journal of Cardiothoracic and Vascular Anesthesia 1997; 11 (1). S. 80–82.

22 Ilebekk, A., Thorvaldson, J., Kiil, F.: Left ventricular function during acute elevation of aortic blood pressure in dogs. American Journal of Physiology 1976; 231 (5). S. 1476–1484.

23 Elzinga, G., Westerhof, N.: Pressure and flow generated by the left ventricle against different impedances. Circulation Research 1973; 32 (2). S. 178–186.

24 Patterson, S., Starling, E.: On the mechanical factors which determine the output of the ventricles. The Journal of Physiology 1914; 48 (5). S. 357.

25 Roizen, M. F. et al.: Monitoring with two-dimensional transesophageal echocardiography: comparison of myocardial function in patients undergoing supraceliac, suprarenal-infraceliac, or infrarenal aortic occlusion. Journal of Vascular Surgery 1984; 1 (2). S. 300–305.

26 Cuypers, P. W. et al.: Cardiac response and complications during endovascular repair of abdominal aortic aneurysms: a concurrent comparison with open surgery. Journal of Vascular Surgery 2001; 33 (2). S. 353–360.

27 Gelman, S., Rabbani, S., Bradley Jr, E.: Inferior and superior vena caval blood flows during cross-clamping of the thoracic aorta in pigs. The Journal of Thoracic and Cardiovascular Surgery 1988; 96 (3). S. 387–392.

28 Gelman, S. et al.: The reason for cardiac output reduction after aortic cross-clamping. The American Journal of Surgery 1988; 155 (4). S. 578–586.

29 Gelman, S. et al.: Renal and splanchnic circulation during infrarenal aortic cross-clamping. Archives of Surgery 1984; 119 (12). S. 1394.

30 Gregoretti, S. et al.: Hemodynamics and oxygen uptake below and above aortic occlusion during crossclamping of the thoracic aorta and sodium nitroprusside infusion. The Journal of Thoracic and Cardiovascular Surgery 1990; 100 (6). S. 830–836.

31 Balschi, J. et al.: Effects of crossclamping the descending aorta on the high-energy phosphates of myocardium and skeletal muscle. A phosphorus 31-nuclear magnetic resonance study. The Journal of Thoracic and Cardiovascular Surgery 1993; 106 (2). S. 346–356.

KAPITEL 19

Erhöhter Lungenblutfluss

„Der Herzdruck ist nicht der Druck, den das Herz ausübt, sondern es ist die durch das Herz zum Ausdruck gebrachte Gesamtenergie aller Kapillaren im Körper. Das Herz treibt nicht. Mir scheint es das von den Kapillaren getriebene zu sein. Herzdruck = Kapillarenergie.“

Kurt von Bergel, 1933

Die hämodynamische Reaktion auf körperliche Aktivität zeichnet sich durch verschiedene, von erhöhter Stoffwechselaktivität verursachte periphere und zentrale Faktoren aus. Dagegen gibt es diverse pathologische Befunde, bei denen ein hyperdynamischer Zustand ohne „metabolische Ursache“ vorliegt, wie zum Beispiel bei der angeborenen Herzfehlbildung mit Verbindung zwischen systemischem und Lungenkreislauf, bei arteriovenösen (AV)-Missbildungen und bei traumatischen oder erworbenen AV-Fisteln. Aufgrund der vielfältigen klinischen Erscheinungsbilder und einer weitreichenden Symptomatik ist der „Kurzschluss“ zwischen dem arteriellen und dem venösen Kreislauf für Physiologen und Mediziner seit gut über einem Jahrhundert gleichermaßen von Interesse und ermöglicht einen einzigartigen Einblick in die Beziehung zwischen zentralem und peripherem Kreislauf. Zunächst betrachten wir die hämodynamischen Störungen der AV-Fisteln.

1. Arteriovenöse Fistel

Studien an Hunden, zeigten, dass eine typische adaptive Reaktion auf die Öffnung einer „ausgereiften“ (3 Wochen nach dem Eingriff) femoralen AV-Fistel durch einen Abfall des mittleren arteriellen Drucks (MAP) um 5 % und einen Anstieg des SV (18 %), der HF (24 %) und des HZV (37 %) gekennzeichnet ist [1]. Ein Teil des zirkulierenden Blutvolumens verlagert sich von der arteriellen auf die venöse Seite des Kreislaufs, wobei der ZVD steigt. Ähnliche Veränderungen treten bei Hunden auf, die keine spinale und autonome Innervation haben [2]. Die Schaffung einer proximalen Fistel, z.B. durch Einbringen eines 10 mm Shunts zwischen infra-renaler Aorta und Vena cava, führt zu einer sofortigen Verdopplung der HF (von 97 auf 173 Schläge/Min.) und des HZV (bis zu 250 %) sowie zu einem gleichzeitigen Anstieg des SV und EDV [3]. Der ventrikuläre (lastunabhängige) Kontraktilitätsindex (E_{max}) blieb direkt nach dem Öffnen der Fistel konstant, ging während des einwöchigen Versuchs aber deutlich zurück. Trotz der kompensatorischen Hypertrophie (mit einem durchschnittlichen Anstieg der Herzmasse von 10 %) traten bei den Tieren Anzeichen einer schweren Herzinsuffizienz auf (Aszites, Beinödem, hoher LVEDP und Lungenödem) [3]. Akiko Fujisawa et al. beobachteten dagegen einen sofortigen Anstieg der Kontraktilität (E_{max}) bei Hunden nach dem Öffnen einer großen aortocavalen Fistel [4].

Wenn die anfangs großen Fistelflüsse „innerhalb der Grenzen" der kardiovaskulären Kompensation liegen, folgt ein chronischer Zustand, der sich durch einen stufenweisen Rückgang der HF und des MAP auf die Kontrollwerte auszeichnet, mit gleichzeitigem Anstieg der Herzmasse (Hypertrophie) und Expansion extrazellulärer und intravaskulärer Volumina, was zu einer progressiven Blutverdünnung führt. Min Huang und Kollegen zeigten, dass bei Ratten mit großen Fistelflüssen (die rund 50–77 % des HZV-Ausgangswertes ausmachten) das HZV über einen Zeitraum von fünf Wochen progressiv anstieg und über dreifach erhöhte Ausgangswerte erreichte. Passte man den Herzindex (HI) jedoch entsprechend der Gewichtszunahme an, war er *identisch* mit dem der Kontrollgruppe. Der mittlere arterielle Druck und der systemische Fluss (bestimmt durch Subtraktion des Fistelflusses vom HZV) nahmen erst ab und kehrten dann auf Normalwerte zurück. Die Persistenz einer fast normalen HF bei einem stark erhöhten HZV deutet auf eine starke Vergrößerung des SV hin [5]. Diese Beobachtung bestätigten eine Vielzahl weiterer Studien, die SV-Anstiege von bis zu 80–90 % bei akuten und chronischen AV-Fisteln dokumentierten. Mit der Zeit wächst der Fistelfluss weiter an, einhergehend mit der weiteren Ausdehnung der arteriellen und venösen Kollateralen, was zu einem Circulus vitiosus von ständig zunehmenden Herzzeitvolumina und zur Herzinsuffizienz führt [6, 7]. In Bezug auf die kardialen biochemischen und energetischen Veränderungen beobachteten Colin L. Gibbs und Kollegen nur eine geringe Erhöhung (13 %) der basalen Stoffwechselaktivität und keine Veränderungen bei der mechanischen Effizienz in den Herzen von Kaninchen, die einer chronischen Volumenüberlastung ausgesetzt waren (12 Wochen mit aortocavalen Fistelflüssen). Dies stand im Widerspruch zu Studien zur chronischen Drucküberlastung, in denen eine Teilobstruktion der Aorta zu einem deutlichen *Rückgang* der myokardialen Stoffwechselaktivität führte, sodass die Autoren zu dem Ergebnis kamen, dass *„es anhand unserer Druck- und Volumenüberlastungsstudien klar scheint, dass die Herzinsuffizienz in vivo auftreten kann, obgleich viele der intrinsischen kontraktilen und biochemischen Prozesse der Herzzellen relativ unbeeinträchtigt sind.*"[8]

Eine konventionelle Erklärung der von AV-Fisteln verursachten Kreislaufeffekte beruht unweigerlich auf dem Konzept eines Rückgangs des peripheren Widerstands. Zum Beispiel waren Arthur C. Guyton (1919–2003) und Kiichi Sagawa anfangs der Meinung, dass die LV-Hypertrophie eine Reaktion auf die erhöhte Belastung aufgrund des verstärkten venösen Rückflusses und höhere Füllungsdrucke sei [2], während eine spätere Studie der Gruppe um Guyton zu dem Schluss kam, dass die Ursache der LV-Hypertrophie nicht vollständig erklärt ist. Die Tatsache jedoch, dass sich der Blutfluss in die einzelnen Organe am Ende trotz eines verminderten peripheren Widerstands *normalisiert*, lässt vermuten, dass der Stoffwechselbedarf der Gewebe die Flüsse reguliert [5].

Neben den oben genannten systemischen Effekten beobachtete man eine Vielzahl merkwürdiger lokaler Phänomene in Verbindung mit erworbenen oder induzierten AV-Fisteln, wie zum Beispiel die Verdickung der Intima und Media der Vene (Arterialisierung) proximal zur Fistel, die Dehnung und erhöhte Gefäßschlängelung der proximalen Arterie, die Flussumkehr in der distalen Arterie [9], eine periphere Ischämie aufgrund des „steal syndroms" oder Hypertrophie betroffener Gliedmaßen [10] [→ Abb. 19.1]. Einige dieser Phänomene, wie zum Beispiel die *retrograden* Flüsse in den Venen, sind innerhalb des konventionellen Kreislaufparadigmas nicht erklärbar.

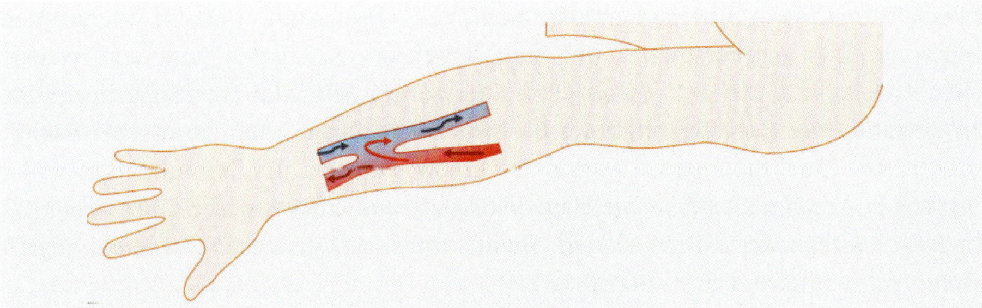

Abb. 19.1 Eine chirurgisch hergestellte arteriovenöse Fistel am Unterarm, wie sie bei der Hämodialyse zum Einsatz kommt, verursacht einen Rückgang des peripheren Widerstands und einen Anstieg des Herzzeitvolumens, der mit dem Fistelfluss identisch ist. Lokale Anpassungen an den erhöhten Fluss sind u.a. eine Arterialisierung und Flussumkehr in der Vene distal der Fistel und eine verringerte arterielle Durchblutung der Hand.

Die Herzinfuffizienz mit erhöhter Auswurfleistung ist eine bekannte Komplikation der aortocavalen Fistel bei Versuchstieren [7] und bei Menschen [11, 12] und tritt relativ häufig bei Hämodialysepatienten auf [13, 14]. Neuere Daten lassen darüber hinaus vermuten, dass Dialysepatienten mit hohen Fistelflüssen eine pulmonale Hypertonie entwickeln (PHT) [15, 16]. Bemerkenswert ist, dass das Schließen der Fistel bei Versuchstieren [1] und Patienten mit terminaler Niereninsuffizienz (ESRD), zum Beispiel nach Erhalt einer Spenderniere, die genannten Veränderungen rückgängig machen [17, 18]. Bei einem Patienten trat nach Schließen einer chronischen aortocavalen Fistel eine massive Diurese auf [19].

Mehrere Physiologen kommentierten die auffällige Ähnlichkeit zwischen der akuten Kreislaufreaktion auf körperliche Aktivität und der Öffnung einer großen AV-Fistel in dem Sinne, dass ein starker Rückgang des peripheren Widerstands mit einem HZV-Anstieg einhergeht (weitere Quellenangaben in [20]). Wie jedoch in Kapitel 14.1 dargestellt, spiegeln der vom Poiseuilleschen Gesetz abgeleitete „periphere Widerstand" [20] oder das Ohmsche Gesetz [10] weder den allgemeinen noch den lokalen Zustand der Organperfusion wider. Wie bereits erwähnt, ist ein HZV-Anstieg bei aerober Anstrengung ein physiologischer Stimulus eines erhöhten Stoffwechselbedarfs, der einen gleichzeitigen Anstieg des Lungenblutflusses erfordert und sich deutlich von den erhöhten Lungenblutflüssen durch die AV-Fistel unterscheidet. Der allgemeine Anstieg des Volumenflusses bei der AV-Fistel hat zwei Ursachen, und zwar den Shuntfluss selbst und ein durch gestörte systemische Perfusion erhöhtes Blutvolumen mit Anstieg der Plasmakonzentration von Renin und atrialem natriuretischen Peptid (ANP) [5]. Der eigentliche Unterschied zwischen den beiden Zuständen zeigt sich jedoch während der chronischen kardiovaskulären Anpassung an die erhöhten Fistelflüsse, die unweigerlich zu erhöhtem pulmonalem Widerstand und zu pulmonaler Hypertonie führt.

2. Eisenmenger-Syndrom

Neben den AV-Fisteln gibt es angeborene Herzfehler mit erhöhtem pulmonalem Fluss, die zu Pathologien im kleinen Kreislauf führen. Das Eisenmenger-Syndrom (ES), die am weitesten fortgeschrittene Form der pulmonalen Hypertonie, geht im Allgemeinen einher mit einer ausgeprägten Verbindung zwischen dem Lungen- und dem systemischen Kreislauf auf atrialer, ventrikulärer oder aortopulmonaler Ebene. Die derzeitige Interpretation der Hämodynamik des ES geht auf das Jahr 1950 zurück, als Paul H. Wood (1907–1962) die zugrunde liegende Pathophysiologie der Erkrankung in seiner klassischen Arbeit als *„pulmonale Hypertonie aufgrund eines hohen Gefäßwiderstands mit umgekehrtem oder bidirektionalem Shunt"* unter dem zusammenfassenden Begriff Eisenmenger-Syndrom charakterisierte [21].

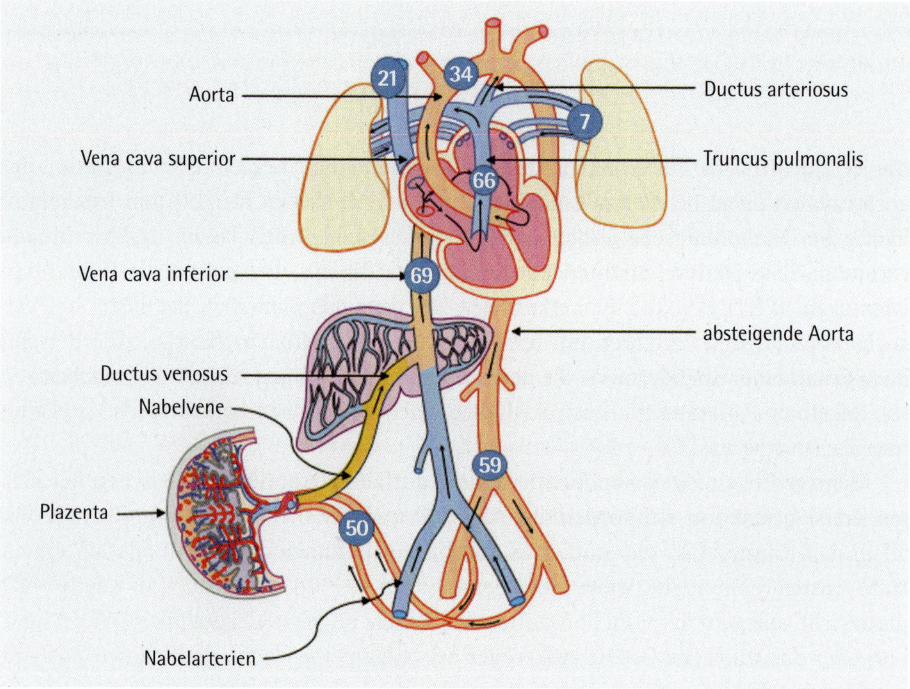

Abb. 19.2 Verteilung des Herzzeitvolumens beim Fötus an ausgewählten Kontrollpunkten (prozentuale Werte in Weiß) (Daten aus [22], adaptiert von Motifolio Inc.).

Wood wies darauf hin, dass es für das Verständnis des ES hilfreich ist, den normalen fetalen Kreislauf zu betrachten. Kurz gesagt, erreicht das sauerstoffreiche Blut (SpO_2 ~85 %) aus der Plazenta den Fötus über die Nabelvene und fließt über die Vena cava inferior in den rechten Vorhof. Von den 69 % des gesamten Herzzeitvolumens (GHZV), das über die Vena cava inferior in den rechten Vorhof gelangt, zweigen 27 % über das Foramen ovale in den linken Vorhof ab. Dieser erhält zudem sauerstoffarmes Blut, das aus der Lunge zurückfließt (7 % des GHZV). Die linke Herzkammer empfängt somit nur 34 % des GHZV, das in die Aorta ausgestoßen wird, um vorwiegend den oberen Teil des Körpers zu versorgen. Das Blut, das über die Vena cava inferior in den rechten Vorhof fließt (69 % - 27 % = 42 %) und das Blut, das aus der Vena cava superior (21 % des GHZV) und dem Koronarsinus (3 %) kommt, machen insgesamt 66 % des GHZV aus, das durch die Trikuspidalklappe in die rechte Herzkammer strömt und in die Lungenarterie ausgestoßen wird. Der Großteil des Rechtsherzvolumens (59 %) zweigt über den weit geöffneten Ductus arteriosus in die absteigende Aorta ab und nur 7 % fließen weiter zur Lungenarterie, um die Lunge zu durchbluten [22] [→ Abb. 19.2].

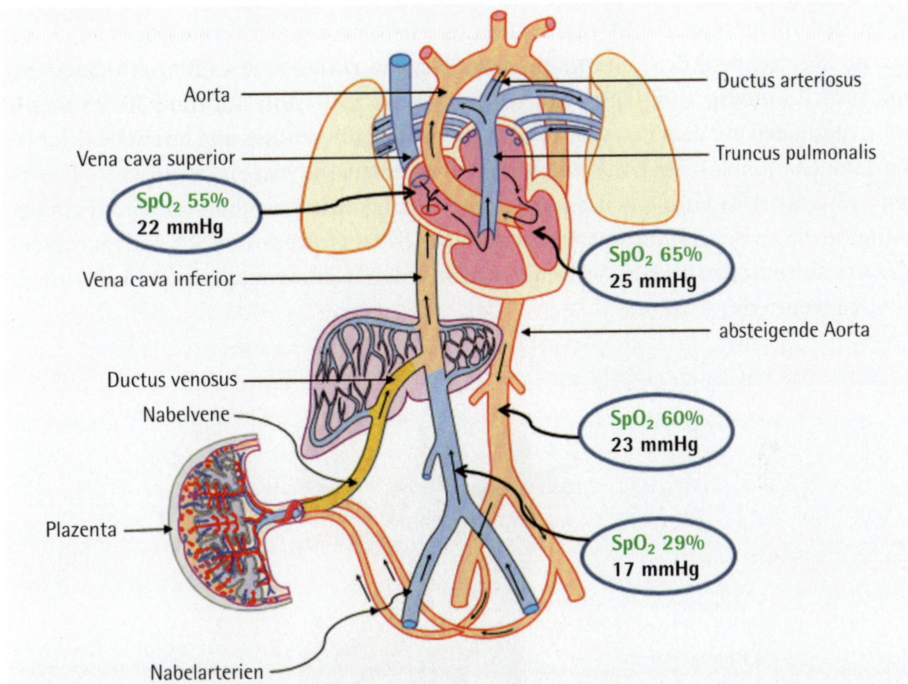

Abb. 19.3 Sauerstoffsättigung des fetalen Blutes (SpO_2 in %, Werte in Grün) und Sauerstoffspannungen (mmHg, Werte in Schwarz). Man beachte, dass der Fötus sich in einer relativ hypoxischen Umgebung befindet (Daten aus [22], adaptiert von Motifolio Inc.).

Bemerkenswert ist die Tatsache, dass eine relativ hypoxische Umgebung des Fötus für die Entwicklung der fetalen Lungen und die pulmonale Vaskulogenese entscheidend ist. Das Lungengefäßsystem reagiert kurz vor der Geburt auf vasoaktive Stoffe und auf Veränderungen der Sauerstoffspannung. Im Gegensatz zu den systemischen Gefäßen, die infolge der Hypoxie entspannen, zeigen die Lungengefäße eine deutliche Konstriktion. Die hypoxische pulmonale Vasokonstriktion (HPV) ist eine physiologische Reaktion, bei der das zirkulierende Blut von den hypoxischen Alveoli weg strömt, um die Perfusion auf die Ventilation abzustimmen. Der niedrige arterielle Sauerstoff-Partialdruck (PaO_2) im Uterus erhöht den fetalen PVR, während Hyperoxie bei der Mutter den PVR senkt. Zunehmende Evidenz deutet darauf hin, dass der fetale Lungenkreislauf über die HPV aktiv in einem Zustand der Vasokonstriktion gehalten wird (siehe [23] und [24]).

Aufgrund der engen Verbindung zwischen der linken und der rechten Herzseite sind die Drucke während des Herzzyklus im Wesentlichen gleich. Im Hinblick auf die Druckerzeugung lassen sich die Herzkammern als eine *einzige* funktionelle Einheit betrachten. In Bezug auf den Volumendurchsatz jedoch empfängt die rechte Herzkammer 2/3 und die linke Herzkammer nur 1/3 des GHZV. Die beiden Herzkammern unterscheiden sich zudem in der Qualität des Blutes, das sie erhalten, d. h. das Blut in der linken ist sauerstoffreicher als das Blut in der rechten Herzkammer (SpO_2 65 % gegenüber 55 %). Schließlich erhält die Plazenta, das fetale „Atmungsorgan“, rund 50 % des GHZV. Ihr efferentes Gefäß, die Nabelvene, leitet das sauerstoffreiche Blut über den Ductus venosus (Arantii) zurück zum Fötus direkt in die Vena cava inferior, wobei es die Leber umgeht. Es ist signifikant, dass der PO_2 im fetalen „sauerstoffreichen“ Blut niedriger ist als der venöse PO_2 während der Luftatmung. (Die Plazenta erhält venöses Blut mit einem PO_2 von rund 23 mmHg vom Fötus und reichert es mit Sauerstoff auf rund 30–35 mmHg an – verglichen mit dem PO_2 von 40 bzw. 100 mmHg für venöses und arterielles Blut bei der Lungenatmung.) Der Fötus wächst somit in einem vorwiegend venösen Milieu heran [→ Abb. 19.3]. Das Vorhandensein einer Verbindung zwischen den Vorhöfen (Foramen ovale) sowie zwischen Lungenarterie und Aorta (Ductus arteriosus) gewährleistet einen *gleichen* systolischen und diastolischen Druck in den Herzkammern, in der Aorta und in der Lungenarterie [→ Abb. 19.4].

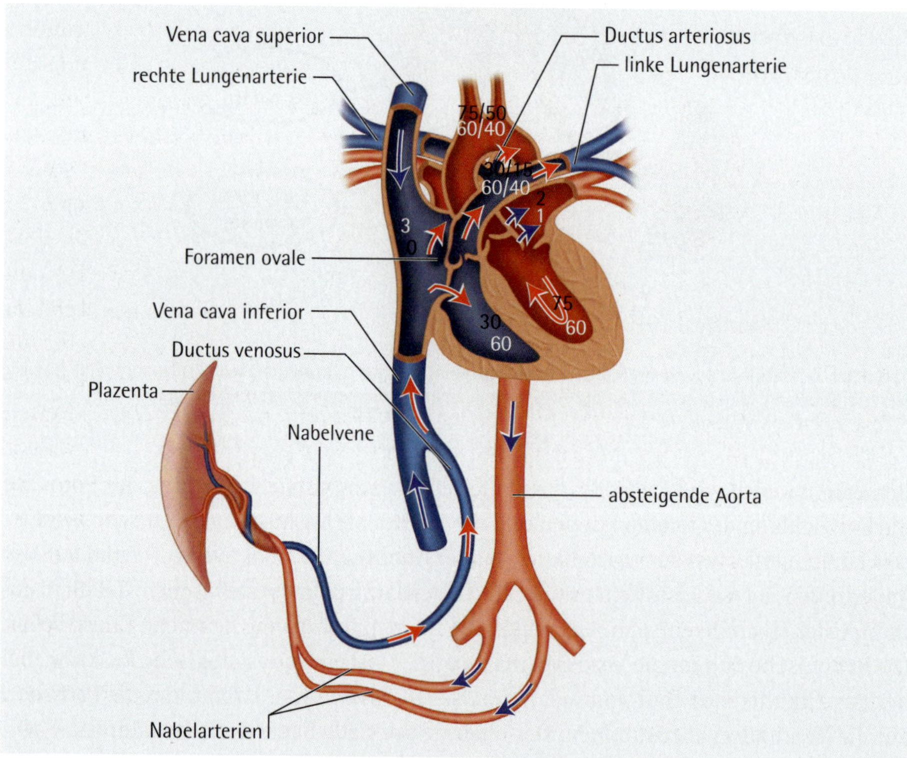

Abb. 19.4 Verteilung des Drucks in den fetalen sowie neonatalen Herzkammern und großen Gefäßen. Man beachte den gleich hohen rechts- und linksventrikulären Druck aufgrund der umfangreichen, nicht-restriktiven Verbindung zwischen den beiden Kreisläufen über das offene Foramen ovale und den Ductus arteriosus. Der Kammerdruck beeinflusst wesentlich die Dicke der Herzkammerwand. Die Werte in Weiß zeigen den *fetalen* Druck an, die Werte in Schwarz den *postnatalen* Druck in mmHg (Daten aus [22]).

Kardiopulmonale Anpassungen bei der Geburt zeichnen sich durch Lösung und Abgang der Plazenta sowie eine Ausdehnung der Lungen mit dem ersten Atemzug aus, der entscheidende Moment im Leben des Neugeborenen. Der Lungenkreislauf, der bis dahin nur 7% des GHZV erhielt, empfängt nun das gesamte HZV und ersetzt die Plazenta als Atmungsorgan. Eine weitere Veränderung in den ersten Stunden nach der Geburt ist unter anderem das Schließen des Ductus venosus, das den Beginn des Portalkreislaufs mit vollständiger Perfusion der Leber markiert. Das Schließen des Foramen ovale verhindert das direkte Shunting von Blut zwischen dem rechten und dem linken Vorhof. Der Ductus arteriosus ist unmittelbar nach der Geburt geöffnet, leitet den Blutfluss jedoch nicht länger von der Lungenarterie in die Aorta, sondern in die *entgegengesetzte* Richtung, d.h. von der Aorta zur Lungenarterie. Er bleibt ungefähr eine Woche lang nach der Geburt offen und bis zu einem Monat funktionell, danach schließt er sich endgültig und reduziert sich zu einem bindegewebigen Strang (Ligamentum arteriosum) [22].

2.1 Wer bekommt das Eisenmenger-Syndrom?

Wie bereits erwähnt, tritt das ES nur bei Patienten mit umfangreicher, nicht-restriktiver Verbindung zwischen dem Lungen- und dem systemischen Kreislauf auf. Anatomische Fehlbildungen, die am häufigsten zur Entwicklung des ES führen, wurden in Bezug auf die Trikuspidalklappe klassifiziert. Prä-trikuspidale Defekte, wie z.B. alle Formen von Atriumseptumdefekt (ASD), Defekte des Sinus venosus oder ein gemeinsamer Vorhof treten proximal oder oberhalb der Trikuspidalklappe auf. Post-trikuspidale Defekte dagegen befinden sich distal zur Trikuspidalklappe und umfassen alle Formen von VSD, hypoplastische (singuläre) Herzkammern und aortopulmonale Verbindungen (PDA und aortopulmonales Fenster). In der zuerst genannten Gruppe tritt das ES selten und erst im Erwachsenenalter auf, während in der post-trikuspidalen Gruppe das Syndrom bereits im Kleinkindalter beginnt und sich für gewöhnlich zu einer schweren Form entwickelt [25]. Patienten mit ES überleben oftmals bis zum dritten oder vierten Jahrzehnt, weisen jedoch progressive Symptome der Dyspnoe, Zyanose, Erschöpfung, Synkope und Herzrhythmusstörungen auf und haben eine verkürzte Lebenserwartung. Epidemiologische Studien belegen, dass nahezu alle Patienten mit unbehandeltem komplexem angeborenem Herzfehler mit ungedrosseltem Lungenfluss, aber nur 50% der Patienten mit großem VSD oder PDA ein ES entwickeln. Dagegen bilden nur 10% der Patienten mit großem ASD die Eisenmenger-Physiologie aus, und das auch erst später in ihrem Leben [26]. Es sei darauf hingewiesen, dass vor der Zeit der chirurgischen Korrektur die Entwicklung des ES tatsächlich lebensrettend war und Patienten mit schweren Herzfehlern eine reelle Überlebenschance bis in das vierte oder fünfte Jahrzehnt bot [25].

Die „Eisenmenger-Reaktion“ (der von Wood verwendete Begriff, um die Veränderungen des Lungenkreislaufs bei den betroffenen Patienten zu beschreiben) beginnt im Kleinkindalter mit einem progressiven Links-Rechts-Shunt und zunehmendem Lungenblutfluss, was zu einem erhöhten pulmonalen Widerstand (PVR) führt [21] [→ Abb. 19.5]. Hyperdynamische Lungenflüsse (Qp:Qs-Verhältnis 3:1 bis 5:1) können bei Patienten mit großen, unbehandelten Defekten eine vorübergehende Herzinsuffizienz auslösen [27, 28]. Ein Anstieg des PVR verursacht einen bidirektionalen Shunt mit verminderten Lungenblutflüssen und vorübergehender *Rückbildung* der Herzinsuffizienz [29]. Das weitere Voranschreiten der Erkrankung zeichnet sich durch eine Shunt-Umkehr, eine sich verstärkende Zyanose, Polyzythämie, systemische Hypoxämie und schwere pulmonale Hypertonie aus [21]. Ein auffälliges Merkmal des ES ist, dass der Druck in der rechten und linken Herzkammer sowie in der Aorta und Lungenarterie während des Herzzyklus gleich ist [29], wobei der Druck in der Lungenarterie den systemischen Druck oft *übersteigt* [21]. Typischerweise erhalten die Aorta und die Lungenarterie Blut mit der gleichen Druckhöhe von den Herzkammern, die sich anatomisch unterscheiden, aber physiologisch als eine Einheit agieren [28, 30]. Die Rechtsherzfunktion ist bei Patienten mit ES trotz des stark erhöhten Lungenarteriendrucks (Nachlast) erstaunlich gut erhalten. Wie beim fetalen Herzen entspricht die Dicke der rechtsventrikulären Wand nahezu der Dicke der linken Herzkammer. Das ist ein deutlicher Gegensatz zu Patienten mit primärer pulmonaler arterieller Hypertonie (PAH) und pulmonaler Hypertonie aufgrund von vaskulärer, hypoxischer und embolischer Lungenerkrankung, die häufig mit einer rechtsventrikulären Fehlfunktion und Insuffizienz in Verbindung stehen, obwohl die PA-Drucke und der pulmonale Gefäßwiderstand (PVR) den Werten bei ES gleichen [25, 31]. Die mediane Überlebenszeit bei Patienten mit unbehandelter symptomatischer idiopathischer pulmonaler Hypertonie liegt beispielsweise bei 2.5 Jahren, nur rund 20 % der Patienten mit portalpulmonaler Hypertonie oder thromboembolischer pulmonaler Hypertonie erreichen eine Überlebenszeit von 2 Jahren [28, 29]. Erstaunlicherweise entwickeln Patienten mit primärer und sekundärer PAH frühe Anzeichen einer rechtsventrikulären Fehlfunktion und Insuffizienz, *ohne* dass ein Herzfehler, eine nicht korrigierbare Hypoxämie (aufgrund des Links-Rechts-Shunts) oder andere erschwerende Faktoren vorliegen, die für ES-Patienten charakteristisch sind.

Warum geht es dann Patienten mit ES so viel besser als Patienten mit anderen Formen der PAH? In Anlehnung an das Druckantriebsmodell bot Paul Wood die folgende Erklärung: „*Während des ersten Lebenstages sind die physiologischen und anatomischen Befunde mit denen des Eisenmenger-Syndroms identisch ... nach der Geburt pumpt eine leistungsstarke rechte Herzkammer, die so groß und stark wie die linke ist, ihren Inhalt in das Gefäßsystem, das sich wenig vom systemischen Kreislauf unterscheidet; es ist daher nur natürlich, dass der pulmonale und der systemische Widerstand ähnlich sein sollten.*“[21] Somit ist das „*Fortbestehen der fetalen Morphologie*“ mit Erhalt der Rechtsherzfunktion (erhöhte Wanddicke) bis in die Jugend und das Erwachsenenalter in Verbindung mit der oben genannten Shunt-Umkehr und vorübergehendem Herzversagen weiterhin die wahrscheinlichste Hypothese für die Entwicklung des ES [28, 29]. Gemäß derselben Theorie ist zudem das Vorhandensein eines hohen Drucks (und Widerstands) im Lungenkreislauf eine wesentliche Komponente der Eisenmenger-Reaktion. Sollte es einen Rückgang des PVR geben, wie das bei Patienten mit großem ASD der Fall ist (siehe unten), sind stärkere Blutflüsse erforderlich, um den hohen Druck aufrechtzuerhalten [21]. Dies ist anders als bei Patienten mit weiteren Formen einer schweren PAH und bei solchen mit ASD, bei denen im Kleinkindalter eine *Regression* der rechtsventrikulären Wand mit späterer Entwicklung der PAH und sekundärer rechtsventrikulärer Hypertrophie und Insuffizienz auftritt [28].

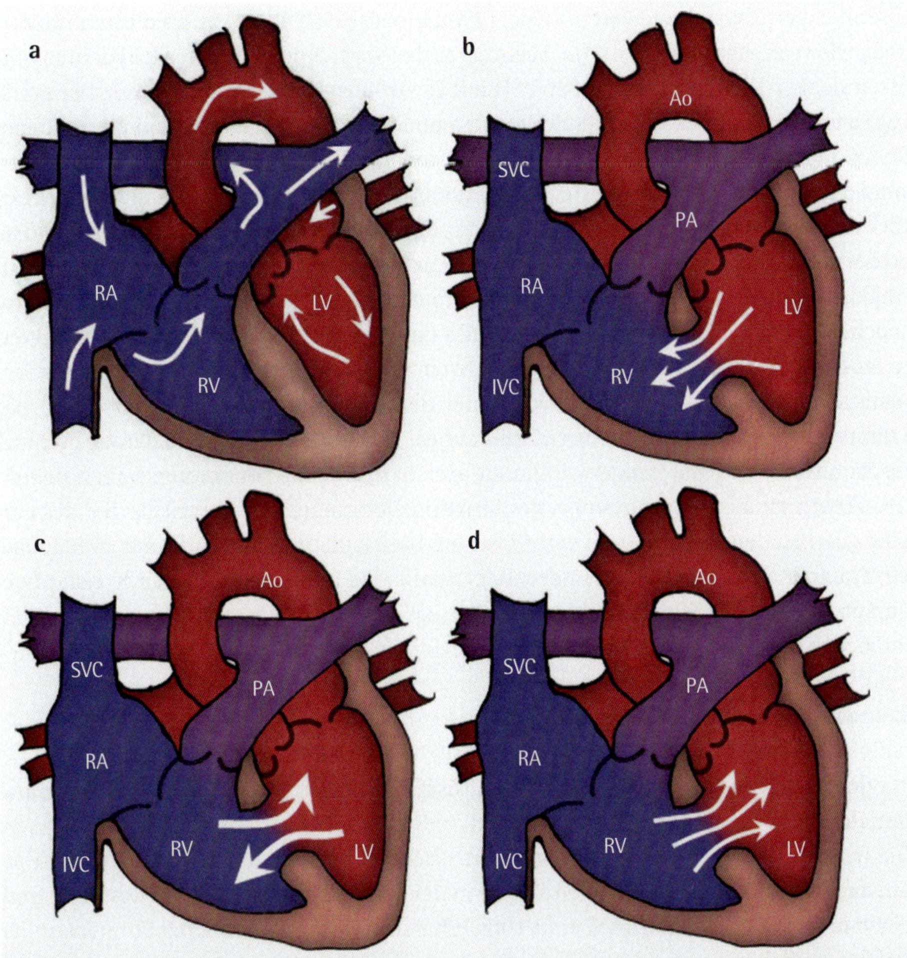

Abb. 19.5 Ein Beispiel für eine hämodynamische Progression, die zum Eisenmenger-Syndrom führt. Richtung des Blutflusses (weiße Pfeile) beim gesunden Herzen (**a**). Ein nicht behandelter Ventrikelseptumdefekt verursacht einen dauerhaften Links-Rechts-Shunt und erhöhte Lungenflüsse (**b**) mit eventuell frühzeitiger hyperkinetischer Herzinsuffizienz. Ein Anstieg des pulmonalen Gefäßwiderstands (PVR) kann zum bidirektionalen Shunt mit vorübergehender Verbesserung der Herzinsuffizienz führen (**c**). Eine fixierte pulmonale Hypertonie verursacht die Shunt-Umkehr (von rechts nach links), Zyanose und das vollständig entwickelte klinische Bild des Eisenmenger-Syndroms (**d**). RA: rechter Vorhof, SVC: Vena cava superior, IVC: Vena cava inferior, PA: Lungenarterie, LV: linke Herzkammer, RV: rechte Herzkammer, Ao: Aorta.

Das vorherrschende Modell, das die Eisenmenger-Reaktion erklären soll, basiert auf der einzigartigen Fähigkeit der rechten Herzkammer, den „astronomischen Widerstand" der Lungengefäße bei der Geburt zu überwinden [21], und auf ihrer anschließenden „außergewöhnlichen Fähigkeit", den Lungenkreislauf bei einem Druck aufrechtzuerhalten, der gleich dem oder höher als der systemische Druck ist [28, 29]. Die Fähigkeit des Herzens, angesichts der persistierenden Verbindung zwischen dem systemischen und dem Lungenkreislauf einen hohen Druck zu erzeugen und der reversible Shunt tragen jedoch wenig zum Verständnis der sich schnell ändernden (normalen) Hämodynamik bei der Geburt bei und lassen sich schwer mit den vielgestaltigen Erscheinungsformen der

Eisenmenger-Physiologie vereinbaren. Lewis Dexter (1910–1995) und Kollegen führten beispielsweise hämodynamische Messungen bei drei „kompensierten" Patienten mit Eisenmenger-Komplex (ein großer VSD mit Dextroposition der Aorta) durch. Der systolische und diastolische Druck in der rechten und linken Herzkammer waren im Wesentlichen identisch, ebenso wie der in den Lungen- und Brachialarterien (Durchschnittswert 119/75 mmHg). Die Werte des mittleren Lungenkapillaren-Verschlussdrucks (PCWPm) lagen im normalen Bereich (8–13 mmHg), was einen durchschnittlichen Gradienten zwischen PA und PCWP bei 79 mmHg ergibt. Selbst bei extremem PA-Druck war der Lungenfluss normal oder gar vermindert (Bereich 2.3–4.1 l/min) und überraschenderweise gab es keine Anzeichen eines Lungenödems. Die berechneten PVR-Werte lagen im Bereich von 1365–3090 dyn/s/cm^5 (im Vergleich: Der PVR bei gesunden Menschen beträgt rund 60 dyn/s/cm^5 und der SVR liegt im Bereich von 1000 bis 1200 dyn/s/cm^5). Die Autoren verwiesen auf die rätselhafte Charakteristik des „Schutzmechanismus", der die Lungenkapillaren trotz extremer PA-Drucke und hohen PA-LA-Gradienten intakt hält. Angesichts des funktionellen singulären Ventrikels und des parallel geschalteten Lungen- und systemischem Kreislaufs müssten SVR und PVR genau aufeinander abgestimmt sein, andernfalls würde das Blut schnell in den Kreislauf gepumpt, der weniger Widerstand bietet [30].

3. Atriumseptumdefekt

Vor dem Hintergrund der oben genannten Diskussion stellt sich natürlich die Frage, warum Patienten mit großem ASD einen solch unterschiedlichen klinischen Verlauf haben. Die dickwandige rechte Herzkammer besitzt bei der Geburt sicherlich genügend Kraft, um das Blut über den bestehenden Defekt in der Vorhofwand hinweg auszustoßen und einen hohen pulmonalen Druck aufrechtzuerhalten, wie dies bei anderen Formen großer Defekte zwischen den beiden Kreisläufen der Fall ist [21]. Allerdings passiert das nicht, sondern die Herzkammer verdünnt sich bei diesen Patienten, wie es im normalen Kreislauf geschieht. Gemäß der vorherrschenden Theorie sinkt der PVR bei ASD-Patienten (wie bei gesunden Menschen) bei der Geburt zunächst rapide und nimmt dann fortwährend ab, bis sich ein Links-Rechts-Shunt entwickelt. In einer bestimmten Phase der Progression unterliegen Patienten mit ausreichend großen (unkorrigierten) Defekten einem „negativen hyperkinetischen Faktor" [21] und beginnen, ein hohes pulmonal/systemisches Flussverhältnis (Qp:Qs) zu entwickeln. Warum tritt die Eisenmenger-Reaktion nur bei einem kleinen Teil der ASD-Patienten auf? Gemäß der unkonventionellen Erklärung von Wood unterliegen diese Personen *„einem leistungsstarken hyperkinetischen Faktor"*, der innerhalb des Lungenkreislaufs wirkt, *bevor* die vollständige Involution der Muskelarterien stattgefunden hat. Sie entwickeln weiterhin große Lungenflüsse mit Qp:Qs-Verhältnissen im Bereich von 3:1 bis mehr als 5:1. Hyperdynamische Lungenflüsse (bei fehlender pulmonaler Hypertonie) führen gewöhnlich zur Herzinsuffizienz und zum Tod. Bezeichnenderweise kann nur eine frühe chirurgische Korrektur eines großen Defekts, d. h. bevor das Qp:Qs-Verhältnis 2:1 erreicht, die Entwicklung eines vollständig manifesten ES im Erwachsenenalter verhindern [21].

4. Zusammenfassung

Zusammenfassend stehen wir einem Paradoxon in dem Sinne gegenüber, dass Patienten mit großen, unbehinderten Shunts zwischen dem Lungen- und dem systemischen Kreislauf eine günstigere Hämodynamik haben als Patienten mit primären oder anderen Formen der PAH. Wie ist es zudem möglich, dass so unterschiedliche Formen von Herzfehlern einen gemeinsamen Nenner in dem komplexen klinischen Krankheitsbild des ES aufweisen? Es gibt die Ansicht, dass sich dieses komplexe hämodynamische Bild verstehen lässt, wenn man den Ursprung des Blutantriebs nicht innerhalb der rechten Herzkammer, sondern im Durchgang durch das Lungenkapillarsystem sieht. (Dies macht das nächste Kapitel, bei der Betrachtung des Kreislaufs ohne rechte Herzkammer, deutlicher.) Der normale Rechtsherzkomplex hat eine ähnliche (mechanische) Funktion wie der linke, nämlich den Fluss des venösen Blutes rhythmisch zu unterbrechen, wenn auch bei deutlich geringeren Drücken.

Die in der pulmonalen Mikrozirkulation aktiven „negativen hyperkinetischen" und „selbsterhaltenden Faktoren", die, wie Paul Wood vermutete, die entscheidende Rolle bei der Pathogenese des ES spielen, lassen sich als im oxygenierten Blut selbst inhärente Kräfte identifizieren, die für die erhöhten Blutflüsse im Lungenkreislauf verantwortlich sind. Ihre enorme Leistungsfähigkeit zeigt sich besonders deutlich bei einem großen ASD, bei dem Lungenflüsse bis zu 24 l/min(!) auftraten [21]. Das Phänomen des „sich selbst antreibenden" Flusses bei ASD ist, wie oben erläutert, mit den beschleunigenden Flüssen bei systemischen AV-Fisteln vergleichbar. In diesem Kontext lässt sich die Ursache des vorzeitigen Kreislaufversagens bei Patienten mit primärer PAH und bei Patienten mit anderen Formen von pulmonalen Vaskulopathien als eine Störung der Eigenbewegung des Blutes verstehen.

Versuche an Tiermodellen deuten darauf hin, dass erhöhte Lungenflüsse *in utero* zu einer Endothelfunktionsstörung und PAH führen, mit histologischen Veränderungen, die charakteristisch für eine „Arterialisierung" der Lungenarterien sind [32, 33]. Außerdem zeigte sich, dass die Hyperoxygenierung bei der Mutter die Lungenblutflüsse bei menschlichen Föten kurz vor der Entbindung verstärkt [34] und den Anteil der rechtsventrikulären Volumenverteilung in die fetale Lunge um 50% erhöht [35]. Wie bereits erwähnt, erweitert bei fetalen Schafen kurz vor der Geburt ein Anstieg der Sauerstoffspannung die Lungengefäße deutlich, während eine Abnahme der Sauerstoffspannung sie verengt. Das lässt darauf schließen, dass der fetale Lungenkreislauf akut auf Veränderungen der Sauerstoffspannung reagieren kann [36]. Eine höhere Sauerstoffspannung in den Lungenarterien beschleunigt daher die Lungenblutflüsse erheblich, was zu einem stärkeren Gefälle zwischen Lungen- und systemischem Kreislauf führt (Qp:Qs > 1). Der systemische Kreislauf hängt, wie gezeigt, vom Stoffwechselbedarf der Gewebe ab, während der Lungenkreislauf von Natur aus funktionell ist. Unter Berücksichtigung dieser Tatsachen ist die „Funktion" der Lunge neu zu definieren, insofern das venöse Blut während der Arterialisierung in der Lunge einen *erneuten* „Bewegungsimpuls" erhält. Dies bestätigen die zunehmenden Hinweise darauf, dass Pulmonalvenen nicht nur passive Bahnen sind, sondern eine aktive Rolle bei der Regulierung des Lungenkreislaufs spielen. Beispielsweise sind bei mehreren Spezies die Lungenvenen muskulärer als die

Arterien und zeigen eine deutlich höhere Vasoreaktivität gegenüber verschiedenen Substanzen, unter anderem EDNO (endotheliales Stickstoffmonoxid), Prostaglandinen, Thromboxan, PAF (Plättchenaktivierender Faktor) und Endothelin-1. Die Freisetzung einiger dieser Substanzen wird von Sauerstoff moduliert. Es scheint, dass der Großteil des Widerstands gegenüber dem Fluss unter normalen und hypoxischen Bedingungen von der venösen Seite des pulmonalen mikrovaskulären Segments reguliert wird [37].

Wir sahen, dass beim Übergang zur Luftatmung bei der Geburt die normale Trennung zwischen dem systemischen und dem Lungenkreislauf bei Säuglingen mit großen Defekten im Bereich des Herzens und/oder der großen Gefäße nicht möglich ist. Der vorwiegend venöse fetale Kreislauf, der nun auf die Luftatmung „vorbereitet" ist, kann keine angemessenen anatomischen Anpassungen auf den Wechsel von der parallelen auf die Anordnung *in Reihe* vornehmen. Die im Lungenkreislauf generierten hohen Flüsse werden zurück in den Lungenkreislauf (Links-Rechts-Shunt) mit progressiv zunehmendem Qp:Qs-Verhältnis gelenkt. Da der anatomische Defekt das Herz daran hindert, arterielles und venöses Blut getrennt zu halten, übernehmen die Lungenarterien nun die Funktion, den hyperkinetischen Kreislauf durch die Erhöhung des PVR „zurückzuhalten". Insgesamt deuten die oben beschriebenen Phänomene darauf hin, dass die Entwicklung des erhöhten Lungenwiderstands eine *kompensatorische* Reaktion der Lunge ist, die sich, um die übermäßigen Blutflüsse zu regulieren, von einem Organ mit niedriger in ein solches mit hoher Impedanz (Widerstand) verwandelt. Die Stellvertreterfunktion, welche der Lungenkreislauf, der normalerweise einen geringen Widerstand hat, jetzt übernimmt, fordert jedoch ihren Tribut. Die fortlaufende Erhöhung des pulmonalen arteriellen Widerstands führt zu einem pathologischen Zustand, in dem sich der PA-Druck dem systemischen Druck annähert und zum Eisenmenger Syndrom führt. Die Persistenz der Rechtsherzhypertrophie bei diesen Patienten sollte man daher eher als kompensatorische Reaktion auf erhöhten Fluss und Druck betrachten und nicht als deren Ursache.

Literatur

1 Glaviano, V. V.: Changes in cardiac output during the transition from closed to open AV fistula in the unanesthetized dog. American Journal of Physiology 1954; 179 (2). S. 268–272.

2 Guyton, A. C., Sagawa, K.: Compensations of cardiac output and other circulatory functions in areflex dogs with large AV fistulas. American Journal of Physiology 1961; 200 (6). S. 1157–1163.

3 Alyono, D. et al.: Left ventricular adaptation to volume overload from large aortocaval fistula. Surgery 1984. 96 (2). S. 360.

4 Fujisawa, A. et al.: Enhancement of left ventricular contractility after opening of an arteriovenous fistula in dogs. Cardiovascular Research 1984; 18 (1). S. 51–59.

5 Huang, M., Hester, R. L., Guyton, A. C.: Hemodynamic changes in rats after opening an arteriovenous fistula. American Journal of Physiology 1992; 262 (3). S. 846–851.

6 Crowe, C. P., Schenk, W. G.: Massive experimental arteriovenous fistulas. The Journal of Trauma 1963; 3 (1). S. 13.

7 Gregg, D. E., Sabiston, Jr. D. C., Theilen, E. O.: Physiologic studies in experimental high output cardiac failure produced by aortic-caval fistula. Surgery Forum 1956; 6. S. 233–237.

8 Gibbs, C. L. et al.: Mechanical, energetic, and biochemical changes in long-term volume overload of rabbit heart. American Journal of Physiology 1992; 262 (3). S. 819–827.

9 Krumhaar, D., Schmidt, H.-D., Schulz, U.: Quantitative evaluation of retrograde arterial flow in chronic experimental arteriovenous fistulas. Basic Research in Cardiology 1975; 70 (1). S. 29–45.

10 Sumner, D. S.: Vascular surgery. In: Rutherford, R. B. (Hrsg.): Vasuclar Surgery. Saunders Philadelphia 1989. S. 1166–1191.

11 Abreo, G. et al.: High-output heart failure resulting from a remote traumatic aorto-caval fistula: Diagnosis by echocardiography. Clinical Cardiology 2000; 23 (4). S. 304–306.

12 Leigh-Smith, S., Smith, R.: Aorto caval fistula – the „bursting heart syndrome“. Journal of Accident & Emergency Medicine 2000; 17 (3). S. 223–225.

13 MacRae, J. M. et al.: Arteriovenous fistula-associated high-output cardiac failure: a review of mechanisms. American Journal of Kidney Diseases 2004; 43 (5). S. 17–22.

14 Malik, J. et al.: Mechanisms of chronic heart failure development in end-stage renal disease patients on chronic hemodialysis. Physiological Research 2009; 58 (5). S. 613.

15 Beigi, A.A. et al.: Effects of the arteriovenous fistula on pulmonary artery pressure and cardiac output in patients with chronic renal failure. The Journal of Vascular Access 2009; 10 (3). S. 160.

16 Abassi, Z. et al.. Pulmonary hypertension in chronic dialysis patients with arteriovenous fistula. Pathogenesis and therapeutic prospective. Current Opinion in Nephrology and Hypertension 2006; 15 (4). S. 353.

17 Unger, P. et al.: Reduction of left ventricular diameter and mass after surgical arteriovenous fistula closure in renal transplant recipients. Transplantation 2002; 74 (1). S. 73–79.

18 van Duijnhoven, E. C. M. et al.: Effect of closure of the arteriovenous fistula on left ventricular dimensions in renal transplant patients. Nephrology Dialysis Transplantation 2001; 16 (2). S. 368–372.

19 Eiseman, B., Hughes, R.: Repair of an abdominal aortic vena caval fistula caused by rupture of an atherosclerotic aneurysm. Surgery 1956; 39 (3). S. 498.

20 Rowland, T.: Echocardiography and circulatory response to progressive endurance exercise. Sports Medicine 2008; 38 (7). S. 541–551.

21 Wood, P.: The Eisenmenger syndrome. British Medical Journal 1958; 2 (5098). S. 701–709.

22 Jones, E. J., DeCherney, A. H.: Fetal and Neonatal Physiology. In: Boron, W. F., Boulpaep, E. L. (Hrsg.): Medical Physiology: A Cellular And Molecular Approach. Elsevier/Saunders Philadelphia 2003. S. 1190–1208.

23 Gao, Y., Raj, J. U.: Regulation of the pulmonary circulation in the fetus and newborn. Physiological Reviews 2010; 90 (4). S. 1291–1335.

24 Moudgil, R., Michelakis, E. D., Archer, S. L.: Hypoxic pulmonary vasoconstriction. Journal of Applied Physiology 2005; 98 (1). S. 390–403.

25 Hopkins, W. E.: Severe pulmonary hypertension in congenital heart disease: a review of Eisenmenger syndrome. Current Opinion in Cardiology 1995; 10 (5). S. 517.

26 Beghetti, M., Galie, N.: Eisenmenger Syndrome: A Clinical Perspective in a New Therapeutic Era of Pulmonary Arterial Hypertension. Journal of the American College of Cardiology 2009; 53 (9). S. 733–740.

27 Iveta, S.: Eisenmenger syndrome – a unique form of pulmonary arterial hypertension. Bratislavske Lekarske Listy 2009; 110 (12). S. 757–764.

28 Hopkins, W. E., Waggoner, A. D.: Severe pulmonary hypertension without right ventricular failure: the unique hearts of patients with Eisenmenger syndrome. The American Journal of Cardiology 2002; 89 (1). S. 34–38.

29 Hopkins, W. E.: The remarkable right ventricle of patients with Eisenmenger syndrome. Coronary Artery Disease 2005; 16 (1). S. 19.

30 Dexter, L. et al.: Studies of the pulmonary circulation in man at rest. Normal variations and the interrelations between increased pulmonary blood flow, elevated pulmonary arterial pressure, and high pulmonary „capillary" pressures. Journal of Clinical Investigation 1950; 29 (5). S. 602.

31 Hopkins, W. E. et al.: Comparison of the hemodynamics and survival of adults with severe primary pulmonary hypertension or Eisenmenger syndrome. The Journal of Heart and Lung Transplantation 1996; 15 (1/1). S. 100.

32 Sharma, S. et al.: Lung antioxidant enzymes are regulated by development and increased pulmonary blood flow. American Journal of Physiology 2007; 293 (4). S. 960–971.

33 Steinhorn, R.H. et al.,: Altered endothelium-dependent relaxations in lambs with high pulmonary blood flow and pulmonary hypertension. American Journal of Physiology 2001; 280 (1). S. 311–317.

34 Rasanen, J. et al.: Reactivity of the human fetal pulmonary circulation to maternal hyperoxygenation increases during the second half of pregnancy: a randomized study. Circulation 1998; 97 (3). S. 257–262.

35 Morin, F. et al.: Development of pulmonary vascular response to oxygen. American Journal of Physiology 1988; 254 (3). S. 542–546.

36 Lewis, A. B., Heymann, M. A., Rudolph, A.M.: Gestational changes in pulmonary vascular responses in fetal lambs in utero. Circulation Research 1976; 39 (4). S. 536–541.

37 Gao, Y., Raj, J. U.: Role of veins in regulation of pulmonary circulation. American Journal of Physiology 2005; 288 (2). S. 213–226.

KAPITEL 20

Physiologie des singulären Ventrikels

„Hat ein Lebewesen Lungen, so hat es auch zwei Herzkammern, die rechte und die linke.“

William Harvey, 1628

Es gibt eine Reihe angeborener Herzfehlbildungen, die mit einem deutlich verringerten Blutfluss in die Lunge einhergehen. Sie sind regelmäßig mit der unvollständigen Entwicklung des rechten oder linken Herzkomplexes verbunden. Die Idee, dass eine einzelne, oft geschwächte Herzkammer das Blut durch den Lungen- und systemischen Kreislauf „pumpen“ könnte, ging weit über die Vorstellung von Forschern und Klinikern hinaus, und trotz mehr als vier Jahrzehnten klinischer Erfahrung mit Patienten mit Fontan-Kreislauf *„sind die adaptiven Mechanismen, die eine solche extreme Pathophysiologie ermöglichen, um den Kreislauf über Jahrzehnte stabil zu halten, weitgehend ungeklärt“* [1]. Sie stellen ein überzeugendes Argument zur Unterstützung des neuen Kreislaufmodells dar.

1. Cavopulmonaler Bypass

Während seit geraumer Zeit bekannt ist, dass eine signifikante Schädigung der linksventrikulären Wand zu einer akuten Lungenstauung aufgrund des Rückstaus des Blutes vor der „Pumpe“ führt, gab es in den 1940er Jahren eine Kontroverse darüber, ob die insuffiziente rechte Herzkammer (RV) die eigentliche Ursache für die periphere venöse Stauung ist. Um die Frage zu beantworten, führten Isaac Starr (1895–1989) und Kollegen Versuche an Hunden durch, bei denen sie die freie RV-Wand durch Kauterisierung zerstörten. Überraschenderweise verursachte dieser radikale Eingriff relativ geringfügige Symptome, mit Ausnahme eines Anstiegs des zentralen Venendrucks (ZVD) [2]. Ähnliche Versuche anderer Forscher [3, 4] und Eingriffe, bei denen man Teile der RV entfernte und durch prothetisches Material ersetzte, tolerierten die Versuchstiere ohne offensichtliche Langzeitschäden [5]. Es ergab sich daher die Schlussfolgerung, dass allein ein Anstieg des ZVD ausreicht, um das Blut durch den Lungenkreislauf, der einen niedrigen Widerstand aufweist, zu transportieren. Da der RV für den Großteil seiner Pumpleistung von der synergistischen Aktion des Ventrikelseptums abhängt, dient er lediglich als „passiver Blutleiter“ [6] und ist als „entbehrlich“ zu betrachten [7].

Ein dramatischeres, aber nichtsdestotrotz mit dem Überleben vereinbares klinisches Szenario entstand bei dem Versuch, den RV chirurgisch zu umgehen. Simon Rodbard (1911–1975) und Diane P. Wagner veröffentlichten als Erste eine Studie mit Hunden, bei der die Lungenarterie an ihrem Austritt aus der rechten Herzkammer verschlossen und direkt mit dem Herzohr verbunden wurde, um den rechten Ventrikel zu umgehen. Sie beobachteten, dass der erhöhte Venendruck ausreichte, um *„den venösen Rückfluss durch die*

Lungen ohne Pumpwirkung der rechten Herzkammer anzutreiben". Die Hunde standen bis zu zwei Monate unter Beobachtung, ohne dass signifikante Nebenwirkungen auftraten [8]. William W. L. Glenn (1914–2003) und Kollegen führten eine Reihe von Versuchen mit cavopulmonaler Anastomose bei Hunden durch und berichteten als Erste von einer erfolgreichen chirurgischen Palliation eines 7-jährigen Jungen mit Transposition der großen Arterien [9]. In den folgenden Jahren entwickelte sich die cavopulmonale Anastomose (Glenn-Shunt) zum Standardverfahren bei mehreren Erkrankungen, die mit einem verminderten Lungenfluss in Verbindung stehen. Bis Mitte der 1970er Jahre operierte das Team um Glenn insgesamt 63 Patienten mit schweren Rechtsherzfehlbildungen, wie z. B. der Trikuspidalatresie, mit „erfreulichen" Ergebnissen für bis zu sieben Jahre, wonach sich allerdings Anzeichen einer Zyanose und Hypoxämie bemerkbar machten [10] (siehe auch [11] für einen Überblick der Entwicklung des cavopulmonalen Shunts).

Bemerkenswert ist die Tatsache, dass zu der Zeit mehrere Forschungsteams einen *vollständigen Bypass* des rechten Herzens anstrebten, was aber bei Tieren mit Misserfolgen und auch bei Säuglingen zu schlechten Ergebnissen führte [11]. Während die Verbindung zwischen der Vena cava superior und der PA gut verträglich war, führte die direkte Verbindung der Vena cava inferior mit der PA zu einem großen Rückstau von Blut in den unteren Körperteilen, vor allem im Splanchnicusbett, und ließ sich mit einem Langzeitüberleben nicht vereinbaren. Trotz der Tatsache, dass man damals die vollständige cavopulmonale Anastomose bereits kannte als „*ein Verfahren, für das eine Krankheit erst noch zu finden war*", entwickelte sie sich nichtsdestotrotz zum Grundstein für die Fontan-Operation [11].

2. Die Fontan-Operation

Das hypoplastische Linksherzsyndrom (HLHS) ist eine seltene Entwicklungsstörung der linksseitigen Herzstrukturen, die 3.8 % der angeborenen Herzfehlbildungen ausmacht. Es umfasst eine Reihe von Defekten, die durch eine singuläre funktionelle Herzkammer gekennzeichnet sind, welche entweder zum linken oder zum rechten Herzkomplex gehört. Das HLHS präsentiert sich häufig als stark verkleinerte oder fehlende linke Herzkammer, Stenose der Aorten- und der Mitralklappe sowie eine hypoplastische aufsteigende Aorta. Der Kreislauf erfolgt über die Lungenarterie, welche die Lungen und den systemischen Kreislauf über den Ductus arteriosus versorgt [12] [→ Abb. 20.1]. Im Gegensatz zum Normalfall, bei dem die beiden Kreisläufe getrennt und *in Reihe* verlaufen, sind der Lungen- und systemische Kreislauf *parallel* angeordnet, was eine signifikante Vermischung des arteriellen und des venösen Blutes mit sich bringt. Der Anstieg des Lungenblutflusses kippt das Gleichgewicht zwischen dem normalen Verhältnis von Lungen- und systemischem Kreislauf (Qp:Qs) und führt zu einem progressiven Shunting des Blutes weg vom systemischen Kreislauf. Der Verschluss des Ductus bewirkt einen plötzlichen Rückgang der systemischen Perfusion und verursacht Azidose, Oligurie und Schock [12]. Als „Ductus-abhängige" Läsion war die Erkrankung im Allgemeinen innerhalb weniger Tage bis Woche nach Obliteration des Ductus tödlich und ließ sich daher nicht behandeln, bis Anfang der 1980er Jahre die Verabreichung von Prostaglandin

E1 die langfristige Öffnung des Ductus ermöglichte [13]. Der empirische Ansatz für die Palliation von HLHS und damit verbundenen Anomalien des singulären Ventrikels entwickelte sich in den letzten 40 Jahren nach und nach weiter und basiert auf der wegweisenden Arbeit von Francis Fontan (1929–2018) und Eugene Baudet in den 1970er Jahren, welche als Erste die beiden Kreisläufe erfolgreich anatomisch trennten [14]. Wie bereits erwähnt, entstand ihre Arbeit im Kontext umfangreicher Tierversuche und einer Vielzahl klinischer Fälle mit bestehenden cavopulmonalen Shunt.

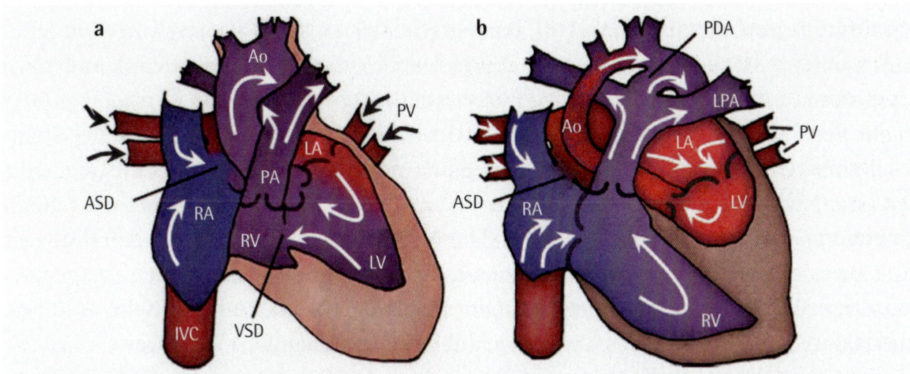

Abb. 20.1 Anatomische Merkmale von Herzen mit „singulärem" Ventrikel. Die Trikuspidalatresie (**a**) ist durch das vollständige Fehlen der Trikuspidalklappe und eine rudimentäre rechte Herzkammer gekennzeichnet. Die Verbindung zwischen den Vorhöfen (ASD) ermöglicht es dem Blut, die linke Herzkammer zu erreichen, die den Lungen- und systemischen Kreislauf unterhält. Zu den typischen Eigenschaften des hypoplastischen Linksherzsyndroms (HLHS) gehören unter anderem eine anomale linke Herzkammer und eine hypoplastische Aorta (**b**). Der Lungen- und der systemische Kreislauf sind *parallel* angeordnet und werden von der singulären funktionellen (rechten) Herzkammer versorgt. Ein Mischung aus arteriellem und venösem Blut erreicht den systemischen Kreislauf über den offenen Ductus arteriosus („Ductus-abhängige Erkrankung"). Die Pfeile zeigen die Richtung des Blutflusses an. ASD: Atriumseptumdefekt, VSD: Ventrikelseptumdefekt, PDA: persistierender Ductus arteriosus, RA: rechter Vorhof, LA: linker Vorhof, RV: rechte Herzkammer, LV: linke Herzkammer, PA: Lungenarterie, PV: Lungenvenen, LPA: linke Lungenarterie, IVC: Vena cava inferior, Ao: Aorta.

Aus ihrem Bericht geht hervor, dass das Dilemma bis in die frühen 1970er Jahre fortbestand, als Fontan und Baudet erstmalig eine totale cavopulmonale Anastomose bei drei Patienten mit Trikuspidalatresie durchführten. „*Wir waren der Meinung*", schrieben sie, „dass *der rechte Vorhof eines gesunden Herzens nicht die erforderliche Arbeit leisten könnte, während ein hypertropher (rechter) Vorhof, wie bei der Trikuspidalatresie, die zusätzliche Arbeit zur Überwindung eines Pulmonalarteriendrucks übernehmen könnte, der höher als der Druck des linken Vorhofs ist*" [14]. Anders ausgedrückt: Ist der rechte Vorhof in der Lage, ausreichend *Druck* aufzubauen, um den stark erhöhten Lungenwiderstand zu überwinden und den pulmonalvenösen Rückfluss zum linken Vorhof trotz ungünstiger Druckgradienten effektiv „anzutreiben"?

Es stellte sich heraus, dass die Bedenken von Fontan und Baudet bezüglich der Bedeutung des rechten Vorhofs für den Erfolg ihres neuen Verfahrens in der Tat unbegründet waren. Kreislaufmodellversuche von Marc R. de Leval und Kollegen in den 1980er Jahren zeigten, dass die Einschaltung einer nachgiebigen Vorhofkammer zwischen den systemischen venösen und den pulmonalen Kompartimenten die Antriebskraft (erzeugt von der singulären, d. h. systemischen Herzkammer), die nötig ist um den Lungenwiderstand zu überwinden, eher *verringert* als verstärkt [15, 16]. Zusammen mit häufig auftretender chronischer atrialer Überdehnung und persistierenden Arrhythmien führte dies zu der Schlussfolgerung, dass die hämodynamische Bedeutung des rechten Vorhofs (bei der atriopulmonalen Verbindung) überschätzt worden war. Bis Mitte der 1990er Jahre setzte sich der totale cavopulmonale Bypass als Verfahren der Wahl bei Patienten mit funktionell univentrikulärem Herz durch [17].

Es ist allgemein anerkannt, dass die chirurgische Korrektur des HLHS ein besseres Ergebnis erzielt, wenn der pulmonale Gefäßwiderstand gering ist und sich der linke Vorhofdruck niedrig halten lässt [18]. Das oberste Ziel der schrittweisen Korrektur jedes HLHS-Defekts ist die Trennung von Lungen- und systemischem Kreislauf und nach Möglichkeit auch der Ausgleich des Flussverhältnisses (Qp:Qs). Die Korrektur erfolgt in der Regel in drei Etappen. Der erste Schritt ist, durch die Rekonstruktion des stenotischen Aortenabgangs (Norwood repair) einen ungehinderten Auswurf aus dem Herzen zu erreichen. Ein exzessiver Blutfluss in die Lunge, sofern vorhanden, wird durch Einengung der Lungenarterie optimiert. Bei einem mangelhaften pulmonalen Blutfluss, zum Beispiel aufgrund einer stenotischen Lungenarterie, setzt man einen systemisch-pulmonalen Shunt (Blalock-Taussig). In der Regel entsteht damit chronische Volumenüberlastung, die aber zugleich die Entwicklung der Lungengefäße verbessert.

Als nächste Stufe der Korrektur (im Alter von 4–12 Monaten) erfolgt die Verbindung der Vena cava superior mit der Lungenarterie (bidirektionaler Glenn-Shunt oder Hemi-Fontan-Operation) [→ Abb. 20.2a]. Dieser Eingriff erhöht die Volumenbelastung der Herzkammer zusätzlich mit bis zu 2.5–3.5 mal höheren Blutflüssen als bei gesunden Herzen [18]. Die vom Glenn-Shunt verursachte chronische Volumenüberlastung und der Anstieg des Plasmavolumens durch erhöhtes ANP (atriales natriuretisches Peptid), das vom dilatierten Vorhof ausgeschüttet wird [19], bewirken einen starken Impuls zur Dilatation und Hypertrophie der geschwächten Herzkammer [20]. Mit typischerweise geringer aterieller Sauerstoffsättigung (SpO_2 um 80 %) hängt die systemische Sauerstoffversorgung nun von einem labilen Gleichgewicht zwischen Lungen- und systemischen Blutflüssen (Qp:Qs) mit geringer, wenn überhaupt vorhandener funktioneller Reserve ab.

Die letzte, entscheidende Phase der Korrektur besteht aus der vollständigen Trennung von Lungen- und systemischem Kreislauf, die man über die Verbindung der Vena cava inferior mit der Lungenarterie erreicht. Außerdem werden alle vorhandenen Anastomosen zwischen Aorta und Lungenarterie ligiert. Es folgt eine dramatische Umkehr der Hämodynamik, bei der die bislang chronisch überlastete Herzkammer jetzt bei einem Bruchteil ihrer vorherigen Last arbeitet (im Bereich von 25–75 %) [18]. Die Kombination einer hypertrophierten Herzkammerwand und der reduzierten ventrikulären Füllung kann zu einer verstärkten systolischen Verdickung (contractility-afterload mismatch) mit früh-diastolischer Funktionsstörung, deutlich verringertem HZV [21] und erhöhtem Venendruck direkt nach Vollendung des Fontan-Kreislaufs führen. Während der folgenden 2–3 Wochen steigt das HZV stufenweise an und stimmt im Allgemeinen mit dem Anstieg des Blutvolumens überein, der im Versuchsmodell im Bereich von 17 % lag [22].

Mit einer wachsenden Zahl an Überlebenden [23] entwickelt sich das Verständnis der komplexen Fortan-Physiologie kontinuierlich weiter (siehe auch [24]). Das Langzeitergebnis bei Patienten mit singulärem Ventrikel, die sich einer Fontan-Operation unterzogen, zeichnet sich durch ein vermindertes Herzzeitvolumen (60–70 % im Vergleich zur gesunden Kontrollgruppe) und eine leicht bis moderat reduzierte körperliche Leistungsfähigkeit aus. Es bleibt unklar, ob der starke Abfall des Blutdrucks während körperlicher Aktivität vorwiegend auf das reduzierte HZV oder auf den verminderten vasomotorischen Tonus zurückzuführen ist [25]. Man beobachtete, dass Fontan-Patienten während körperlicher Aktivität häufigere und flachere Atemzüge machen, um den flussfördernden Effekt des negativen Inspirationsdruckes zu nutzen und so den Lungenblutfluss und damit das HZV um bis zu 30 % zu verbessern [26]. Darüber hinaus ist das Atemminutenvolumen bei Fontan-Patienten bei gleicher Bewegungsintensität größer als bei gesunden Probanden [27]. Studien der Lungenblutflussmuster im Ruhezustand zeigen eine übermäßige Flussreaktion während des Atmungszyklus und deuten auf die Wichtigkeit der „Atmungspumpe" als zusätzliche Triebkraft für den venösen Rückfluss hin. Doppler-Fluss-Studien von Andrew Redington und Kollegen zeigten einen *Stillstand* des Blutflusses in der PA und eine Fluss*umkehr* in der Vena cava superior bei forcierter Exspiration (Valsalva-Manöver) sowie eine deutliche Erhöhung des Vorwärtsflusses während der forcierten Inspiration (Müller-Versuch) [21, 28].

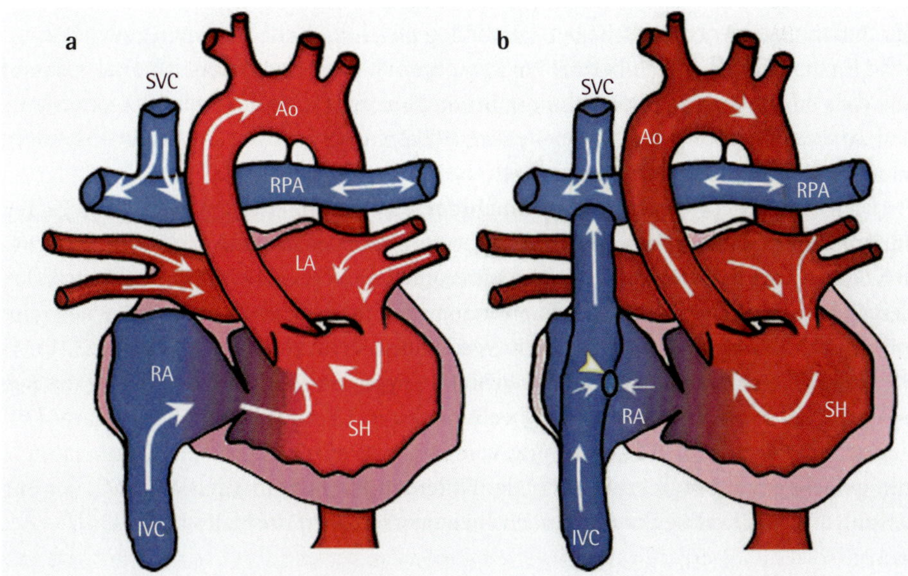

Abb. 20.2 Zweistufige Fontan-Operation. Eine Optimierung der Lungen- und Herzblutflüsse, d. h. die erste Stufe der Korrektur (Hemi-Fontan) erreicht man durch die Verbindung der Vena cava superior mit der rechten Lungenarterie (Glenn-Shunt) (**a**). Die chronische Volumenüberlastung führt zum Remodeling der (singulären) Herzkammer. Die letzte Stufe der Fontan-Korrektur besteht in der Verbindung der Vena cava inferior mit der Lungenarterie. Die extraperikardiale cavopulmonale Verbindung erfolgt bei Kindern ab 3 Jahren durch Interposition einer Gefäßprothese, schematisch in (**b**) dargestellt. Die Fenestrierung (gekennzeichnet durch die *Pfeilspitze* in (**b**)), eine 3–6 mm Verbindung zwischen der Verlängerung der Vena cava inferior und dem Vorhof, setzt man, um den übermäßigen systemischen Venendruck zu verringern. Die *Pfeile* zeigen die Richtung des Blutflusses an. SVC: Vena cava superior, IVC: Vena cava inferior, RA: rechter Vorhof, LA.: linker Vorhof, RPA: rechte Lungenarterie, Ao: Aorta, SH: singuläre Herzkammer.

In den ersten Jahren nach der Palliation kommt es zu einer teilweisen Rückbildung der ventrikulären Hypertrophie mit fortbestehenden Funktionsstörungen, die, da weder

Rhythmus- noch Leitungsstörungen vorliegen, selten eine signifikante kardiovaskuläre Einschränkung darstellen (New York Heart Association Klasse I oder II) [29, 30].

Die systemischen Komplikationen des Fontan-Kreislaufs hängen vorwiegend mit dem erhöhten venösen Druck und Rückstau zusammen und umfassen Proteinverlust-Enteropathie (3–15 %), Hepatomegalie mit Aszites und peripherem Ödem, interstitielles Lungenödem, Pleuraerguss und Prädisposition für thromboembolische Ereignisse (Lungenembolie, Schlaganfall, Myokardinfarkt) [29, 31]. Die Dynamik des lymphatischen Kreislaufs ist grundlegend verändert und die erhöhte Entleerung über das Lymphsystem stellt eine wichtige Anpassung bei Fontan-Patienten dar. Es gibt Belege, dass die Lymphgefäße in der Brusthöhle, im Mesenterium und im Darm stark abnorm sind und jenen von Patienten mit chronischer Herzinsuffizienz ähneln, bei denen der Druck und Fluss des Ductus thoracicus um das bis zu Dreifache erhöht sind [32].

Interessant ist, dass (wie in Kapitel 11 erwähnt) die linke Herzkammer, ontogenetisch gesehen, eine relativ späte evolutionäre Entwicklung zur Anpassung von der kiemenbasierten Wasser- an die Lungenatmung ist. Amphibien haben bereits zwei Vorhöfe, jedoch nur eine Herzkammer, die den systemischen und den Lungenkreislauf versorgt [→ Abb. 11.7b]. Die parallele Anordnung des systemischen und des Lungenkreislaufs und die „pulmonale Hypertonie" ist bei Amphibien physiologisch, bei denen zudem zusätzliche (Lymph)-Herzen die übermäßige Lymphproduktion drainieren. Man wies darauf hin, dass das HLHS als „Entwicklungsstillstand" in der Phase des Amphibienkreislaufs [33] zu betrachten sei, mit weitreichenden Folgen, die nicht nur die Makro-, sondern auch die Mikrozirkulation betreffen [34].

Die chronischen Auswirkungen einer direkten Umleitung des systemischen in den pulmonalen Kreislauf (bei fehlendem Rechtsherz) sind nicht ganz erklärbar und scheinen mit dem stetigen (nicht-pulsatilen) Fluss, mit dem Verlust der normalen ventrikulär-vaskulären Kopplung und mit der abnormen Endothelreaktivität, die möglicherweise mit einer reduzierten NO-Produktion in Verbindung steht, zusammenzuhängen [21, 34]. Offene und verdeckte Lungenembolieepisoden tragen vermutlich zum Anstieg des pulmonalen Gefäßwiderstands bei und beeinflussen das Langzeitüberleben negativ [35]. Ungeachtet der radikalen Abweichung von dem, was als „normale" Kreislaufanatomie gilt, genießt der Großteil (rund 90 %) der Patienten mit Fontan-Kreislauf nach der Entlassung aus dem Krankenhaus dennoch ein bemerkenswert normales Leben [36].

3. Das Fontan-Paradoxon

Wie bereits erwähnt, besteht die Fontan-Korrektur darin, den Lungen- und systemischen Kreislauf wieder *in Reihe* anzuordnen, wie es normalerweise der Fall ist. Gemäß dem konventionellen Modell gilt der von dem singulären Ventrikel erzeugte Druck als die einzige Quelle des Blutantriebs sowohl für den systemischen als auch für den Lungenkreislauf. In Hinblick auf die hydraulische (oder Ohmsche) Analogie sind die Kreislaufwiderstände nun die Summe und nicht die Reziproke ihrer Werte. Es stellt sich die Frage, ob die *geschwächte* Herzkammer, die bei *reduzierter* Vorlast arbeitet, einen ausreichend hohen Druck erzeugen kann, um den stark erhöhten Gesamtwiderstand zu überwinden, der sich aus der Summe der hintereinander geschalteten Kreisläufe ergibt. Die Antwort ist natürlich positiv, ansonsten würden diese Patienten niemals die radikale anatomische Neuanordnung ihrer Kreisläufe überleben. Paradoxerweise zeigen Fontan-Patienten keine Anzeichen von Linksherzinsuffizienz mit Lungenstauung und erhöhtem linksventrikulärem Füllungsdruck, sondern Anzeichen von *Rechts*herzinsuffizienz (Leberstauung und peripheres Ödem) bei *fehlender* rechter Herzkammer! Mit anderen Worten: Es wird also zu viel Blut von einem singulären Ventrikel in das systemische Venenreservoir „gepumpt“! Im Gegensatz zum Zwei-Kammer-Kreislauf, bei dem der ZVD normalerweise niedrig ist (0–5 mmHg), haben Patienten mit Fontan-Kreislauf einen deutlich höheren zentralen Druck (im Bereich von 15–20 mmHg) und das Einsetzen eines „Entlastungsventils“, indem eine Verbindung zwischen dem systemischen und dem Lungenkreislauf geschaffen wird (Fenestrierung) [→ Abb. 20.2], ist eine effektive Methode, um das Überleben zu verbessern und stauungsbedingte Komplikationen zu vermindern [37, 38]. Außerdem verbessert die Fenestrierung nachweislich die ventrikuläre Vorlast und erhöht das HZV [39]. Offensichtlich tolerieren die Patienten die aus dem Rechts-Links-Shunt resultierende Zyanose besser als die von einem erhöhten Venendruck verursachten Komplikationen.

Zweifellos stellt der Fontan-Kreislauf eine der größten Herausforderungen für das konventionelle Druckantriebs-Kreislaufmodell dar und es gibt einige interessante Vorschläge ihn zu erklären, zum Beispiel: „*Das Paradoxon des Fontan-Kreislaufs ist, dass er eine cavale Hypertonie und eine pulmonale arterielle Hypotonie verursacht. In Bezug auf die Hämodynamik würde eine mechanische Vorrichtung, die in der Lage ist, eine Verringerung der Druckenergie um 5 mmHg in der Vena cava inferior und eine Verstärkung der Druckenergie um 5 mmHg in den Lungenarterien zu bewirken, das Fontan-Paradoxon umkehren*“[17, 40].

Während es zweifelhaft bleibt, ob sich „das Paradoxon“ durch so eine einfache mechanische Maßnahme lösen lässt, gibt es doch mehrere verwandte Phänomene, die eine rationale Grundlage für sein Verständnis bilden. Sie lassen sich unterteilen in jene, die mit dem Herz und jene die mit dem Lungenkreislauf in Zusammenhang stehen, wie Marc Gewillig und Kollegen zusammenfassten [39]. Kliniker beobachteten häufig, dass z.B. in der Akutphase nach der Operation *„das Herzzeitvolumen des Kindes nach der Fontan-Operation fast vollständig vom Lungenblutfluss abhängt.*“ [41] Diese Ansicht vertreten auch Gruschen R. Veldtman und Kollegen [1]. Außerdem steigt bei Fontan-Patienten trotz der reduzierten ventrikuären Kontraktilität das HZV nicht als Reaktion auf inotrope Wirkstoffe, wie das bei mehreren anderen Formen der akuten oder chronischen Herzinsuffizienz der Fall ist [42]. Außerdem verbessern sich die Indizes der Herzkammerleistung nicht bei Verringerung des systemischen Gefäßwiderstands (durch die Verabreichung von Vasodilatatoren) und können die körperliche Leistungsfähigkeit sogar verschlechtern [43].

Basierend auf den gesammelten Erkenntnissen argumentieren Marc Gewillig und Kollegen überzeugend, dass die reduzierte Kammerfüllung (Vorlast) den wichtigsten Einzelfaktor darstellt, der sich limitierend auf das HZV der Fontan-Patienten auswirkt. Sie stellten ein Modell vor, nach dem die chronisch defizitäre Fontan-Vorlast über einen Mechanismus der chronischen „Dekonditionierung“ zu einer geschwächten Herzkammer führt. Dies ist vergleichbar mit der diastolischen Funktionsstörung bei schwerer Mitralstenose, die gleichfalls primär durch eine defizitäre Vorlast ausgelöst ist [39]. Sie fassten das Problem (aus chirurgischer Perspektive) folgendermaßen treffend zusammen:

„*Abgesehen von wenigen Ausnahmen kontrolliert der pulmonale Gefäßwiderstand das Herzzeitvolumen. Der Kreislauf läuft auf ‚Autopilot‘ mit wenig Intervention durch den Kliniker. Das frustrierte viele Kardiologen, da sie realisierten, dass ‚ihr Organ‘ nicht länger das Herzzeitvolumen kontrolliert. Das Herzzeitvolumen lässt sich erhöhen, indem man den Fluss zu den und innerhalb der Lungen verbessert oder die Lunge mit einer Fenestrierung teilweise umgeht. Der Effekt von pulmonalen Vasodilatatoren bleibt für gewöhnlich sehr moderat.*“ [36]

Das vorgeschlagene Modell berücksichtigt jedoch nicht die Tatsache, dass das verringerte Herzzeitvolumen beim Fontan-Kreislauf *vorwiegend* der Unfähigkeit der pulmonalen Mikrozirkulation zuzuschreiben ist, angemessene Volumina zur Versorgung des systemischen Kreislaufs zu generieren, und nicht einer mangelnden Pumpleistung des Herzens [44]. Der von den systemischen Kapillaren erzeugte venöse Rückfluss übersteigt die Kapazität des mangelhaft entwickelten Lungenkreislaufs.

Die Erhaltung des Arteriendrucks als Hauptfunktion der (systemischen) Herzkammer ist offensichtlich nicht beeinträchtigt. Wie bereits erwähnt, weisen HLHS-Patienten zunächst ein umfangreiches Shunting zwischen den beiden Kreisläufen auf. Der Fluss verstärkt sich nach Herstellung einer SVC-PA-Anastomose (Glenn-Shunt). Grundsätzlich ist die Situation ähnlich wie bei anderen Zuständen mit erhöhtem Verhältnis zwischen Lungen- und systemischem Kreislauf, wie zum Beispiel bei großen AV-Fisteln oder großem ASD/VSD [→ Kap. 19]. Mit der Herstellung des Fontan-Kreislaufs reduziert sich nicht nur der Lungenblutfluss deutlich, sondern es werden auch „Schädigungen“ des Lungenkreislaufs und insbesondere ein weiterer Anstieg des Pulmonalarteriendrucks zum Eisenmenger-Syndrom abgewendet. Auch wenn das Fehlen des Rechtsherzkomplexes (und möglicherweise des pulsatilen Flusses) weiterhin seinen Tribut fordert [11], bestätigt die Fontan-Operation trotz ihrer „physiologischen Inkompatibilität“ die erstaunliche Plastizität des kardiovaskulären Systems und bietet eine hervorragende langfristige Palliation für den Großteil der Patienten mit univentrikulärem Herzen [31]. Die grundsätzliche Diskrepanz zwischen den (reduzierten) Lungenblutflüssen und dem systemischen Kreislauf, den der Stoffwechselbedarf der Gewebe „antreibt“, bleibt bestehen. Sie stellt sich klinisch mit reduzierten pulmonalen und überfüllten systemischen venösen Kompartimenten dar.

Literatur

1 Veldtman, G. R. et al.: Cardiovascular adaptation to the Fontan circulation. Congenital Heart Disease 2017; 12 (6). S. 699–710.

2 Starr, I., Jeffers, W. A., Meade, R. H.: The absence of conspicuous increments of venous pressure after severe damage to the right ventricle of the dog, with a discussion of the relation between clinical congestive failure and heart disease. American Heart Journal 1943; 26 (3). S. 291–301.

3 Bakos, A. C: The question of the function of the right ventricular myocardium: an experimental study. Circulation 1950; 1 (4). S. 724–732.

4 Kagan, A.: Dynamic responses of the right ventricle following extensive damage by cauterization. Circulation 1952; 5 (6). S. 816–823.

5 Sawatani, S. et al.: Ventricular performance following ablation and prosthetic replacement of right ventricular myocardium. ASAIO Journal 1974; 20 (1). S. 629–636.

6 Hoffman, D. et al.: Left-to-right ventricular interaction with a noncontracting right ventricle. The Journal of Thoracic and Cardiovascular Surgery 1994; 107 (6). S. 1496–1502.

7 Sade, R. M., Castaneda, A. R.: The dispensable right ventricle. Surgery 1975; 77 (5). S. 624–631.

8 Rodbard, S., Wagner, D.: By-passing the Right Ventricle. Proceedings of the Society for Experimental Biology and Medicine 1949; 71 (1). S. 69–70.

9 Glenn, W. W. L.: Circulatory bypass of the right side of the heart. New England Journal of Medicine 1958; 259 (3). S. 117–120.

10 Mathur, M., Glenn, W. W.: Long-term evaluation of cava-pulmonary artery anastomosis. Surgery 1973; 74 (6). S. 899–916.

11 Robicsek, F.: An epitaph for cavopulmonary anastomosis. The Annals of Thoracic Surgery 1982; 34 (2). S. 208–220.

12 Connor, J. A., Thiagarajan, R.: Hypoplastic left heart syndrome. Orphanet Journal of Rare Diseases 2007; 2 (23). S. 1–5.

13 Hansen, D. D., Hickey, P. R.: History of anesthesia for congenital heart disease. In: Andropoulos, D. B., Stayer, S. A., Russell, I. A. (Hrsg.): Anesthesia for congenital heart disease. Blackwell Futura Malden 2005. S. 3–16.

14 Fontan, F., Baudet, E.: Surgical repair of tricuspid atresia. Thorax 1971; 26 (3). S. 240–248.

15 de Leval, M. et al.: Total cavopulmonary connection: a logical alternative to atriopulmonary connection for complex Fontan operations. The Journal of Thoracic and Cardiovascular Surgery 1988; 96 (5). S. 682.

16 Kilner, P. J.: Valveless pump models that laid a false but fortuitous trail on the way towards the total cavopulmonary connection. Cardiology in the Young 2005; 15. S. 74.

17 de Leval, M.: The Fontan circulation: What have we learned? What to expect? Pediatric Cardiology 1998; 19 (4). S. 316–320.

18 Gewillig, M., Kalis, N.: Pathophysiological aspects after cavopulmonary anastomosis. The Thoracic and Cardiovascular Surgeon 2000; 48 (6). S. 336–341.

19 Stewart, J. et al.: Elevated atrial natriuretic peptide after the Fontan procedure. Circulation 1987; 76 (3/2). S. 77–82.

20 Senzaki, H. et al.: Ventricular afterload and ventricular work in Fontan circulation. Circulation 2002; 105 (24). S. 2885–2892.

21 Redington, A.: The physiology of the Fontan circulation. Progress in Pediatric Cardiology 2006; 22 (2). S. 179–186.

22 Myers, C. D. et al.: Mechanisms of systemic adaptation to univentricular Fontan conversion. The Journal of Thoracic and Cardiovascular Surgery 2010; 140 (4). S. 850–856.

23 Gentles, T.L. et al.: Fontan operation in five hundred consecutive patients: factors influencing early and late outcome. The Journal of Thoracic and Cardiovascular Surgery 1997; 114 (3). S. 376–391.

24 Jolley, M. et al.: Fontan physiology revisited. Anesthesia & Analgesia 2015; 121 (1). S. 172–182.

25 La Gerche, A., Gewillig, M.: What Limits Cardiac Performance during Exercise in Normal Subjects and in Healthy Fontan Patients? International Journal of Pediatrics 2010; 2010. PMC 791291.

26 Fogel, M.A. et al.: Caval contribution to flow in the branch pulmonary arteries of Fontan patients with a novel application of magnetic resonance presaturation pulse. Circulation 1999; 99 (9). S. 1215–1221.

27 Ohuchi, H. et al.: Cardiorespiratory response during exercise in patients with cyanotic congenital heart disease with and without a Fontan operation and in patients with congestive heart failure. International Journal of Cardiology 1998; 66 (3). S. 241–251.

28 Redington, A. N., Penny, D., Shinebourne, E.A.: Pulmonary blood flow after total cavopulmonary shunt. British Heart Journal 1991; 65 (4). S. 213–217.

29 Rychik, J., Cohen, M. I.: Long-term outcome and complications of patients with single ventricle. Progress in Pediatric Cardiology 2002; 16 (1). S. 89–103.

30 Akagi, T. et al.: Ventricular performance before and after Fontan repair for univentricular atrioventricular connection: angiographic and radionuclide assessment. Journal of American College of Cardiology 1992; 20 (4). S. 920–6.

31 Driscoll, D.: Long-Term Results of the Fontan Operation. Pediatric Cardiology 2007; 28 (6). S. 438–442.

32 Witte, M. H. et al.: Lymph circulation in congestive heart failure. Circulation 1969; 39 (6). S. 723–733.

33 Fried, A.: Die rechte Herzkammer – eine zusammenfassende Betrachtung unter morphologischen, phylogenetischen und haemodynamish-physiologischen Aspekten. In: Bavastro P., Kuemmell, H. C. (Hrsg.): Das Herz des Menschen. Verlag Freies Geistesleben Stuttgart 1999. S. 189–210.

34 Inai, K. et al.: Skeletal muscle hemodynamics and endothelial function in patients after Fontan operation. The American Journal of Cardiology 2004; 93 (6). S. 792–797.

35 Varma, C. et al.: Prevalence of „silent" pulmonary emboli in adults after the Fontan operation. Journal of the American College of Cardiology 2003; 41 (12). S. 2252–2258.

36 Gewillig, M.: The fontan circulation. Heart 2005; 91 (6). S. 839–846.

37 Jacobs, M.L. et al.: Protein-losing enteropathy after Fontan operation: resolution after baffle fenestration. The Annals of Thoracic Surgery 1996; 61 (1). S. 206–208.

38 Lemler, M.S. et al.: Fenestration improves clinical outcome of the Fontan procedure. Circulation 2002; 105 (2). S. 207–212.

39 Gewillig, M. et al.: The Fontan circulation: who controls cardiac output? Interactive Cardiovascular and Thoracic Surgery 2010; 10 (3). S. 428–433.

40 de Leval, M. R.: The Fontan circulation: a challenge to William Harvey? Nature Clinical Practice Cardiovascular Medicine 2005; 2 (4). S. 202–208.

41 Nicolson, S. C., Steven, J. M.: Anesthesia for the patient with single ventricle. In: Andropoulos, D. B., Stayer, S. A., Russell, I. A. (Hrsg.): Anesthesia for congenital heart disease. Wiley Online Library 2005. S. 356–372.

42 Petersen, J. W., Felker, G. M.: Inotropes in the management of acute heart failure. Critical Care Medicine 2008; 36 (1). S. 106–111.

43 Kouatli, A. A. et al.: Enalapril does not enhance exercise capacity in patients after Fontan procedure. Circulation 1997; 96 (5). S. 1507–1512.

44 Furst, B.: Fontan Physiology Revisited. Anesthesia & Analgesia 2016; 122 (2). S. 578–579.

KAPITEL 21

Die Mikrozirkulation

„Die Stoffwechselbedürfnisse der Gewebe erfüllen sich in den Kapillaren. Das Erfolgsorgan des Kreislaufs ist die Peripherie. Aber auch der Ursprung des Kreislaufes ist die Peripherie. Die Peripherie und das Venensystem besitzen und entwickeln aktive Kräfte, die den Blutstrom zum Herzen fördern und regulieren ... Das Herz wird also zum Erfolgsorgan der Peripherie, es ist nicht mehr der zentrale Angriffsmotor, steht nicht mehr im Mittelpunkt der hämodynamischen Abläufe und kann auch nicht mehr den zentralen Platz in der Kreislaufpathologie behaupten." Paul Vogler, 1956

Nachdem wir das Herz und verschiedene Aspekte des zentralen Kreislaufs betrachtet haben, wenden wir uns nun dem Gegenpol, der mikrovaskulären Peripherie, zu. Die Mikrozirkulation (MZ) ist ein komplexes Netzwerk aus Gefäßen, die für den Austausch von Atmungsgasen und Stoffwechselprodukten abgestimmt sind. Ihre große Gesamtoberfläche ermöglicht einen optimalen Kontakt zwischen Blut und Gewebe. In Abhängigkeit vom versorgenden Endstromgebiet ist das Kapillarbett funktionell und morphologisch sehr unterschiedlich ausgebildet. Im Gegensatz zur Makrozirkulation, die für das Druckantriebsmodell von zentraler Bedeutung ist, schrieb man der Mikrozirkulation traditionell nur eine untergeordnete Funktion zu. Mit den neuen In-vivo-Bildgebungsverfahren zur Überwachung der mikrozirkulatorischen Funktion änderte sich diese Ansicht radikal. Direkte Visualisierung und Flussmessung eröffneten grundlegend neue physiologische Erkenntnisse zur Kapillarperfusion mit wichtigen praktischen Konsequenzen für die Intensivmedizin. Die mikrovaskuläre Forschung stellt somit eine „letzte Herausforderung" für die Kardiologie dar.

1. Morphologie und Funktion

Wir haben den Ursprung des Herz-Kreislauf-Systems bis zu den gemeinsamen, vom Mesoderm abgeleiteten Vorläuferzellen zurückverfolgt, die das Potenzial haben, sowohl zum Herz als auch zu Gefäßen oder Blut zu werden [→ Kap. 1]. Diese dreifache Differenzierung ist von weitreichender Bedeutung für die Bestimmung und Funktion der einzelnen Komponenten. Mit dem Potenzial, sich in eine Vene oder Arterie zu verwandeln, entpuppt sich die Kapillare als grundlegender Baustein für das kardiovaskuläre System. Wir erinnern daran, dass auch das Herz von einem Schlauch mit der Größe einer Kapillare abstammt [→ Kap. 12]. Es ist seit langem bekannt, dass nicht nur das Herz, sondern auch die Mikrovaskulatur rhythmischen Schwingungen unterliegt, auch *spontane Vasomotion* genannt, ein *in vivo* und *in vitro* gut beschriebenes Phänomen [1, 2].

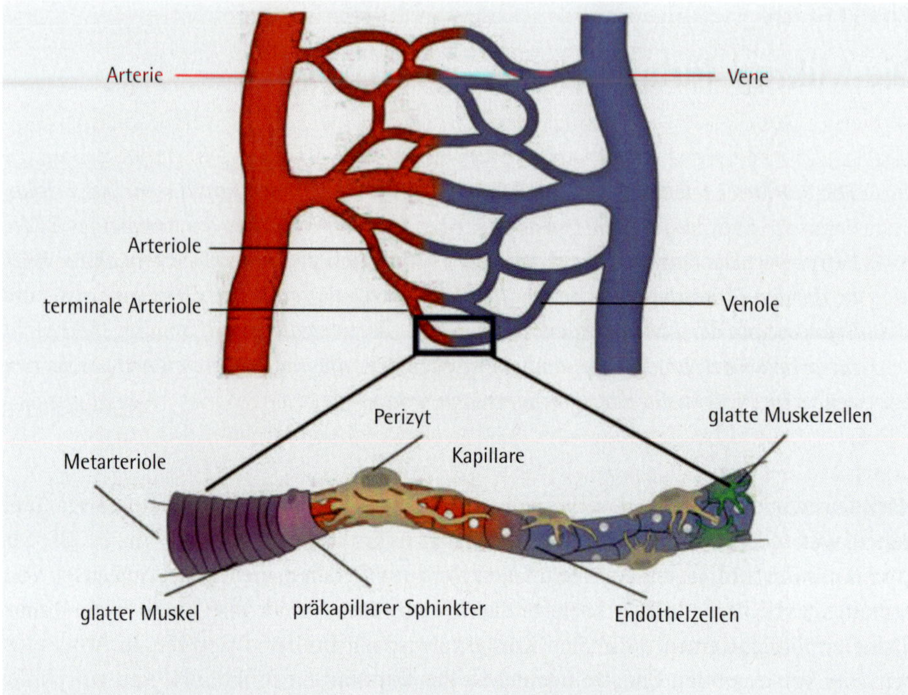

Abb. 21.1 Mikrovaskuläres Gefäßbett mit schematischer Darstellung der Komponenten. Eine typische mikrovaskuläre Schlinge besteht aus der terminalen Arteriole, die sich in die Metarteriolen und das Kapillarnetz verzweigt. Arteriolen und Venolen sind von einer ringförmigen Schicht innervierter glatter Muskeln umgeben. Metarteriolen sind kürzer, haben eine diskontinuierliche Muskelschicht und keine Innervation. Die präkapillaren Sphinkter bestehen aus einer einzigen glattmuskulären Manschette, die auf lokale vasoaktive Metaboliten reagieren. Die Periyzten spielen eine wichtige Rolle bei der mikrovaskulären Differenzierung, Angiogenese und parakrinen Signalisierung.

Das mikrovaskuläre Gefäßbett besteht aus Arteriolen, Metarteriolen, Kapillaren und Venolen [→ Abb. 21.1]. Die Arteriolen (Durchmesser 50–100 µm) sind von einer dünnen Adventitia-Schicht und einem dicken Mantel innervierter glatter Muskeln umgeben, während ihr Lumen mit Endothelzellen ausgekleidet ist. Sie verzweigen sich direkt in die kürzeren und schmaleren Metarteriolen (Durchmesser 10–20 µm) die eine diskontinuierliche Muskelschicht ohne Innervation haben. Die Kapillaren entspringen entweder unmittelbar aus den Arteriolen oder, bei einigen Geweben, aus den Metarteriolen. Sie haben eine Länge von 0,5 bis 1 mm und oft einen kleineren Durchmesser (2–5 µm) als die roten Blutkörperchen (7–8 µm). Ihr Lumen besteht aus einer einzigen Schicht von Endothelzellen über einer Basalmembran. Sie sind nur spärlich von Perizyten umgeben, die dennoch Stabilität bieten und für die Remodellierung und Reifung unterschiedlicher Kapillararten von Bedeutung sind [3]. Neuere Erkenntnisse deuten darauf hin, dass die Perizyten den zerebralen Blutfluss direkt auf der Kapillarebene kontrollieren [4]. Bezeichnenderweise sind zahlreiche Organe und deren Funktionen durch die organ- und gewebespezifische Mikrovaskulatur eng miteinander verknüpft [5, 6]. Anhand der *Porengröße* lassen sich Kapillaren wie folgt gruppieren [7] [→ Abb. 21.2]:

Kontinuierliche Kapillaren befinden sich in der Lunge, im Herzen, in der Skelett- und glatten Muskulatur sowie im Unterhaut- und Fettgewebe. Sie besitzen eine durchgängige Basalmembran mit engen endothelialen interzellulären Verbindungen. Einen Sonderfall stellen die Hirnkapillaren dar, da deren dichte Endothelverbindungen den direkten Transport von Wasser und löslichen Stoffen über die parazelluläre Passage verhindern. Eine dicke Basalmembran und die zahlreichen Zellfortsätze der Astrozyten bilden eine wirksame Wand, die Blut-Hirn-Schranke, welche die Hirnzellen vor fluktuierenden Osmose- und Ionenströmen des Blutes schützt. Interessanterweise bieten die Hirnkapillaren einen um 100- bis 200-mal höheren elektrischen Widerstand als die Kapillaren in anderen Körperregionen [8].

Fenestrierte Kapillaren haben Endothelzellen, die durch kleine Fensterungen mit einer Größe von 0.05–0.065 μm unterbrochen werden und gelegentlich von einer dünnen Membran (0.004 μm) bedeckt sind. Sie finden sich in Organen, die am aktiven Austausch mit der Umgebung beteiligt sind, wie zum Beispiel in der Darmschleimhaut, den Hormondrüsen, dem Ziliarkörper, den Glomeruli, dem Nierenmark (Vasa recta) und dem Plexus choroideus in den Hirnventrikeln.

Sinusoidale (diskontinuierliche) Kapillaren haben große vorübergehende oder dauerhafte Lücken (0.1–1 μm) sowohl in der Basalmembran als auch zwischen den Endothelzellen, die den Austausch von Makromolekülen und Zellen ermöglichen. Sie kleiden die Sinusoide des Knochenmarks, der Leber und der Milz aus.

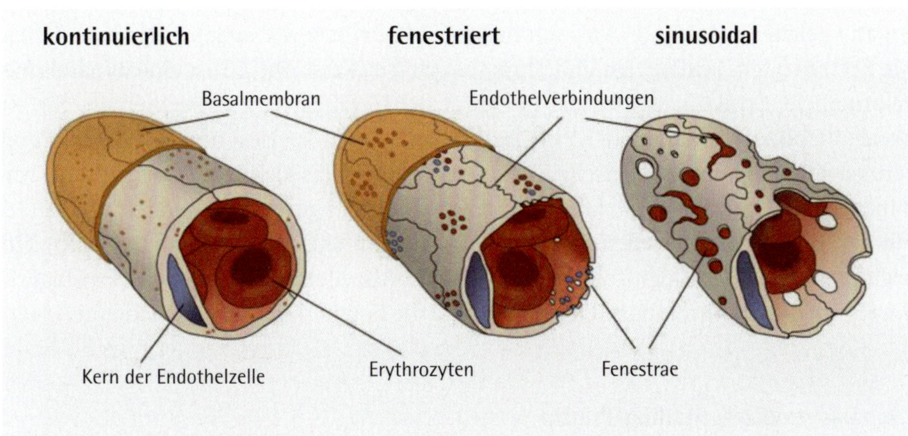

Abb. 21.2 Drei Arten von Kapillaren. In den kontinuierlichen Kapillaren sorgen die Basalmembran und die Endothelzellen für eine durchgängige Auskleidung, die nur Wasser und Ionen durch die engen Endothelverbindungen gelangen lassen (links). Die Endothelzellen bei fenestrierten Kapillaren haben größere Poren, die den freien Austausch von Wasser, gelösten Stoffen und großen Molekülen ermöglichen (Mitte). Bei den diskontinuierlichen oder sinusoidalen Kapillaren bilden die Endothelzellen lose Verbindungen und enthalten große Spalten, welche die freie Passage von Makromolekülen und einigen zellulären Elementen, wie z. B. roten Blutkörperchen und Lymphozyten, ermöglichen.

Aus funktioneller Perspektive verweisen die drei unterschiedlichen Arten von Kapillaren auf die in Kapitel 12 erwähnte dreifache Struktur des Organismus. Gemäß diesem Paradigma erhält das Gehirn, das praktisch kein interstitielles Bindegewebe hat und von den direkten Einflüssen des Blutes isoliert ist, ein stabiles elektrochemisches Milieu, das seine wesentlichen Funktionen unterstützt, nämlich die sensorische Wahrnehmung, den Denkprozess und die Aufrechterhaltung des Bewusstseins. Dagegen ermöglichen die diskontinuierlichen Kapillaren des Stoffwechselpols einen umfangreichen Austausch zwischen Blut und Organen.

1.1 Das Gefäßendothel

Die Endothelzellen kleiden den gesamten Gefäßbaum vom Herzen bis zur kleinsten Kapillare aus und bilden mit einem Gesamtgewicht von mehr als 1 kg und einer Oberfläche von 7 m^2 ein beachtliches Organ [9]. Das Gefäßendothel hat viele wichtige Funktionen. Zum Beispiel spielt es eine Schlüsselrolle bei der Aufrechterhaltung der Fließfähigkeit des Blutes, indem es mehrere Faktoren der Koagulationskaskade hemmt. Zudem kontrolliert es die Durchlässigkeit der Gefäßwand und ist ein wichtiger Faktor bei der Anpassung des Blutflusses an den Stoffwechselbedarf der Gewebe. Die Lumenoberfläche der Endothelzellen kleidet die endotheliale Glykokalyx (EG) aus, eine gelartige Struktur, deren Hauptbestandteile Glykoproteine und Pteroglykane sind, die aus einem Proteinkern und negativ geladenen Glukoseaminoglykanen (GAG) bestehen [10]. Die EG bildet ein endoluminales Geflecht, das Plasmaproteine und lösliche GAG bindet und eine dynamische Barriere zwischen dem fließenden Blut und dem Endothel bildet. Die negativ geladene EG kontrolliert die Proteinbindung und Gefäßdurchlässigkeit, indem sie negativ geladene Moleküle, wie zum Beispiel Albumin, sowie negativ geladene Zellen wie Erythrozyten, Leukozyten und Thrombozyten abweist. Die EG ist eine dynamische, empfindliche Struktur, welche die Integrität der Gefäßbarriere aufrechterhält. Sie ist höchst anfällig für oxidativen Stress (reaktive Sauerstoffspezies) und ihre Schädigung verursacht mehrere pathologische Zustände, darunter das kapillare Lecksyndrom, verminderte Gefäßreaktivität, Entzündung, Thrombozytenaggregation und Hyperkoagulabilität [11]. Die Endothelzellen produzieren darüber hinaus Stickstoffmonoxid (NO), ein wichtiges Molekül, das den Tonus der glatten Muskelzellen kontrolliert, und Prostaglandin (PGI_2), das die Thrombozytenfunktion und die Entzündungsantwort moduliert [12].

1.2 Das revidierte Starling-Prinzip

Die Fluiddynamik der Mikrovaskulatur untersuchte erstmalig Ernest H. Starling (1866–1927), der 1896 nachwies, dass die Injektion von Kochsalzlösung in das Interstitium des Hinterbeins eines Hundes das venöse Blut verdünnte. Dieses Phänomen trat jedoch nicht nach der Injektion von Serum auf [13]. Starling war der Meinung, dass sich die Kapillaren und postkapillaren Venolen wie semipermeable Membrane verhalten und dass der Flüssigkeitsaustausch durch den vom Herz generierten hydrostatischen Druck im Gleichgewicht gehalten wird. Dieser Druck stößt die Flüssigkeit am arteriolen Ende der Kapillaren aus, während der onkotische (kolloidosmotische) Druck der Plasmaproteine am venolen Ende eine Rückresorption auslöst [→ Abb. 21.3a]. Starling konnte die kapillaren hydrostatischen und plasmaonkotischen Drucke messen, den onkotischen Gewebedruck aber nur schätzen. Er vertrat die Meinung, dass Plasmaproteine aus den Kapillaren in die Interstitialflüssigkeit (ISF) austreten und der Lymphabfluss sie wieder dem Kreislauf zuführt. Die hydrostatischen und onkotischen Gewebedrucke sind deutlich niedriger als der intrakapillare Druck und begünstigen somit die Filtration. Jedoch ist der gemessene Lymphfluss deutlich geringer als in der Starling-Gleichung vorhergesagt. Warum diese Diskrepanz?

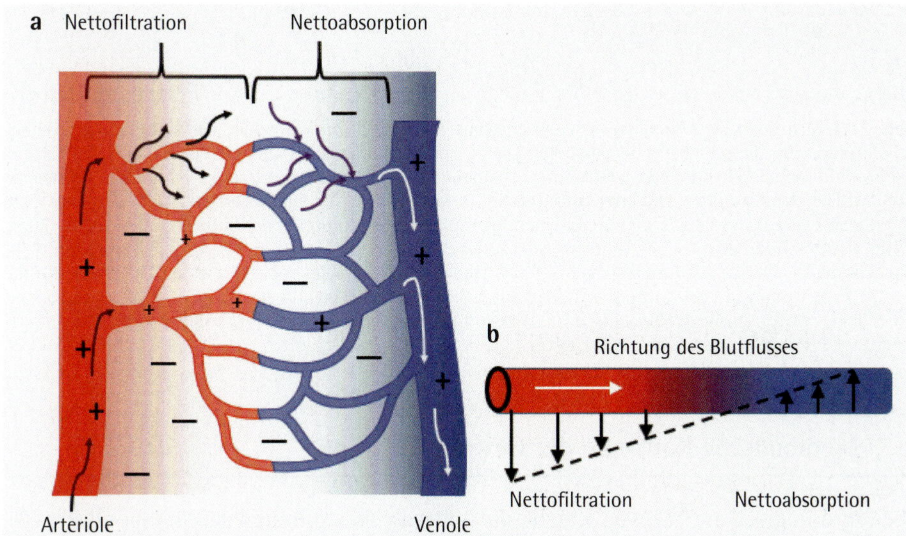

Abb. 21.3 Klassisches Starling-Prinzip der kapillaren Flüssigkeitsdynamik. Die Summe der *kapillaren* hydrostatischen und gewebeonkotischen Drucke stößt die Flüssigkeit in den Interstitialraum am arteriellen Ende der Kapillare. Am venösen Ende verursacht die Summe aus dem hydrostatischen Druck des *Gewebes* und dem onkotischem Druck die Nettoabsorption der Flüssigkeit in die Kapillaren (**a**). Das Modell prognostiziert eine lineare Beziehung zwischen der Summe der hydrostatischen und kolloidosmotischen Kräfte (**b**). + zeigt einen positiven intraluminalen Druck an, – einen negativen interstitiellen Druck.

Die Antwort auf diese Frage gab J. Rodney Levick 1991 mit dem Nachweis, dass eine *kontinuierliche Absorption* nur in den Nieren und im Darm stattfindet [14] und dass das Vorhandensein der EG das Kräftegleichgewicht an der Kapillarwand verändert [6]. Wie bereits erwähnt, bestätigten sorgfältig kontrollierte Versuche, dass die Rate der Kapillarenfiltration und -absorption deutlich *geringer* ist als von der Starling-Gleichung vorhergesagt. Roger H. Adamson und Kollegen zeigten, dass bei gleicher Albuminkonzentration in der ISF und innerhalb der nicht-fenestrierten (kontinuierlichen) Kapillaren der effektive onkotische Gradient nur 70 % des vorhergesagten betrug (gemäß der Starling-Hypothese müssten die onkotischen Drucke gleich sein) [15]. Sie nahmen daher an, dass die onkotischen Kräfte statt in der gesamten Kapillarwand nur an der intraluminalen Oberfläche der EG-Schicht, d. h. im Subglykokalyxraum, aktiv sind. Somit lassen sich das „kolloidosmotische Druckparadoxon" und der Lymphfluss sowie andere Abweichungen von den Starling-Prognosen im neu vorgeschlagenen EG-Modell in Einklang bringen [→ Abb. 21.4].

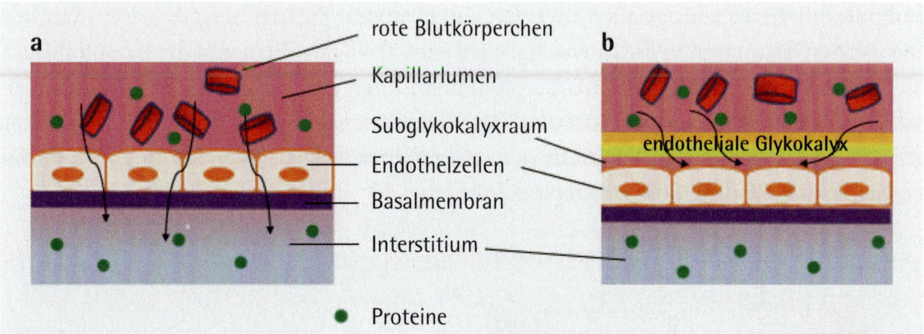

Abb. 21.4 Mikrovaskulärer Flüssigkeitsaustausch gemäß Starling (**a**) und Modelle der endothelialen Flüssigkeitsfiltration (**b**). Die schematische Darstellung setzt eine kontinuierliche Kapillare voraus. Im konventionellen Starling-Modell gilt die Endothelschicht als halbdurchlässige Membran, die onkotisch aktive Proteinpartikel zwischen Kapillarlumen und Interstitium trennt (a, lange Pfeile). Im modifizierten Modell übernimmt die endotheliale Glykokalyx diese Funktion. Die niedrige Proteinkonzentration in der Subglykokalyxschicht (kurze Pfeile) bestimmt den onkotischen Gradient, was zu einer reduzierten Menge an gefiltertem Plasma führt (**b**). Die endotheliale Glykokalyx fungiert auch als Mechanotransduktion gegenüber luminalem Scherstress/Druck, was die Freisetzung von Stickstoffmonoxid (NO) durch die Endothelzellen und die Aktivierung von Aquaporinen verursacht [→ Kap. 15.2], die den Austausch von Wasser und löslichen Stoffen in der Kapillarwand aktiv regulieren.

2. Metabolische Kontrolle der Gewebeperfusion

Die physiologischen Prozesse, welche die optimale Abstimmung von metabolisch aktiven Geweben und hämatogener Sauerstoffversorgung regulieren, basieren traditionell auf dem Sauerstofftransportmodell von August Krogh (1874–1949) [16]. Krogh vertrat die Ansicht, dass sich die Menge an verfügbarem Sauerstoff proportional zur Sauerstoffspannung in den Kapillaren und umgekehrt proportional zu ihrer Diffusionsrate in die umliegenden Gewebe verhält. Basierend auf der Voraussetzung, dass sich die Kapillare im Zentrum eines Gewebezylinders befindet, der bei konstanter Rate Sauerstoff verbraucht, prognostiziert das Krogh-Modell einen linearen Abfall der Sauerstoffspannung entlang der Kapillare. Es sei erwähnt, dass Krogh auf beträchtliche technische Probleme stieß, als er die Kapillarendichte in Muskeln von verschiedenen Tierarten maß. Die Zahl der Kapillaren hängt vom Muskeltyp, z. B. Bein- oder Augenmuskel, von den Temperaturbedingungen des Tieres (z. B. haben kaltblütige Amphibien weniger Kapillaren und viel größere rote Blutkörperchen als warmblütige Säugetiere) sowie von der Größe und Aktivität des Tieres ab, zum Beispiel Nagetier vs. Pferd. Im Gegensatz zu den parenchymatösen Organen, die *in vivo* schnell Kontrastmittel aufnehmen (mit Preußischblau gefärbte Gelatine), sind die nicht aktivierten Muskeln nur gering durchblutet, weshalb man die Zählung der Kapillaren an verstorbenen Tieren durchführte. Wie Krogh feststellte, „*wurden die besten Ergebnisse erzielt, indem man direkt in die Arterie injizierte, alle arterielle Anastomosen in einem möglichst weiten Umkreis unterband und mit hohem Druck arbeitete*" [16]. Neben den oben genannten Faktoren setzte das Krogh-Modell voraus, dass die Sauerstoffversorgung der Gewebe letztendlich von der kapillaren „Rekrutierung", d. h. der Öffnung geschlossener Kapillaren durch den Perfusionsdruck in der Makrozirkulation abhängt.

Während man das Modell der singulären, idealisierten kapillaren Sauerstoffverfügbarkeit weiterhin in Standardtexten der Physiologie darstellt [7], entstand seit den 1990er Jahren ein deutlich differenzierteres Bild der mikrovaskulären Kontrolle. Man wies zum Beispiel nach, dass bis zu zwei Drittel des Sauerstoffs aus den roten Blutkörperchen (RBC) im Bereich der Arteriolen freigesetzt werden, *bevor* sie die Kapillarstrombahn erreichen [17, 18], und dass der Großteil der Muskelkapillaren bereits unter Ruhebedingungen durchblutet werden [19], was *gegen* die perfusionsabhängige Rekrutierung zusätzlicher Kapillaren spricht [→ Abb. 21.5]. Komplexere theoretische Modelle zur Autoregulation des Blutflusses, welche die aktive Rolle der arteriolaren glatten Muskulatur, des Gefäßendothels und der RBC zur Deckung des Stoffwechselbedarfs der Gewebe bestätigen [20–22], lösten Kroghs Hypothese ab. Es wurde verschiedentlich darauf hingewiesen, dass diese Modelle die zentrale Rolle der roten Blutkörperchen als Mediatoren zwischen dem Stoffwechselbedarf der Gewebe und der Sauerstoffaufnahme in der Lunge realistischer darstellen, was somit die in dieser Monografie vorgeschlagene These stützt.

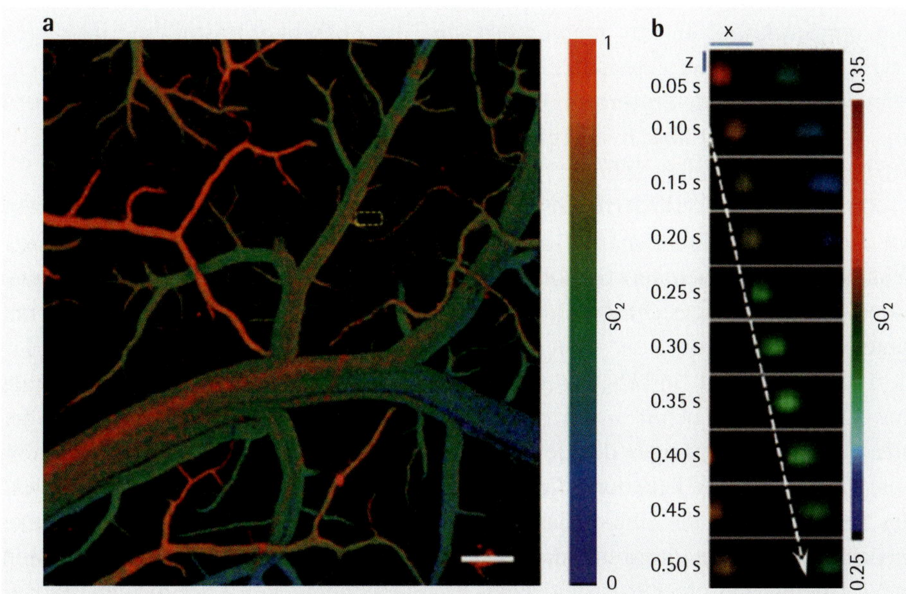

Abb. 21.5 Neuere In-vivo-Bildgebungsverfahren der Mikrozirkulation zeigen eine direkte Korrelation zwischen dem lokalen Stoffwechselbedarf und der Perfusion. Eine repräsentative In-vivo-Aufnahme des Maushirns, die mittels singulärer Erythrozythen-Flussoxigraphie erfolgte, zeigt die Heterogenität der Sauerstoffsättigung der RBC innerhalb eines kleinen Gewebesegments (**a**) (siehe gelbes Rechteck, Maßstabsbalken entspricht 200 µm). Bei der FOG lassen sich die Erythrozytensauerstoff- und Hämoglobinkonzentration, die Geschwindigkeit (in Zeitintervallen von Millisekunden) sowie die räumliche Verformung eines singulären Erythrozyten beim Durchfluss durch die Kapillare im Mikrometerbereich (**b**) nachweisen. Dieses einzigartige Verfahren ermöglicht, die neuronale Stoffwechselaktivität zu messen und sie mit hoher Präzision mit der Sauerstoffzufuhr zu korrelieren.
Die Farbskalen zeigen die relative Sauerstoffkonzentration von 0 (blau) bis 1 (rot) (**a**) bzw. von 0.25 bis 0.35 (**b**). (Quelle: [23], mit freundlicher Genehmigung von PNAS).

Die erythroiden Vorläuferzellen im Knochenmark und die roten Blutkörperchen im peripheren Blut bezeichnet man zusammengefasst als *Erythron*, um die Vorstellung zu vermitteln, dass sie als ein einziges Organ funktionieren [24] [→ Abb. 1.2 und 12.2]. Der normale Erythrozyt ist eine bikonkave Scheibe, die mit einer konzentrierten Hämoglobinlösung gefüllt ist und einen Durchmesser von 7–8 μm hat. Rote Blutkörperchen zeichnen sich durch hervorragende Verformbarkeit aus, die ihnen den Durchtritt durch 5–10 μm große Kapillaren, einschließlich der 1 μm breiten Endothelspalten in der roten Pulpa der Milz, ermöglicht [24]. Die reversible Verformung der RBC hängt von ihrer Geometrie, von der Hämoglobinkonzentration und der Viskosität des Protoplasmas ab und ist für Funktion und Überleben entscheidend. Die einzigartigen elastischen Eigenschaften ihrer Membran ergeben sich aus der Interaktion zwischen der äußeren Lipiddoppelschicht und dem inneren, zweidimensionalen Netzwerk des Zytoskeletts, bestehend aus flexiblen Spektrinmolekülen, die mit Aktinfilamenten und anderen Strukturproteinen quervernetzt sind. Im Phasenkontrastmikroskop zeigen Erythrozyten eine charakteristische, thermisch angeregte Wellenbewegung der Membran, das so genannte Erythrozytenflimmern [25]. Die Membran-Formschwankungen und -Integrität sind aktive, energieabhängige Prozesse, die eine angemessene ATP-Versorgung und optimale (Körper-)Temperatur benötigen [25, 26].

Da ausgereifte Erythrozyten keinen Zellkern* oder andere Zellorganellen besitzen, wie zum Beispiel Mitochondrien und das endoplasmatische Retikulum, sind sie ausschließlich von (anaerober) Glykolyse als Energiequelle abhängig – eine bemerkenswerte Anpassung angesichts der Tatsache, dass sie alle anderen Gewebe des Körpers mit Sauerstoff versorgen.

Die Fähigkeit der Gefäßbetten, den Stoffwechselbedarf der Gewebe zu decken und aufrechtzuerhalten, nennt man *vaskuläre Autoregulation*. Es gibt mehrere Mechanismen, die zu Veränderungen des Gefäßtonus beitragen, wie zum Beispiel der intraluminale Druck (myogene Reaktion), die lokale Metabolitenkonzentrationen und der Effekt des Scherstress auf die endotheliale Auskleidung, um nur einige zu nennen. Immer mehr Befunde deuten drauf hin, dass lokale biochemische und mechanische Faktoren in Verbindung mit einer entscheidenden Blutkomponente, den Erythrozyten, wirken. Während seit mehr als einem Jahrhundert die enge Beziehung zwischen dem Sauerstoffbedarf der Gewebe und der kardiorespiratorischen Reaktion bekannt ist, blieb der

* Die „Entbindung" der Erythrozyten vom Knochenmark in das Gefäßkompartiment ist ein höchst dynamischer Prozess, der einer genauen Abstimmung der mikrotubulären Neuanordnung und der Aktinpolymerisation innerhalb der Erythroblasten bedarf. Das Ereignis dauert 6–8 Minuten und beginnt mit starken Kontraktionen im mittleren Bereich der Zelle, bis es seinen Höhepunkt in einer Kernabstoßung erreicht, wenn der Erythrozyt das Sinusepithel passiert, um in das Lumen des Blutgefäßes zu gelangen. Im Gegensatz zu anderen Zellen des Körpers, bei denen die Zerstörung des Zellkerns einen programmierbaren Zelltod (Apoptose) kennzeichnet, haben die Erythrozyten keine mitochondrialen Apoptose-Regulatoren und eine Lebensdauer von 120 Tagen. Die Membran der RBC enthält CD47, ein integrin-assoziiertes Protein, bekannt als „Selbst"-Rezeptor, das vor Phagozytose durch natürliche Killerzellen (Makrophagen) schützt. Seneszente Erythrozyten, die nicht die μ-großen Spalten im Endothel der Sinus venosi (in der roten Pulpa der Milz) passieren können, werden von den Makrophagen zerstört [27].

Vermittler oder „Sensor“ dieses durch den Bedarf bedingten Prozesses einer der großen physiologischen Unbekannten, bis Mary L. Ellsworth und Kollegen in den 1990er Jahren die vermittelnde Funktion der RBC nachwiesen [28] [→ Kap. 17.1.1]. Es stellte sich heraus, dass die roten Blutkörperchen die Sauerstoffversorgung und den -bedarf der Gewebe *aktiv regulieren* und nicht nur passive „Sauerstoff-Behälter“ sind.

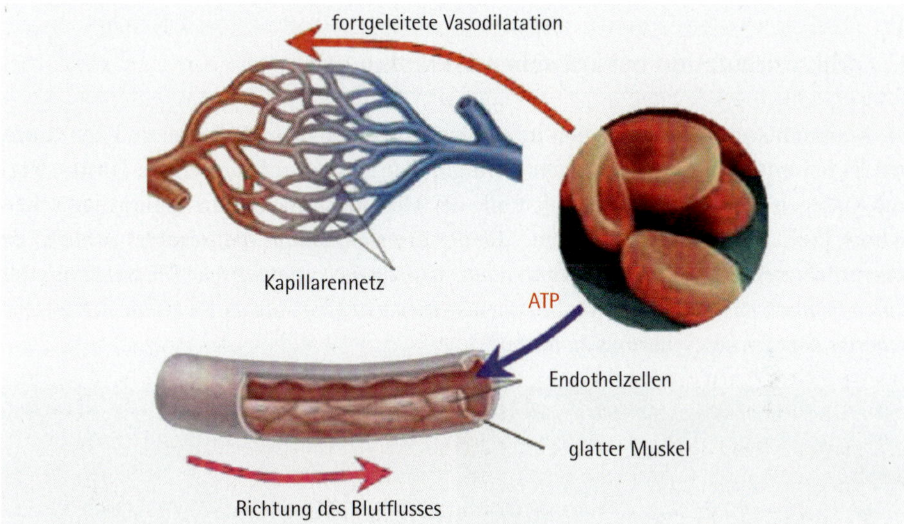

Abb. 21.6 Erythrozyten als Sauerstoffsensoren und Modulatoren des Gefäßtonus. Während die Erythrozyten in die Region mit hohem Sauerstoffbedarf eindringen, verursacht die Freisetzung von Sauerstoff aus den Erythrozyten einen Abfall der Hämoglobin-Sauerstoffsättigung (sO_2) und stimuliert die Ausschüttung von ATP proportional zum sO_2-Abfall. Das von den Erythrozyten freigesetzte ATP reagiert mit den endothelialen purinergen Rezeptoren und verursacht eine Produktion von Mediatoren, die eine Gefäßerweiterung in *entgegengesetzter* Richtung zum Blutfluss anregen. Das führt zu einem vermehrten Blutfluss in Bereichen mit erhöhtem Sauerstoffbedarf [→ Abb. 17.3].

Studien zeigen, dass RBC mehr ATP freisetzen, wenn sie sauerstoffarm sind, und dass die Gefäßreaktion auf ATP über die endothelialen purinergen Rezeptoren in *entgegengesetzter* Richtung zum Blutfluss gelenkt wird, d.h. von den Venolen durch die Kapillaren zu den Arteriolen [29] [→ Abb. 21.6]. Während die Funktion der roten Blutkörperchen als „Falle“ für das vom Endothel abgeleitete NO seit einiger Zeit bekannt ist (durch die schnelle Reaktion mit Oxyhämoglobin, um Methämoglobin und Nitrat zu bilden), zeigte sich erst kürzlich, dass RBC endotheliale Stickstoffmonoxid-Synthase (eNOS) enthalten und unter normalen Bedingungen NO produzieren [30], wodurch sie den mikrovaskulären Tonus beeinflussen.

Neben der entscheidenden Rolle bei der arteriellen Vasodilatation [31] und der Vermittlung von koronarer [32] und muskulärer Durchblutung bei Aktivität [→ Kap. 16] könnte das von den RBC freigesetzte ATP ebenfalls eine zentrale Funktion bei der Regulierung des Lungenblutflusses haben [33]. Gut bekannt ist zum Beispiel die Fähigkeit der roten Blutkörperchen NO – kontinuierlich produziert vom pulmonalen Gefäßendothel und Epithel der Atemwege – zu inaktivieren und damit die hypoxische pulmonale Vasokonstriktion (HPV) zu erhöhen [34, 35]. Diese Mikroabstimmung von

Stoffwechsel und Durchblutung im systemischen Kreislauf ergänzt den entsprechenden Prozess, den wir bereits im Fall des Lungenkreislaufs sahen [→ Kap. 11.4.2 und 19.2]. Bemerkenswert ist jedoch die Tatsache, dass der Prozess in der Lunge in dem Sinne reziprok verläuft, d.h. die Mikrovaskulatur in der Lunge auf Hypoxie mit *Vasokonstriktion* reagiert, während alle anderen Organe und peripheren Gewebe mit *Vasodilation* reagieren.

3. Mikrozirkulation bei kritischen Erkrankungen

Die Kommunikation zwischen den roten Blutkörperchen, dem Endothel und den Geweben ist bei kritischen Erkrankungen stark gestört. Benjamin W. Zweifach (1910–1997) und Kollegen erkannten die zentrale Rolle der Mikrovaskulatur beim hämorrhagischen Schock [36], als sie 1948 feststellten: „*Da der Kreislaufkollaps während des Schocks im Wesentlichen einen peripheren Ursprung hat, schien eine systematische Untersuchung der Hämodynamik des peripheren Gefäßsystems einen direkten Ansatz für einige der wesentlicheren Aspekte des Syndroms zu bieten.*“

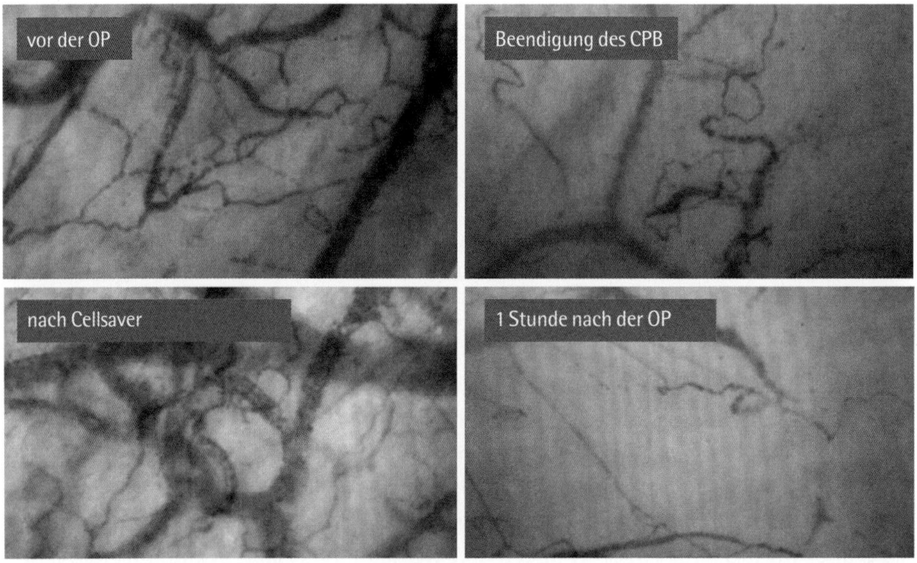

Abb. 21.7 Mikrovaskuläre Veränderungen während des *kardiopulmonalen Bypass* (CPB). Sequenzielle Aufnahmen, die beim selben Patienten mittels sublingualer Dunkelfeldmikroskopie (DFM) vor der Einleitung einer Vollnarkose (Kontrolle), nach Beendigung des CPB, nach Transfusion von Cellsaver-Blut und eine Stunde nach der Operation erfolgten. Man beachte die deutlich reduzierte Kapillarendichte während des CPB, die bis zu drei Tage anhalten kann. Die Transfusion von Cellsaver-Blut erhöht den Blutfluss vor allem in den größeren Gefäßen (mit freundlicher Genehmigung von Nicole A.M. Dekker, MD und Prof. Christa Boer, Amsterdam University Medical Center).

Die Entwicklung neuartiger Verfahren für die Intravitalmikroskopie, insbesondere die orthogonale Polarisationsspektroskopie (OPS) und Dunkelfeldmikroskopie, eröffnete neue Einblicke in die Mikrozirkulation, die mit der konventionellen *In-vivo*-Lichtmikroskopie nicht möglich waren (siehe auch [37]). Zahlreiche Studien der letzten zwei Jahrzehnte zeigten, dass die mikrovaskuläre Hämodynamik bei Patienten mit Sepsis,

Blutung, kardiogenem Schock oder Polytrauma [38] sowie beim Herz-Lungen-Bypass gestört ist [39, 40] [→ Abb. 21.7]. Im Gegensatz zum normalen Zustand, in dem ein fein austariertes Gleichgewicht zwischen Durchblutung und Stoffwechselbedarf der Gewebe besteht, ist das Gleichgewicht zwischen myogenen, metabolischen und neuro-humoralen Mechanismen bei kritisch kranken Patienten gestört. In den vergangenen Jahrzehnten entwickelte sich eine vereinende Hypothese zur Erklärung der Gefäßveränderungen, die bei der Sepsis aufgrund der Ausschüttung der Entzündungsmediatoren auftreten. Eine generelle endotheliale Schädigung und Funktionsstörung, die zum Multiorganversagen führen, sind entscheidende Faktoren eines fortschreitenden septischen Schocks. Diese verhängnisvolle Spirale lässt sich durch Verabreichung von Endotoxin in Tierversuchen einfach nachbilden und manifestiert sich als Kapillarleckage, interstitielles Ödem und progressive Reduzierung der Gesamtzahl der perfundierten Kapillaren, auch als verminderte *funktionelle Kapillardichte* (FCD) bezeichnet. Der Verlust der Kapillarfunktion erscheint heterogen, wobei einige Bereiche stärker betroffen sind als andere. Dies führt zu einer stufenweise Verringerung des arteriolaren Durchmessers, zum Shunting, zur Erhöhung der gemischtvenösen Sauerstoffsättigung (SvO_2) und zur Azidose [37]. Der Begriff „distributiver“ Schock verweist auf die Verteilungsstörung des zirkulierenden Blutvolumens.

Die oben genannte übermäßige ATP-Produktion durch Erythrozyten und das von induzierbarer Stickoxidsynthase* (iNO) [41] während der Gewebehypoxie produzierte NO gelten als mutmaßliche Mechanismen für den Wechsel von der homogenen zur heterogenen Perfusion. Die Freisetzung von ATP und NO setzt die normalerweise wirkenden Regulierungsmechanismen außer Kraft, was zu einer erhöhten Kapillarpermeabilität [42], zu einem Verlust des mikrovaskulären Tonus und zu einer verminderten Reaktionsfähigkeit auf Vasopressoren führt [43]. Beachtenswerter Weise treten diese Veränderungen bei *erhöhtem* Herzzeitvolumen (hyperdynamischer Kreislauf) und erhöhter Sauerstoffversorgung (SvO_2) auf [44].

Der Schweregrad der FCD-Abnahme verhält sich proportional zur Exposition gegenüber dem kausalen Stoff, z.B. Endotoxin, und/oder der Dauer der absoluten oder relativen Hypovolämie im Fall einer Hämorrhagie oder eines kardiogenen Schocks. Wird das kritische Zeitfenster – in dem sich die Veränderungen der Mikrozirkulation durch Reanimationsmaßnahmen möglicherweise noch rückgängig machen lassen – überschritten, so verstärkt sich die Inhomogenität der Perfusion durch die vom Reperfusionstrauma ausgelöste Entzündungsantwort, was zu Multiorganversagen und Tod führt.

* Dies ist vom NO zu unterscheiden, das normalerweise die von den Endothelzellen (eNOS) und Neuronen (nNOS) freigesetzte Stickoxidsynthase produziert. Bei einer Sepsis erhöht sich die NO-Produktion aufgrund der zytokinvermittelten Aktivierung der *induzierbaren* NO-Synthase (iNOS) in Zellen, die diese Fähigkeit normalerweise nicht haben, wie zum Beispiel in den Herzmyozyten und in den glattmuskulären Gefäßzellen. Die induzierbare NO-Synthase produziert hohe NO-Konzentrationen und trägt zur Wirtsabwehr, zum Entzündungsstress und zur NO-Bildung durch das Epithel der Atemwege bei [30].

Angesichts der zentralen Rolle der Mikrozirkulation beim akuten Kreislaufversagen und bei verschiedenen Formen des distributiven Schocks regten einige Forscher an, die allgemein angenommene Korrelation zwischen mikrozirkulatorischer Funktion und der globalen Hämodynamik zu überdenken. Da eine angemessene Organperfusion in einem relativ breiten Bereich der mittleren systemischen Arteriendrucke (60 bis 100 mmHg) gewährleistet ist [45], nimmt man an, dass der mikrozirkulatorische Fluss relativ *unabhängig* von makrohämodynamischen Variablen ist [46]. Studien zeigten, dass eine Anhebung des mittleren arteriellen Drucks von 60 auf 90 mmHg bei Patienten mit septischem Schock die mikrovaskuläre Perfusion nicht verbesserte [47, 48]. Ungeachtet der Tatsache, dass es einen Mindestdruck geben muss, unterhalb dessen die Gewebeperfusion im normalen und im pathologischen Zustand beeinträchtigt ist, sind diese Werte noch zu definieren und scheinen interindividuell stark zu variieren.

Neben Flüssigkeitstherapie bilden Noradrenalin und Vasopressin die Eckpfeiler der Standardbehandlung bei Sepsis [49]. Beide verbessern zwar die systemischen Kreislaufparameter, wie zum Beispiel den arteriellen Druck und das Herzzeitvolumen, das wegen des Shunting oft erhöht ist, doch ist die Reaktion der Mikrozirkulation auf therapeutische Maßnahmen mit Vasopressoren oft mitigiert und kann zu einer weiteren Inhomogenität der Perfusion der Mikrovaskulatur, mit negativem Ausgang, führen. Therapeutische Maßnahmen der „Rekrutierung“ der Mikrovaskulatur mithilfe von Vasodilatoren, wie zum Beispiel Acetylcholin [50] und Nitroglycerin [51], dem Kalzium-Sensitizer Levosimendan [52] und sogar Betablocker (Esmolol) [53] zeigten gewisse Erfolge. Diese Ansätze stellen eine radikale Abkehr vom konventionellen Denken dar und unterstreichen die große Bedeutung der Mikrozirkulation zur Deckung des Stoffwechselbedarfs der Gewebe.

Die oben genannte Dissoziation zwischen Makro- und Mikrozirkulation bei kritischen Erkrankungen veranlasste mehrere Forscher dazu [38, 46], die Gültigkeit konventioneller Protokolle infrage zu stellen, die das Ziel haben, makrozirkulatorische hämodynamische Parameter, wie zum Beispiel arteriellen Blutdruck, Herzzeitvolumen und gemischtvenöse Sauerstoffsättigung (SvO_2), zu normalisieren [49]. Darüber hinaus finden Indikatoren der Organperfusion, einschließlich Hauttemperatur und kutane Rekapillarisierung, als therapeutische Endpunkte Verwendung [54]. Studien zeigten jedoch eine fehlende Korrelation zwischen Hauttemperatur, von der diese Parameter abhängen, und dem Zustand der sublingualen Mikrozirkulation. Immer mehr Befunde unterstützen jedoch die Ansicht, dass die direkte kapillare Beobachtung der sich bewegenden roten Blutkörperchen mittels Handmikroskopie eine objektive Methode ist, um den Funktionsstatus der Mikrozirkulation zu bewerten und zu quantifizieren. Can Ince unterschied vier Formen der mikrovaskulären Veränderungen, die er bei kritisch kranken Patienten beobachtete: heterogene Perfusion mit offenen und verschlossenen Kapillaren, d. h. reduzierte FCD im septischen Schock; Verlust der Kapillarenfüllung mit reduzierter Zahl an RBC, die bei Hypovolämie und Blutverdünnung auftritt; „mikrozirkulatorische Stase“, die bei der längeren Verwendung von Vasopressoren, bei erhöhtem Venendruck und Sauerstofftherapie zu beobachten ist; und schließlich ein Gewebeödem, das durch undichte Kapillaren aufgrund von Schädigungen der Endothelzellen und Verlust der EG-Schranke entsteht [38] [→ Abb. 21.8]. Basierend auf dieser phänomenologischen Klassifizierung formulierte Ince einen Algorithmus für die „mikrozirkulatorisch gesteuerte" Flüssigkeitstherapie [55] und empfahl, den Funktionsstatus der Mikrozirkulation als „Goldstandard" der Gewebeperfusion zu betrachten [38].

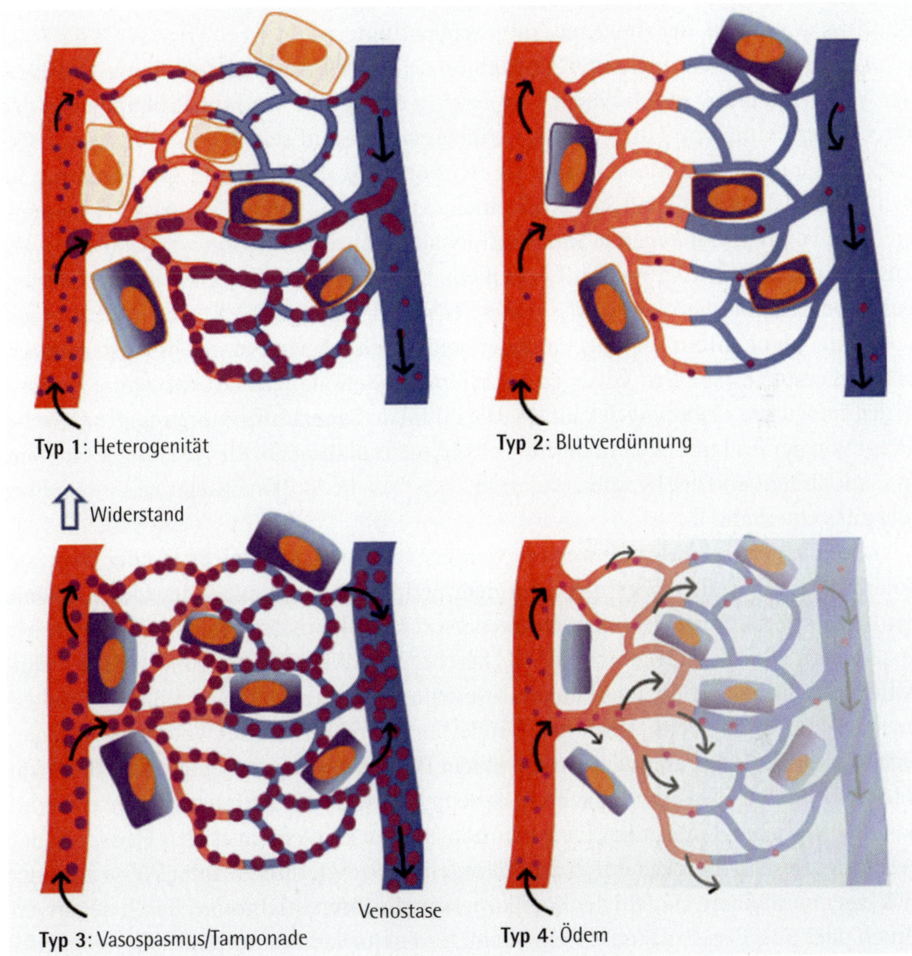

Abb. 21.8 Veränderungen in Verbindung mit dem Verlust der hämodynamischen Kohärenz. Mikrozirkulatorische Veränderungen, die dem Verlust der hämodynamischen Kohärenz zwischen Makro- und Mikrozirkulation zugrunde liegen und zur Gewebehypoxie vom **Typ 1** führen: heterogene Perfusion der Mikrozirkulation, beobachtet bei septischen Patienten mit verschlossenen neben perfundierten Kapillaren, was zu einer heterogenen Oxygenation der Gewebezellen führt. **Typ 2**: Verdünnung des mikrozirkulatorischen Blutes bewirkt den Verlust von mit RBC gefüllten Kapillaren und erhöht den Diffusionsabstand zwischen RBC in den Kapillaren und den Gewebezellen. **Typ 3**: Stase des mikrozirkulatorischen Erythrozytenflusses durch veränderte systemische Variablen (z. B. erhöhter arterieller Gefäßwiderstand und/oder erhöhter Venendruck (Stauung)). **Typ 4**: Gewebeödem, verursacht durch das kapillare Lecksyndrom, das einen erhöhten Diffusionsabstand und eine verminderte Sauerstoffversorgnung der Gewebezellen induziert. *Rot*, sauerstoffangereicherte Gewebezellen; *blau*, verminderte Oxygenierung (adaptiert aus [38], mit freundlicher Genehmigung von BMC).

Die Mikrozirkulation scheint somit der gemeinsame Nenner der verschiedenen Schockzustände zu sein und ihre Funktion ist einer der genauesten Prädiktoren für das klinische Ergebnis bei kritischen Erkrankungen [56] und (zumindest in Tiermodellen) des Überlebens nach Herzstillstand [57]. Die Mikrozirkulation gilt treffenderweise als „integratives Kompartiment“ [37] und „Motor der Sepsis“ [44]. „Motor“ bezieht sich hier auf die positive Feedbackschleife, d. h. pathologisches Shunting, das einen beschleunigten Blutfluss verursacht, der zum Kreislaufversagen führt.

Angesichts der vorgenannten Diskussion scheint es, dass wir bei einem Versagen der Mikrozirkulation einmal mehr eine Facette des bereits vertrauten Phänomens der Wechselbeziehung von Lungen- und peripherem Kreislauf sehen [→ Kap. 19.1 und 19.2]. Gemäß dem integrativen Modell sorgt die Heterogenität der Perfusion und Shunting in den mikrovaskulären Gefäßbetten mit einem Anstieg des SvO_2 dafür, dass der Lungenkreislauf von Blut mit *höherem* Sauerstoffgehalt als normal versorgt wird und somit als Auslöser des beschleunigten Blutflusses dient. Dies könnte das merkwürdige Phänomen des hyperdynamischen Kreislaufs (hohes HZV und niedriger SVR) trotz global *eingeschränkter* Myokardfunktion bei Patienten mit verschiedenen Formen des distributiven Schocks erklären [58]. Das Versagen der Mikrozirkulation offenbart das wahre Potenzial der *autonomen Bewegung* des Blutes. Die optimale Sauerstoffversorgung der Gewebe hängt von der funktionellen Integrität der Mikrozirkulation ab, die zusammen mit dem Interstitialraum und der Lymphzirkulation [→ Kap. 15.2] die Stoffwechselprozesse reguliert und aufrechterhält.

Abschließend sei auf eine weitere, weniger bekannte, aber nicht minder wichtige Polarität zwischen dem zentralen und dem peripheren Kreislauf hingewiesen. Wenn wir beide Kreisläufe mit je einem einzigen Wort charakterisieren müssten, würden wir ersteren mit *Druck* und letzteren mit *Sog* beschreiben. Während nur rund 15 % des Blutvolumens im Kompartiment mit hohem arteriellen Druck enthalten ist, füllt der Großteil (mehr als 80 %) das venöse System. Mindestens die Hälfte dieses Volumens befindet sich in kleinen Venen und Venolen mit einem Durchmesser von weniger als 20–50 μm und einer großen Gesamtoberfläche [59]. Beim Eintritt in die Peripherie wechselt somit das Blut von einem pulsatilen Fluss mit hohem Druck zu einem trägen Fluss, der mit geringster Geschwindigkeit durch die Mikrogefäße strömt. Interessanter Weise zeichnet sich das unmittelbare Umfeld der Kapillarbetten, die Interstitialräume, durch negativen Druck oder Sog [→ Kap. 15.2] aus – ein wichtiger Faktor bei der normalen Gewebeperfusion und möglicherweise die treibende Kraft für den venösen Rückfluss [→ Kap. 14.3]. Die Bedeutung des negativen Gewebedrucks behandeln wir weiter in Kapitel 25.

Literatur

1 Aalkjær, C., Boedtkjer, D., Matchkov, V.: Vasomotion – what is currently thought? Acta Physiologica 2011; 202 (3). S. 253–269.

2 Pradhan, R., Chakravarthy, V.: Informational dynamics of vasomotion in microvascular networks: a review. Acta Physiologica 2011; 201 (2). S. 193–218.

3 Gerhardt, H., Betsholtz, C.: Endothelial-pericyte interactions in angiogenesis. Cell and Tissue Research 2003; 314 (1). S. 15–23.

4 Hall, C.N. et al.: Capillary pericytes regulate cerebral blood flow in health and disease. Nature 2014; 508 (7494). S. 55.

5 Sarin, H.: Shysiologic upper limits of pore size of different blood capillary types and another perspective on the dual pore theory of microvascular permeability. Journal of Angiogenesis Research 2010; 2 (1). S. 14.

6 Levick, J.R., Michel, C. C.: Microvascular fluid exchange and the revised Starling principle. Cardiovascular Research 2010; 87 (2). S. 198–210.

7 Boulpaep, E.L.: The Microcirculation. In: Boron W. F., Boulpaep, E. L. (Hrsg.): Medical physiology: a cellular and molecular approach. Saunders Philadelphia 2003. S. 463–482.

8 Ransom, B. R.: The neuronal microenvironment. In: Boron W. F., Boulpaep, E. L. (Hrsg.): Medical physiology: a cellular and molecular approach. Saunders Philadelphia 2003. S. 399–419.

9 Vallet, B.: Bench-to-bedside review: endothelial cell dysfunction in severe sepsis: a role in organ dysfunction? Critical Care 2003; 7 (2). S. 130.

10 Collins, S. R. et al.: The endothelial glycocalyx: emerging concepts in pulmonary edema and acute lung injury. Anesthesia and Analgesia 2013; 117 (3). S. 664.

11 Alphonsus, C., Rodseth, R.: The endothelial glycocalyx: a review of the vascular barrier. Anaesthesia 2014; 69 (7). S. 777–784.

12 Pober, J. S., Sessa, W. C.: Evolving functions of endothelial cells in inflammation. Nature Reviews. Immunology 2007; 7 (10). S. 803.

13 Starling, E. H.: On the absorption of fluids from the connective tissue spaces. The Journal of Physiology 1896; 19 (4). S. 312–326.

14 Levick, J. R.: Capillary filtration-absorption balance reconsidered in light of dynamic extravascular factors. Experimental Physiology 1991; 76 (6). S. 825–857.

15 Adamson, R. et al.: Oncotic pressures opposing filtration across non-fenestrated rat microvessels. The Journal of Physiology 2004; 557 (3). S. 889–907.

16 Krogh, A.: The number and distribution of capillaries in muscles with calculations of the oxygen pressure head necessary for supplying the tissue. The Journal of Physiology 1919; 52 (6). S. 409–415.

17 Ellsworth, M. L. et al.: Role of microvessels in oxygen supply to tissue. Physiology 1994; 9 (3). S. 119–123.

18 Tsai, A. G., Johnson, P.C., Intaglietta, M.: Oxygen gradients in the microcirculation. Physiological Reviews 2003; 83 (3). S. 933–963.

19 Ellis, C., Wrigley, S., Groom, A.: Heterogeneity of red blood cell perfusion in capillary networks supplied by a single arteriole in resting skeletal muscle. Circulation Research 1994; 75 (2). S. 357–368.

20 Arciero, J. C., Carlson, B. E., Secomb, T.W.: Theoretical model of metabolic blood flow regulation: roles of ATP release by red blood cells and conducted responses. American Journal of Physiology 2008; 295 (4). S. 1562–1571.

21 Carlson, B. E., Arciero, J. C., Secomb, T. W.: Theoretical model of blood flow autoregulation: roles of myogenic, shear-dependent, and metabolic responses. American Journal of Physiology 2008; 295 (4). S. 1572–1579.

22 Walley, K. R.: Heterogeneity of oxygen delivery impairs oxygen extraction by peripheral tissues: theory. Journal of Applied Physiology 1996; 81 (2). S. 885–894.

23 Wang, L., Maslov, K., Wang, L. V.: Single-cell label-free photoacoustic flowoxigraphy in vivo. Proceedings of the National Academy of Sciences 2013; 110 (15). S. 5759–5764.

24 Narla, M.: Structure and Composition of the Erythrocyte. In: Kaushansky, K. (Hrsg.): Williams Hematology. McGraw-Hill Education New York 2015. S. 461–478.

25 Gov, N., Safran, S.: Red blood cell membrane fluctuations and shape controlled by ATP-induced cytoskeletal defects. Biophysical Journal 2005; 88 (3). S. 1859–1874.

26 Unger, P. et al.: Reduction of left ventricular diameter and mass after surgical arteriovenous fistula closure in renal transplant recipients. Transplantation 2002; 74 (1). S. 73–79.

27 Mebius, R. E., Kraal, G.: Structure and function of the spleen. Nature Reviews. Immunology 2005; 5 (8). S. 606.

28 Ellsworth, M.L. et al.: The erythrocyte as a regulator of vascular tone. American Journal of Physiology 1995; 269 (6). S. 2155–2161.

29 Ellsworth, M. L.: Red blood cell-derived ATP as a regulator of skeletal muscle perfusion. Medicine & Science in Sports & Exercise 2004; 36 (1). S. 35.

30 Cortese-Krott, M. M., Kelm, M.: Endothelial nitric oxide synthase in red blood cells: key to a new erythrocrine function? Redox Biology 2014; 2. S. 251–258.

31 Diesen, D. L., Hess, D. T., Stamler, J. S.: Hypoxic Vasodilation by Red Blood Cells. Circulation Research 2008; 103 (5). S. 545–553.

32 Farias III, M. et al.: Plasma ATP during exercise. Sossible role in regulation of coronary blood flow. American Journal of Physiology 2005; 288 (4). S. 1586–1590.

33 Baek, E.B. et al.: Luminal ATP-induced contraction of rabbit pulmonary arteries and role of purinoceptors in the regulation of pulmonary arterial pressure. Pflügers Archiv European Journal of Physiology 2008; 457 (2). S. 281–291.

34 Deem, S.: Red blood cells and hemoglobin in hypoxic pulmonary vasoconstriction. In: Roach, R. C., Wagner, P. D., Hackett, P. H. (Hrsg.): Hypoxia And Exercise. Springer Science+Business New York 2006. S. 217–231.

35 Deem, S. et al.: Red blood cells prevent inhibition of hypoxic pulmonary vasoconstriction by nitrite in isolated, perfused rat lungs. American Journal of Physiology 2007; 292 (2). S. 963–970.

36 Zweifach, B. W. et al.: Reactions of peripheral blood vessels in experimental hemorrhage. Annals of the New York Academy of Sciences 1948; 49 (1). S. 553–570.

37 Klijn, E. et al.: The heterogeneity of the microcirculation in critical illness. Clinics in Chest Medicine 2008; 29 (4). S. 643–654.

38 Ince, C.: Hemodynamic coherence and the rationale for monitoring the microcirculation. Critical Care 2015; 19 (3). S. 8.

39 Atasever, B. et al.: Distinct alterations in sublingual microcirculatory blood flow and hemoglobin oxygenation in on-pump and off-pump coronary artery bypass graft surgery. Journal of Cardiothoracic and Vascular Anesthesia 2011; 25 (5). S. 784–790.

40 Kara, A., Akin, S., Ince, C.: The response of the microcirculation to cardiac surgery. Current Opinion in Anesthesiology 2016; 29 (1). S. 85–93.

41 Parratt, J. R.: Nitric oxide in sepsis and endotoxaemia. Journal of Antimicrobial Chemotherapy 1998; 41 (Suppl. 1). S. 31–39.

42 Durán, W. N., Breslin, J. W., Sánchez, F. A.: The NO cascade, eNOS location, and microvascular permeability. Cardiovascular Research 2010; 87 (2). S. 254–261.

43 Hollenberg, S. M., Cunnion, R. E., Zimmerberg, J.: Nitric oxide synthase inhibition reverses arteriolar hyporesponsiveness to catecholamines in septic rats. American Journal of Physiology 1993; 264 (2). S. 660–663.

44 Ince, C.: The microcirculation is the motor of sepsis. Critical Care 2005; 9. S. 13.

45 Johnson, P. C.: Autoregulation of blood flow. Circulation Research 1986; 59 (5). S. 483–495.

46 de Backer, D., Ortiz, J. A., Salgado, D.: Coupling microcirculation to systemic hemodynamics. Current Opinion in Critical Care 2010; 16 (3). S. 250.

47 Jhanji, S. et al.: The effect of increasing doses of norepinephrine on tissue oxygenation and microvascular flow in patients with septic shock. Critical Care Medicine 2009; 37 (6). S. 1961–1966.

48 Dubin, A. et al.: Increasing arterial blood pressure with norepinephrine does not improve microcirculatory blood flow: a prospective study. Critical Care 2009; 13 (3). S. 92.

49 Hernández, G., Teboul, J.-L.: Fourth Surviving Sepsis Campaign's hemodynamic recommendations: a step forward or a return to chaos? Critical Care 2017; 21 (1). S. 133.

50 de Backer, D. et al.: Microvascular blood flow is altered in patients with sepsis. American Journal of Respiratory and Critical Care Medicine 2002; 166 (1). S. 98–104.

51 Boerma, E. C. et al.: Effects of nitroglycerin on sublingual microcirculatory blood flow in patients with severe sepsis/septic shock after a strict resuscitation protocol: a double-blind randomized placebo controlled trial. Critical Care Medicine 2010; 38 (1). S. 93–100.

52 Morelli, A. et al.: Levosimendan for resuscitating the microcirculation in patients with septic shock: a randomized controlled study. Critical Care 2010; 14 (6). S. 232.

53 Wei, C. et al.: Effects of low doses of esmolol on cardiac and vascular function in experimental septic shock. Critical Care 2016; 20 (1). S. 407.

54 Boerma, E. C. et al.: Disparity between skin perfusion and sublingual microcirculatory alterations in severe sepsis and septic shock: a prospective observational study. Intensive Care Medicine 2008; 34 (7). S. 1294–1298.

55 Ince, C.: The rationale for microcirculatory guided fluid therapy. Current Opinion in Critical Care 2014; 20 (3). S. 301–308.

56 Sakr, Y. et al.. Sersistent microcirculatory alterations are associated with organ failure and death in patients with septic shock. Critical Care Medicine 2004; 32 (9). S. 1825.

57 Fries, M. et al.: Microcirculation during cardiac arrest and resuscitation. Critical Care Medicine 2006; 34 (12). S. 454–457.

58 Hunter, J., Doddi, M.: Sepsis and the heart. British Journal of Anaesthesia 2010; 104 (1). S. 3–11.

59 Boulpaep, E. L.: Organization of the cardiovasuclar system. In: Boron W. F., Boulpaep, E. L. (Hrsg.): Medical physiology: a cellular and molecular approach. Saunders Philadelphia 2003. S. 423–446.

Teil III

Der menschliche Kreislauf

KAPITEL 22

Der arterielle Puls

„Der Rhythmus ist der Schöpfer und der Erhalter der Welt. Er ist das Gesetz der periodisch fließenden Ordnung. Er ist die Urform des Kreislaufs, der keine Stauungen, Verhärtungen und hartnäckigen Gegensätze zuläßt.“ Marius Schneider, 1979

1. Die Kunst der Pulsdiagnose – eine historische Perspektive

Der Puls gilt als das elementarste Lebenszeichen und das Ertasten des Pulses am Handgelenk bleibt ein wesentlicher Bestandteil der körperlichen Untersuchung. *Ars Sphygmica* oder die Kunst der Pulsdiagnose hat eine lange, bemerkenswerte Geschichte mit schriftlichen Aufzeichnungen, die bis zu 2500 v. Chr. im alten China und 600 v. Chr. in Indien zurück gehen. Unterschiedliche Eigenschaften des Pulses schrieb man einzelnen Patienten nicht nur abhängig von Geschlecht und Alter zu, sondern auch bezüglich der Funktion und des Zustandes der lebenswichtigen Organe. Symptome, Typ und Prognose einer Krankheit ließen sich allein über den Puls bestimmen, der sich im Laufe des Tages und mit dem Wechsel der Jahreszeiten änderte [1]. Eine hochdifferenzierte Methode der Pulsdiagnose ist noch heute zentraler Bestandteil der modernen chinesischen Akupunktur [2] und ayurvedischen Medizin [3].

Wie bereits erwähnt [→ Kap. 15.3], beschäftigten sich griechisch-römische Ärzte vorwiegend mit der lebendigen Verbindung zwischen dem Menschen als Mikrokosmos und seiner Umgebung, dem Makrokosmos.* Erde, Wasser, Luft und Feuer, die vier Hauptelemente der äußeren Welt, wirkten demnach in modifizierter Weise auch im Körper und zwar in Form der vier „Körpersäfte“: Blut, Schleim, schwarze und gelbe Galle. Diese wiederum entsprachen den vier Jahreszeiten und waren mit den Temperamenten verbunden: sanguinisch, phlegmatisch, melancholisch und cholerisch [5]. Die besondere Bedeutung der Vierheit (Tetraktys) war auch in der pythagoreischen Zahlenlehre bekannt. Sowohl die Harmonie zwischen kosmischen und inneren Rhythmen, als auch eine harmonische Mischung der Säfte (Krasis) galt als Grundlage für die Gesundheit. Fehlte sie, entstand ein chaotischer Zustand, die Ursache für Krankheiten (Dyskrasis).

Herophilus (335–280 v. Chr.), ein alexandrinischer Arzt und Anatom, gilt als Begründer der westlichen Sphygmologie oder Pulsmessung. Er war der Meinung, dass Kenntnisse in Musik und Geometrie erforderlich seien, um die Kunst der Pulsmessung zu beherrschen, und beschrieb vier Haupteigenschaften des Pulses: Größe, Frequenz,

* Im Gegensatz zur heutigen Differenzierung der Medizin in verschiedene Fachbereiche, die sich durch eine „Erklärungslücke“ zwischen den körperlichen und psychischen Aspekten des menschlichen Befindens auszeichnet, strebte die hippokratische Medizin nach einer schlüssigen Übereinstimmung zwischen empirischen und philosophischen Konzepten. Galen beispielsweise stützte sich bei seinen epistemologischen Ideen stark auf Hippokrates, jedoch auch auf Platon und Aristoteles [4].

Qualität und Rhythmus. Der Rhythmus galt als besonders wichtig und wurde mit dem Takt in der Musik und der Kadenz der Sprache verglichen. (Die Griechen unterschieden rund 20 unterschiedliche Arten von Sprachrhythmen). Herophilus lehrte, dass die Dilatation der Arterien *Pneuma** aus dem Herzen ziehe und ihre Kontraktion es in die Peripherie verteile. Er quantifizierte als Erster die Herzfrequenz, indem er den Puls mithilfe einer Wasseruhr oder Klepsydra maß [7]. Galen (129–199), der als wichtigster Sphygmologe der Antike galt, brachte die Kunst der Pulsmessung zum Höhepunkt. Er widmete ihr einen Großteil seiner Schriften (18 Bücher), in denen er Themen wie die unterschiedlichen Arten und Ursachen des Pulses sowie seine Bedeutung für Diagnose und Prognose behandelte. Basierend u.a. auf Frequenz, Celerität und Größe beschrieb Galen siebenundzwanzig Pulsvariationen und ihre Bedeutung. Wie auch Aristoteles (385–323 v. Chr.) argumentierte Galen, dass Arterien eine intrinsische „pulsierende Fähigkeit" besitzen und dass Kontraktion und Dilatation der Arterien gleichzeitig mit dem Herzen auftreten [1]. Die Diastole des Herzens galt als eine *aktive Phase*, in der sich *Pneuma* mit der „inneren Wärme" verband [→ Kap. 15.3]. Galen vertrat die Auffassung, dass das Herz Blut in die Gefäße ausstößt und der „Blutverbrauch" in der Peripherie ein Vakuum erzeugt, welches das Blut in die Peripherie zieht, wie dies auch durch die aktive Ausdehnung der Arterienwand geschieht [8]. Galens Sphygmologie war ein fester Bestandteil der umfassenden Atmungslehre, welche die westliche Medizin noch weit über William Harveys (1578–1657) Entdeckung des Kreislaufs hinaus beherrschte [1].

Die pythagoreische Vorstellung, dass die Weltharmonie und ihre musikalischen Gesetze ihren Ausdruck in Atem- und Pulsrhythmen finden, war den führenden Gelehrten der Renaissance, wie zum Beispiel Johan Baptista van Helmont (1577–1644), Johannes Kepler (1571–1630) und Robert Fludd (1574–1637), wohl bekannt. Keplers Entdeckung, dass Planeten elliptische und nicht kreisförmige Umlaufbahnen haben, wie schon Nikolaus Kopernikus (1473–1543) ursprünglich angenommen hatte, verwandelte das symmetrische, sonnen-zentrierte Planetensystem zu einem lebendigen Universum, in dem Sonne und Planeten den Gesetzen musikalischer Harmonien folgen** [10]. Fludd, ein Kommilitone von Harvey in Padua und zudem sein persönlicher Freund, veranlasste die Veröffentlichung von *De Motu Cordis* und zerstreute Harveys Sorgen, von den Zeitgenossen

* Die Tatsache, dass in prägalenischen Schriften *Pneuma* anstelle von Blut als Inhalt der Arterien galt, unterstreicht die Bedeutung des *qualitativen* Aspekts des Systems aus Herz und Atemwegen. In Galens Medizinsystem besteht die Luft (*aer*) aus (latenter) Wärme und *Pneuma* (*spiritus*), dem gestaltenden, lebensspendenden Prinzip. Beim Einatmen gelangte *Pneuma* zusammen mit Blut in die Lungen und mit der „inneren Wärme" in die linke Herzkammer. Danach strömte es als arterielles Blut in die Organe [→ Kap. 15.3]. Hitze bzw. Wärme galt als eigenständiges Element (Qualität) und nicht nur als Nebenprodukt der Verbrennung. Sie durchdrang die anderen drei Elemente, d.h. Erde, Wasser und Luft, und war die Ursache ihrer Umwandlung [6].

** Die Vorstellung, dass die Himmelskörper in ihren Umlaufbahnen von gegensätzlichen Kräften getragen werden (d.h. zentripetalen und zentrifugalen Kräften, die in Aristoteles' Konzept der kreisförmigen und elliptischen Bewegung als primäre, natürliche Form der Bewegung impliziert sind [→ Kap. 14, Fußnote 1, S. 165], ersetzte Isaac Newton (1643–1727) durch die These, dass nur eine *einzige Kraft*, die Schwerkraft, zwischen zwei Körpern aktiv ist. Newton entwickelte das Gravitationsgesetz, indem er Keplers drittes Gesetz der Planetenbewegungen falsch anwandte und es mit Galileo Galileis (1564–1641) Gesetz der Beschleunigung herabfallender Körper durch die Schwerkraft kombinierte. Infolgedessen ersetzte nun eine eindimensionale Bewegung die zweidimensionale kreisförmige Bewegung [10]. Die Idee eines von harmonischen Gesetzen getragenen lebendigen Universums wurde so auf eine Reihe gravitations-definierter Gesetze reduziert, die seither auf den Kosmos ebenso wie auf die physische *und* organische Natur Anwendung finden. Das praktische Ergebnis dieses Paradigmas führte zu einer mechanistischen Auffassung des Kreislaufs und des arteriellen Puls.

wegen seiner revolutionären Entdeckung geächtet zu werden [11]. Fludds Abhandlung zum Puls, eine Kombination aus antiker Sphygmologie und Metaphysik, zeigt darüber hinaus den Einfluss der Alchemie auf die Medizin der damaligen Zeit [→ Abb. 22.1].

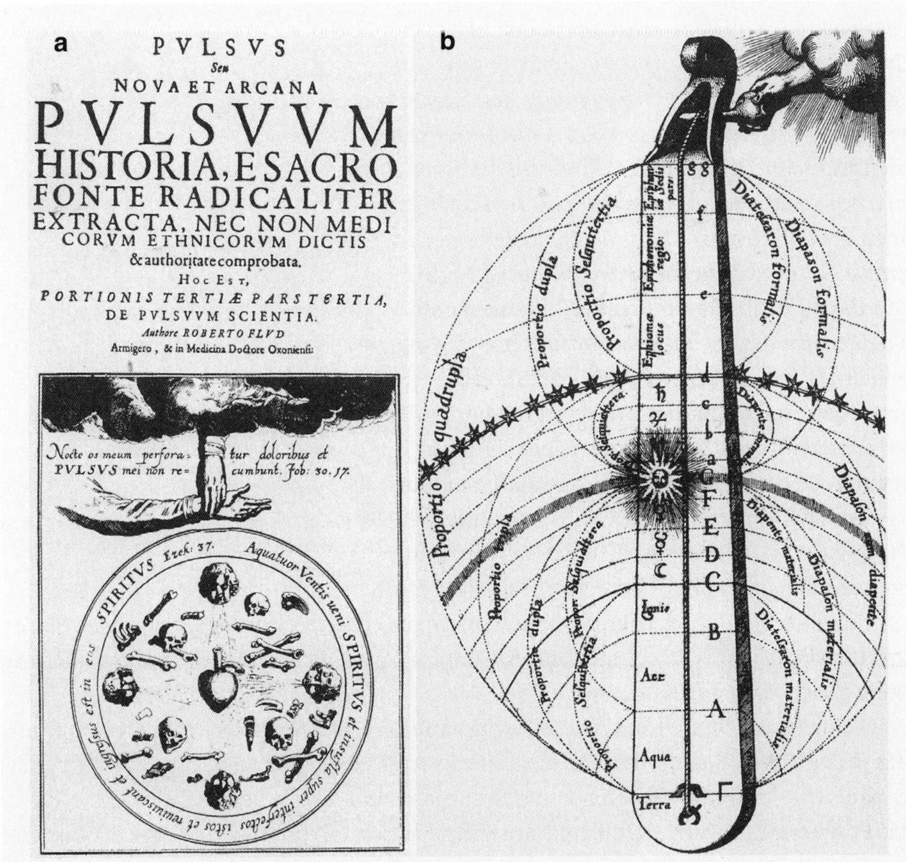

Abb. 22.1 Titelseite von Robert Fludds Abhandlung zum Puls, 1629 (a). Laut Fludd reflektiert der Puls im Zustand der Gesundheit die göttliche Musik der Sphären und vereint Alpha und Omega, d.h. den Anfang und das Ende des Lebens. (b) Das himmlische Monochord aus Fludds *Utriusque Cosmi Historia* (1617) stellt Planetenbahnen dar, die musikalischen Intervallen auf einer Saite eines Monochords entsprechen. Die Tatsache, dass die Teilung einer Saite durch ganze Zahlen eine harmonische Skala ergibt, war den Instrumentenbauern und den damaligen Gelehrten wohlbekannt. Die Suche nach harmonischen Gesetzen, die in der pythagoreischen Tradition der Musikintervalle enthalten sind, führte Johannes Kepler zur Entdeckung der Gesetze der Planetenbewegungen, die er in *Harmonices Mundi* (1619) veröffentlichte. Kepler behauptete, dass die harmonischen Gesetzte der Planetenbewegungen eine Entsprechnung im Mikrokosmos der menschlichen Seele haben (aus [12]).

Mit dem Beginn des wissenschaftlichen Zeitalters der Renaissance wich die Kunst der Pulslehre nach Galen, die auf einer *qualitativen* Beziehung zwischen den höheren (Seele/Geist) und den niederen Wesensgliedern (physischer und vitaler Aspekt) der menschlichen Konstitution beruhte, nach und nach den *quantitativen* Verfahren der Pulsuntersuchung. Harvey, der an der Schwelle zwischen den Naturphilosophen der Antike und den Anfängen der modernen Wissenschaft stand, sah sich zunehmend im Konflikt mit Galens Lehre, wenn er z.B. behauptete, dass die ventrikuläre Systole und nicht die Diastole die *aktive* Phase der Herztätigkeit und die Ursache des arteriellen Pulses sei. „*Es gibt nur eine Ursache für die arteriellen Pulse im Körper und das ist die Kontraktion der linken Herzkammer. Das Pulsieren der arterienähnlichen Vene (Lungenarterie) ist ebenso eine Kontraktion der rechten Herzkammer ...In Übereinstimmung mit der Spannung des Herzens werden die arteriellen Pulsschläge größer, kräftiger, häufiger, schneller, während Rhythmus, Volumen und Regelmäßigkeit des Herzschlags persistieren ... Denn der Puls der Arterie ist nichts anderes als der Impuls des Blutes, das in die Gefäße dringt*“ [13].

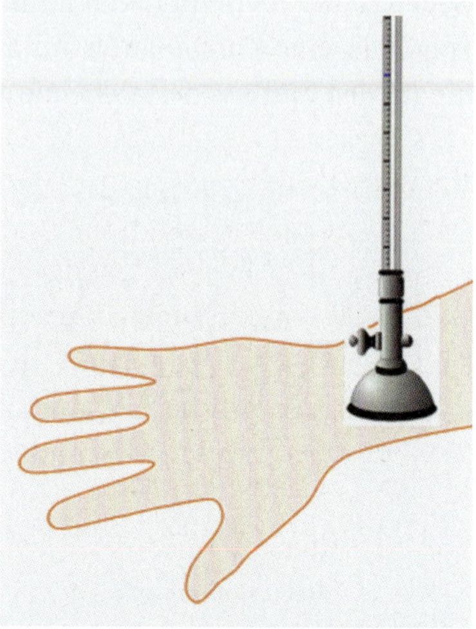

Abb. 22.2 Herissons Sphygmometer auf die Radialarterie gelegt. Das Instrument bestand aus einem skalierten Glasröhrchen, das Quecksilber enthielt und in einem halbrunden Metallsockel stand. Die erforderliche Kraft, um den Puls zu okkludieren, ließ sich an der Höhe der Quecksilbersäule ablesen, sodass Amplitude und Rhythmus visuell messbar waren.

Harvey beobachtete darüber hinaus, dass der Herzschlag vom rechten Vorhof ausgeht. Er war jedoch der Auffassung, dass die *Dilatation* des Herzens, die primäre der beiden Bewegungen, durch die „innere Wärme“ und nicht durch das passive Einströmen des Blutes bewirkt werde. Die autonome Aktivität des Herzens werde somit durch die Wahrnehmung der unterschiedlichen Temperatur des einströmenden Blutes ausgelöst [→ Kap. 15.3]. Die Arterien dagegen füllen sich passiv und „*sind geweitet, weil sie wie Beutel oder Blasen gefüllt werden.*“[13]* Harvey stimmte Aristoteles‘ Aussage zu, dass der Puls in allen Arterien gleichzeitig auftrete.

Die unbeabsichtigte Konsequenz der Separierung von Atmungs- und Kreislauffunktionen des Blutes, derzufolge man das Herz als Antriebspumpe ansah und das Blut nicht mehr als ein sich autonom bewegendes Organ verstand, wurde bereits diskutiert [→ Kap. 15]. Die Fortsetzung dieser Argumentation führte zu einer stufenweisen Abkehr von der Wertschätzung der *Eigenschaften* des Pulses und bestärkte das Streben nach einer Validierung mit objektiven Methoden. Der Mensch als „das Maß aller Dinge“** richtete seine Wahrnehmungsfähigkeiten zunehmend auf die physische Welt, was seinen Ausdruck in der Herstellung mechanischer Instrumente fand. Nach der Erfindung des Pendels durch Galileo Galilei (1564–1642) (interessanterweise zählte Galileo die Schwingungen der Lampe in der Kathedrale von Pisa mithilfe seines eigenen Pulses), wurden viele solcher Instrumente entwickelt. So entwarf Santorio Sanctorius (1561–1636) den Protoyp eines Pulsmessgerätes, das Pulsilogium, das aus einem vertikalen, kalibrierten Stab bestand, gegen den der Arzt ein Pendel synchron zum Puls des Patienten schwang. John Floyer (1649–1734) maß als Erster den Puls mit einer tragbaren Uhr, die einen anhaltbaren Sekundenzeiger besaß – die „ärztliche Pulsuhr“. François-Nicolas Marquet aus Nancy (1682–1759) ließ sich von Herophilus' Arbeit inspirieren und entwickelte eine spezielle

* Das Konzept des „hydrostatischen Drucks“ kannte Harvey nicht. Es wurde 1646 zum ersten Mal von Blaise Pascal (1623–1662) experimentell nachgewiesen und nach seinem Tod 1663 veröffentlicht [→ Kap. 14.1].

** Zurückgehend auf Protagoras (490–420 v. Chr.), den vorsokratischen griechischen Philosophen.

Notenschrift, um zwölf wesentliche Pulsarten zu symbolisieren. Laut Marquet konnten Musiker, insbesondere Lautenspieler, den Puls am besten bewerten [1].

Ein bedeutender Schritt zur Objektivierung des Pulses war das *Sphygmometer* von Jules Hérisson (1834), ein mit Quecksilber gefülltes Glasröhrchen, das in einen mit einer flexiblen Membran abgeschlossenen Metallsockel mündet, über die Arterie gelegt wurde und die Pulsschläge sichtbar machte [→ Abb. 22.2]. Herisson zeigte die unterschiedlichen Pulseigenschaften bei verschiedenen Herzklappenfehlern und vertrat als Erster die Ansicht, dass das Instrument dem ärztlichen Erfühlen des Pulses überlegen sei. Die Erfindung des *Kymographen* durch Carl Ludwig (1816–1895) im Jahre 1847 ermöglichte die durchgängige Aufzeichnung der Pulswellenformen, sodass sich ein Vergleich und eine grafische Analyse des Pulses unter verschiedenen Bedingungen vornehmen ließ [→ Abb. 22.3]. Étienne-Jules Marey (1830–1904) entwickelte einen tragbaren *Sphygmographen* mit Aufzeichnungsfunktion (1859), eine beachtliche Verbesserung der von Karl von Vierordt (1818–1884) entworfenen, aber noch recht umständlichen Vorrichtung. Marey wies Unterschiede des arteriellen Pulses zwischen jüngeren und älteren Personen nach und bestätigte damit das Diktum, dass der „Mensch so alt ist wie seine Arterien". Frederick Mahomed (1849–1884) entwickelte Mareys Sphygmographen weiter und verglich arterielle Wellenformen bei Patienten mit essentieller Hypertonie und bei Patienten mit Glomerulonephritis, die sich anhand seiner Aufzeichnungen unterscheiden ließen [7, 14].

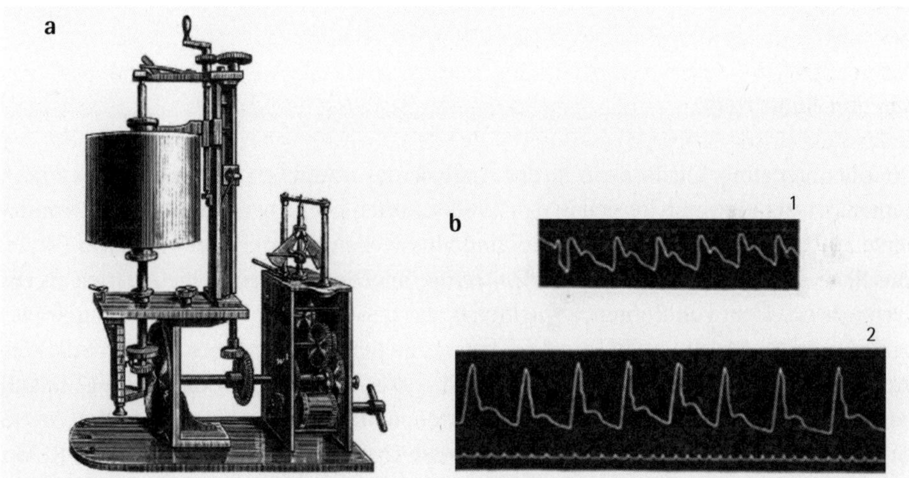

Abb. 22.3 Ludwigs Kymograph. (**a**) Der von Carl Ludwig erfundene Kymograph, der über eine Walze mit aufgespanntem, berußtem Papier verfügte, fand ursprünglich für die direkte Messung des arteriellen Blutdrucks Verwendung, später aber auch für die Sphygmographie. (**b**) Beispiele der Aufzeichnung eines Sphygmogramms der Radialarterie. (a aus [7]; b aus [15])

Im Gegensatz zu den zeitaufwendigen und oft schwer reproduzierbaren sphygmographischen Wellenformen gewann die einfache und bequeme Druckmessung mit einer Druckmanschette, die Scipione Riva-Rocci (1863—1937) im Jahre 1896 einführte, schnell an Beliebtheit und verdrängte die Kunst der Pulsdiagnose zunehmend [→ Kap. 14.1]. Sir James Mckenzie (1853—1925), einer der Begründer der modernen Kardiologie und Autor des renommierten Buches *The Study of the Pulse* (1902) über die sphygmografische Analyse des Pulses, äußerte seine Frustration über all jene, welche die von der Manschette gelieferten Zahlen unkritisch akzeptierten: „*wir erhalten nun eine endgültige und exakte Zahl, die nach Ansicht der meisten Menschen wissenschaftlicher sei.*“ (zitiert in [16]).

2. Arterielle Wellenformanalyse im Zeit- und Frequenzbereich

Das moderne Zeitalter der Pulswellenformanalyse begann mit Otto Frank (1865–1944). Er konstruierte den ersten genauen invasiven Blutdruckwandler und formulierte das pulsatile Verhalten des Arterienbaums in mathematischer Form. Frank nutzte ein Zwei-Elemente-Windkesselmodell (ein Konzept, das erstmals Stephen Hales (1677–1761) im Jahre 1733 eingeführt hatte, [→ Kap. 16.3]), das aus Widerstand und Compliance-Elementen bestand und das Schlagvolumen (und Herzzeitvolumen) auf Basis des exponentiellen Abbaus des arteriellen Drucks in der Diastole ableitete [17]. Frank wandte zudem das Wellenmodell an, mit dem er die Geschwindigkeit der arteriellen Wellen und ihre Reflektion von der Peripherie korrekt ableitete und ihre spektrale Zusammensetzung analysierte. Es gibt jedoch einen inhärenten Konflikt zwischen dem Windkessel, bei dem das Arteriensystem als ein einziges Kompartiment gilt und dem Wellenmodell, das annimmt, dass Informationen in den Arterien in der Form von sinusoidalen Wellenzügen vermittelt werden. Frank war sich dieser Widersprüchlichkeit bewusst, konnte sie aber nicht auflösen [18].

2.1 Die Kontroverse

Die oben genannte Dichotomie in der Analyse des arteriellen Pulses, der sich Frank gegenübersah, verwandelte sich in den 1960er Jahren in eine wissenschaftliche Kontroverse zwischen jenen, die nach Druck- und Flusswellen im arteriellen Reservoir (Windkessel) als einmaligen Ereignissen *im Zeitverlauf* suchten, und jenen, die Arterien als ein elastisches System von Rohren betrachteten, das periodischen, vom Herzen angetriebenen Schwingungen unterlag. Die erste Gruppe, zu der erfahrene Forscher wie Erik Wetterer (1909–1990), John W. Remington (1914–1978), Robert S. Alexander (1917–2008) und William F. Hamilton (1893–1964) gehörten, betrachtete die Prozesse in den Arterien eher phänomenologisch, während die zweite Gruppe, angeführt von Donald R. McDonald (1917–1973), John R. Womersley (1907–1958), Michael G. Taylor (1926–2006) und ihren Studenten, die arterielle Welle als eine der Fourier-Analyse unterworfene Steady-State-Schwingung ansah [19].

Diese Kontroverse fiel mit der Veröffentlichung der ersten Ausgabe des Buches *Blood Flow in Arteries* (Blutstrom in den Arterien) zusammen, in dem McDonald darlegte, dass die mathematische Analyse der Druckwellen mithilfe der Fourier-Methode repräsentativer und sogar „einfacher“ als die Alternative sei, bei der man Pulse als zeitliche Einzelereignisse betrachtet [21]. Seine Annahme basierte auf der Prämisse, dass sich die Regelmäßigkeit der arteriellen Pulse am ehesten als Zustand einer Steady-State-Schwingung darstellen lasse, die am besten mit der Fourier-Reihe zu beschreiben sei. Dabei sei die Form jeder Welle anhand der grundlegenden Frequenz und ihrer Oberschwingungen zu charakterisieren [→ Abb. 22.4]. Da sich jede beliebige Anzahl an Oberschwingungen erzeugen lässt, kann die Methode jede komplexe Wellenform beschreiben. Die nachgebildete Welle ist einfach eine Summe der Komponenten und daher eine bestmögliche Annäherung an das Original. Diese Methode ist mit der Oberschwingungsanalyse von Signalen vergleichbar, die in der Elektro- und Tontechnik zur Anwendung kommt. Remington lehnte diesen analytischen Ansatz ab, da der arterielle Kreislauf ein nichtlineares System sei, bei dem Veränderungen von Schlag zu Schlag und nicht Regelmäßigkeit die physiologische Norm ist. Die Länge des Herzzyklus werde von hämodynamischen, neurogenen (z.B. Sinusarrhythmie) und chemischen Faktoren moduliert, um nur einige zu nennen, die alle die Geschwindigkeit des Wellenweges beeinflussen. Der Sinusknoten, der kein Sinuswellengenerator ist, zeigt ein komplexes, nichtlineares Verhalten, das sich am besten mithilfe der Chaostheorie und der Fraktalmathematik beschreiben lässt [→ Kap. 23]. Daraus folgt, so Remington, dass eine Reihe von Oberschwingungen für jede Veränderung der Zykluslänge erforderlich ist, wenn die Grundwelle zurückgesetzt wird. Da die Länge der Systole selten der Hälfte der Herzzykluslänge entspricht, ist die Summe von zwei systolischen Intervallen und nicht die Länge eines Herzzyklus als Grundwelle heranzuziehen. Bedenken bestanden zudem bezüglich der Annahme, dass die mit der Fourier-Apparatur erzielten Oberwellen sich als separate Wellen unabhängig voneinander mit variierenden Schwingungsknoten durch die Aorta ausbreiten [22]. Schließlich, so schlussfolgerte Remington, „*bedeutet die Tatsache, dass eine Analyse der einheitlichen Herzfrequenz einfacher durchzuführen ist, nicht, dass die Prämisse korrekt ist.*“ [21]

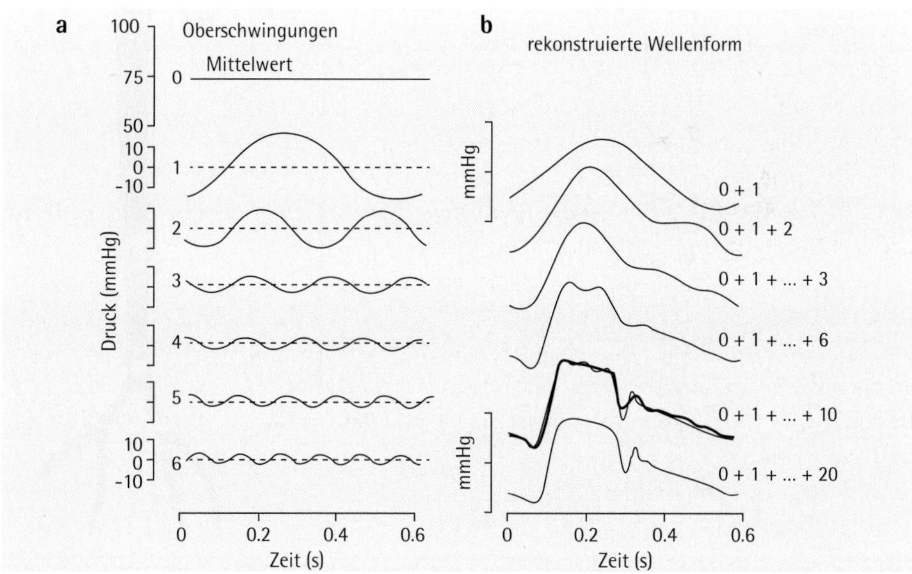

Abb. 22.4 Beispiel für eine Fourier-Reihentransformation einer periodischen Welle. (**a**) Mittelwert (oder Grundschwingung gleich Null) mit Oberschwingungen 1 bis 6 einer Druckwelle, aufgezeichnet in der aufsteigenden Aorta eines Hundes. (**b**) Die Form der Welle lässt sich relativ gut mit der Summe der ersten sechs Oberschwingungen (0 + 1 ... + 6) und noch besser mit der Summe von zehn Oberschwingungen (0 + 1 ... + 10) reproduzieren und ist fast identisch mit der ursprünglichen Welle mit der Summe aus den ersten 20 Oberschwingungen (0 + 1 ... + 20), (unterste Kurve). Ein Nachteil der Impedanzmethode ist, dass sie die Linearität und Periodizität der Wellen voraussetzt und fehlende Schläge nicht berücksichtigt (aus [20], mit freundlicher Genehmigung von Dr. N. Westerhof).

Bei einem Vergleich der arteriellen Wellenformen, die an unterschiedlichen Stellen zwischen dem Aortenbogen und der Oberschenkelarterie bei Hunden gemessen worden waren, bemerkten William F. Hamilton (1893–1964) und Philip Dow (1896–1980), dass der Beginn (Fußpunkt) der Druckwelle progressiv verzögert war, während die Spitzen (Peaks) entlang des Gefäßlumens nahezu gleichzeitig auftraten [→ Abb. 22.5]. Sie kamen zu dem Schluss, dass trotz der großen Variation an Pulsformen das Vorhandensein einer „stehenden Welle" auf eine „Resonanz" des arteriellen Systems schließen ließ. Unabhängig von der unterschiedlichen Form war die Fläche unterhalb der Kurven (und somit der mittlere Druck) innerhalb der Fehlergrenzen identisch. Schließlich erschienen die obere und untere Aortenwelle 180° phasenverschoben, was auf einen Knotenpunkt mit einer Druckschwankung gleich Null zwischen den beiden schließen lässt [23]. Die reziprokalen Schwingungen sind erstaunlich robust, halten während der vagalen Stimulation an und treten nach einem längeren Herzstillstand unmittelbar nach dem ersten Schlag wieder auf. Das sofortige Erreichen der Resonanz lässt auf eine funktionelle Einheit schließen, welche die Ejektionswellen des Herzens „*in ein Muster formt, das mit ihren eigenen resonanten Eigenschaften übereinstimmt.*" [21]

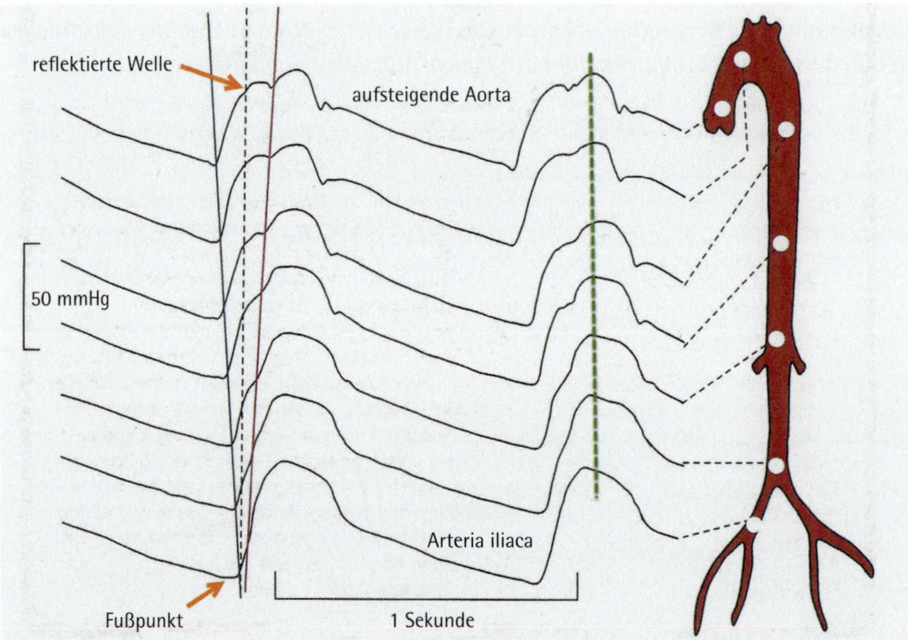

Abb. 22.5 Gleichzeitige Aufzeichnung des Drucks an verschiedenen Stellen zwischen der Aortenwurzel und der Arteria iliaca in der menschlichen Aorta. Der Fußpunkt der Welle trifft in der Peripherie später ein und die reflektierte Welle kehrt mit etwas Verzögerung zum Herzen zurück. Man beachte, dass die Spitzen der Wellen zusammenfallen (grüne gestrichelte Linie) [24].

Das Vorhandensein einer stehenden Aortenwelle bestätigte Alexander auch durch Beobachtungen an Hunden, indem er auf das rhythmische Hin-und Herwogen der

Aortenblutsäule zwischen der Aortenwurzel und der Femoralarterie hinwies. Den Peak der Pulsschläge ermittelte er in der absteigenden thorakalen Aorta, wo die Druckwelle niedrig war und der Fluss sein Maximum erreichte [25]. Alexander wies auf die Analogie eines Röhrenglockenspiels hin, das beim Anschlagen mit der Frequenz seiner eigenen Form vibriert, unabhängig von der Schlagkraft. Ähnlich *„schlägt der Stoß der Herzejektion das elastische Aortensystem an und dieses wird in eine Schwingung versetzt, deren Frequenz nicht von der Herzfrequenz abhängt, sondern stattdessen von den elastischen Eigenschaften des Gefäßbaums bestimmt wird.“* [26]

Auch wenn das elektrische Analog-Modell des Zwei-Elemente-Windkesselsystems von Frank dies schlecht repräsentiert*, scheint das Wellenverhalten in Tiermodellen dennoch das Konzept zu bestätigen. Die Resonanzfrequenz des Systems lag im Bereich von 2 bis 10 Zyklen pro Sekunde (cps). Höhere Frequenzen wurden bei einem gesteigerten Herzzeitvolumen und Hypertonie aufgrund sympathischer Vasokonstriktion beobachtet. Dagegen führten Hypotonie und ein Rückgang des Herzzeitvolumens zu einer Verringerung der Resonanzfrequenzen [27].

Eine weitere Form der Resonanz zeigte sich schließlich bei Studien mit Sportlern, die eine Synchronie zwischen Herz und Lauftempo aufwiesen, was ihre Leistung möglicherweise günstig beeinflusste [28]. Während der aeroben Belastung kann die Amplitude des arteriellen Pulses bis zum Doppelten des Ausgangswertes in den peripheren Arterien und um bis zu 50 % in den zentralen Arterien ansteigen [29]. Während der höchsten Anstrengung nähern sich Herzfrequenz und Beinrhythmus an, sodass die Herzfrequenz (im Bereich von 140 bis 160 Schlägen pro Minute) annähernd der Schrittfrequenz entspricht [30]. Michael O'Rourke zeigte, dass der arterielle Pulsdruck bei Läufern durch die Auf- und Abwärtsbewegung des Körpers beeinflusst und eine arterielle Welle mit einer Amplitude erzeugt wird, die mit der linksventrikulären Ejektion vergleichbar ist. Wenn die Läufer den Rhythmus ihrer Beinbewegung bewusst auf die Herzfrequenz abstimmten, trat eine deutliche Erhöhung des Pulsdrucks auf. Eine solche Erhöhung, auch als Phasenkopplung bekannt, wurde bei allen Probanden erzielt. Die mögliche Auswirkung eines gesenkten Pulsdrucks, wenn Herz und Körperwelle asynchron sind, wurde bisher nicht bestimmt [30].

2.3 Das Modell der Übertragungsleitung

McDonald und Taylor zweifelten das Vorhandensein von stehenden Wellen an mit der Begründung, dass Resonanz nur bei vollständiger Wellenreflektion ohne Abschwächung auftreten könne [31].

---

* Franks Hauptinteresse bei der Analyse der arteriellen Wellenform war die Ableitung des Herzzeitvolumens vom Druck-Fluss-Verhältnis. Das sogenannte konzentrierte Windkesselmodell nach Frank [→Abb. 16.9] bestand aus Widerstand (der den gesamten peripheren Widerstand gegenüber den Herzejektionen während der Systole umfasste) und Compliance (Dehnungsfähigkeit des Arterienbaums als Maß der Volumenänderung bei einem gegebenen Druck). Das Modell sagt voraus, dass bei der Diastole mit geschlossener Aortenklappe der Druck exponentiell abnimmt (mit charakteristischer Abklingzeit, die ein Produkt aus Widerstand und gesamter arterieller Compliance ist, die Frank anhand der Geschwindigkeit der Pulswelle in der Aorta schätzte). Der mittlere Fluss (Herzzeitvolumen) wurde dann berechnet, indem man den mittleren Aortendruck durch den gesamten peripheren Widerstand teilte, d. h. das Ohmsche Gesetz anwendete [18].

Der größte Schwachpunkt in Franks Zwei-Elemente-Windkesselmodell war, dass es das Arteriensystem nur an seinem *Eingang* in Bezug auf Druck und Fluss beschrieb, d. h. am Übergang zwischen Herz und Aorta, aber keine Informationen über den Weg und die Reflektion der Wellen *innerhalb* des arteriellen Kompartiments lieferte. Wenn eine Resonanz aufträte, müsste die Länge (Dimension) des Reservoirs bekannt sein, analog zur Länge der schwingenden Saite eines Streichinstruments. Da die Wellenreflektion an vielen unterschiedlichen Stellen in den Arterien auftritt, ist die Länge des Reservoirs (Windkessels) nicht bekannt. Dies führte zu einer schlechten Korrelation zwischen den vorhergesagten und den experimentell gemessenen Flüssen und Drücken.

Taylor forschte nach weiteren Ähnlichkeiten zwischen der Dynamik der Arterienwelle und den elektrischen Übertragungsleitungen, auf die G. Landes schon 1946 hinwies [18]. Auf die genaue Messung des Aortenflusses und die Entwicklung der Algorithmen, welche die schnelle Berechnung der Leistungsspektren der komplexen Fourier-Reihe* Mitte der 1960er Jahre ermöglichten (eine Aufgabe, die ehemals Stunden erforderte, erledigt ein Computer in wenigen Sekunden), folgte die Einführung der Aortencompliance und -impedanz. Theoretische Arbeiten über den schwingenden Fluss in elastischen Röhrchen, die John Womersley zusammen mit Donald McDonald und seinen Nachfolgern durchführte, bildeten die Grundlage für die Untersuchung der Dynamik des arteriellen Blutflusses im Frequenzbereich. Ihre Arbeiten sind in einem Standardwerk zusammengefasst, das derzeit in der sechsten Auflage vorliegt [33].

In den folgenden Jahren wichen die Versuche, den arteriellen Kreislauf aus phänomenologischer Perspektive zu verstehen, weitgehend Analysemethoden, welche die lineare Beziehung zwischen Druck, Fluss und Inertanz** (anstelle von Widerstand) mithilfe einer Analogie zum Wechselstrom (Ohmsches Gesetz, [→ Kap. 14.1]) in Einklang bringen sollten. Die Diskrepanz zwischen Wellenanalyse im Zeit- und im Frequenzbereich wurde mit der Methode der Separierung von Druck- und Flusswellen in ihre jeweiligen Vor- und Rückwärtskomponenten [34] „erfolgreich überbrückt" [17, 32], indem ausgefeilte Algorithmen zur Anwendung kamen, welche *„die grundlegende Sprache der Wissenschaft verwendeten – die Mathematik"* [16]. Die Einführung der Übertragungsleitungskonzepte in den Zwei-Elemente-Windkessel verbesserte die Genauigkeit (des nun dreiteiligen) Windkesselmodells erheblich [→ Kap. 16.3] und stellte die Verbindung*** zum Wellenmodell her, an der Frank zuvor gescheitert war [17].

---

* Hämodynamische Variablen, wie zum Beispiel der Arteriendruck und Flusswellen eines Systems, lassen sich analysieren, indem man ihre jeweiligen Sinussignale in Bezug auf ihre Mittelwerte und eine Reihe von Sinuswellen, auch Oberschwingungen genannt, in Beziehung setzt. Wenn die Herzfrequenz von 60 (1 Hz) die Grundfrequenz repräsentiert, liegt die Frequenz der Oberschwingungen bei 1, 2, 3 Hz usw. Die Oberschwingung ist eine Sinuswelle mit einer Amplitude und einem Phasenwinkel. Für jede Oberschwingung setzt man Fluss und Druck während der stetigen Schwingung durch das Teilen ihrer mittleren Terme und Sinuswellenamplituden in Beziehung [32].

** In Bezug auf das elektrische Modell soll die Aorta einen induktiven, resistiven und kapazitativen Flusswiderstand haben. Beim hydraulischen Äquivalent werden diese zu Inertanz, welche die Blutmenge darstellt, die in ein Röhrchensegment gegeben wird, mal Beschleunigung. Der Inertanz stehen die Dehnungsfähigkeit (Dehnung der Aortenwand) und der Widerstand gegenüber, der die Reibung zwischen Blut und Aortenwand, aufgelöst als Wärme, repräsentiert [21].

*** Die Annahme einer linearen Beziehung zwischen Druck und Fluss (wie es das Ohmsche Gesetz vorhersagt) gilt auch bei der mathematischen Analyse des Arteriendrucks und der Flusswellenformen. Anstelle des peripheren Widerstands (beim gleichmäßigen Fluss) findet beim schwingenden Strom die (arterielle) Eingangsimpedanz Anwendung. Analog zum schwingenden (elektrischen) Strom lassen sich die sinusoidalen Signale des Arteriendrucks (Leistungsspektrum) und des Flusses direkt mithilfe der Fourier-Transformation in Beziehung bringen.

Trotz der Vorherrschaft der Methoden der Wellenanalyse bleiben die Einwände, die Remington ursprünglich vorbrachte, bestehen [22]. Das Problem fassten Alberto Avolio et al. in einem Leitartikel zur arteriellen Wellenanalyse treffend zusammen: „*Für einen Ingenieur scheint eine Diskussion (zugunsten der Frequenz- vs. Zeitbereichsanalyse) eher theoretisch, da nur die gemessenen Druck- und Flusssignale vorhanden sind und die Fourier-Analyse anhand der vermuteten Linearität nur vorhersagt, was eine einzelne, separate Oberschwingung täte.*" [35]

2.4 Wellenintensitätsanalyse

Die Tatsache, dass sich das Arteriensystem in einem Zustand der Steady-State-Schwingung befindet, zweifelte Kim H. Parker mit der Begründung an, dass biologische Systeme ähnlich wie konstruierte Strukturen, z. B. Druckaufnehmer, eine kritische Dämpfung in Form von Reibung oder Viskosität besitzen [36]. Da das Arteriensystem „erzwungenen" Schwingungen unterliegt, die vom Herzen ausgehen, können diese Schwingungen entweder unterdämpft sein und weiterschwingen, nachdem der Antrieb gestoppt wurde, oder überdämpft sein und sofort aufhören zu vibrieren, wenn der Antrieb beendet ist. Idealerweise ist das Arteriensystem *kritisch* gedämpft und kommt innerhalb einer einzelnen Phase zum Stillstand. Das Argument wird durch die Beobachtung gestützt, dass die Antwort auf einen Systolenausfall ein exponentieller Abfall des Blutdrucks ist, gefolgt von seiner sofortigen Wiederherstellung mit einem „Überschwingen" innerhalb weniger Schläge nach der kompensierenden Pause. Daher sollte man jeden Herzschlag als ein isoliertes Zeitereignis betrachten, als eine einzelne Welle, wie ein Tsunami im Ozean oder eine Gezeitenflussbrandung, und nicht als eine Folge von periodischen Wellen. Es ist wichtig daran zu erinnern, dass eine sich bewegende Welle die Übertragung von Energie über ein Medium, z. B. ein mit Blut gefülltes Gefäß, bewirkt, *ohne* eine Bewegung des Mediums zu verursachen. Eine Welle kann sich daher longitudinal im Gefäß ausbreiten mit Geschwindigkeiten, die den Blutfluss deutlich übertreffen. Aus Sicht der Strömungslehre lässt sich eine Längswelle als reine Kompression oder Expansion charakterisieren, die in einem System nachgiebiger Gefäße auch eine Veränderung des Durchmessers impliziert. Die Wellenintensitätsanalyse beschreibt konzeptionell und mathematisch das Verhalten dieser Wellen bei Gasen und Flüssigkeiten als einzelne Ereignisse. Die von einer Welle ausgeführte Arbeit beinhaltet kinetische Energie, die in Verbindung mit der Strömungsgeschwindigkeit steht, und potenzielle Energie, die sich als Expansion der Arterienwand manifestiert. Per Definition gilt die kinetische Energie als die Gesamtenergie des Blutes und die potenzielle Energie als die eigentliche Wellenintensität (WI), die rund 30 % der gesamten hydraulischen Leistung ausmacht [37].

Bei dieser Methode geht man davon aus, dass eine Welle eine Abfolge von kleinen Wellenfronten ist, die sich zu der beobachteten Welle vereinen, die anhand der gleichzeitigen Aufzeichnung der Druck- und Strömungsgeschwindigkeitssignale im Zeitbereich quantifizierbar ist [→ Abb. 22.6] [36]. Es gibt Vorwärts- und Rückwärtswellen mit vier möglichen Effekten: Vorwärts-/Rückwärtskompression und Vorwärts-/Rückwärtsexpansion (d. h. Saugkraft), die jeweils addierende oder subtrahierende Effekte auf die

Wellengeschwindigkeit ausüben. Im Gegensatz zur Impedanzmethode (nach Fourier) lässt sich die Wellenintensität zeitlich mit einer Schlag-zu-Schlag-Analyse des arteriellen Pulses in Beziehung setzen [38]. Anders als die Druck- und Flusssignale, die den Impuls des sich bewegenden Blutes repräsentieren, bietet die WI Informationen, die mit einem „Motorengeräusch“ [39] oder auch der „Schallenergie“ der undulierenden Arterien vergleichbar sind [→Abb. 22.7].

Die WI-Analyse kam zur Anwendung, um die Interaktion des Herzens mit dem Arteriensystem bei einer Vielzahl von kardiovaskulären Erkrankungen, wie zum Beispiel koronarer Herzkrankheit, Kardiomyopathie und Herzklappenfehlern zu bewerten (ausführlicher dazu siehe [37]). Die Notwendigkeit der gleichzeitigen (invasiven) Messung von Blutdruck und Strömungsgeschwindigkeit hat ihre Anwendung in der klinischen Praxis erschwert. In jüngerer Zeit entwickelte man nicht invasive Echtzeitverfahren der WI-Analyse basierend auf Doppler-Ultraschall [39].

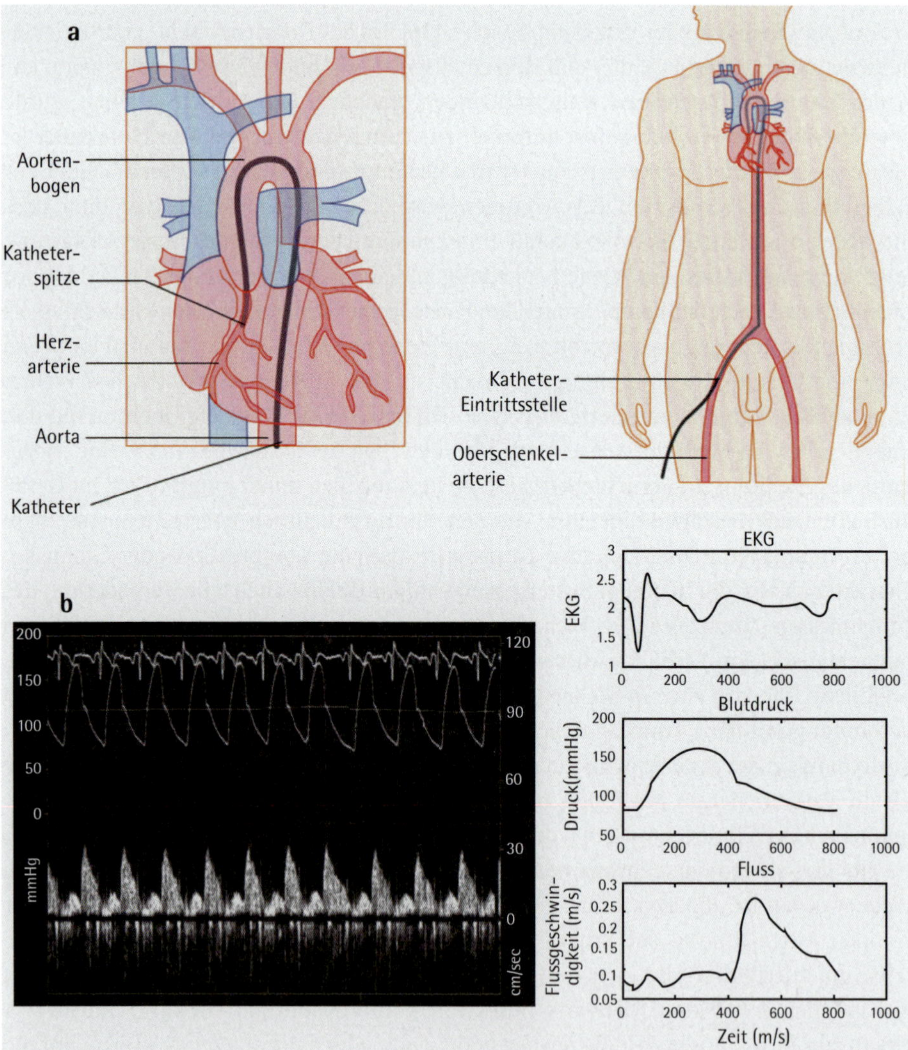

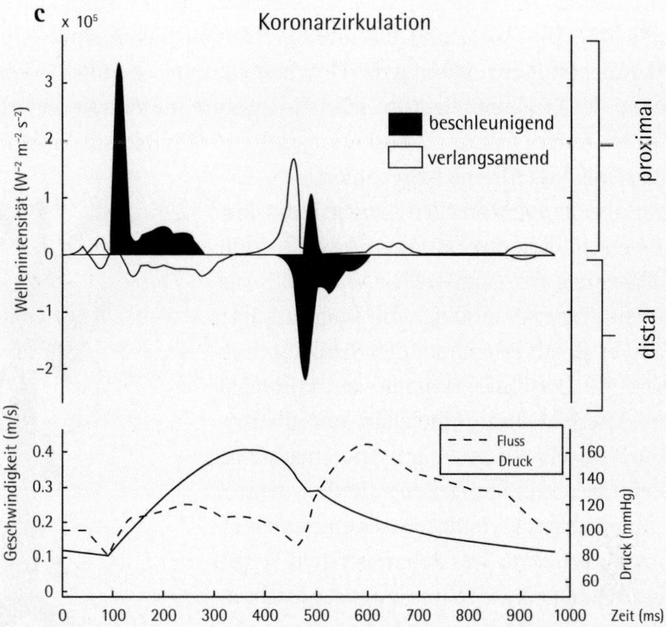

Abb. 22.6 Verfahren zur Gewinnung klinischer Daten in der Wellenintensitätsanalyse (WI). Ein Katheter mit Doppelspitze für die Messung von Druck und Fluss wird über die Oberschenkelarterie in die Zielarterie (Koronararterie im Beispiel oben) geführt (**a**). Die Signale werden digitalisiert und gesammelt, um die Wellenformen für den Koronararteriendruck und -fluss zu erzeugen (**b**) und eine WI-Analyse zu generieren. Quantitative grafische Darstellung der flussbeschleunigenden (schwarz) und -verlangsamende Wellen (weiß), die aus der proximalen und distalen Koronararterie kommen (**c**). Man beachte, dass die distal entspringende endsystolische Saugwelle (Rückwärtsexpansion) kritisch für die Myokardperfusion ist, die in der Diastole auftritt. W: Watt ((**a**) adaptiert von Motifolio Inc; (**b**) und (**c**) adaptiert aus [40]).

2.5 Analyse der Oberschwingung des arteriellen Pulses

Während McDonald und seine Nachfolger die Existenz stehender Aortenwellen aus theoretischen Gründen ablehnen, da die reflektierenden Wellen stark gedämpft werden, wenn sie sich zwischen Reflektionsstellen ausbreiten, [31] vertreten Yuh Ying Wang et al. die gegensätzliche Ansicht und behaupten, dass die Resonanz das Schlüsselphänomen der arteriellen Hämodynamik sei [41]. Sie sind der Auffassung, dass die periphere Verstärkung der Druckwelle und die variablen Formen der Fluss- und Druckpulse [→ Abb. 22.7] nicht mit Theorien zu erklären sind, die auf dem Modell des Blutflusses als Summe der sich vorwärts und rückwärts ausbreitenden Wellen basieren. Frequenzbereichmodelle setzen voraus, dass der Blutfluss durch infinitesimale Druckgradienten *entlang* der Arterie angetrieben wird.* Hier verwendet man die Analogie zum stetigen Fluss (steady flow), den der Druckgradient gemäß dem Poiseuille-Gesetz [→ Kap. 14.1] antreibt [42]. Das

* Die gleichzeitige Aufzeichnung von Fluss und Druck in der peripheren Arterie zeigt, dass die maximale Strömungsgeschwindigkeitswelle dem maximalen Druck *vorausgeht* und damit den Grundsatz des Druckantriebs widerspricht. Während man in den 1960er Jahren lediglich darüber spekulierte, wurde das Konzept des Druckantriebs schlussendlich mit einer genauen mathematischen Modellierung für den oszillierenden Fluss „gerettet" [32].

Oberschwingungsmodell dagegen setzt voraus, dass der Pulsdruck das zirkulierende Blut antreibt [43]. Die Aorta und die großen Arterien bieten somit ein Spektrum an Oberschwingungsfrequenzen und jedes Organ wiederum „resoniert", wenn seine Eigenfrequenz nahe der Frequenz liegt, welche die zuführende Arterie liefert. Das Konzept behandelt jedes innere Organ als eine konzentrierte Windkessel-Einheit, die mit ihrer charakteristischen Eigenfrequenz resoniert.

Während die konventionellen Druck-Fluss-Modelle voraussetzen, dass das Blut die Vorwärts- und Rückwärtsbewegung der Längswellen unterhält, was zu einer hohen „Verschwendung" von Energie führt, zeigten Wang et al. mit ihrem radialen Schwingungsmodell, dass die Oszillationsenergie als Potenzial entlang der Arterienwand gespeichert und übertragen wird. Die Pulswelle des gesamten Arteriensystems lässt sich somit in stationäre Wellen aufteilen, die mit auf ihre Strömungsgeschwindigkeit abgestimmten Eigenfrequenzen oszillieren. Das Arteriensystem verglichen die Autoren mit einer Trommel, deren Membran aus der Summe aller Arterienwände besteht. Somit *„wird eine perfekte Übereinstimmung mit der höchsten Effizienz der Leistungsübertragung auf das Arteriensystem erzielt, wenn die Eigenfrequen-zen ganzzahlige Vielfache der Herzfrequenz sind."* [43]

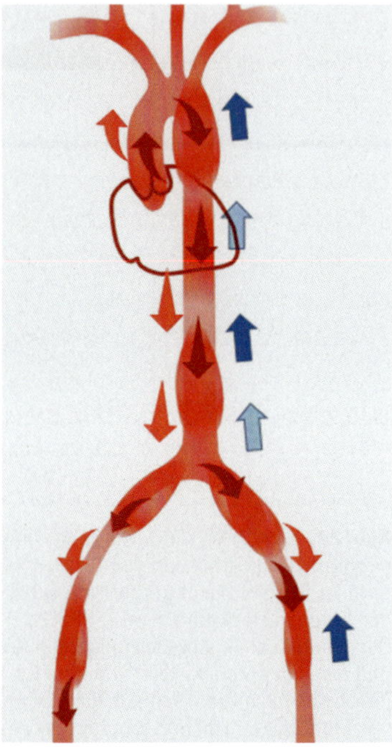

Abb. 22.7 Schematische Darstellung pulsatiler Ereignisse im Arteriensystem. Die linksventrikuläre Kontraktion verursacht die frühe systolische sich *vorwärts* bewegende Kompressionswelle (dunkelrote Pfeile) und die späte systolische sich *vorwärts* bewegende Dekompressions-(Saug)-Welle (hellrote Pfeile), die das Schließen der Aortenklappe unterstützt [→ Abb. 13.11]. Die durchschnittliche Strömungsgeschwindigkeit des Blutes in der Aorta liegt im Bereich von 15 cm/s. Die auf die Aorta vom Herzen übertragene Energie breitet sich entlang des Gefäßlumens mit einer Geschwindigkeit aus, die bis zu zehn Mal größer ist als die des Blutflusses. Die Wellen werden an der Peripherie reflektiert und verursachen Kompressions- (dunkelblau) und Saugwellen (hellblau) in entgegengesetzter Richtung.

Die Ligatur verschiedener Organ- und Gefäßbetten bei Ratten ergab, dass einzelne Organe unabhängige, aber frequenzbezogene und linear additive Effekte auf die periphere Druckwelle haben. Dies lässt vermuten, dass die Oberschwingungsanalyse für die Diagnose der Organzustände anwendbar ist. Verschiedene Studien an Menschen und Tieren zeigten, dass pflanzliche und konventionelle Arzneimittel [32] frequenzspezifische Effekte haben, die als Verstärkung oder Schwächung des Pulsspektrums nachweisbar sind. Die Oberschwingungsanalyse des arteriellen Pulses bei Patienten, die unterschiedliche vasoaktive Medikamente einnahmen (Vasodilatatoren, ß-Blocker), zeigte einen engen Zusammenhang mit den Ergebnissen der arteriellen Tonometrie (siehe unten). Angesichts der Tatsache, dass der Herzschlag die Signatur des persönlichen Wachstums und der Entwicklung von Geburt an ist, wiesen die Autoren darauf hin, dass eine Aufzeichnung des Oberschwingungsspektrums des Pulses eines gesunden Menschen als Referenzpunkt dienen könnte, der mit seinem Puls bei Krankheit zu vergleichen ist [43].

3. Aktive Aortenkontraktionen

Obwohl die Aorta und die großen Arterien einen hohen Anteil an glatter Muskulatur enthalten, betrachtet man sie als aus viskoelastischen Elementen bestehende Schläuche, die sich bei Druckveränderungen passiv ausdehnen. Es gibt jedoch immer mehr Hinweise darauf, dass nicht nur periphere Arterien mit Muskelwänden, sondern auch die größeren Gefäße eine *aktive* Rolle in der Hämodynamik spielen.* Per S. Wehn wies zyklische Veränderungen im Durchmesser der Oberschenkelarterie bei Kaninchen nach und schlussfolgerte, dass die aktive Kontraktion der glatten Muskeln in der Arterienwand in Übereinstimmung mit dem EKG einen systolischen und dikrotischen** Druckanstieg verursacht. Direkte Beobachtungen ergaben, dass die Arterienwand zu einer langsamen *Konstriktion* in der Lage ist, die mit einer deutlichen Verkürzung der Fasern einhergeht und einer schnellen, rhythmisch *pulsatilen* Aktivität, bei der sich die Faserlänge der glatten Muskeln nicht erkennbar ändert. Das aktive Verhalten der Arterien zeigte sich als *primärer* Puls, der mit der Systole zusammenfiel, während die dikrotische Kontraktion der *sekundäre* Puls war.

Basierend auf einer umfangreichen Literaturrecherche und seinen eigenen Beobachtungen formulierte Wehn eine neue Theorie zur Arterienfunktion, die besagt, dass die Aktivität der Arterien den Blutfluss stark beschleunigt. Sein Modell basiert auf der Annahme, dass die systolische Druckwelle schnell über den gesamten Arterienbaum mit „großer Kraft" fortgeleitet wird und Blut ins Kapillarbett stößt. Während des dikrotischen Druckanstiegs füllen sich die kleineren peripheren Arterien durch den Druckkammereffekt der zentralen Arterien (Windkesseleffekt). So treibt die rhythmische Schwingung zwischen dem primären und dem sekundären Puls das Blut in Richtung der Peripherie [44].

Allen Mangel et al. maßen den Lumendruck und die Spannung der Gefäßwände in einer operativ freigelegten Kaninchenaorta und zeigten, dass das Einsetzen der Druckwelle mit der Kontraktionswelle des Blutes übereinstimmt. Wie schon Wehn beobachteten auch sie eine schnelle und eine langsame Phase der Kontraktion mit minimaler Spannung zum Zeitpunkt des dikrotischen Knotens. Die lokale Anwendung von einer Lathanverbindung (Kalziumfluss-Inhibitor), Lidocain und Tetradotoxin (einem potenten Natriumkanalblocker) beendete die Kontraktionen, ohne den Pulsdruck zu beeinflussen. Die Leitungsgeschwindigkeit der Kontraktionswelle lag bei 1.9 m/s in kaudaler Richtung, was mit der Geschwindigkeit der Druckwelle vergleichbar war. Mangel et al. kamen zu dem Ergebnis, dass die Synchronizität zwischen der Puls- und der Kontraktionswelle die Aortenerschlaffung während des systolischen Anstiegs des Pulsdrucks und ihre Kontraktion während der Diastole sicherstellt [45]. Die Phasenkopplung zwischen der Pulsaktivität des Herzens und der rhythmischen Aktivierung des glatten Muskels hielt sogar noch an, wenn man das Herz auf Geschwindigkeiten von 600 Zyklen/min

* Die endotheliale Freisetzung von NO und seine Verteilung im vaskulären glatten Muskel, die zur Vasodilatation führt, steht im direkten Zusammenhang mit der Schubspannung der Gefäßwand und mit der pulsatilen Strömungsgeschwindigkeit des Blutes. Dieser Effekt ist am stärksten in den systemischen Arterien sowie in den Arteriolen und am geringsten in den Venen. Die Funktion von NO und seines Effekts auf die Entspannung des vaskulären glatten Muskels wird in Kapitel 21.2.1 und 21.3 beschrieben.

** Die dikrotische Welle oder der dikrotische „Knoten" ist der erste Abfall nach dem systolischen Peak der Druckwelle. Konventionell heißt es, dass sie eine Wellenreflektion aus der Peripherie darstellt.

brachte. Mit dem Einsetzen eines atrioventrikulären Blocks wurden die Aortenkontraktionen an die Geschwindigkeit des Vorhofs und nicht an die der Herzkammer gekoppelt. Nach Exzision des linken Vorhofs bei blutleeren oder intakten Tieren hielten die Aortenkontraktionen an, hörten jedoch nach Entfernen des rechten Vorhofs auf. Dies galt als Beweis, dass der Ursprung der synchronisierten Aortenkontraktionen im Herzen liegt [46]. Niaz Sahibzada und Kollegen zeigten, dass schnell geleitete, gepulste, synchronisierte Kontraktionen einen neurogenen Ursprung haben und sich pharmakologisch von den langsameren myogenen Kontraktionen unterscheiden lassen [→ Abb. 22.8]. Sie nahmen an, dass die Funktion der synchronisierten Kontraktionen darin liegt, übermäßige Radialkräfte zu begrenzen (Laplace-Gesetz) und Schutz vor einer Aortenüberdehnung zu bieten, die zu einer Aneurysmabildung und/oder -dissektion führen könnte [47].

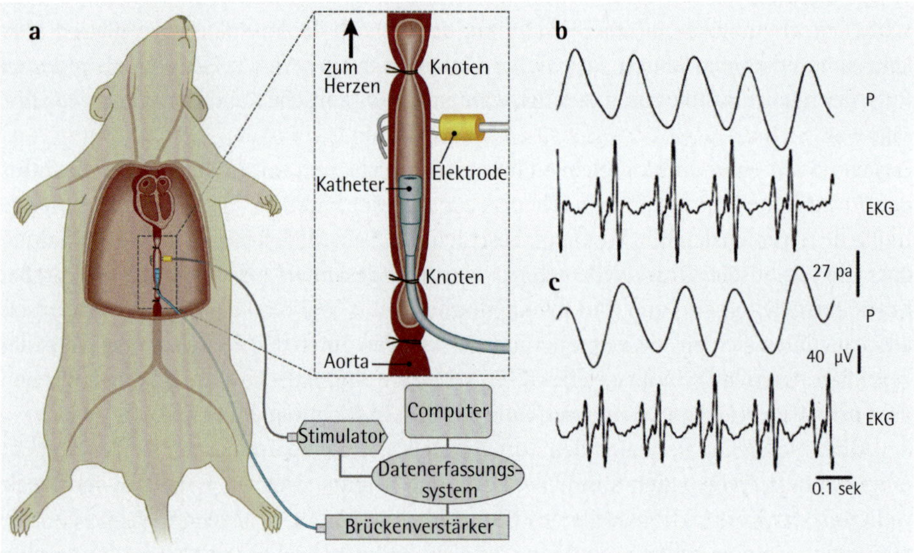

Abb. 22.8 Versuchsaufbau für den Nachweis der spontanen bzw. elektrisch induzierten Aortenkontraktionen. Die Aorta wurde mit einem Druckwandler kanüliert und mit einer Elektrode stimuliert, um die kontraktile Reaktion auf die elektrische Stimulation zu bestimmen (siehe Insert) (**a**). Repräsentative Kurven der Aortenpulsdruckwellen (P) zeigen eine Übereinstimmung mit dem EKG (**b**). Synchrone Kontraktionen bestehen nach der Ausblutung fort (**c**). Diese Versuche stellen das Konzept infrage, dass die Aorta und die großen Gefäße nur passive Bahnen (Windkessel) sind, pa: arterieller Druck (aus [47]).

4. Die Polarität von Fluss und Druck

Pulsatiler Fluss und Druck sind inhärente Eigenschaften des arteriellen Kreislaufs. Im Gegensatz zu einer starren Röhre, bei der die Geschwindigkeit des eingeführten Flüssigkeitdrucks und Strömungspulses gleich bliebe, wenn keine Reflektionen vorhanden sind, erfolgt in den Arterien eine deutliche Trennung. Die vom Herzen auf die Aorta übertragene Energie wird zur Peripherie des Arterienbaums verteilt und mit einer Geschwindigkeit (zwischen 4 und 10 m/s), die größer als die des von der Herzkammer ausgestoßenen Blutes ist, weiter geleitet. Im Steady-State ist die Geschwindigkeit des Blutauswurfs bei allen Säugetierarten erstaunlich ähnlich (70–100 cm/s) [48].

Die Geschwindigkeit der Wellenübertragung hängt von den elastischen Eigenschaften der Arterienwand*, von der Dicke und dem Durchmesser des Gefäßes und von der Dichte des Blutes ab [14]. Daher ist zwischen der Wellengeschwindigkeit, die für alle Wellen gleich ist (Druck, Fluss, radiale Ausdehnung), und der Geschwindigkeit des Blutflusses, die in der Aorta durchschnittlich bei 15 cm/s liegt, zu unterscheiden. In der Tat tritt Vorwärtsfluss in der aufsteigenden Aorta nur in der Systole auf, in der Diastole kommt es zum Flussstillstand oder sogar zur *Flussumkehr* [→ Abb. 13.11]. Die pulsatile Vorwärtsströmung erfährt in der Aorta nur einen geringen Widerstand, der sich aber durch die konische Verjüngung, insbesondere am Abgang der großen Aortenäste und am Übergang zu den Arteriolen, zu einem Hochwiderstandssystem entwickelt, an dem es zur Pulswellenumkehr kommt.

Ein Vergleich der arteriellen Druck- und Flusswellenformen zwischen der proximalen Aorta und der peripheren Arterie ist aufschlussreich. Während sich die Druckwelle vom Herzen in die Peripherie ausbreitet, steigen der systolische und der Pulsdruck deutlich an, während der diastolische und der mittlere Druck leicht abnehmen [49]. Dies ist ein paradoxer Befund, der vermuten lässt, dass sich das Blut *gegen* den Druckgradienten bewegt. Die Geschwindigkeit der Flusswelle nimmt ebenfalls ab, wenn sie die Aorta durchströmt [→ Abb. 22.9].

Mehrere Faktoren verändern die Gestalt beider Wellen, zum Beispiel die Körperform (Tierart), die Herzaktivität (Dauer der Systole, mittlerer Arteriendruck), der Atmungszyklus sowie die Eigenschaften der Arterienwand wie Gefäßtonus, Compliance und Wellenreflektion von der Peripherie. Somit ist die Form einer Druck- und Flusswelle im gesamten arteriellen Abschnitt die Summe der Vorwärts- und Reflektionswellen.** Bei Kindern (wie auch bei Hunden und Kaninchen) wird der vom Herzen erzeugte Puls über das gesamte Arteriensystem vor und zurück geleitet. Mit zunehmendem Alter steigt die Geschwindigkeit der Pulswelle, die unabhängig vom Arteriendruck ist, progressiv an.

Ab einem Alter von 50 Jahren kann sich die Geschwindigkeit der Druckwelle verdoppeln, was eine Veränderung der Druckwellenkontur zur Folge hat [→ Abb. 22.9]. Bei jungen Erwachsenen (und bei den meisten Tieren) kehrt die Reflektionswelle während der frühen Diastole zur Aortenwurzel zurück, wenn die Aortenklappe geschlossen ist. Bei älteren Menschen und bei Menschen mit versteiften Arterien nimmt die Geschwindigkeit der Reflektionswelle zu und behindert die systolische Ejektion, was eine zusätzliche Belastung für die Herzkammer darstellt. Die verfrühte Rückkehr der Reflektionswelle brachte man mit systolischer Hypertonie, vorzeitiger Arteriensteifigkeit und Herzinsuffizienz in Verbindung [50]. Das Ausmaß und der Zeitpunkt der Wellenreflektion wird durch den Gefäßtonus signifikant beeinflusst; die Vasokonstriktion erhöht die

---

* Etwa 50 % des Trockengewichts der Arterienwand besteht aus Elastin und Kollagen. Der Rest sind glatte Muskeln und eine nicht-fibröse Matrix. Die Zusammensetzung der Aortenwand verändert sich signifikant im proximalen Teil, in dem die elastischen bis zu 60 % und die kollagenhaltigen 40 % der Fasern ausmachen. Das Verhältnis kehrt sich in den peripheren Arterien um, in denen es mehr kollagenhaltige als elastische Fasern gibt (70 % zu 30 %). Der Übergang erfolgt schnell in der Aorta direkt über dem Diaphragma und an den wichtigsten Verzweigungen der Aorta.

** In der Peripherie werden sowohl die Druck- als auch die Flusswelle mit gleicher Stärke, jedoch entgegengesetzter Phase reflektiert; Druckwellen werden „aufwärts" reflektiert, während sich Flusswellen in Bezug auf den Druck umkehren. Die Geschwindigkeit der Reflektionswellen der ausgehenden Wellen ist (abgesehen von einer kleinen Verzögerung) aufgrund der Durchflussrichtung nahezu gleich [32].

Amplitude der reflektierten Druck- und Flusswellen, während die Vasodilatation mit der damit verbundenen Absenkung des mittleren Arteriendrucks die Wellengeschwindigkeit reduziert [49].

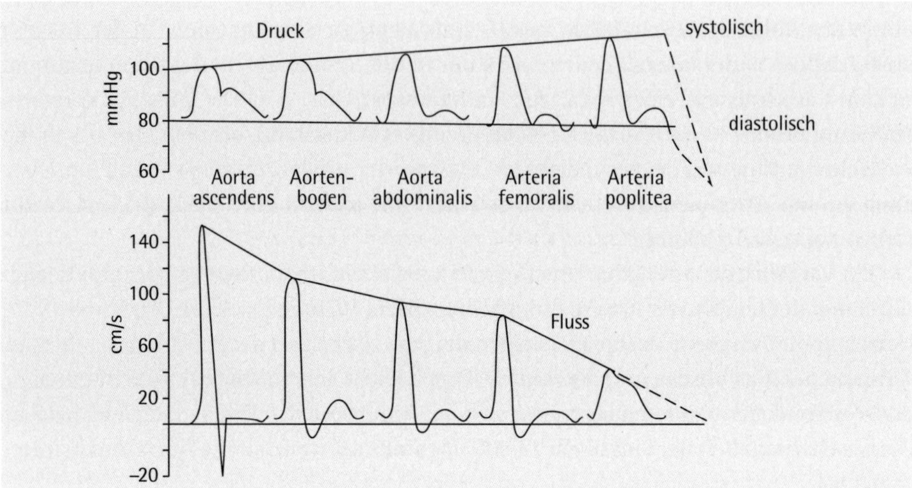

Abb. 22.9 Konturen der Druck- und Flusswellen, während sie sich zwischen Herz und Peripherie ausbreiten. Der mittlere Druck nimmt leicht ab, während der Pulsdruck ansteigt und sich bis zu dem Zeitpunkt, an dem er die Arteria poplitea erreicht, verdoppeln kann. Die Amplitude der Flusswelle nimmt ab, während sie die Aorta durchströmt. Die Blutverschiebung (Fluss) in der Aorta geschieht gleichzeitig mit dem Puls in peripherer Richtung während der Systole und ohne Fluss oder mit Flussumkehr in der Diastole (negative Ablenkung). Komplexe Vorwärts- und Rückwärts-Flussmuster ließen sich in der 3D-Magnetresonanztomografie nachweisen [→ Abb. 13.11] (Daten aus [48]).

5. Klinische Anwendung der Wellenformanalyse

5.1 Zentraler Arteriendruck

Moderne Tonometer wie SphygmoCor® und Complicor® ermöglichen die genaue Aufzeichnung und Analyse des Drucks (zentral, d.h. Aortendruck, und peripher) und des Oberschwingungsanteils der arteriellen Wellenform [51]. Im Gegensatz zu ihren membranbasierten Vorgängern funktionieren sie nach dem piezoelektrischen Prinzip (ursprünglich genutzt zur Messung des Augeninnendrucks), sind zuverlässig und einfach zu bedienen. Die Methode basiert auf der Aufzeichnung der radialen Druckwelle, ihrer Kalibrierung mit dem Brachialdruck und einer vom Computer generierten Druckwellenform der Aorta ascendens auf dem Prinzip einer generalisierten Transferfunktion.* Da die myokardiale Sauerstoffversorgung mit dem Aortendruck (zentralen Druck) und nicht mit dem peripheren systolischen Druck in Verbindung steht, sind zentrale Drucke bessere Prädiktoren sowohl für die linksventrikuläre Nachlast als auch für den Koronararterien- und Carotisdruck [52].

* Die Transferfunktion ist ein Verhältnis der peripheren und Aortendruckwellen im Frequenzbereich, eine auf der Fourier-Analyse basierende Methode [→ Fußnote 1, S. 316].

5.2 Pulswellengeschwindigkeit und Augmentationsindex

Die Pulswellenanalyse eignet sich für den Nachweis von vorzeitig alternden Arterien, die häufig bei Patienten mit Diabetes oder Dyslipidämien und bei Rauchern auftreten. Sie ist ein nützliches Untersuchungsverfahren bei der frühen systolischen Hypertonie sowie der Herzinsuffizienz und kommt zum Einsatz, um die Wirkung vasoaktiver Arzneimittel zu beurteilen [53]. Die Pulswellengeschwindigkeit (PWV) und der Augmentationsindex (AI), ein abgeleiteter Parameter, der sich aus der Form der Vorwärts- und Reflektionswellen ergibt, sind feste Prädiktoren der Aortenalterung und kardiovaskulärer Ereignisse [54, 55] [→ Abb. 22.10]. Studien zeigten, dass der Pulsdruck kardiale ischämische Ereignisse besser vorhersagt als der systolische, diastolische und mittlere brachiale Druck. Ein erhöhter AI bei Hypertonie verhält sich umgekehrt proportional zum Körpergewicht und zeigt eine lineare Korrelation mit dem Alter bis zu 60 Jahren [56].

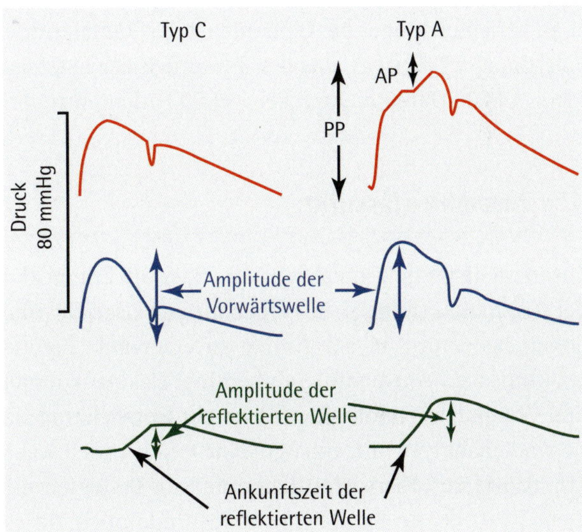

Abb. 22.10 Darstellung der Aortendruckwellen (rot) und ihrer Komponenten: Vorwärtswelle (blau) und Reflektions- oder Rückwärtswelle (grün). Die Welle vom Typ C ist für junge Erwachsene und die Welle vom Typ A für einen älteren Menschen charakteristisch. Der Augmentationsindex (AI) ist die Augmentation des Drucks (AP) gegenüber dem Pulsdruck (PP) (Unterschied zwischen systolischem und diastolischem Druck) (aus [57] mit freundlicher Genehmigung von Springer Nature).

5.3 Überwachung des Herzzeitvolumens und der Kontraktilität

Trotz der methodischen Schwierigkeiten bei der Überwachung des Schlagvolumens (SV) anhand der arteriellen Wellenform, auf die Frank stieß, entwickelte man Windkessel-basierte Modelle und setzt diese klinisch für die kontinuierliche Messung des Herzzeitvolumens (HZV) ein [→ Kap. 22.3]. Das Verfahren basiert auf dem Drei-Elemente-Windkessel (bestehend aus Nachgiebigkeit/Compliance, Widerstand und charakteristischer Impedanz) und ist allgemein als Modelflow-Methode bekannt [58]. Es erfordert eine Kalibrierung und basiert auf der Berechnung der Fläche unter der Druckkurve. Analog zu Franks Windkesselmodell setzt die Methode keinen Rückwärtsfluss während des gesamten Herzzyklus voraus und ignoriert die Wellenreflektion [59]. Eine aktuelle Modifizierung der Methode ist das PiCCO-System (Pulsation Medical Systems, Deutschland), welches das HZV anhand der Aortendehnbarkeit mittels individualisierter Transferfunktion schätzt.

Das FloTrac/Vigileo® kontinuierliche HZV-System wendet eine neuartige Methode an, die vollständig auf einem empirischen Ansatz beruht und physiologische Modelle wie z. B. den Windkessel ignoriert. Die FloTrac-Methode geht davon aus, dass das SV eine Funktion von Pulsdruck und Gefäßtonus (Compliance) ist. Diese setzt man mit der Herzfrequenz, dem Gewicht und der Körperoberfläche des Patienten und mit numerischen Beschreibungen der arteriellen Wellenform, die über ein Ein-Minuten-Intervall gemittelt wird, in Beziehung. Studien zeigten, dass die Methode im Vergleich zum „Goldstandard", d. h. zum Thermodilutionsverfahren, positiv abschneidet, bei mittleren Abweichungen von 0.20 bis zu 0.55 l/min [59].

Schließlich kam auch eine nicht-invasive Pulswellenanalyse zur Anwendung, um die ventrikuläre Kontraktilität zu schätzen. Stefan G. de Hert et al. fanden eine signifikante Korrelation zwischen dem femoralem dP/dt_{max}, der mit einem PiCCO-Überwachungsgerät erfasst wurde, und den invasiven Messungen von dP/dt_{max} bei Patienten, die sich einer Koronararterien-Bypass-Operation [61] unterzogen. Michael F. O'Rourke et al. berichteten über die Genauigkeit des Radialarterien dP/dt_{max}, gemessen mit einem SphygmoCor®-System, das den Blutdruck der aufsteigenden Aorta unter Auswertung von > 15.000 Datenpunkten bei > 1600 Patienten zuverlässig schätzt [53].

6. Zusammenfassung

Zusammenfassend lässt sich sagen, dass die Entwicklung der quantitativen Methoden der Arterienpulsanalyse mit einer stufenweisen Devolution der Pulsdiagnose von ihrer hohen Bedeutung in der Antike zu einer auf „Frequenz und Rhythmus" beschränkten klinischen Anwendung einherging. Das Aufkommen komplexer Analyseverfahren und Computertechnologien führte zur Entwicklung des Forschungsbereichs der Arterienwellenanalyse und erzeugte eine exponentiell wachsende Menge an Daten, die der Ermittlung und Risikostratifizierung von Patienten mit Herz-Kreislauf-Erkrankungen dient. Trotz der großen Menge an Informationen, die sich aus einer einfachen Untersuchung der Arterienpulswellenformen bei invasiv überwachten Patienten auf der Intensivstation und im Operationssaal generieren lassen, beschränken sich diese oft auf die Schlag-zu-Schlag-Überwachung des Drucks und die Reaktion auf pharmakologische Maßnahmen und intravenöse Flüssigkeitstherapie. Während man die Praktikabilität der Anwendung von elektrischen Modellen und mathematischen Methoden wie der Fourier-Analyse weiterhin diskutiert [16], stellen sie, was Interpretation und Diagnostik mithilfe des Arterienwellenphänomens betrifft, dennoch den „neusten Stand der Technik" dar. Interessanterweise basieren einige der zuverlässigsten Methoden zur Ableitung des Herzzeitvolumens von der Arterienwellenkontur, wie z. B. der FloTrac/Vigileo, nicht auf physiologischen Modellen, sondern gewinnen Informationen empirisch aus Patientendaten. Die Wellenintensitätsanalyse liefert neue Einblicke in die Dynamik der Arterienwelle und die Möglichkeit, eine Perfusionsstörung des Myokards frühzeitig zu erkennen. Die Oberschwingungsanalyse des Arterienpulses [→ Kap. 22.2.5] stellt eine einzigartige Abkehr von üblichen Methoden dar und bringt möglicherweise weitreichende Erkenntnisse, die über den konventionellen, analytischen Ansatz hinausführen. Es scheint, dass diese Methode das Potenzial hat, die „musikalischen Gesetze“ im Kern der traditionellen Pulsdiagnose wieder zu entdecken und zu quantifizieren. Immer mehr wissenschaftliche Daten bestätigen die positiven Effekte der Musik auf die arterielle Wellendynamik [61] und die kardiovaskuläre Gesundheit [62].

Nach mehr als einem Jahrhundert intensiver Bemühungen, die arteriellen Wellen zu erklären, ist man sich offenbar nach wie vor uneinig, welches Modell die Dynamik der Arterienwelle am besten repräsentiert und *„weder die American Heart Association, das American College of Cardiology noch die European Society of Cardiology konnten bisher ein Konsensdokument zur Beschreibung und Terminologie dieses elementarsten aller Zeichen, des arteriellen Pulses vorlegen!“* [16] Die in hydraulischen und elektrischen Modellen implizite Annahme, dass das Herz der „Motor“ für das zirkulierende Blut sei [→ Kap. 14.1], trägt weiter zur Verwirrung bei und könnte ein Grund sein, warum es noch kein einheitliches Modell zur Dynamik der Arterienwelle gibt.
Nach Ansicht der Herausgeber des Standardwerks *McDonald's Blood Flow in Arteries „kehrt die Zukunft der Pulswellenanalyse vermutlich in die Vergangenheit zurück, wo die Pulswellenformanalyse in der klinischen Praxis weit verbreitet war, um die Art und Schwere einer klinischen Erkrankung zu bestimmen, die Diagnose zu stellen und die medikamentöse Behandlung zu überwachen.“* [14] Die Autoren erkennen jedoch nicht, dass eines der Hindernisse für das richtige Verständnis der in der Vergangenheit vertretenen Theorien das bedingungslose Festhalten am Druckantriebsmodell ist [63]. Es wird hier die Auffassung vertreten, dass die Untersuchung des Arterienpulses in Bezug auf Atmung und andere rhythmische Phänomene zu einem umfassenderen Verständnis des arteriellen Pulses führt. Dies ist Gegenstand des folgenden Kapitels.

Literatur

1 Bedford, D. E.: The ancient art of feeling the pulse. British Heart Journal 1951; 13 (4):. S. 423–437.

2 Wang, S.-H.: The pulse classic, a translation of the Mai Jing. Blue Poppy Press Boulder 1997.

3 Lad, V.: Secrets of the pulse; the ancient art of ayurvedic pulse diagnosis. The Ayurvedic Press Albuquerque 2006.

4 Siegel, R. E.: Galen's system of physiology and medicine. Karger Verlag Basel 1968. S. 183–192.

5 Ebd., S. 216–236.

6 Ebd., S. 135–182.

7 Ghasemzadeh, N., Zafari, A. M.: A Brief Journey into the History of the Arterial Pulse. Cardiology Research and Practice, 2011; 2011. S. 1–14.

8 Siegel, R. E.: Galen's system of physiology and medicine. Karger Verlag Basel 1968. S. 30–134.

9 Vijaya, G. K.: Original form of Kepler's Third Law and its misapplication in Propositions XXXII-XXXVII in Newton's Principia (Book I). Heliyon 2019; 5 (2). e01274.

10 Haase, R.: Kepler's world harmony and its significance for today. In: Godwin, J. (Hrsg.): Cosmic Music; musical keys to the interpretation of reality. Inner Traditions Rochester 1989. S. 111–130.

11 Martin, J., Eimas, R.: William Harvey and the Circulation of the Blood. Books at Iowa 1991; 55. S. 5–23.

12 Allen, P. M.: A Christian Rosenkreutz Anthology. Garber Communications Blauvelt New York 1981. S. 355 und 367.

13 Harvey, W.: An Anatomical Disquisition on the Motion of the Heart and Blood in Animals. In: Hutchins, R. M. (Hrsg.): Great Books of the Western World. Encyclopedia Britannica Chicago, London, Toronto 1952. S. 276–278.

14 Nichols, W., O'Rourke, M., Vlachopoulos, C.: McDonald's blood flow in arteries: theoretical, experimental and clinical principles. CRC Press Croydon 2011. S. 595–638.

15 Rosemann, R.: Landois' Lehrbuch der Physiologie des Menschen. Urban & Schwarzenberg Berlin 1919.

16 Nichols, W., O'Rourke, M., Vlachopoulos, C.: McDonald's blood flow in arteries: theoretical, experimental and clinical principles. CRC Press Croydon 2011. S. 1–11.

17 Westerhof, N., Lankhaar, J. W., Westerhof, B. E.: The arterial windkessel. Medical and Biological Engineering and Computing 2009; 47 (2). S. 131–141.

18 Parker, K. H.: A brief history of arterial wave mechanics. Medical and Biological Engineering and Computing 2009; 47 (2). S. 111–118.

19 O'Rourke, M. F.: Time domain analysis of the arterial pulse in clinical medicine. Medical & Biological Engineering & Computing 2009; 47 (2). S. 119.

20 Westerhof, N. et al.: Arterial impedance. In: Hwang, N. H. C. et al: (Hrsg.): Quantitative cardiovascular studies: clinical and research applications of engineering principles. University Park Press Baltimore 1979. S. 111–150.

21 Remington, J. W.: The physiology of the aorta and major arteries. In: Hamilton, W. F., Dow, P. (Hrsg.): Handbook of Physiology. American Physiological Society Washington 1963. S. 799–838.

22 Remington, J., O'Brien, L. J.: Construction of aortic flow pulse from pressure pulse. American Journal of Physiology 1970; 218 (2). S. 437–447.

23 Hamilton, W., Dow, P.: An experimental study of the standing waves in the pulse propagated through the aorta. American Journal of Physiology 1938; 125 (1). S. 48–59.

24 Westerhof, N., Stergiopulos, N., Noble, M. I.: Snapshots of hemodynamics: an aid for clinical research and graduate education. Springer Verlag New York 2010. S. 148.

25 Alexander, R. S.: The genesis of the aortic standing wave. Circulation Research 1953; 1 (2). S. 145–151.

26 Alexander, R. S.: Standing-Wave Components in Arterial Pulses of Hypothermic Dogs. Circulation Research 1958; 6 (5). S. 580–586.

27 Spencer, M., Denison, A.: Pulsatile blood flow in the vascular system. In: Hamilton, W. F., Dow, P. (Hrsg.): Handbook of Physiology. American Physiological Society Washington 1963. S. 839–846.

28 Palatini, P. et al.: Blood pressure changes during running in humans: the" beat" phenomenon. Journal of Applied Physiology 1989; 67 (1). S. 52–59.

29 Rowell, L.B. et al.: Disparities between aortic and peripheral pulse pressures induced by upright exercise and vasomotor changes in man. Circulation 1968; 37 (6). S. 954–964.

30 O'Rourke, M. et al.: The rhythm of running: can the heart join in? Internal Medicine Journal 1993; 23 (6). S. 708–710.

31 McDonald, D., Taylor, M.: The hydrodynamics of the arterial circulation. Progress in Biophysics and Biophysical Chemistry 1959; 9. S. 107–173.

32 Westerhof, N., Stergiopulos, N., Noble, M. I.: Snapshots of hemodynamics: an aid for clinical research and graduate education. Springer Verlag New York 2010. S. 233–237.

33 Nichols, W., O'Rourke, M.,Vlachopoulos, C.: McDonald's blood flow in arteries: theoretical, experimental and clinical principles. CRC Press Croydon 2011.

34 Westerhof, N. et al.: Forward and backward waves in the arterial system. Cardiovascular Research 1972; 6 (6). S. 648–656.

35 Avolio, A. et al.: Arterial hemodynamics and wave analysis in the frequency and time domains: an evaluation of the paradigms. Springer Verlag New York 2009.

36 Parker, K. H.: An introduction to wave intensity analysis. Medical and Biological Engineering and Computing 2009; 47 (2). S. 175.

37 Hughes, A. D., Parker, K. H., Davies, J. E.: Waves in arteries: a review of wave intensity analysis in the systemic and coronary circulations. Artery Research 2008; 2 (2). S. 51–59.

38 Hughes, A. D., Parker, K. H.: Forward and backward waves in the arterial system: impedance or wave intensity analysis? Medical and Biological Engineering and Computing 2009; 47 (2). S. 207.

39 Sugawara, M. et al.: Clinical usefulness of wave intensity analysis. Medical and Biological Engineering and Computing 2009; 47 (2). S. 197–206.

40 Broyd, C. et al.: Wave intensity analysis and its application to the coronary circulation. Global Cardiology Science and Practice 2017; 1. S. 64.

41 Wang, Y. et al.: Resonance. The missing phenomenon in hemodynamics. Circulation Research 1991; 69 (1). S. 246–249.

42 Nichols, W., O'Rourke, M., Vlachopoulos, C.: McDonald's blood flow in arteries: theoretical, experimental and clinical principles. CRC Press Croydon 2011. S. 165–194.

43 Wang, Y.-Y. L. et al.: Theory and applications of the harmonic analysis of arterial pressure pulse waves. Journal of Medical and Biological Engineering 2010; 30 (3). S. 125–131.

44 Wehn, P. S.: Pulsatory activity of peripheral arteries. Scandinavian Journal of Clinical and Laboratory Investigation 1957; 9. S. 1–106.

45 Mangel, A., Fahim, M., Breemen, C. Vvan: Rhythmic contractile activity of the in vivo rabbit aorta. Nature 1981; 289 (5799). S. 692–694.

46 Mangel, A., Fahim, M., Breemen, C. van: Control of vascular contractility by the cardiac pacemaker. Science 1982; 215 (4540). S. 1627–1629.

47 Sahibzada, N. et al.: Rhythmic Aortic Contractions Induced by Electrical Stimulation In Vivo in the Rat. PloS one 2015; 10 (7). e0130255.

48 Nichols, W., O'Rourke, M., Vlachopoulos, C.: McDonald's blood flow in arteries: theoretical, experimental and clinical principles. CRC Press Croydon 2011. S. 225–253.

49 Nichols, W. W.: Clinical measurement of arterial stiffness obtained from noninvasive pressure waveforms. American Journal of Hypertension 2005; 18 (Suppl. 1). S. 3-10.

50 Westerhof, N., O'Rourke, M.: Haemodynamic basis for the development of left ventricular failure in systolic hypertension and for its logical therapy. Journal of Hypertension 1995; 13 (9). S. 943–952.

51 Rajzer, M. W. et al.: Comparison of aortic pulse wave velocity measured by three techniques: Complior, SphygmoCor and Arteriograph. Journal of Hypertension 2008; 26 (10). S. 2001–2007.

52 Roman, M. J. et al.: Central pressure more strongly relates to vascular disease and outcome than does brachial pressure. Hypertension 2007; 50 (1). S. 197–203.

53 O'Rourke, M. F., Pauca, A., Jiang, X. J.: Pulse wave analysis. British Journal of Clinical Pharmacology 2001; 51 (6). S. 507–522.

54 Nichols, W. W., Singh, B. M.: Augmentation index as a measure of peripheral vascular disease state. Current Opinion in Cardiology 2002; 17 (5). S. 543–551.

55 Vlachopoulos, C., Aznaouridis, K., Stefanadis, C.: Prediction of cardiovascular events and all-cause mortality with arterial stiffness: a systematic review and meta-analysis. Journal of the American College of Cardiology 2010; 55 (13). S. 1318–1327.

56 O'Rourke, M.F., Adji, A.: An updated clinical primer on large artery mechanics: implications of pulse waveform analysis and arterial tonometry. Current Opinion in Cardiology 2005; 20 (4). S. 275–281.

57 Westerhof, N., Stergiopulos, N., Noble, M. I.: Snapshots of hemodynamics: an aid for clinical research and graduate education. Springer Verlag New York 2010.

58 Wesseling, K. et al.: Computation of aortic flow from pressure in humans using a nonlinear, three-element model. Journal of Applied Physiology 1993; 74 (5). S. 2566–2573.

59 Thiele, R. H., Durieux, M. E.: Arterial waveform analysis for the anesthesiologist: past, present, and future concepts. Anesthesia & Analgesia 2011; 113 (4). S. 766–776.

60 de Hert, S. G. et al.: Evaluation of left ventricular function in anesthetized patients using femoral artery dP/dt max. Journal of Cardiothoracic and Vascular Anesthesia 2006; 20 (3). S. 325–330.

61 Vlachopoulos, C. et al.: Music decreases aortic stiffness and wave reflections. Atherosclerosis 2015; 240 (1). S. 184–189.

62 Trappe, H.-J.: The effects of music on the cardiovascular system and cardiovascular health. Heart 2010; 96 (23). S. 1868–1871.

63 Fuchs, T.: Die Mechanisierung des Herzens. Suhrkamp Verlag Frankfurt am Main 1992. S. 60–75.

KAPITEL 23

Herzschlag und Atmung – eine Einführung in die funktionelle Chronobiologie

> *„Organismen sind sich verändernde Rhythmen und drücken damit ihre immaterielle Natur aus; leblose Materialien sind kondensierte, kristallisierte oder gefrorene Rhythmen ... die ebenfalls Ausdruck ihrer immateriellen Natur sind."*
>
> Ulrich W. Weger, 2014

Die Trennung von Atmungs- und Kreislauffunktionen ist eine unbeabsichtigte Folge der Einführung der isolierten Herzpräparation in die experimentelle Physiologie. Mit der Übernahme des kardiozentrischen Modells, durch welches das Herz zur Pumpe und das Blut zu einer „inerten Flüssigkeit" wurde, richtete sich der Forschungsschwerpunkt hauptsächlich auf die mechanischen Aspekte der Herz-Kreislauf- und Lungenfunktionen, während das Interesse an periodischen Phänomenen als den eigentlichen Trägern lebenswichtiger Funktionen schwand [→ Kap. 15 und 16]. Diese paradigmatische Entwicklung führte zu einem allmählichen Verlust des Wissens über die Bedeutung von Zeitstrukturen und periodischen Prozessen, die bis ins 19. Jahrhundert den Kern der medizinischen Lehre bildeten [→ Kap. 22]. Eine ausführliche Darstellung der periodischen Phänomene im Menschen ginge über den Rahmen dieses Kapitels hinaus, weshalb nur einige wichtige Punkte in Bezug zur Variabilität von Atmungsrhythmus und Herzfrequenz beleuchtet seien (ausführlicher dazu siehe [1] und [2]). Von besonderem Interesse ist die Untersuchung der Herzfrequenzvariabilität und ihre Modulation durch die Atmung sowie die Bedeutung des Verhältnisses von 4:1 für die allgemeine Gesundheit. Das Konzept der „offenen Systeme" und „dissipativen Strukturen" in der Physik führte zur Entdeckung selbstorganisierender Phänomene in der Biologie und ebnete den Weg für eine erweiterte Sicht auf die Homöostase. Durch Internalisierung der externen (makrokosmischen) Rhythmen entwickelten Organismen eine innere zeitliche Organisation, wodurch sie im Laufe ihrer evolutionären Entwicklung grössere Autonomie erlangten. Es besteht eine Hierarchie von endogenen (mikrokosmischen) Rhythmen, die von Millisekunden über Stunden, zu Tagen (zirkadiane Rhythmen) und weit darüber hinaus reichen. Beim Menschen stehen diese Rhythmen mit den drei funktionellen Bereichen des Nerven-Sinnes-, Herz-Kreislauf- und Stoffwechselsystems in Beziehung.

1. Herzfrequenzvariabilität

Stephen Hales (1677–1761) führte als Erster eine direkte Messung des Arteriendrucks bei Tieren durch und berichtete von einer Schlag-zu-Schlag-Variabilität in Übereinstimmung mit der Atmung [3]. Die Erfindung des Kymographen [→ Abb 22.3] durch Carl Ludwig (1816–1895) ermöglichte die gleichzeitige Aufzeichnung des Blutdrucks im

Verhältnis zur Atmung (1847) und läutete ein neues Zeitalter der physiologischen Forschung ein. Ludwigs Beobachtungen der Herzfrequenzbeschleunigung bei einem Hund während der Einatmung und seine Verlangsamung bei der Ausatmung bildeten die Grundlage für die sogenannte respiratorische Sinusarrhythmie (RSA) [4]. Eine bahnbrechende Entdeckung im Zusammenhang mit der RSA war 1895 die Erfindung des Elektrokardiogramms (EKG) durch Willem Einthoven (1860–1927). Neben der kontinuierlichen Aufzeichnung der elektrischen Aktivität des Herzens war es nun möglich, die EKG-Signale im Atmungszyklus zeitlich genau zu bestimmen [5]. Die Einführung eines tragbaren Geräts für die kontinuierliche, d.h. 24-stündige EKG-Aufzeichnung durch Norman Holter (1914–1983) im Jahre 1961 erweiterte den Überwachungsbereich erheblich und ermöglichte die Diagnose von Herzarrhythmien im Tageszyklus [6]. Unter den zahlreichen Forschern, die auf dem Gebiet der Chronobiologie tätig waren, gab es eine Gruppe von Physiologen, angeführt von Gunther Hildebrandt (1924–1999), deren wegweisende Arbeiten zu zirkadianen Rhythmen die Grundlage für eine „therapeutische Physiologie" legten [7, 8]. Schließlich führte die Einführung der modernen digitalen Signalaufzeichnung zu der Entwicklung computergestützter Verfahren zur Erfassung der Herzfrequenzvariabilität (HRV) im Zeit- und Frequenzbereich und zur Entdeckung neuer Untersuchungsmethoden, die auf nichtlinearen Modellen basierten.* Die exponentielle Zunahme von HRV-Studien veranlasste die Task Force der European Society of Cardiology und der North American Society of Pacing and Electrophysiology, Standards für die quantitative Messung in der physiologischen Forschung und klinischen Anwendung zu erstellen [9].

Auch wenn die Aktivität des Herzschrittmachers – des Sinusknotens – autonom ist, wird seine Impulsfrequenz von den Atmungs- und Kreislaufzentren im Hirnstamm und deren Projektionen ins limbische System und in die Hirnrinde *moduliert.* Man nimmt an, dass die respiratorische Sinusarrhythmie (RSA) bei Säugetieren mit der reziproken Aktion zwischen vagusvermitteltem, zentralem Atmungsantrieb und seiner Hemmung durch die Lungeninflation zusammenhängt [10]. Seit dem ersten Nachweis der RSA durch Ludwig [4] wurden Interaktionen zwischen Atmung und Herz bei Vögeln, Fischen und Säugetieren beobachtet [11] [→ Abb. 23.1]. Eine Veränderung der Atmungsparameter kann das R-R-Intervall im EKG nachhaltig verändern. So senkt ein Anstieg der Atemfrequenz beispielsweise die R-R-Variabilität, ebenso wie eine Reduzierung des Tidalvolumens. Die HRV bietet daher nur ein *qualitatives* und kein quantitatives Maß für die kardiale autonome Aktivität [2]. Außerdem liefert die HRV keine ausreichend spezifische Information, um für die klinische Anwendung von Bedeutung zu sein.

---

* Die HRV-Analyse liefert ein Maß für die Gesamtvariabilität in einem bestimmten Zeitraum anhand von Statistiken (Mittelwerte und Standardabweichung), während die Analyse des Frequenzbereichs mittels Spektralanalyse (schnelle Fourier-Transformation in unterschiedlichen Frequenzbändern) spezifische Komponenten dieser Variabilität identifizieren kann, z.B. die respiratorische Sinusarrhythmie. Lineare Ansätze beschreiben Situationen, in denen sich die Ursachen proportional zu den Effekten verhalten. Der nichtlineare dynamische Ansatz der HRV-Analyse nutzt das autoregressive Modell (Chaostheorie), bei dem die Ausgangsvariable von den schon vorangegangenen Werten und vom nicht vorhersehbaren (stochastischen) Term abhängt. Auf der Chaostheorie basierende Analyseverfahren identifizieren die zugrunde liegende Ordnung in einer scheinbar zufälligen Folge von wiederkehrenden Ereignissen. Während wirklich chaotisches Verhalten zufällig ist, wiederholt sich das deterministische „chaotische" Verhalten und offenbart eine *versteckte Ordnung* im Chaos.

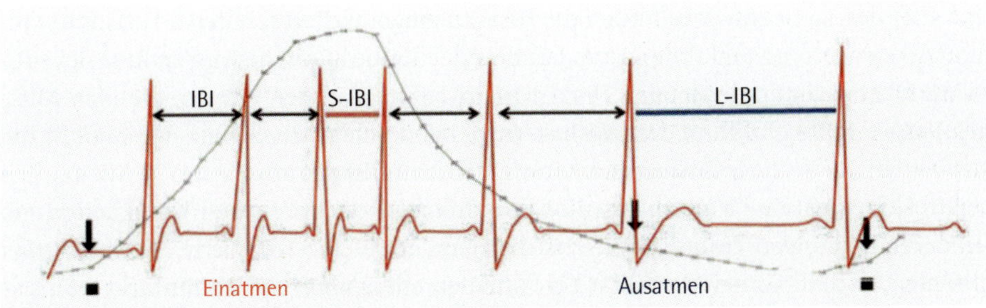

Abb. 23.1 Der Effekt der respiratorischen Sinusarrhythmie auf das R-R-Intervall. Elektrokardiogramm in Rot, Atmung in Grau. Intervall zwischen den Schlägen (Inter-Beat-Intervall, IBI), schwarze Doppelspitzenpfeile = Zeit zwischen zwei aufeinanderfolgenden R-Zacken im EKG. Respiratorische Sinusarrhythmie (RSA), berechnet als längstes R-R-Intervall während der Ausatmung (L-IBI) minus der kürzesten Herzschlagperiode während der Einatmung (S-IBI). (adaptiert aus [12] mit freundlicher Genehmigung von Journal of Cardiovascular Development and Disease)

Herzfrequenzvariabilität ist ein Oberbegriff, der zusätzlich zur Schlag-zu-Schlag RSA auch andere Ursachen der Sinusarrhythmie umfasst, wie z.B. den Einfluß von Baro- und Chemorezeptoren, Hypoxie und Hyperkapnie. Studien (mit dosis-abhängiger Reaktion auf Atropin und Betablocker) zeigen, dass die vagusvermittelte HRV normalerweise im „Hochfrequenz"-Band im Bereich von 2 bis 5 Sekunden auftritt. Dies ist das Frequenzband, in dem die Atmung die Herzfrequenz beeinflusst [→ Abb. 23.2]. Der „mittlere Bereich" der HRV (5–7 Sek.) wird gleichermaßen von der parasympathischen und sympathischen Aktivität moduliert und beinhaltet periodische (10 Sek.), adrenergisch vermittelte Schwankungen des Blutdrucks. „Langsame" periodische Fluktuationen (> 20 Sek.) der HF steuert der Sympathikus. Eine längere HRV (im Minutenbereich) spiegelt Schwankungen der Adrenalin-, Noradrenalin- und Angiotensinkonzentrationen im zirkulierenden Blut wider. Die Veränderungen der HRV im zirkadianen Rhythmus (24 Stunden) korrelieren mit der Körpertemperatur und reflektieren die allgemeine Stoffwechselaktivität [13] [→ Kap. 23.6.2].

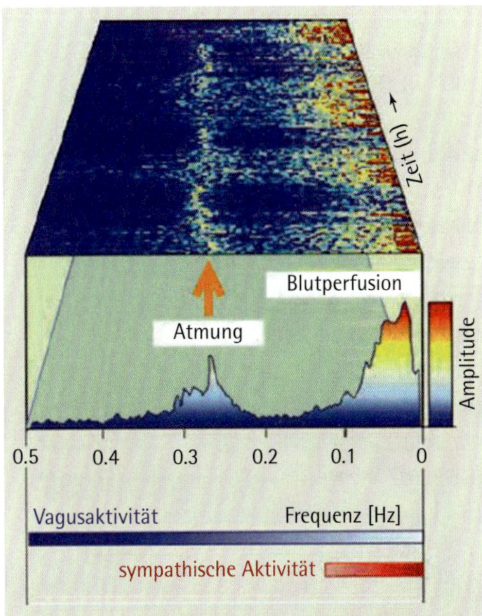

Abb. 23.2 Chronokardiogramm eines schlafenden Probanden. Zeitkomprimierte Aufzeichnung der Schlag-zu-Schlag-Intervalle (horizontale Achse) und Amplitude (vertikale Achse), die über mehrere Stunden bei Hochfrequenz (4000 Hz) mit der Fourier-Transformation in 5-Minuten-Intervallen erfasst wurden. Niedrige Amplituden sind blau, mittlere weiß und hohe Amplituden rot dargestellt. Zeiträume des Tiefschlafs zeichnen sich durch eine regelmässige Kopplung zwischen Herzfrequenz und Atmung (oranger Pfeil) aus, REM-Schlafintervalle durch chaotische Rhythmen (weiß und rot). Die vorherrschende Aktivität des autonomen Systems ist unten in der Aufzeichnung dargestellt. Die sympathische Aktivität zeigt einen Erregungs- oder Wachzustand an, die parasympathische Aktivität Ruhe und Regeneration (adaptiert aus [14], mit freundlicher Genehmigung von IEEE).

Im Laufe der Jahre entwickelte sich die HRV zu einem weit verbreiteten Hilfsmittel für die Risikobewertung und Prognostik. Ein Beispiel für die klinische Anwendung der HRV ist die Überwachung der fetalen Herzfrequenz bei gebärenden Frauen, die man Mitte der 1960er Jahre einführte. Der Verlust der fetalen Schlag-zu-Schlag-Variabilität hat sich als ein relativ zuverlässiger Indikator für fetalen Distress erwiesen [15]. Mit der Zeit zeigte sich, dass eine Vielzahl kardiovaskulärer Risikofaktoren und Krankheiten mit HRV-Veränderungen einhergeht. So ist beispielsweise eine reduzierte HRV mit einer erhöhten Morbidität und Mortalität bei Patienten mit akutem Myokardinfarkt [16], Diabetes [17] und Herzinsuffizienz [18] verbunden und hat prädiktiven Wert für Komplikationen bei Patienten nach einer Herzoperation [19].

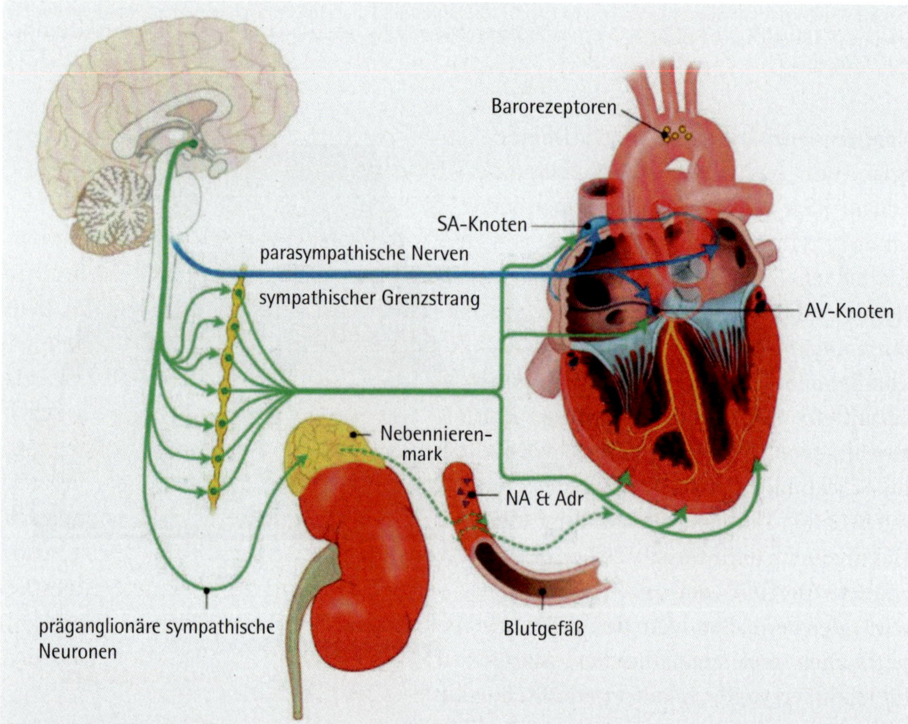

Abb. 23.3 Schematische Darstellung der autonomen kardiovaskulären Kontrolle. Die Hauptaufgabe des autonomen Nervensystems (ANS) ist es, die Körperfunktion auf Veränderungen der inneren und äußeren Umgebung abzustimmen. Die Polarität des ANS zeigt sich in seinen beiden Ästen mit scheinbar entgegengesetzten, aber komplementären Funktionen. Vereinfacht gesagt, bereitet das sympathische System auf „fight or flight" vor, das parasympathische hingegen auf „rest and digest". Beide Äste des ANS tragen zur kardiovaskulären Kontrolle bei. Die parasympathischen präganglionären Neuronen senden Axone vorwiegend über den Vagusnerv zu den postganglionären Neuronen, die sich in den Ganglien des Herzens befinden. Sie schütten Acetylcholin (AcC) aus, das die Aktivierung autorhythmischer (Schrittmacher-) Zellen am sinoatrialen und atrioventrikularen Knoten hemmt und eine Bradykardie verursacht. Das thorakolumbale sympathische System versorgt den wirbelsäulennahen Grenzstrang und die paravertrebralen Ganglien, deren postganglionäre Fasern Noradrenalin (NA) sezernieren. Das Nebennierenmark gilt als sympathisches Ganglion, das NA und Adrenalin direkt in den Blutstrom ausschüttet. Sympathische postganglionäre Fasern geben NA an die Schrittmacherzellen ab und verursachen damit einen Anstieg der Herzfrequenz (β1) und positive Inotropie (erhöhte ventrikuläre Kontraktilität).
Peripher wird die glatte Gefäßmuskulatur fast ausschließlich von den sympathischen Fasern innerviert, wobei NA eine Vasokonstriktion und Abnahme des Blutflusses verursacht. SA: sinoatrial, AV: atrioventrikular, NA: Noradrenalin, Adr: Adrenalin (adaptiert aus [12] mit freundlicher Genehmigung des Journal of Cardiovascular Development and Disease).

Trotz zahlreicher Studien und fortlaufender Bemühungen in den letzten Jahrzehnten, die relative Bedeutung der für die HRV verantwortlichen zentralen und peripheren Faktoren zu definieren, ist ihre Relevanz nach wie vor Gegenstand von Untersuchungen und Debatten [20]. Es ist unbestritten, dass rhythmische Veränderungen der Herzfrequenz in jedem bestimmten Moment eine komplexe Interaktion zwischen der Aktivität des Sinusknotens und seiner Modulation durch das autonome Nervensystem widerspiegeln [→ Abb. 23.3]. Es stellt sich jedoch die Frage, ob aufgrund der *„komplexen und weitestgehend unbekannten Physiologie"* die HRV ein echtes Maß der autonomen Regulierung darstellt [21] und ob traditionelle Kontrolltheorien zur Homöostase die *„Fülle der Nichtgleichgewicht-Phänomene in der Physiologie"* adäquat beschreiben können [22].

Angesichts dieser Kontroverse betrachten wir die autonome Kontrolle der HRV und die zugehörigen periodischen Funktionen zur Steuerung der kardiovaskulären Homöostase im Kontext der Chronobiologie [7] [23].

2. Die Synchronizität von Puls und Atmung

Bevor in den 1960er und 1970er Jahren die wegweisenden Arbeiten von Hildebrandt und seinem Team zur Puls-Atem-Kopplung erschienen, war die Bedeutung der kardiorespiratorischen Phasensynchronisierung (CRPS) relativ unbekannt [→ Abb. 23.4]. Man nahm damals an, dass außer der Modulation des Herzschlags durch die Atmung keine Synchronisierung zwischen den beiden vorhanden war* [24]. Hildebrandt wies als Erster nach, dass Atmung und Puls bei gesunden Erwachsenen während des Schlafes ein ganzzahliges Frequenzverhältnis mit dem Durchschnittswert von 1:4 [25, 26] aufweisen. Eine zunehmende Zahl an Befunden zeigte in den 1980er Jahren, dass der kardiale *Sinusknoten* kein regulärer Sinuswellengenerator ist, sondern ein komplexes nichtlineares Verhalten aufweist [27]. Im Zuge dieser Entdeckungen entwickelte man mathematische Modelle auf der Grundlage von nichtlinearer Dynamik und Chaostheorie und wandte diese auf die HRV-Datenanalyse an [28] (ausführlicher dazu siehe [2]). Die Bedeutung dieser Methoden liegt darin, dass sich *qualitative*, d. h. funktionelle physiologische Parameter, wie z. B. CRPS, objektiv quantifizieren lassen.

Mehrere Studien bestätigten seither Hildebrandts bahnbrechende Entdeckung. Man geht davon aus, dass die CRPS eine Reihe homöostatischer Kontrollfunktionen beeinflusst, angefangen bei der elektrischen Aktivität des Herzens und der Muskelinnervation bis hin zu den Phasenübergängen im Schlaf (siehe auch [30]). Interessanterweise ist die CRPS während des Tiefschlafs (NREM-Schlaf) am stärksten ausgeprägt [→ Abb. 23.5 und Abb. 23.6]. Diese regenerative Schlafphase ist gekennzeichnet durch eine markante parasympathische Aktivierung, die zu einer verminderten HF, zur Hyperpolarisierung des ventrikulären Myokards und zu einer Reduzierung der spontanen Oszillationen der Pulsamplitude und der Oxyhämoglobinsättigung führt [31].

* Man beachte, dass sich eine Phasensynchronisierung zwischen zwei schwingenden Systemen *ohne* Modulation beobachten lässt, wie zum Beispiel das 1665 erstmals von Christiaan Huygens (1629–1695) wahrgenommene synchrone Schlagen von Pendeluhren.

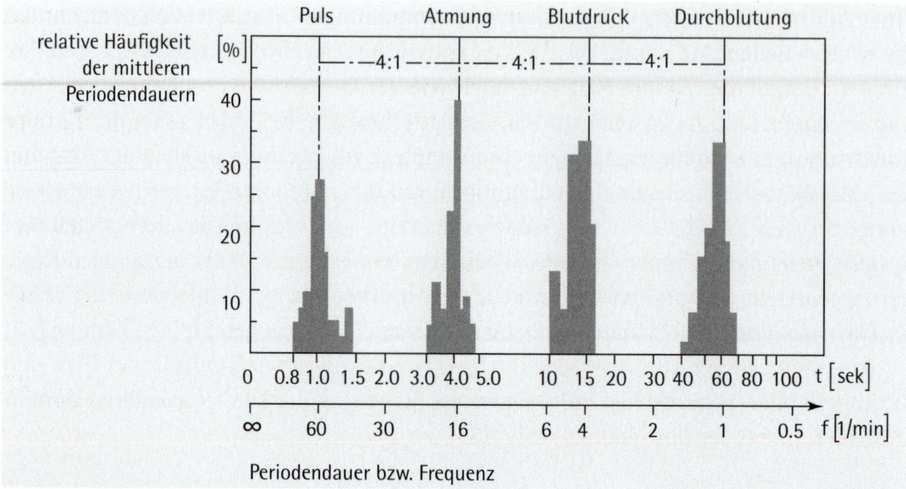

Abb. 23.4 Rhythmen von Puls, Atmung, arteriellem Druck und peripherer Perfusion nehmen bei gesunden erwachsenen Probanden während des Schlafes für gewöhnlich Ganzzahlwerte mit einem Verhältnis von 4:1 an (Daten aus [29]).

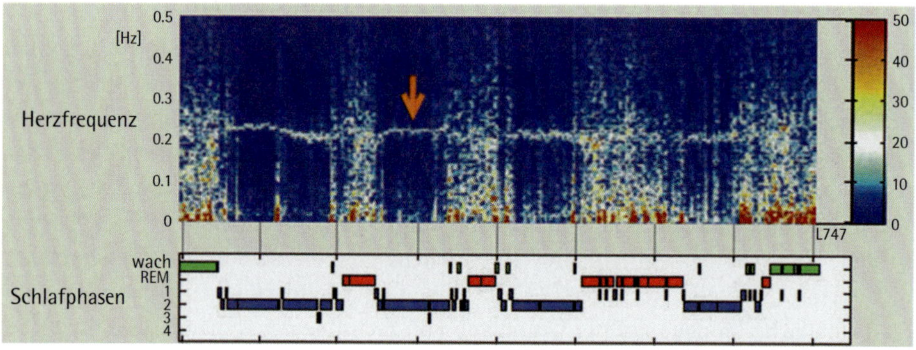

Abb. 23.5 Herzfrequenzvariabilität im Wachzustand und in Schlafphasen (unteres Diagramm). Man beachte die Synchronizität von Herzfrequenz und Atmung in den tieferen Schlafphasen (oranger Pfeil) und die deutliche Desynchronisation während der Schlafphase mit schneller Augenbewegung (REM) und im Wachzustand (rote bzw. grüne Balken). Farbkodierung des Leistungsspektrums wie in Abb. 23.2 (aus [14] mit freundlicher Genehmigung von IEEE).

Ronny P. Bartsch et al. untersuchten die physiologische Kopplung von Herzschlag und Atmung in unterschiedlichen Schlafphasen bei 189 gesunden Probanden (99 Frauen und 90 Männer im Alter von 20 bis 95 Jahren). Die Ergebnisse zeigten einen Anstieg der CRPS um 400 % in der regenerativen Tiefschlafphase und bestätigten, dass ein höheres Alter die ausgeprägte Kopplung zwischen Herzschlag und Atmung nicht beeinflusst [32]. Auch während der Vollnarkose mit Isofluran/Lachgas ließ sich eine kardiorespiratorische Kopplung beobachten [33].

Sungwoo Ahn et al. wendeten die neuartige Methode der Zeitreihenanalyse an, um die Synchronisierung der Herz- und Atemrhythmen in einer Gruppe mit 20 gesunden, jungen (21–24 Jahre) und 20 älteren (68–85 Jahre) Probanden ohne koronare Herzkrankheit (KHK) sowie 74 älteren Patienten (68–85 Jahre) mit bekannter KHK zu untersuchen. Die Studie zeigte, dass trotz kontinuierlicher Schwankungen sowohl das Herz- als auch das Atmungssystem in ein „höchst spezifisches zeitliches Muster" fallen, das durch einen häufigen Verlust der Synchronisierung (innerhalb eines einzigen Atemzugs) und ihre sofortige Wiederherstellung gekennzeichnet ist. (Eine Kontrollgruppe mit gesunden Probanden ruhte, wurde aber mit einem anregendem Film wachgehalten.) Alle Probanden wiesen eine ausgeprägte Synchronisierung zwischen Atmung und Herzschlag auf mit festen Verhältnissen von 1:3 und 1:4 (drei oder vier Herzschläge für jeden Atemzug). Bei Patienten mit koronarer Herzkrankheit trat die CRPS jedoch in einem niedrigeren Verhältnis (1:2) auf, was vermuten lässt, dass sich diese Gruppe weniger gut an innere und äußere Störungen anpassen kann [34].

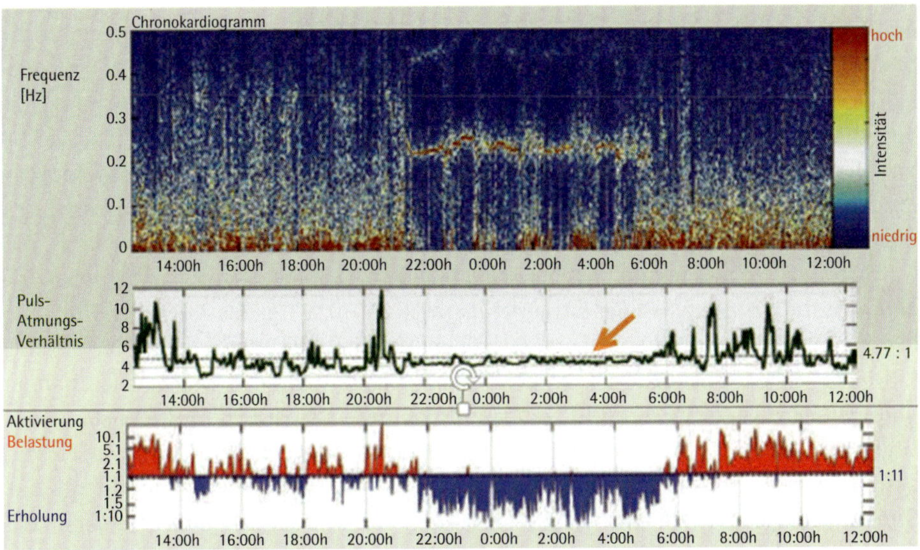

Abb. 23.6 24-Stunden-Chronokardiogramm mit Aufzeichnung des Puls-Atmungs-Verhältnisses und der autonomen Aktivität bei einem elfjährigen Jungen. Man beachte die Phasensynchronisierung von Puls und Atmung im Schlaf (oranger Pfeil), die um den Durchschnittswert 4.7 schwingt (mittleres Diagramm). Der untere Abschnitt zeigt das Vorherrschen der parasympathischen Aktivität im Schlaf (regenerative Phase, blaue Markierungen) und die vorwiegend sympathische Modulation am Tag (rote Markierungen) (aus [14] mit freundlicher Genehmigung von IEEE).

Ebenso zeigten Ramona Cabiddu et al., dass der allgemeine Gesundheitszustand die CRPS beeinflusst und diese bei Sportlern [35] sowie bei Menschen, die Meditations- oder Entspannungsübungen anwenden, ausgeprägter ist [36]. Dietrich von Bonin und Kollegen verglichen die HRV (im Hoch- und Niederfrequenzbereich) und den Grad der CRPS bei einer Gruppe von 87 Probanden im Alter von 35–50 Jahren. Sie stellten fest, dass längere Zeiträume der CRPS signifikant mit einem allgemeinen Gesundheitsbefinden und Stressresistenz korrelierten, was darauf hindeutet, dass die CRPS ein Indikator für Lebensqualität zu sein scheint [37]. Sie zeigten außerdem, dass bei gesunden Probanden rhythmische Sprachübungen, d. h. die Rezitation von Gedichten mit klassischem

Versmaß,* die kardiorespiratorische Kopplung bis zu 15 Minuten nach Beenden der Übung förderten [38]. Da die CRPS bei Krebspatienten und bei Patienten mit autonomer Dysfunktion nachhaltig gestört ist (siehe [39]), entwickelte sich die Sprachgestaltungstherapie zu einer vielversprechenden Behandlungsoption nicht nur bei tumorbedingter Erschöpfung, sondern auch für die adjuvante Therapie bei Patienten mit Bluthochdruck [40].

3. Weiterführende Gesichtspunkte zur Homöostase

Die Hauptfunktion des Atmungs- und Herz-Kreislauf-Systems besteht in der optimalen Versorgung der Gewebe mit Sauerstoff und Nährstoffen und im Abtransport von Stoffwechselprodukten. Die Atemfrequenz und das Herzzeitvolumen hängen letztendlich vom unmittelbaren Stoffwechselbedarf sowohl im Ruhezustand als auch bei körperlicher Belastung ab. Aus evolutionärer Sicht korreliert ein höherer Stoffwechselbedarf direkt mit dem Übergang von der Kiemen- zur Lungenatmung. Bei diesem Prozess durchläuft das Amphibienherz eine radikale Transformation mit der Entwicklung des linken Vorhofs und des Lungenkreislaufs. Die Emanzipation von der Schwerkraft, die warmblütige Säugetiere und Vögel erzielen (bei denen sich die meisten chemischen Reaktionen für jeden Anstieg der Körpertemperatur um 10 °C um das Zwei- bis Dreifache beschleunigen), erfordert eine deutlich größere Sauerstoffextraktion und -versorgung. Ein hocheffizientes Regulierungssystem ermöglicht die schnelle Sauerstoffaufnahme und CO_2-Abgabe durch das Blut [→ Abb. 11.2]. Das Herz als ein den Blutfluss stauendes Organ befindet sich nun an der Schnittstelle zwischen dem phylogenetisch älteren systemischen Kreislauf und dem evolutionär „jüngeren“ Lungenkreislauf und hält das Strömungsgleichgewicht aufrecht (Qp:Qs = 1:1) [→ Kap. 19]. Dem Herz obliegt es somit, die Atmungs- sowie die Stoffwechselrhythmen, d. h. die inneren (mikrokosmischen) und äußeren (makrokosmischen) Verhältnisse zu synchronisieren [→ Kap. 23.5]. Mathematische Modelle bestätigen, dass die optimale Kopplung von HF und Atmung (CRPS) eine energetische Optimierung (Einsparung von rund 3 % der Energie) darstellt [41].

Die Tatsache, dass nahezu alle biologischen Phänomene einer Hierarchie von Rhythmen unterliegen [→ Kap. 23.5], muss ihren Weg noch in die Standardtexte der Physiologie finden. In einem Leitartikel argumentierte Bruce J. West zum Beispiel, dass die auf der traditionellen Theorie basierenden Erklärungen der kardiovaskulären und respiratorischen Kontrollfunktionen der Fülle und Komplexität der Nichtgleichgewicht-Phänomene nicht gerecht werden. Er vertrat die Ansicht, dass die Entdeckung nichtlinearer Dynamiken und chaotischer Systeme in der Physiologie mit dem Übergang vom Industrie- zum Informationszeitalter vergleichbar sei [22]. Der entscheidende Punkt ist, dass lineare Modelle nicht in der Lage sind, die Gesetzmäßigkeit zwischen HF- und Atmungssynchronisation (CRPS) zu entdecken. Dies berücksichtigend betrachten wir im Folgenden kurz einige neuere Konzepte, die das Verständnis der Homöostase erweitern.

---

* Die positive Wirkung der Rezitation von Gedichten ist seit der Antike bekannt. Sprechchoraufführungen von Homers klassischen Werken, z. B. der in Hexametern verfassten Iliade, fanden vor großem Publikum in Epidaurus statt.

Es ist seit langem bekannt, dass physiologische Prozesse in Organismen nicht einfach eine Fortsetzung physikalisch-chemischer Kräfte darstellen (Gesetze der Wechselwirkungen, Eigenschaften und Beziehungen von Materie) die in der anorganischen Natur wirken, sondern auch innerhalb einer fein kontrollierten inneren Umgebung auftreten. Sollten diese entropischen chemisch-physikalischen Kräfte die Oberhand gewinnen, ist der Organismus Tod und Zerfall ausgesetzt. In gewissem Sinne lässt sich das Leben als ein kontinuierliches Überwinden von schädlichen Umgebungsbedingungen betrachten, die paradoxerweise als Anstoß für die evolutionäre Entwicklung dienen. Es war die Internalisierung des ursprünglichen aquatischen Milieus, die das Auftreten höherer Organismen vorantrieb. Was frühe Meeresorganismen aus ihrem Wasserhabitat erhielten, ist heute funktionell internalisiert [42]. Claude Bernard (1813–1878) wies als Erster darauf hin, dass die extrazelluläre Flüssigkeit eine für die optimale Gewebe- und Organfunktion essentielle, stabile innere Umgebung bietet. Als Reaktion auf die Behauptung, das Leben ließe sich auf Chemie und Physik reduzieren, antwortete Bernard: „*Organische Verbindungen sind zwar in ihren Eigenschaften gut definiert, spielen dennoch nicht unbedingt eine aktive Rolle in physiologischen Prozessen. Sie sind lediglich passive Elemente im Organismus*“, weil „*der lebende Organismus nicht im* äußeren Milieu, *sondern im* inneren Milieu *existiert. Ein komplexer Organismus sollte als eine Zusammensetzung aus einfachen Organismen betrachtet werden ... die in einem flüssigen* inneren Milieu *leben*“ (zitiert nach [43]).

Mit der Weiterentwicklung von Bernards Arbeiten führte Walter Cannon (1871–1945) das Konzept der „*Homöostase*“ ein, demzufolge die „Flüssigkeitsmatrix“ des Organismus eine interne funktionelle Stabilität gegenüber störenden Umwelteinflüssen herstellt und aufrechterhält [44]. Damit waren die Weichen gestellt, lineare Modelle stufenweise durch „operationelle Schleifen“ zu ersetzen, die man mit technomorphen Begriffen wie Feedback, Sollpunkt, Signal, Redundanz usw. beschrieb.

Diese relativ statische, kybernetische Sicht auf die biologische Regulierung erweiterten Ludwig von Bertalanffy (1901–1972) et al. mit der Theorie der offenen Systeme in Medizin und Biologie [45], um die Kluft zwischen den physikalisch-chemischen Gesetzen zu überbrücken, die in der äußeren Umgebung wirken, und der Fähigkeit des Organismus, sich einer höheren Gesetzmäßigkeit folgend „selbst zu organisieren“. Diese Theorie ist ein grundlegendes Prinzip der modernen Systembiologie. Auf Bertalanffys Arbeit folgte die Einführung der offenen Systeme in der Physik durch Ilya Prigogine (1917–2003), der 1977 den Nobelpreis für Chemie für die Entdeckung der dissipativen Strukturen erhielt. Prigogine wies auf einen profunden Unterschied zwischen *Gleichgewicht* und *dissipativen* Prozessen hin. Isolierte (geschlossene) Systeme streben ein thermodynamisches Gleichgewicht an, ein Zustand, in dem sich physikalische und chemische Eigenschaften nicht weiter verändern. Beispiele für isolierte Systeme sind Verbrennungsmotoren oder das Wachstum eines Kristalls, der in seiner endgültigen Form einen *zeitunabhängigen* Zustand des Gleichgewichts erreicht. Dem zweiten Hauptsatz der Thermodynamik zufolge erreicht ein solches System den Zustand der maximalen Entropie (Abwärme) und minimalen freien Energie (potenzielle Energie, um Arbeit auszuführen).

Offene Systeme oder *dissipative Strukturen* dagegen weisen eine stabile Ordnung (sei es *räumlich* oder *zeitlich*) auf, die weit vom thermodynamischen Gleichgewicht entfernt ist. Die flackernde Flamme einer brennenden Kerze, turbulente Strömungen, Photonen kohärenten Lichts, die sich spontan zu einem pulsierenden Laserstrahl synchronisieren [46] oder die Rayleigh-Bénard-Instabilität (ein wabenförmiges Muster in einer dünnen Schicht erwärmter Flüssigkeit aufgrund thermaler Konvektion) sind Beispiele für solche *selbstorganisierenden*, dissipativen Strukturen [→ Abb. 23.7]. Ein Hurrikan, ein massives System aus warmer, feuchter Luft, das sich spiralförmig zum „Auge" des Sturms hinbewegt, während eine kalte, absteigende Luftmasse in entgegengesetzter Richtung beschleunigt, ist ein weiteres Beispiel für eine dissipative Struktur.

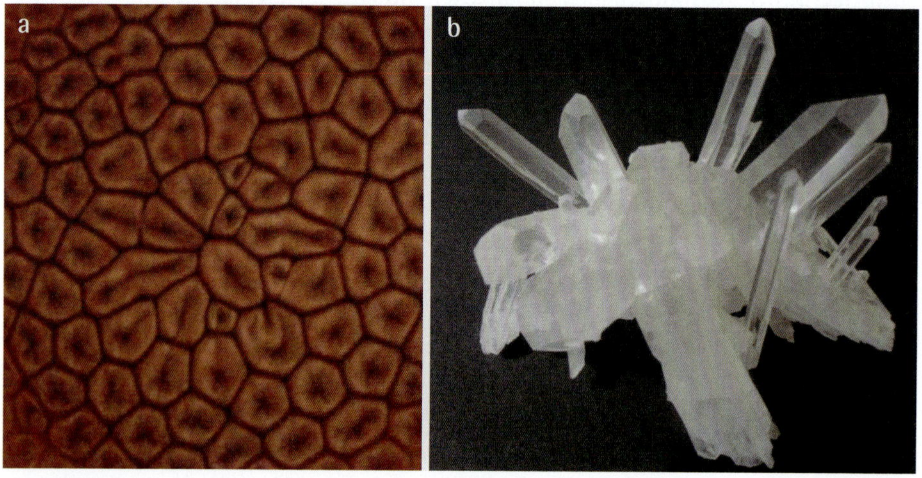

Abb. 23.7 Beispiele für dissipative und nicht-dissipative Strukturen: Rayleigh-Bénard-Konvektionszellen (**a**) treten aufgrund von Temperatur- und Dichtegradienten in einer dünnen Schicht der erwärmten Flüssigkeit auf (Siliziumöl). Jede Zelle nimmt im erwärmten Siliziumöl eine hexagonale Wirbelform an. Bénard-Konventionsinstabilitäten sind Beispiele für selbstorganisierende dissipative Strukturen. Ein Cluster hexagonaler Quarzkristalle (**b**) ist ein Beispiel für eine feste, nicht-dissipative Form (a aus [47], mit freundlicher Genehmigung von J.S. Haupt).

Es ist jedoch zu beachten, dass selbstorganisierte Aktivität einer ständigen Zufuhr und des Abtransports von Materie (und Energie) bedarf, die das System vom thermodynamischen Gleichgewicht *fern*halten und somit verhindern, dass es zum Stillstand kommt. Unter solchen „instabilen" Bedingungen können sich lokale Fluktuationen verstärken und in das gesamte System „eindringen". Paradoxerweise ist das Erreichen dieses durch Metallkatalysatoren und biologische Enzyme hervorgerufenen *dynamischen* Zustands mit einer Verringerung der Energie und einer Zunahme der Entropie verknüpft, was eine Manifestation des zweiten Hauptsatzes der Thermodynamik ist [48].

Schließlich stellt sich die Frage nach der Kausalität von Kristall*formen* und selbstorganisierenden dissipativen Strukturen wie Kerzenflammen, Rayleigh-Bénard-Zellen und Tornados. Stephen H. Kellert, eine Autorität auf dem Gebiet der Fraktalen und der Chaostheorie, vergleicht die allgemein anerkannte mechanische Kausalität mit der *geometrischen*, die er als für *„allgemeine Muster oder Regelmäßigkeiten auf makroskopischer Ebene der Analyse"* verantwortlich ansieht und angesichts derer es sinnlos sei, *„das Verhalten des gesamten Systems durch Verfolgen jedes einzelnen Prozesses verstehen zu wollen.*

Stattdessen muss man einen Weg finden, zu zeigen, was das System im Ganzen oder im Durchschnitt macht, was von solch spezifisch kausalen Details wegführt" [49].

3.2 Selbstorganisation

Ein wesentlicher Beitrag für das Verständnis selbstorganisierender Phänomene war die Entdeckung der „chemischen Uhren"* in den 1950er Jahren und der Spiralwellen in „erregbaren" Medien. Diese sogenannten chemischen Rotoren zeigen Erregung, Refraktorität, Stillstand und erneute Erregung; ein Verhalten, das auch im lebenden Gewebe auftritt, z. B. bei Neuronen und im Myokard [→ Abb. 23.8]. Im Gegensatz zu den selbstorganisierenden Mustern, die sich entlang der Oberfläche des Mediums bewegen und eine fraktale Geometrie aufweisen, schwingen die zentralen Kerne oder Schrittmacher dieser Systeme nicht, sondern bleiben ruhig. Erstaunlicherweise regenerieren sich die Spiralwellen, wenn der Kern intakt bleibt, auch wenn die Ruhe des Mediums gestört wird. Versuche am isolierten Herzmuskel deuten darauf hin, dass die wiederkehrende Erregung des ventrikulären Myokards, z. B. ventrikuläre Tachykardie und Flimmern, die Folge der Spiralwellenaktivität sein könnte [51]. Arthur T. Winfree (1942–2002) wies nach, dass die Morphologie des Antriebskerns dieser zwei- und dreidimensionalen chemischen Oszillatoren einer hoch organisierten Struktur, einem Wirbel, ähnelt [52].

Es gibt jedoch einen deutlichen Unterschied zwischen den selbstorganisierenden Phänomenen in Physik und Chemie und den Ereignissen in einem Organismus, bei denen der Selbstorganisationsprozess im *zweifachen* Sinne abläuft. Was bei einem physikalischen oder chemischen selbstorganisierenden System von *außen* zugeführt werden muss, entweder durch eine Konstellation günstiger Umstände in der Natur oder künstlich, z. B. in einem Labor, hat ein Organismus *selbst* von *innen* heraus zu vollbringen. Zuerst muss der Organismus die Bildung physischer Organe selbst organisieren, d. h. strukturbildende Proteine, Enzyme, Zellen und Organsysteme usw. Diese dienen als Ausgangspunkt für das Entstehen und Erhalten der *sekundären* selbstorganisierenden physiologischen Systeme, welche die Homöostase ausführen und aufrechterhalten. Laut Peter Heusser herrscht über dem ersten selbstorganisierenden formbildenden Prinzip, das einen Organismus im *Raum* organisiert, ein höheres formbildendes und funktionelles Prinzip, das in der *Zeit* organisiert ist [53].

Die Konzepte der offenen Systeme und der Selbstorganisation bieten noch ein weiteres Argument für unsere These. Denn das Blut wird *nicht* durch den Druckgradienten zwischen linker Herzkammer und rechtem Vorhof angetrieben, sondern weil auf Organ-Ebene ein chemisches (d. h. thermodynamisches) *Un*gleichgewicht besteht zwischen dem metabolischen Bedarf und der RBC/endothelialen Kopplung, das wiederum zu einem globalen Ungleichgewicht zwischen dem Lungen- und systemischem Kreislauf

* 1951 versuchte Boris Belousov 1893–1970), ein Retortenmodell des Krebs-Zyklus zu simulieren, indem er Malonsäure und Bromat-Ionen in einer schwachen Schwefelsäurelösung bei Anwesenheit eines Cerium-Katalysators mischte. Die zyklische Reduktion/Oxidation der Cerium- oder Mangan-Ionen führte dazu, dass die Lösung ungefähr eine Stunde lang von gelb bis farblos oszillierte. Diese und ähnliche chemische Oszillatoren sind nach Belousov und Anatoli Zhabotinsky (1938–2008), die sie als Erste beschrieben, als BZ-Reaktion bekannt [50].

führt [→ Kap. 11.4.4]. Tatsächlich sind selbstangetriebene Strömungen (d.h. ohne Druckgradienten) ein gut beschriebenes Phänomen in der Physik der „aktiven Flüssigkeiten". Ein Beispiel hierfür sind Kinesin-Cluster oder „Molekularmotoren", bestehend aus Mikrotubuli und ATP, die beide weit verbreitet in Eukaryoten vorkommen. Beschränkt auf zylindrische Kanäle, erzeugt der Verbrauch von ATP durch Kinesin-Cluster ausgiebige Wirbelstrukturen, die sich spontan in einen gerichteten Fluss organisieren. Solche aktiven Flüssigkeitssysteme können sich selbst bis zu 1 m Länge und mit Geschwindigkeiten von 10 µm pro Sekunde [54] antreiben, was der Erythrozytenbewegungen in den Kapillaren gleich kommt. Unter Berücksichtigung solch selbstangetriebener Strömungen stellte Alexander Morozov fest, dass *„die aktive Flüssigkeit nicht von außen angetrieben wurde, sondern die Zufallsbewegungen ihrer einzelnen mikrotubulären Bündel zu einem kohärenten, unidirektionalen Fluss selbst organisierte."* [55] Da die Erythrozyten während der Passage durch die engen Endothelkanäle aktiv ATP freisetzen [→ Kap. 17.1.1 und 21.2.1], ist es denkbar, dass derartige nicht-druckangetriebenen Ströme auch in der Mikrozirkulation vorhanden sind [56]. Im Zusammenhang mit der Dynamik offener Systeme betrachtet, sind die Kapillaren periphere Kanäle, in denen ein Zustand des energetischen *Un*gleichgewichts zwischen den Erythrozyten und dem Endothel *aktiv* aufrechterhalten wird. Ist es möglich, dass dieses mikroskopische Druck-Sog-Ungleichgewicht auf makroskopischer Ebene den kohärenten Blutfluss unterstützt?

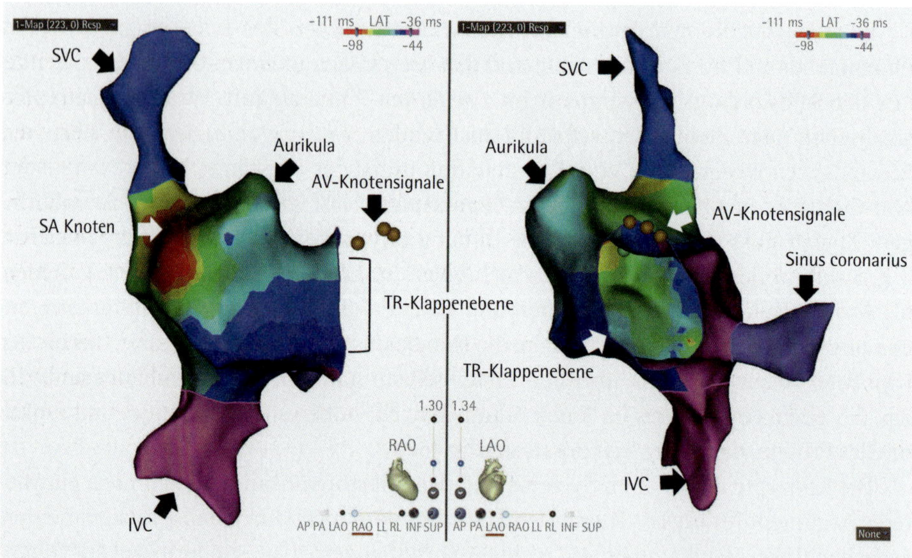

Abb. 23.8 Spiralwellen im dreidimensionalen Medium. Rechte vordere (Bild links) und linke vordere (Bild rechts) Schrägansicht des rechten Vorhofs. Der Sinusknoten (rot) erzeugt depolarisierende Wellen, die sich radial in alle Richtungen ausbreiten. Felder gleicher Farbe stellen die Zeiten der synchronen Aktivierung dar (Isochrone). Rot – frühe Aktivierung, violett – späte Aktivierung. SVC: Vena cava superior, IVC: Vena cava inferior, SA: sinoatrialer Knoten, TR: Trikuspidal, AV: atrioventrikulärer Knoten (mit freundlicher Genehmigung von Heather DeBrita, Carto Systems).

4. Lineare Zeit, zyklische Zeit und Bewusstsein

Parallel mit der Entwicklung des menschlichen Bewusstseins veränderten sich die Wahrnehmung und das Konzept von Zeit radikal. Nach heutigem Verständnis schreitet die Zeit, bekannt als absolute oder Newtonsche Zeit, unabhängig vom Betrachter mit konstantem Tempo durch das Universum voran. Sie ist nicht wahrnehmbar und von abstrakter, mathematischer Natur. Die alten Griechen beispielsweise unterschieden jedoch zwei Formen von Zeit: *chronos*, die numerische oder chronologische Zeit und *kairos*, die ihren *qualitativen* Aspekt darstellte – die „richtige" oder opportune Zeit. Für Aristoteles (384–322 v. Chr.) war Zeit inhärent mit Bewegung verbunden, die mit unterschiedlichen Geschwindigkeiten (schneller oder langsamer) voranschreitet und einen Zeugen verlangt, eine Seele oder Psyche, die in der Lage ist, ihre Veränderung zu erleben [40]. Die Griechen empfanden Zeit zudem in Form von Zyklen, in denen das Universum entsteht und vergeht [57].*

In der klassischen (Newtonschen) Mechanik, in der determinierte Prozesse sowohl vorwärts wie auch rückwärts verlaufen können, wendet man das Konzept der Zeit lediglich als geometrischen Parameter an, um dynamische Abläufe zu verfolgen. Hier ist Zeit „reversibel" und Vergangenheit und Zukunft haben eine gleichberechtigte Rolle. Das vermittelt den Eindruck, dass Zeit aus reproduzierbaren, gleichen Teilen besteht (Zeitquanten). Bei Systemen, die fernab vom thermodynamischen Gleichgewicht sind, ist Zeit dagegen ein fester Bestandteil selbstorganisierender Prozesse, die aus den oben beschriebenen chaotischen Systemen hervorgehen. Kennzeichnend für diese zeitgebundenen Prozesse ist ihre Gerichtetheit oder der „Pfeil der Zeit" und damit ihre Irreversibilität.** Gerade aufgrund dieser Unumkehrbarkeit haben chaotische Systeme die Möglichkeit, Ordnung im Chaos zu schaffen [59]. Anders ausgedrückt sind chaotische Strukturen die Mittel, mit denen sich nicht-zeitliche, nicht-materielle Inhalte oder *Informationen* auf ein physisches Substrat prägen lassen, das *Form* und *Bedeutung* verleiht [→ Kap. 25.4]. Laut Prigogine sind die chaotischen Strukturen *„Übergangspunkte von Möglichkeiten zu Tatsachen"* [60].

Somit besitzt ein Organismus neben einer *Raum*-Gestalt auch eine *Zeit*-Gestalt der höheren Ordnung. Wenn die momentanen Veränderungen der Gestalt bekannt sind, z. B. der Wachstumsprozess eines Embryos oder einer Pflanze, lässt sich der gesamte formbildende Zeitprozess z. B. durch Zeitrafferaufnahmen rekonstruieren. Beachtenswert ist,

* Die Qualität der Einheiten, mit denen man Zeit misst, spricht ebenfalls gegen das lineare Zeitkonzept. Historisch wurde das Verstreichen von Zeit anhand der stetigen Rhythmen von Himmelskörpern gemessen, insbesondere an der Rotation der Erde und dem monatlichen Mondzyklus (Tag, Monat, Jahr). Diese vorhersagbaren Himmelserscheinungen führten zur Erfindung von Sonnen- und mechanischen Uhren.

** In der klassischen Physik besitzen der dreidimensionale Raum und die eindimensionale Zeit einen unabhängigen (absoluten) Status und bestehen außerhalb von Dingen und Ereignissen. Bei Dingen misst man Abstände im Raum und bei Ereignissen in Zeit. Dies kehrte Albert Einstein (1879–1955) in seiner Relativitätstheorie um, in der Abstände zu den Dingen selbst gehören und Prozesse in einem Zeit-Raum in Bezug auf ein anderes Ereignis stattfinden. Die Zeit wird so Teil des „vierdimensionalen Raum-Zeit-Kontinuums", bei dem eine abstrakte Dimension der Zeit zu den drei abstrakten Dimensionen des Raums hinzukommt. Gemäß dieser Vorstellung *„wird aus dem Verhältnis des Menschen zur Natur jeder Gedanke an ein Wesenhaftes, das in sich selber sich seine Beziehung im Sein gibt, ausgeschlossen. Alles ist nur im Verhältnis zu anderem."* [58]

dass die grundsätzlichen Eigenschaften eines Organismus wie Wachstum, Ernährung und Ausscheidung, Fortpflanzung, Atmung, Regeneration, Wundheilung, Apoptose und Ruhe-Aktivität-Zyklen, um nur einige zu nennen, alle *zeitlich* organisiert sind. Diese zeitliche Gliederung ermöglicht es ihnen, im begrenzten Raum eines Organismus ungehindert abzulaufen. Die Bewegung von Blut, Lymphe und anderen Körperflüssigkeiten wird daher von einer hoch differenzierten Zeitmatrix oder einem „Zeitkörper" reguliert, der Zyklen, Wiederholungen und Umkehrungen unterliegt, die über die konventionelle, lineare Zeit hinausgehen. Die periodische Zeit (Rhythmus) ist *das Medium*, in dem sich der Fluss des Lebens entwickelt.

Wie erleben wir Zeit? Wie erwähnt, lassen sich Nuancen und Eigenschaften der Zeit nur durch ein Bewusstsein *erleben* , das über die Zeit hinausgeht. Das Leben von Tieren ist untrennbar mit dem Zeitablauf verbunden und deren Bewusstsein entweder auf die Wahrnehmung des eigenen Körpers oder der Umgebung ausgelegt. Das Bewusstsein von Tieren, d. h. das Empfindungsleben, richtet sich jedoch auf die Erfüllung von instinktiven Impulsen aus und dient der Selbsterhaltung. Der Mensch kann sich ebenfalls äußeren oder inneren Eindrücken hingeben, sich aber auch vom Zeitstrom emanzipieren. Zeit wird dann nichtig, zeitlos, gegenstandslos. Man kann seine Aufmerksamkeit bewusst auf die Vergangenheit lenken (Erinnerungen)*, die Gegenwart erleben oder über die Zukunft nachdenken. Johannes Rohen ist der Auffassung, dass Zeit unter bestimmten Umständen aussetzt und ihre Identität verliert: „*Wir können in einer Sekunde ungeheuer viel und intensiv erleben, andererseits in Stunden keine oder kaum wesentliche Erlebnisse haben.*" [62]

Es ist allgemein anerkannt, dass Bewusstsein und die zugehörigen *qualitativen* Erfahrungen notwendigerweise auf einer *Selbst*-Beobachtung (subjektiv) basieren, während sich neuronale Prozesse nur über eine *Drittperson*-Beobachtung (objektiv) quantifizieren lassen. Nun stellt sich die Frage, wie der Übergang von neurobiologischen zu psychologischen Phänomenen stattfindet. Es gibt auf dem Gebiet der Neurowissenschaften eine Fülle an Literatur zu dem Thema, wie sich die Kluft zwischen Geist und Körper überbrücken läßt. Dies führt jedoch weit über den Umfang dieses Kapitels hinaus. Es sei lediglich erwähnt, dass Modelle auf der Grundlage der Synthese von rhythmischen (oder funktionellen) und neuronalen Prozessen zunehmend an Bedeutung gewinnen (siehe [63] für weitere Literatur). Ulrich W. Weger und Friedrich Edelhäuser vertreten die Ansicht (die ursprünglich Rudolf Steiner (1861–1925) vorbrachte [64]), dass das Gehirn gesetzmäßige Gedankenmuster in individualisierter, bewusster Form *spiegelt* und nicht generiert. Entsprechend repräsentieren sowohl oszillierende Neuronen als auch neuronale Bahnen und spezifische Teile des Gehirns die *materiellen* sowie die *formalen***

---

* Die Forschung unterscheidet zwei Formen des Gedächtnisses: Das allgemeine Erinnern gilt als *explizites* oder *deklaratives* Gedächtnis, mit dem man Erfahrungen mit linearer Zeit, d. h. von der Vergangenheit bis zur Gegenwart, verknüpft. Das explizite Gedächtnis bringt die Vergangenheit in die Gegenwart. Das *implizite* oder körperliche Gedächtnis (auch erlerntes oder Gewohnheitsgedächtnis genannt) dagegen ist mit dem Leben oder „Zeitkörper" (Organisation) verbunden und der zyklischen Zeit unterworfen. Rhythmische Übungen und Wiederholungen begünstigen seine Bildung, z. B.Gehen, Spielen eines Instruments oder Auswendiglernen. Das körperliche Gedächtnis besteht vorwiegend darin, das explizit Erlernte zu vergessen. Es ist besonders in der frühen Kindheit aktiv und nimmt mit zunehmenden Alter ab [61].

** Form bezieht sich hier auf die nicht-materielle, nicht-zeitliche *Gesetzmäßigkeit*, die Zeit und Raum überschreitet. Mathematische und geometrische Konzepte sind Beispiele für allgemeingültige Formen. Eine Kreisform ist eine Idee oder ein Konzept, das materielle Gestalt annehmen kann.

(nicht-materiellen oder qualitativen) Aspekte der Realität. Ein wichtiger Gesichtspunkt dieser Theorie im Rahmen unserer Diskussion ist die Tatsache, dass der *Rhythmus* der gemeinsame Nenner der physikalischen/neuronalen und mentalen (formalen)/konzeptionalen Phänomene ist. Somit verbindet sich im Rhythmus der nicht-räumliche, nicht-zeitliche Aspekt der Realität mit dem materiellen Substrat und wird zu einer inneren Erfahrung [63]. Die rhythmischen Muster der zerebralen und neuronalen Aktivität sind eine Signatur dieser Prozesse.

5. Makrokosmische und mikrokosmische Rhythmen

Androsthenes, der Admiral von Alexander dem Großen (356–323 v. Chr.), dokumentierte während der Militärexpedition nach Indien im 4. Jahrhundert v. Chr. als Erster das tägliche Öffnen und Schließen der Blätter des Tamarindenbaums. Fast zwei Jahrtausende später (1729) berichtete der französische Astronom Jean-Jacques d'Ortous *de* Mairan (1678–1771), dass die tageszyklischen Bewegungen der Mimosenblätter mehrere Tage anhielten, auch wenn die Pflanze im Dunkeln verblieb, was darauf hindeutet, dass sie eine innere Uhr besitzt. Die genauere Untersuchung der Tagesrhythmen bei Organismen begann mit der Publikation der *Philosophia Botanica* von Carl von Linné (1707–1778) im Jahr 1751. William Ogle (1827–1912) berichtete 1866 erstmalig über periodische Temperaturschwankungen bei Menschen, zur selben Zeit, als sein Zeitgenosse Charles Darwin (1809–1882) rhythmische Phänomene bei Tieren und Pflanzen in Bezug auf Entwicklungsprozesse studierte. Darwin beobachtete, dass die Spitzen von jungen Graspflanzen auf sich verändernde Lichtbedingungen reagierten, und konstatierte, dass tägliche Bewegungen der Blätter einen Überlebensvorteil schaffen [23].

Im Laufe der Evolution internalisierten Organismen in der Tat eine Hierarchie von Rhythmen, die physiologische Prozesse auf molekularer, zellulärer, Organ- und Systemebene regulieren [65]. Diese werden kollektiv als innere oder mikrokosmische Rhythmen bezeichnet. Einige dieser Rhythmen korrelieren mit äußeren (d. h. makrokosmischen) Ereignissen, während andere autonom ablaufen und sich auf die Körperrhythmen abstimmen oder auch nicht. Das Spektrum der Frequenzen, welche die Gesamtheit der rhythmischen Prozesse bei Menschen umfassen, erstreckt sich über zehn Größenordnungen, von 10^{-3} Sekunden (1000 Hz) bis zu Jahren [→ Abb. 23.9]. Es scheint unter den rhythmischen Prozessen eine hierarchische Ordnung zu geben. Kürzere Zyklen sind vor allem auf subzellulärer und zellulärer Ebene aktiv, z. B. Proteintranskription, Ziliarbewegungen und Nervenaktionspotenziale von einzelnen Neuronen und neuralen Netzwerken. Es ist beispielsweise bekannt, dass neben der komplexen zellulären/neuronalen Integration mindestens acht Gene an der Koordination der Tag-Nacht-Rhythmen beteiligt sind [66]. Wie erwähnt, ist die Synchronisierung der Rhythmen, die eine generelle Charakteristik offener Systeme darstellt, eine entscheidende Komponente für die Minimierung des Energiebedarfs [39].

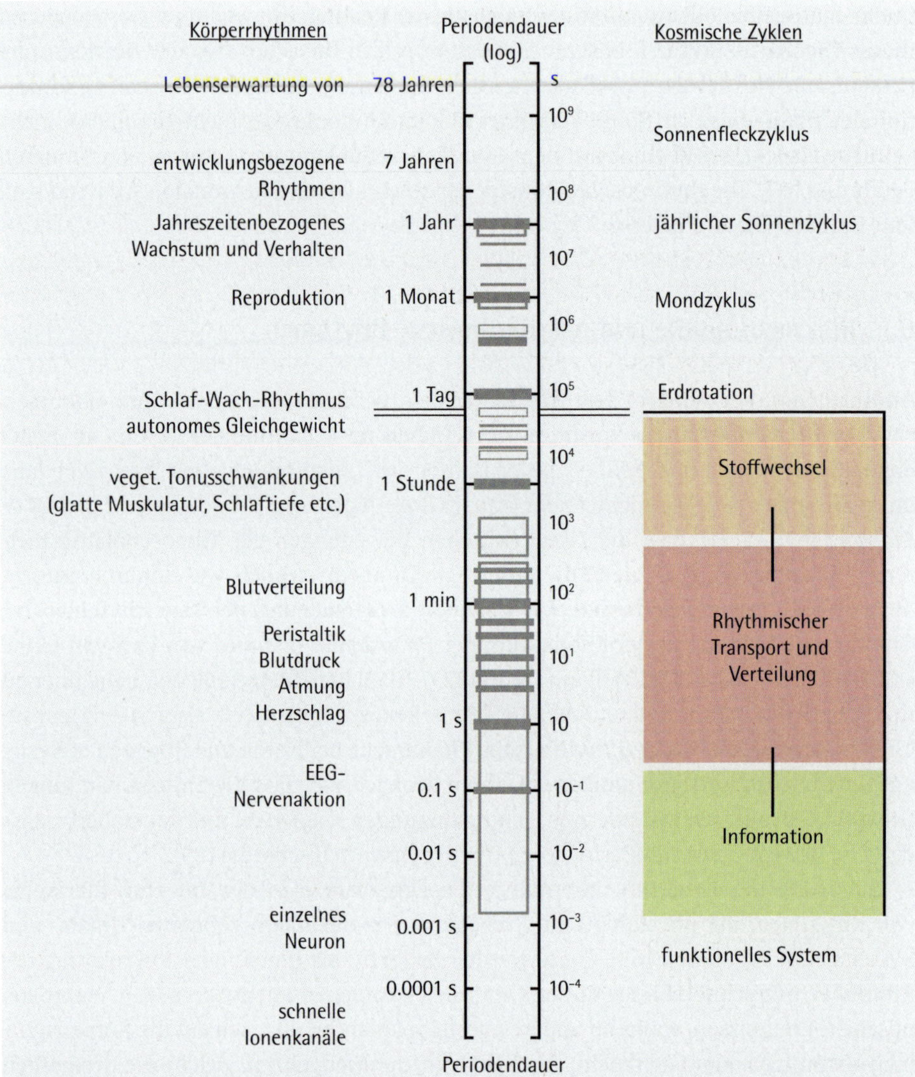

Abb. 23.9 Menschliche und kosmische Rhythmen. Das Spektrum der menschlichen Rhythmen reicht von Lebens-, Entwicklungs- und Reproduktionsrhythmen bis zu den täglichen Schlaf- und Wachzyklen. Die längeren (infradianen) Rhythmen synchronisieren sich auf äußere Zeitgeber, bei denen Licht/Dunkelheit, Umgebungstemperatur und Ernährung eine wichtige Rolle spielen (oberhalb der doppelten horizontalen Linie). Während die längeren Zyklen die täglichen und jährlichen Bewegungen der Erde um die Sonne antizipieren, synchronisieren und modulieren die schnelleren, ultradianen (< 24 Std.) Rhythmen die Funktion der inneren Organe (unterhalb der doppelten horizontalen Linie). Diese reichen von Stunden bis Millisekunden und entsprechen weitestgehend den Stoffwechsel-, Transport-/Verteilungs- und Informationsfunktionen (Farbeinsatz) (adaptiert aus [14]).

Die Bandbreite der mikro- und makrokosmischen Rhythmen reicht von täglichen bis zu jahreszeitlichen und jährlichen Zyklen sowie darüber hinaus* [→ Abb. 23.9]. Der Tag-Nacht-Rhythmus, eine Reaktion des Organismus auf die tägliche Drehung der Erde um ihre eigene Achse, wird bei Primaten in der Mitte der Trächtigkeit angelegt. Bei Menschen stimmt sich der Tag-Nacht-Rhythmus erst in den ersten 16–20 Lebenswochen auf den Hell-/Dunkel-Zyklus ab [68]. Zahlreiche Befunde zeigen, dass Fortpflanzungszyklen verinnerlichte Mondzyklen sind, auch wenn beim Menschen durch Veränderungen der Lebensweise eine umfassende zeitliche Loslösung von äußeren Gegebenheiten stattfand [69]. Die periodische Beziehung der unmittelbaren und der kosmischen Umgebung überträgt sich auf die chronobiologischen Rhythmen von Pflanzen, Tieren und Menschen. Wie erwähnt, nimmt die Wahrnehmung der gerichteten Zeit auf einer höheren Ebene der biologischen Organisation zu. Sie findet ihren Höhepunkt bei Menschen, die sich der Zeit nicht nur bewusst, sondern auch bestrebt sind, sich von den Zwängen des „Zeitfaktors“ zu befreien [25].

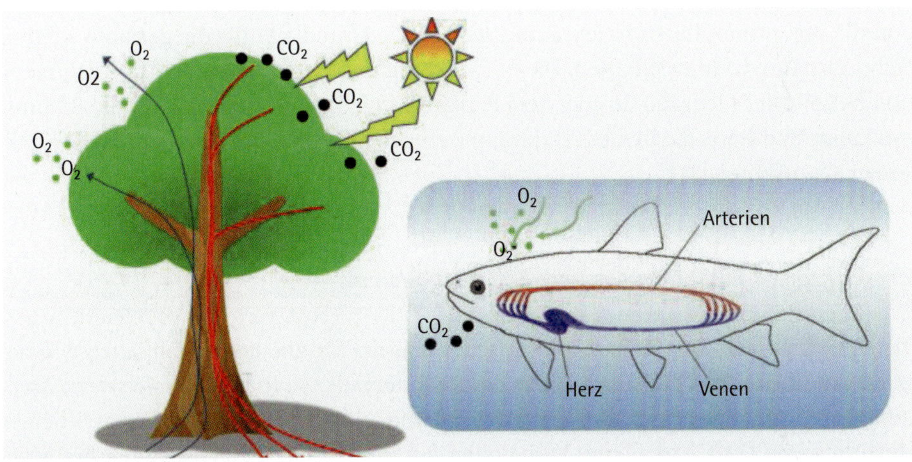

Abb. 23.10 Polarität des Pflanzen- und Tierreichs. Pflanzen entwickeln das „Oberflächen"-Prinzip und unterliegen *direkt* umgebungsbedingten (makroskomischen) Rhythmen. Die grünen Blätter wandeln Sonnenlicht und Kohlendioxid in organische Substanz um, die über das Kapillarsystem (Phloem) bis in die Wurzeln (rote Pfeile) verteilt wird. Mineralhaltiger Pflanzensaft steigt durch Saugkraft im Splint (Xylem) von den Wurzeln bis zu den Blättern auf (blaue Pfeile). Der Fluss des Pflanzensafts unterliegt Tag-Nacht- und Jahreszeitenrhythmen. (Tägliche Veränderungen der Drucke im Bereich von -10 bis -20 atm (10–20 MPa) wurden in den Kapillaren einiger tropischer Baum- und Buscharten gemessen [72]). Tiere internalisieren die Atmung auf zweifache Weise; der direkte Gasaustausch mit der Umgebung erfolgt über die Kiemen (oder Lungen). Die Atmungsgase (O_2 und CO_2) werden über das zirkulierende Blut zu und von den Geweben und Organen, den Orten der Zellatmung, transportiert. Innere (mikrokosmische) Rhythmen regulieren Atmung und Kreislauf. Die Nutzung von Sauerstoff, ein Produkt der Pflanzenatmung, durch Tiere weist auf die wechselseitige Beziehung der beiden Reiche hin.

* Steiner wies auf eine wichtige Entsprechung zwischen makro- und mikrokosmischen (menschlichen) Rhythmen hin. Die Anzahl an Jahren, welche die Sonne benötigt, um denselben Punkt auf der Ekliptik zum Zeitpunkt der Frühlings-Tag-und-Nacht-Gleiche zu durchqueren, während sie durch die Sternbilder des Tierkreises wandert, beträgt 25.920 Jahre. Dieser Zeitraum wird auch als Großes Jahr, Weltenjahr oder Platonisches Jahr bezeichnet. Die Zahl entspricht der durchschnittlichen Anzahl von Atemzügen eines Menschen in 24 Stunden (18 Atemzüge pro Minute x 60 Min. x 24 Std. = 25.920). Teilt man 72 (die durchschnittliche Herzfrequenz) durch 18, ergibt sich das Zahlenverhältnis 4:1, was dem Verhältnis zwischen Herzschlag und Atmung entspricht [67].

Allerdings gibt es einen deutlichen Unterschied in der Art und Weise, wie irdische und kosmische Rhythmen das Pflanzenreich beeinflussen im Vergleich zum Tier- und Menschenreich. Pflanzen entwickeln nur ein äußeres oder „Oberflächen"-Prinzip, das Tages- und Jahresrhythmen *direkt* beeinflussen. Beispielsweise bringt die Atmung bei Pflanzen die Absorption von CO_2 und die Freisetzung von Sauerstoff mit sich, ein Prozess, welcher der Atmung von Tieren diametral entgegengesetzt ist [→ Abb. 23.10]. Tiere und Menschen haben diese makrokosmischen zeitlichen Ereignisse (z. B. Tages-, Jahreszeiten- und Jahresrhythmen) internalisiert und ihre eigenen (mikrokosmischen) Zeit-organisationen entwickelt. Ein entscheidendes Ereignis, das die Loslösung aus der makrokosmischen Zeitumgebung ermöglicht, findet in der Embryonalentwicklung statt: die Gastrulation [→ Kap. 12, Fußnote 1, S. 130]. Dieser zentrale ontogenetische Schritt markiert den Scheidepunkt zwischen dem Pflanzen- und dem Tier-/Menschenreich. Evolutionsbiologen erkennen schon seit Langem an, dass die Gastrulation als eine Art Umstülpung von „außen nach innen" ein Mittel ist, mit dem sich Organismen aus der Umgebung zurückziehen und ihren eigenen *inneren* Raum sichern. Amnion, Chorion und Dottersack sind die drei primordialen Innenräume, welche die Grundlage für die gesamte weitere Embryonalentwicklung schaffen. Die Entwicklung und Ausprägung von Körperhöhlen, zum Beispiel der Pleurahöhle oder dem Perikard, sind Voraussetzungen für die Bildung von Lunge und Herz, die in diese Hohlräume eingebettet sind, um ihre spezifische Funktionen auszuführen [71].

5.1 Zirkadiane Rhythmen des Herz-Kreislauf-Systems

Das Herz-Kreislauf-System ist ein klassisches Beispiel für die tageszeitabhängige Variabilität der HF, Kontraktilität und Länge des QT-Intervalls. So folgen beispielsweise Myokardinfarkt, das Einsetzen von Arrhythmien und plötzlicher Herztod tageszeitlichen Mustern (siehe [73]). Zirkadiane Variationen der intrinsischen Eigenschaften des Myokards, wie zum Beispiel Stoffwechsel und Kontraktilität, persistieren sogar ex vivo, z. B. bei isolierten Herzpräparationen von Nagetieren [74]. Studien zeigten, dass die Raten der Glukose- und Fettsäureoxidation, der Glykogengehalt und Protein- sowie Aminosäurenstoffwechsel signifikante Veränderungen in Bezug auf Hell- und Dunkel-Zeiträume des 24-Stunden-Zyklus aufweisen. Kardiales Insulin, Ca^{2+} und ß-adrenerge Signalisierung zeigen ebenfalls ein periodisches Verhalten. Insgesamt deuten diese Veränderungen auf das Vorhandensein von intrinsischen zirkadianen Uhren der Kardiomyozyten hin – eine Reihe von Proteinen, die von positiven und negativen genetischen Transkriptions-Translations-Rückkopplungsschleifen gesteuert werden – mit einem frei ablaufenden Zeitraum von rund 24 Stunden (d. h. sie erfolgen unabhängig vom äußeren Tag-Nacht-Zyklus) [66]. Komponenten der Uhrenproteine wies man in Kulturen aller im intakten Herzen vorkommenden Zellarten nach. In der Tat kommen intrinsische zirkadiane Uhren überall in der Natur vor und sind nachweislich in nahezu jeder Zelle vorhanden. Ihre ultimative „Antriebskraft" ist vermutlich der zyklische Wechsel der Zelle zwischen *anabolem* und *katabolem* Zustand [75]. Man nahm an, dass Zelluhren durch das Verinnerlichen von eigenen Zeitgebern auf der Zell- und Systemebene einen selektiven Vorteil vermitteln, da sie physiologische und nicht-physiologische belastende Ereignisse *vorhersehen* können [73]. Man beachte, dass biologische Uhren neben der Verinnerlichung relevanter zeitlicher Ereignisse (Licht, Temperatur oder Nahrungsaufnahme) auch temperaturkompensiert sind, d. h. sie laufen bei Kälte nicht langsamer und bei Wärme nicht schneller.

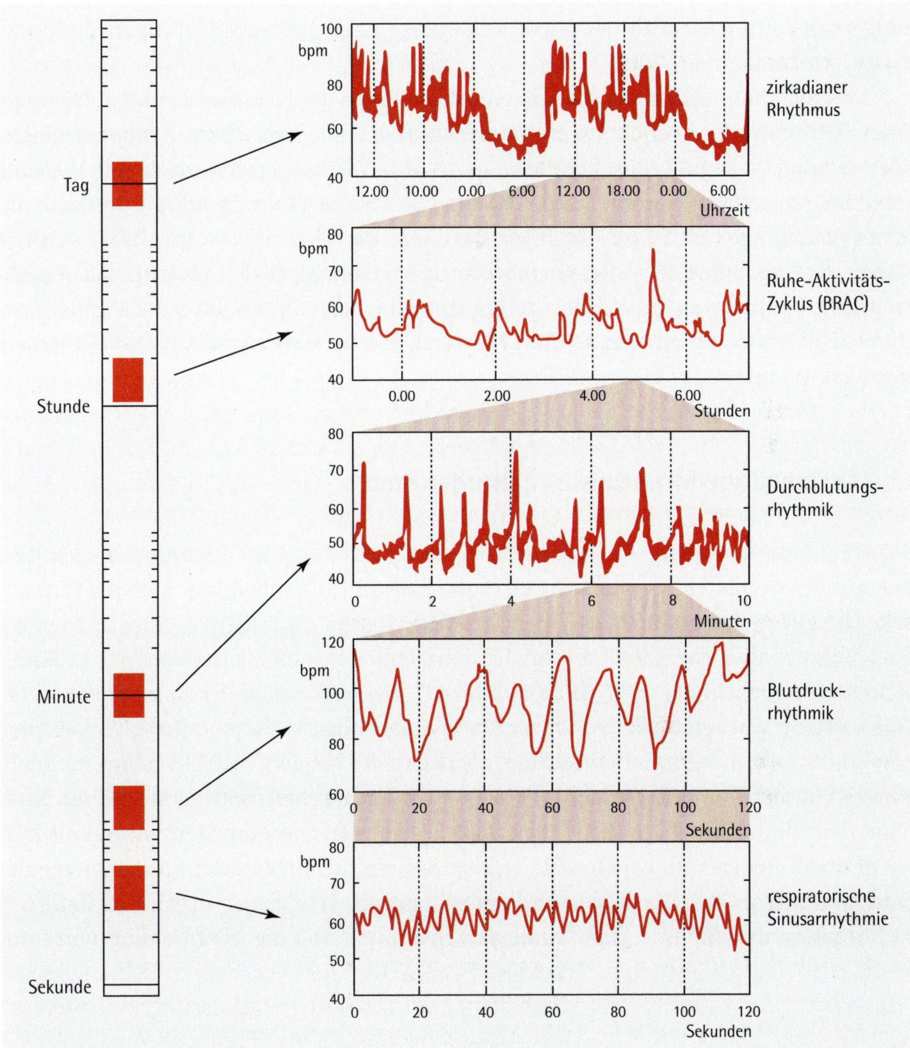

Abb. 23.11 Übersicht über Rhythmusveränderungen beim menschlichen Herzschlag. Von oben nach unten: Zirkadianer Rhythmus, Ruhe-Aktivitätszyklus (basic rest and activity cycle, BRAC), zyklische Veränderungen im peripheren Kreislauf (Vasomotion), periodische Veränderungen des arteriellen Drucks und respiratorische Sinusarrhythmie. Zeitskala: 48 Std. bis 2 Min. (mit freundlicher Genehmigung, © Prof. Maximilian Moser, Medizinische Universität Graz, Österreich).

Die jüngste Entdeckung von zirkadianen Uhren in menschlichen roten Blutkörperchen (RBC), die keinen Kern haben und nicht in der Lage sind neue RNA zu produzieren und somit keine Transkription durchführen können, weist auf das Vorhandensein nichttranskriptioneller zirkadianer Uhren hin.* Es zeigte sich, dass Peroxiredoxine, hoch antioxidative Proteine, welche die Autooxidation von Hämoglobin im Zytoplasma der RBC verhindern, einen robusten, ca. 24-stündigen Redox-Zyklus haben, der über viele Tage anhält, wenn die RBC unter konstanten Temperaturbedingungen (37 °C) und in vollständiger Dunkelheit gehalten werden.** Wie ihre Pendants verinnerlichen auch die nicht-transkriptionellen Uhren wiederkehrende Umgebungsveränderungen und sind temperaturkompensiert [77].

Wir erwähnten bereits die spontanen Oszillationen des Gefäßtonus in den Mikrogefäßen (Vasomotion), die nicht im Zusammenhang mit dem Herzschlag, der hormonellen oder neuronalen Regulierung stehen [→ Kap. 21.1] [78]. Die Vasomotion weist eine Vielzahl zeitlicher Muster als Reaktion auf den lokalen Stoffwechselbedarf auf, die von sporadischen Bewegungen bis zu regelmäßigen Oszillationen reichen [→ Abb. 23.8]. Sie unterliegt zudem der Synchronisation/Desynchronisation und erstreckt sich über die lokalen Mikrogefäße hinaus [→ Kap. 21.2.1]. Man geht gegenwärtig davon aus, dass die Vasomotion ein Feld-Phänomen (und kein lokales) ist, das dem Informationstransfer in neuronalen Netzwerken entspricht [→ Abb. 23.11] [79].

6. Dreigliedrige Struktur des Zeitorganismus

Die organische Grundlage für eine *funktionell*e Unterteilung des Zeitorganismus ergibt sich aus der frühen Embryonalentwicklung [→ Kap. 12]. Tatsächlich lässt sich die funktionelle Dreigliederung auf Zellen, Gewebe, einzelne Organe und Organsysteme anwenden. Zum Beispiel sind die Kapillaren des Hirnsystems von einer mehrschichtigen Basalmembran umgeben, der „Blut-Hirn-Schranke“, die es vor plötzlichen biochemischen Veränderungen bei erhöhter Stoffwechselaktivität schützt [→ Kap. 21.1]. Diese Vorkehrung ermöglicht es dem Informationssystem, als Organ der bewussten Wahrnehmung unabhängig von im Blut auftretenden plötzlichen biochemischen Veränderungen zu funktionieren. Die hochgradige Differenzierung des Hirngewebes und sein verhältnismässig geringes Regenerationspotenzial weisen auf ein das Bewusstsein unterstützendes Funktionsprinzip hin. Die ungestörte Spiegelung der Umgebung durch das Gehirn*** ist Voraussetzung für eine klare Sinneswahrnehmung und die Verarbeitung von Erin-

* In Bezug auf Transkriptionsuhren lässt sich ebenfalls argumentieren, dass die Eigenschaften der „Uhr“ nicht im Transkriptionsprozess als solchem oder in den molekularen Transkriptionsregulatoren liegen können, da diese Regulatoren ebenfalls reguliert/exprimiert usw. werden. Deshalb muss diese Regulierung bereits die zeitlichen Merkmale haben, die man normalerweise dem Transkriptionsprozess zuschreibt. Die „Ursache“ der Zeitlichkeit wäre daher einer niemals endenden Kette von Regulatoren zuzuweisen.

** Hämeisen in Deoxyhämogloblin (Deoxy-Hb) ist der eisenhaltige Zustand Fe (II) und die Bindung von Sauerstoff an Hämeisen führt zu einem Gleichgewicht zwischen einer Fe(II)-O_2-Bindung und einer Fe(III)-Superoxidanion-(O_2^-) Bindung. Mit der Freisetzung von Sauerstoff wird eine kleine Konzentration an Wasserstoffperoxid (H_2O_2) freigesetzt, was die Autooxidation von Hämoglobin in Methämoglobin (met-Hb) verursacht, das keinen Sauerstoff transportieren kann. Normalerweise sind rund 3 % Hb als met-Hb vorhanden. Rote Blutkörperchen sind vor übermäßiger Autooxidation durch das zytoplasmische Redox-System NADH/NADPH geschützt, das durch die ATP-Produktion über die Glykolyse aufrechterhalten wird [76].

*** Das Konzept des Gehirns als ein Spiegelorgan geht zurück auf R. Steiner, der darauf hinwies, dass Neuronen, anstatt Gedanken zu generieren, Muster gesetzmäßiger Beziehungen, d. h. Sinneseindrücke oder Erinnerungsbilder, in das Bewusstsein eines Menschen spiegeln [63].

nerungen, die dem Menschen freie Vorstellungen und Autonomie ermöglichen, ohne an den Verlauf der *Zeit* gebunden zu sein [80] [→ Kap. 23.3]. Die hohen Frequenzen des Informationssystems (Nerven-Sinnes-System) werden bekannterweise von sensorischen Wahrnehmungen und deren Verarbeitung im Gehirn signifikant moduliert. Die neuronale Aktivität des autonomen Nervensystems agiert im unteren Frequenzbereich mit Impulsen, die vorwiegend aus der inneren Umgebung stammen [→ Abb. 23.12].

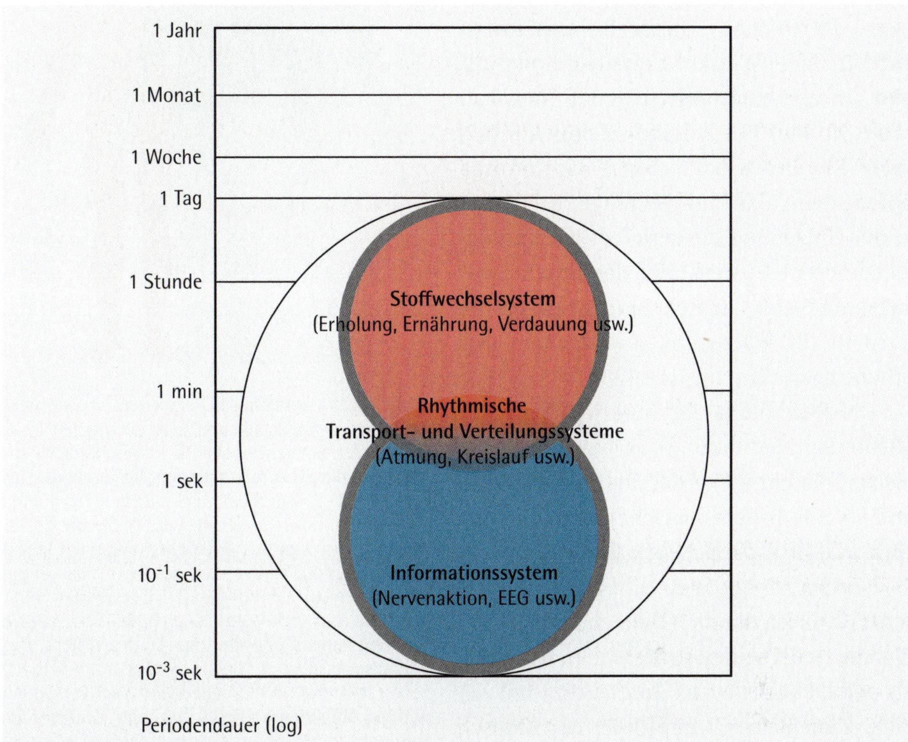

Abb. 23.12 Dreigliederung der endogen-autonomen rhythmischen Funktionen. *Metabolische* Rhythmen zeigen wenig Tendenz zur Modulation, betreffen alle Gewebe und Organe und agieren im Niederfrequenzbereich. *Informationsrhythmen* dagegen funktionieren in höheren Frequenzbereichen und werden leicht von inneren und äußeren Reizen beeinflußt. Sie sind an die höchst differenzierten räumlichen Strukturen des Nervensystems gebunden. Die Rhythmen von *Atmung* und *Kreislauf* nehmen eine zentrale Vermittlerrolle zwischen dem Stoffwechsel- und dem Informationspol ein (adaptiert aus [81], mit freundlicher Genehmigung von Merkurstab).

Das andere Ende des Spektrums bilden die langsameren Frequenzen des Stoffwechselsystems, das anabole und katabole Prozesse, wie z. B. die Nahrungs-Verdauungs-Prozesse beinhaltet. Die Leber mit ihren zahlreichen Stoffwechselzyklen und einem hohem Regenerationspotenzial ist ein hervorragendes Beispiel für ein solches metabolisches Organ. Während die Stoffwechselaktivität der parenchymatösen Organe die „inneren" Aspekte des Stoffwechsels darstellt, ist das Muskelsystem (willkürlich und unwillkürlich), das die innere und äußere Bewegung unterstützt, sein expliziter oder „äußerer" Aspekt.

Metabolische Rhythmen laufen in bestimmten Frequenzbereichen ab, die von der äußeren Umgebung größtenteils unbeeinflusst sind und in einfachen ganzzahligen

Beziehungen zueinander stehen.* Das Verhältnis des Rhythmus der Magenperistaltik zum autonomen Rhythmus der Fundusmuskulatur beträgt beispielsweise 3:1; das Verhältnis des Duodenalrhythmus zur Magenperistaltik ist 4:1 [29]. Schließlich bilden die Puls- und Atemfrequenzen (4:1) den mittleren Bereich [→ Kap. 23.2]. Die natürliche Tendenz der zirkadianen und ultradianen (< 24 Stunden) Rhythmen, Ganzzahl-Verhältnisse anzustreben, weist auf Energieoptimierung und auf eine zugrunde liegende (musikalische) Struktur des Zeitorganismus hin [82]. Diese Rhythmen balancieren das Informationssystem, das auf zufällige Ereignisse in der Umgebung ausgerichtet ist, und das metabolische System aus, das durch Stoffaufnahme und -ausscheidung Energie bereitstellt für Wachstum, Entwicklung und Erhaltung des Organismus [29].

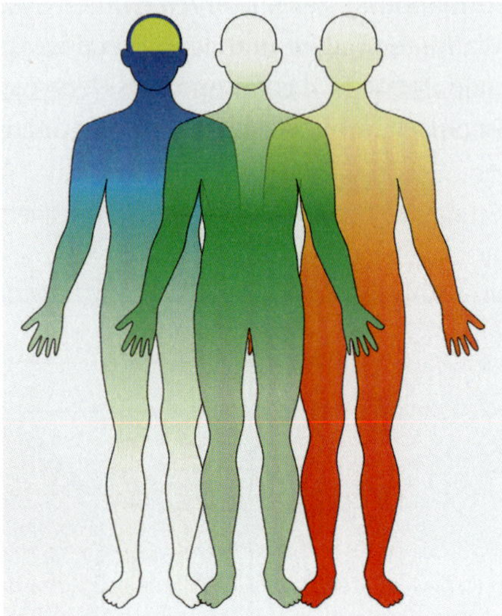

Abb. 23.13 Funktionelle Dreigliederung als Brücke zwischen somatischen und psychologischen Funktionen. Aus konventioneller Sicht beschränken sich die psychologischen Funktionen des Denkens, Fühlens und Wollens auf das Gehirn (gelb in der blauen Abbildung), während der Rest des Leibes die Grundlage für die organischen Körperfunktionen liefert. Im dreigliedrigen Modell ist das Gehirn das Organ der Sinneswahrnehmung und der bewussten Denkprozesse und *vermittelt* lediglich das *Bewusstsein* des Empfindens und die Impulse des Willens. Das organische Substrat für das Gefühls-(und Traum-)leben stellt das rhythmische System zur Verfügung (grüne Abbildung). Dieses hat sein Zentrum im kardio-pulmonalen System des Menschen, erstreckt sich aber auch über den *ganzen* Körper. Stoffwechselprozesse (rote Abbildung) dienen den Impulsen des Willens. Sie entfalten sich unterhalb der Bewusstseinsebene und entsprechen dem traumlosen Schlaf.

Die Bedeutung der funktionellen Dreigliederung liegt darin, dass sie die kartesianische Dualität von Geist und Körper ablöst und so eine Brücke zwischen dem *körperlichen* und dem *psychischen* Bereich schlägt. Psychische Fähigkeiten, d.h. was von seelischer Natur ist, nämlich Denken, Fühlen und Wollen, findet seinen körperlichen Ausdruck als gedankengesteuerte Interaktion mit der Welt. Zum Beispiel empfindet der Mensch Hunger, Durst, somatischen Schmerz usw. psychisch, d.h. in der Seele, befriedigt oder lindert sie aber über den physischen Körper. Im Gegensatz zum konventionellen Modell, das die Gesamtheit der seelischen Funktionen dem Gehirn zugeschreibt, ist das Gehirn im dreigliedrigen Modell nur das Organ der bewussten Denkvorgänge, während die physiologischen Prozesse, welche die Gefühle [83] und die Impulse des Willens vermitteln, über den *gesamten* Organismus verteilt sind [→ Abb. 23.13]. Das Gehirn ist das Organ, in dem die Impulse des Willens und Fühlens bewusst wahrgenommen werden. Beim Menschen erfährt das Bewusstsein eine Steigerung zum *Selbst*-Bewusstsein [→ Kap. 25.6.4]. Der entscheidende phylogenetische Schritt, der zur Entwicklung des „Ich"-zentrierten Bewusstseins führt, ist die aufrechte Haltung [62, 84] [→ vgl. Kap. 24]. So bildet die Summe der rhythmischen Funktionen die anatomische Grundlage für das

* Dies hängt von der Ebene ab auf der sich die Rhythmen ausdrücken. Auf molekularer Ebene haben funktionelle Enzyme beispielsweise einen sehr schnellen Umsatzrhythmus.

Gefühlsleben, während die metabolischen Prozesse die Willensimpulse tragen. (Eine ausführliche Diskussion der funktionellen Dreigliederung geht über den Umfang dieses Kapitels hinaus, siehe [70, 85, 86].)

Einen weiteren Aspekt der Dreigliederung kann man in der Beschaffenheit des Schlafes sehen. Anstatt auf die Aktivität des Hirns beschränkt zu sein, korrelieren Wach-, Traum- und Schlafzustand psychosomatisch mit den drei Funktionsbereichen des Organismus. In dem Maße, wie Gehirn und Sinnesorgane die bewusste Wahrnehmung vermitteln, wird das Bewusstsein im rhythmischen System auf die Ebene der Träume „abgedämpft“ und endet im traumlosen Schlaf, der mit dem Bewegungs-Stoffwechselsystem in Beziehung steht. Wach- und Schlafzustand wechseln im gesunden normalen Leben rhythmisch ab.

6.1 Wach-Schlaf-Zyklus

Der Wach-Schlaf-Zyklus und die Veränderung der Kernkörpertemperatur sind grundlegende physiologische Funktionen mit enger Abstimmung auf den Hell-Dunkel-Zyklus [87]. Beide Rhythmen sind funktionell mit einer Gruppe suprachiasmatischer Nuclei (SCN) verbunden, die sich im vorderen Hypothalamus befinden. Die SCN fungieren als zirkadiane Schrittmacher, welche die gesamten körperlichen Rhythmen bei Säugetieren synchronisieren [88]. Normale Licht- und Bildwahrnehmungen werden von den Stäbchen und Zäpfchen der Netzhaut vermittelt, die außerdem den zirkadianen Hell-Dunkel-Zyklus wahrnehmen und an die SCN weiterleiten. Neben diesem bildgebenden System entdeckte man vor Kurzem das Vorhandensein eines *nicht* bildgebenden (NIF) Systems der Netzhaut, das aus retinalen lichtempfindlichen Ganglienzellen besteht. Dieses phylogenetisch ältere System beeinflusst eine Vielzahl physiologischer und verhaltensbezogener Reaktionen, u. a. die Hormonausschüttung (z. B. Cortison und Melatonin), den Schlaf-Wach-Zyklus, die Körpertemperatur und die Herz-Kreislauf-Funktion. Somit leitet das NIF-System die Tageszeitinformation an verschiedene Organe im Körper weiter, u. a. auch an das Herz-Kreislauf-System [89].

6.2 Körperkerntemperatur

Die genaue Regulierung der Körpertemperatur gewährleistet ein für die Erhaltung der metabolischen Prozesse, wie zum Beispiel Synthese-Reaktionen, Katabolismus, Wärmeproduktion, Membrantransport, Signaltransduktion, Organbewegung und mechanische Arbeit sowie optimales inneres Milieu (siehe auch Kap. 15.1 zur entscheidenden Rolle der Körpertemperatur bei hypothermischem Kreislaufstillstand). Das Wärmeregulierungssystem besteht aus einem Temperaturkontrollzentrum im vorderen präoptischen Hypothalamus, das antizipatorische (feed-forward*) und negative Feedback-Wärme-

* Das feed-forward oder offene Regelsystem erzeugt „Befehle“ ohne kontinuierliches Fehlersignal oder negative Rückkopplung.

informationen zwischen den inneren und peripheren (Haut)-Sensoren und einer Hierarchie von Zielorganen vermittelt. Organe wie z.B. Blut, Herz, Muskeln, Fettgewebe, Hormondrüsen, die eine hoch strukturierte *Wärmeorganisation* erzeugen, verteilen und sicherstellen, halten somit den Körper auf seiner Solltemperatur. Die Wärmeorganisation hat „*keine neuroanatomische Basis, sondern spiegelt die integrale Reaktion der verschiedenen Komponenten des Regulierungssystems wider*“ [90]. Alle Warmblüter halten einen endogenen Körperkerntemperatur-(KKT)-Rhythmus mit Variationen von rund 1 °C im 24-Stunden-Zyklus aufrecht. Bei Menschen erreicht die Körpertemperatur ihren Höchstwert (ca. 37,4 °C) am späten Abend und ihr Minimum (ca. 36,8 °C) am frühen Morgen [87] [→ Abb. 23.14]. Aufgrund des ständigen peripheren Wärmeverlusts unterliegt dieser größere Zyklus selbst im Ruhezustand kürzeren, 1,2-stündigen periodischen Schwankungen [91]. Während der Wachphase differenziert sich die menschliche Wärmeorganisation in einen wärmeerzeugenden Kern und die temperaturregulierende Peripherie. Die Annahme, dass Muskelaktivität und Verdauungsprozess hauptsächlich zur KKT beitragen, ist veraltert. Es ist inzwischen bekannt, dass rund 70 % der metabolischen Wärme von den wichtigsten parenchymatösen Organen erzeugt werden, die überraschenderweise nur 8 % der gesamten Körpermasse ausmachen. Mit der Umwandlung von bis zu 90 % der verfügbaren Stoffwechselenergie in Wärme, kann man annehmen, dass das Herz eine ganz beachtliche Rolle in diesem Prozess spielt [→ Kap. 16.6].

Das Blut und das Herz-Kreislauf-System sind die Hauptvermittler für den Wärmetransfer vom Kern zur Peripherie des Körpers [92]. Die Haut, das größte Organ des Körpers, spielt eine wichtige Rolle bei der Wärmeregulierung. Je nach Art der Perfusion lässt sich die Haut in „nicht-apikale“* und „apikale“ (kahle, unbehaarte) Haut unterteilen. Die Perfusion der nicht-apikalen Haut dient hauptsächlich der Nährstoffversorgung und unterliegt vorwiegend der lokalen Stoffwechselkontrolle, die größtenteils von der sympathischen Innervierung unabhängig ist. Die apikale Haut bedeckt Teile des Körpers mit einem großen Oberflächen-Volumen-Verhältnis, wie zum Beispiel Ohren, Nase, Lippen, Hände und Füße, und enthält viele arteriovenöse (AV) Anastomosen, die *Glomuskörperchen*, die eine entscheidende Rolle bei der Wärmeregulierung spielen. Die Nagelbettfläche hat beispielsweise rund 500 Glomuskörperchen je cm^2. Die afferenten Arteriolen der Glomuskörperchen enthalten zahlreiche Schichten von Myoepithelzellen mit starker sympathischer Innervierung. Ein Anstieg des sympathischen Tonus (Freisetzung von Noradrenalin) führt zu einer Verlangsamung oder zum Stillstand des Blutflusses durch die AV-Anastomosen, was eine lokale Vasokonstriktion und einen verringerten Wärmeverlust verursacht. Aerobe Aktivität oder ein Anstieg der Umgebungstemperatur führt zum Rückgang des sympathischen Tonus und zu einem passiven Anstieg der Perfusion durch die AV-Anastomosen, was die Wärmeableitung fördert. Die Vasodilatation in nicht-apikaler Haut erfolgt als Reaktion auf präganglionäre sympathische Neuronen, die Acetylcholin ausschütten. Interessanterweise hat nicht-apikale Haut keine AV-Anastomosen [93].

Eine erhöhte Umgebungstemperatur, Aktivität und/oder psychischer Stress führen bei Menschen und einigen höheren Säugetieren, z.B. Pferden, zu Schweißabsonderung

* Nicht-apikale Haut bei Menschen entspricht der behaarten Haut bei Säugetieren und nicht-menschlichen Primaten.

durch die ekkrinen Drüsen. Rund 2 Millionen Schweißdrüsen beim Menschen, die vor allem an Handflächen und Füßen am dichtesten verteilt sind, tragen maßgeblich zur Wärmeregulierung und zum Ausgleich des Wasserhaushaltes bei [94]. Cholinerge sympathische Fasern vermitteln sämtliche Formen des Schwitzens. Während man allgemein davon ausgeht, dass die Funktion des Schwitzens bei der Wärmeregulierung von Menschen und nicht-menschlichen Primaten eine ähnliche Rolle spielt, wies Loring B. Rowell darauf hin, dass die Temperaturregulierung des Menschen bei Wärmebelastung in Ruhe und bei Aktivität *„grundlegend von der anderer Tierarten abweicht, sodass eine Extrapolierung von Tieren keinen Sinn hat“* [95, 96].

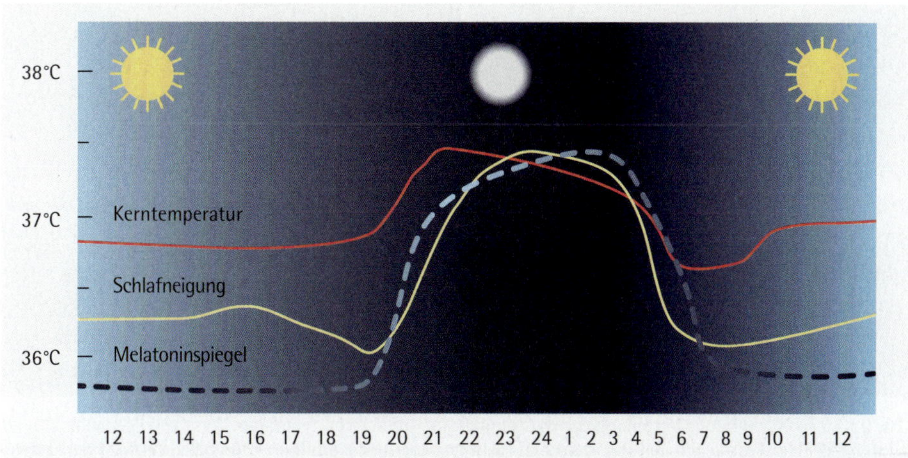

Abb. 23.14 Zirkadiane Rhythmen der Kernkörpertemperatur, Melatoninwerte und Schlafneigung. Bei Menschen steigt die Körpertemperatur am späten Abend auf den Höchstwert und sinkt in den frühen Morgenstunden auf das Minimum. Der Hell-Dunkel-Wechsel synchronisiert den Schlaf-Wach-Zyklus und die Kernkörpertemperatur. Die Schlafneigung ist eng mit den Melatoninwerten verknüpft.

6.3 Die Körperkerntemperatur als Referenzrahmen

Bei Menschen folgt die Körperkerntemperatur einem fast sinusförmigen Muster mit einer Minimaltemperatur zwischen 04:00 und 06:00 Uhr. Der Schlaf tritt üblicherweise mit Beginn des Abfalls der Temperaturkurve ein und endet bei ihrem Ansteigen [86] [→ 23.14]. Ein wesentlicher Faktor für das Einschlafen ist die Ausschüttung des Hormons Melatonin. Melatonin verursacht eine periphere Vasodilatation (aufgrund des Rückgangs der sympathisch bedingten Vasokonstriktion), was zu einer Reduktion des Kern-Mantel-Temperaturgradienten durch Wärmeableitung führt. Im Gegensatz zum Wachzustand, der durch einen deutlichen Gradienten der Körpertemperaturen gekennzeichnet ist, gibt es im Schlaf eine gleichmäßige Verteilung der Temperatur [→ Abb. 23.15]. Eine gleichzeitige Abnahme des Herzzeitvolumens schützt den Organismus vor einem übermäßigen Abfall der Körperkerntemperatur. Wir erwähnten bereits, dass die regenerative Schlafphase mit einem erhöhten parasympathischen Tonus und mit einer optimalen Kopplung zwischen Atem- und Herzfrequenz verbunden ist (Verhältnis

1:4) [→ Kap. 23.2]. Ein ähnlicher Zustand tritt für gewöhnlich nach der Nahrungsaufnahme auf, die post-prandiale Schläfrigkeit, die gleichfalls zu diesem Verhältnis führt [26]. Somit steht die ausgeprägte Synchronisierung der Atmungs- und Herzrhythmen (CRPS im Verhältnis von 1:4) während der Schlafphasen im starken Kontrast zu ihrer losen Kopplung am Tag, eine weitere Polarität, die in der kardiorespiratorischen Physiologie des Menschen zu beobachten ist [→ Kap. 23.3].

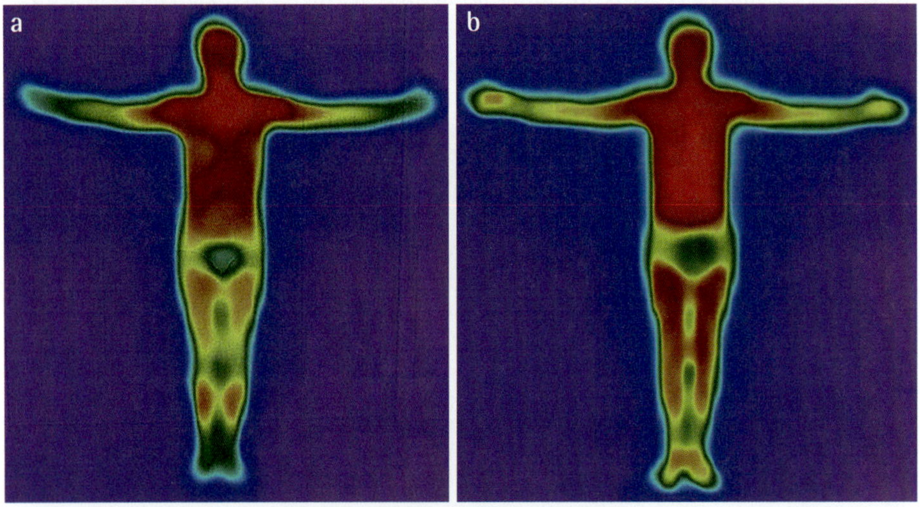

Abb. 23.15 Tag- und Nacht-Verteilung der Hauttemperatur. Infrarotthermogramm derselben Person am Abend (**a**) und nach dem Aufwachen aus dem Tiefschlaf (**b**). Man beachte die größere Differenzierung der Oberflächen-Temperaturgradienten in der Wachphase im Vergleich zu einer gleichmäßigeren Verteilung nachts. Rote und gelbe Felder markieren das warme Ende des Spektrums, grüne und blaue/lilafarbene Felder das kalte.

Wenn Menschen konstanten Bedingungen ausgesetzt sind und ihnen eine zeitliche Orientierung nicht möglich ist, trennt sich der Hell-Dunkel-(Wach-Schlaf)-Zyklus von der normalen Schwankung der Körperkerntemperatur. Isolationsexperimente von Jürgen Aschoff (1913–1998) et al. in den 1960er Jahren zeigten, dass sich die Schlafzyklen bei fehlenden Licht- und Zeitangaben im Verhältnis zu den äußeren Tag-Nacht-Zyklen [97] und zur Körpertemperatur desynchronisieren [98]. Das Phänomen der spontanen internen Desynchronisierung von Schlaf und Körpertemperatur blieb ein Rätsel, bis Charles A. Czeisler und Kollegen durch wiederholte Versuche das „versteckte Muster" erkannten. Während Temperatur- und Cortisonschwankungen sowie Phasen der Aufgewecktheit die üblichen zirkadianen (ca. 24 Stunden langen) Zyklen durchlaufen, verlängerten sich die Schlaf-Wach-Phasen bei einigen Probanden auf bis zu 40 Stunden. Die Schlafphasen dauerten bis zu 15 Stunden und korrelierten nicht mit der Dauer der Wachphase. Trotz der deutlichen Unterschiede bei den individuellen Schlafmustern hing die Schlafdauer der Probanden vom *Zeitpunkt des Einschlafens ab,* der wiederum mit der *Körpertemperatur* korrelierte [→ Abb. 23.16]. Die Kernkörpertemperatur (die den metabolischen Zustand reflektiert) bildete somit den körpereigenen natürlichen Referenzrahmen [99]. Bei Tieren dagegen sind KKT und Tag-Nacht-Rhythmen eng miteinander verbunden. Wenn Tiere ähnlichen „frei ablaufenden" Bedingungen ausgesetzt sind, wie sie bei menschlichen Probanden Anwendung fanden, schwächt sich der zirkadiane Zyklus der Körperkerntemperatur ab und verschwindet schließlich ganz, was auf grundsätzliche Unterschiede zwischen Menschen und Tieren schließen lässt [100].

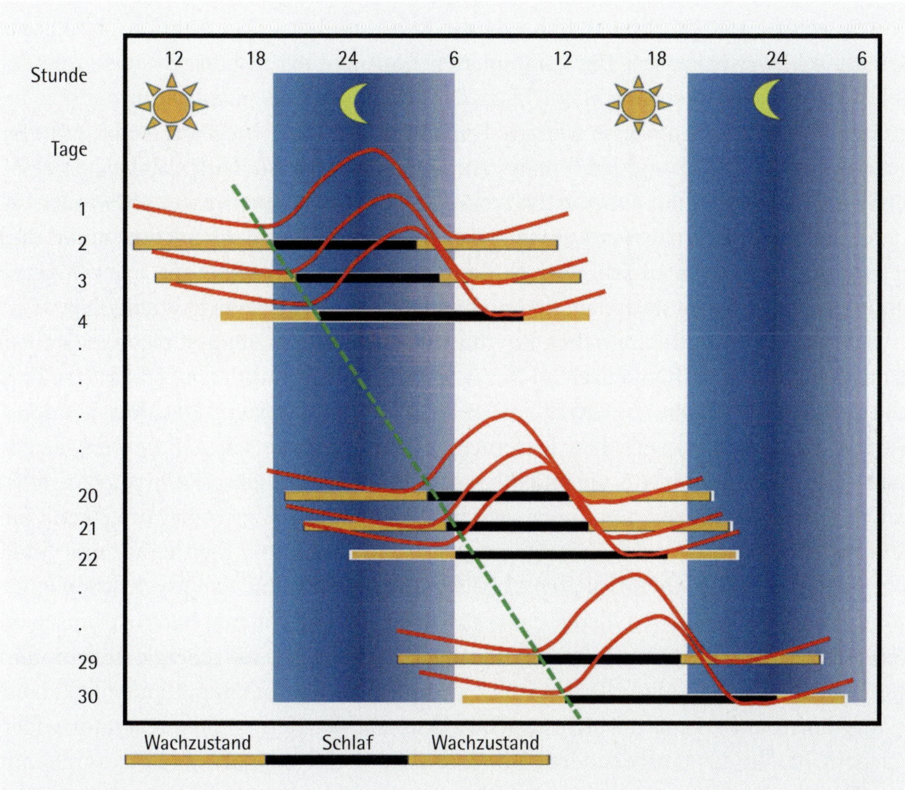

Abb. 23.16 Beziehung zwischen dem Einsetzen des Schlafs und der Körpertemperatur. Schematisches Diagramm der Schlaf-Aktivität-Zyklen eines Menschen, der von natürlichem Licht und von Zeitgebern für eine Dauer von 30 Tagen isoliert ist. Man beachte die zeitliche Verschiebung des natürlichen Tag-Nacht-Zyklus und die Variabilität in der Schlafdauer. Das Einsetzen der Schlafphase zeigt jedoch eine konstante Beziehung zum Anstieg der Körpertemperatur (gestrichelte grüne Linie). Die X-Achse stellt die Zeit in Tagesstunden untergliedert dar, die Y-Achse eine komprimierte 30-Tages-Sequenz; horizontale Linien: Wach-Schlaf-Zyklus, rote Linien: Körperkerntemperatur.

7. Zusammenfassung

Die Suche nach der zugrunde liegenden Gesetzmäßigkeit zwischen der Atmungs- und Herzfrequenzvariabilität hat eine lange Geschichte und ist weiterhin Gegenstand wissenschaftlicher Forschung. Da die Atmung teilweise bewußt kontrolliert werden kann, stößt die Quantifizierung ihrer Wirkung auf die HF auf eine signifikante methodische Hürde. Die Messung der Herzfrequenzvariabilität (HRV) ist ein bewährtes Instrument zur Prognose und Risikostratifizierung bei einer Vielzahl von Herz-Kreislauf-Erkrankungen, die sich aufgrund der unterschiedlichen beteiligten Faktoren nicht spezifizieren lassen. Die Entdeckung der Nichtgleichgewichtsprozesse in der Medizin und der Biologie ebnete den Weg zu einer erweiterten Sicht auf die Homöostase, basierend auf nichtlinearen Dynamiken. Puls und Atmung sind Beispiele für periodische, nichtlineare Dynamiken, die eine Phasen- und Frequenzsynchronisierung in Ganzzahl-Verhältnissen zeigen, welche sich am besten während der Ruhe- und der Regenerationsphasen des Schlafs nachweisen lassen. Die kombinierten Konzepte der offenen Systeme und der Selbstorganisation bieten die Möglichkeit, den Organismus als *räumliche* Struktur zu begreifen, in der Lebensprozesse wie z. B. Ernährung, Atmung, Kreislauf, Wachstum, Regeneration, Fortpflanzung und Sinneswahrnehmung *zeitlich* ablaufen. Lebensprozesse sind bei Pflanzen eng mit äußeren (makrokosmischen) Rhythmen verknüpft, werden bei Tieren und Menschen aber verinnerlicht. Ihre Synchronisierung scheint eine raum- und zeitsparende Funktion zu sein, welche die Entwicklung und Erhaltung einer höheren Organisation *fern* vom statischen thermodynamischen Gleichgewicht ermöglicht.

Das Spektrum der biologischen Rhythmen des Menschen umfasst mehrere Größenordnungen, von Hochfrequenzen im Nervensystem über die mittleren Perioden bei Puls und Atmung bis zu den Niederfrequenzen im Stoffwechselsystem. Das Herz-Kreislauf-System folgt makrokosmischen (externen) und mikrokosmischen (internen) Rhythmen über transkriptionelle und nicht-transkriptionelle zirkadiane Uhren, die selbst bei explantierten Herzpräparationen und in konserviertem Blut weiter bestehen. Eine funktionelle Gliederung des Zeitorganismus in Informations-, Rhythmus- und Stoffwechselsystem bildet die Brücke zwischen den somatischen und den psychischen Funktionen einerseits und den äußeren (makrokosmischen) und inneren (mikrokosmischen) Verhältnissen andererseits. Während Stoffwechselprozesse, die Energie liefern und die Funktion des gesamten Organismus aufrechterhalten, inhärente anabole/katabole Rhythmen aufweisen, die sich in Schwankungen der Kernkörpertemperatur widerspiegeln, basiert das hirngebundene Bewusstsein auf einem katabolen Prozess, der mit dem Tag-Nacht-Zyklus verbunden ist. Ohne externe Anhaltspunkte desynchronisieren sich beim Menschen die Schlaf- und Körpertemperaturzyklen, während sie sich bei Tieren abschwächen und schließlich gänzlich verschwinden, was auf einen grundlegenden Unterschied zwischen der menschlichen und der tierischen Organisation hinweist. Während das Bewusstsein bei Tieren untrennbar mit dem Lauf der Zeit verbunden ist und sie somit immer in der Gegenwart leben, können sich Menschen von der zeitlichen Aktualität loslösen, und daher Vergangenheit, Gegenwart und Zukunft erleben. Die entscheidende Kreislaufadaption, die dem Menschen dies ermöglicht, wird im folgenden Kapitel behandelt.

Literatur

1 Bischof, M.: Introduction to integrative biophysics. In: Popp, F.-A., Beloussov, L. (Hrsg.): Integrative Biophysics. Kluver Academic Publishers Dordrecht 2003. S. 1–115.

2 Billman, G. E.: Heart rate variability – a historical perspective. Frontiers in Physiology 2011; 2. S. 86.

3 Hales, S.: Statical essays: containing Haemastaticks No. 22, reprinted. History of Medicine Series. Vol. 2. Library of New York Academy of Medicine. Hafner Publishing New York 1964. S. 1733.

4 Ludwig, C.: Beiträge zur Kenntniss des Einflusses der Respirationsbewegungen auf den Blutlauf im Aortensysteme. Archiv für Anatomie, Physiologie und wissenschaftliche Medicin 1847; 4. S. 242–302.

5 Einthoven, W.: Über die Form des menschlichen Electrocardiogramms. Pflügers Archiv 1895; 60 (3). S. 101–123.

6 Holter, N. J.: New method for heart studies. Science 1961; 134 (3486). S. 1214–1220.

7 Hildebrandt, G., Moser, M., Lehofer, M.: Chronobiologie und Chronomedizin. Hippokrates-Verlag Stuttgart 1998.

8 Hildebrandt, G., Moog, R., Raschke, F.: Chronobiology & Chronomedicine: Basic Research and Applications. Peter Lang Verlag Berlin 1987.

9 Malik, M.: Task force of the European society of cardiology and the north American society of pacing and electrophysiology. Heart rate variability. Standards of measurement, physiological interpretation, and clinical use. European Heart Journal 1996; 17. S. 354–381.

10 Yasuma, F., Hayano, J.-I.: Respiratory sinus arrhythmia: why does the heartbeat synchronize with respiratory rhythm? Chest Journal 2004; 125 (2). S. 683–690.

11 Taylor, E. W., Jordan, D., Coote, J. H.: Central control of the cardiovascular and respiratory systems and their interactions in vertebrates. Physiological Reviews 1999; 79 (3). S. 855–916.

12 Nederend, I. et al.: Postnatal cardiac autonomic nervous control in pediatric congenital heart disease. Journal of Cardiovascular Development and Disease 2016; 3 (2). S. 16.

13 Moser, M. et al.: Heart rate variability as a prognostic tool in cardiology. A contribution to the problem from a theoretical point of view. Circulation 1994; 90 (2). S. 1078–1082.

14 Moser, M., Frühwirth, M., Kenner, T.: The Symphony of Life [Chronobiological Investigations]. IEEE Engineering in Medicine and Biology Magazin 2008; 27 (1). S. 29–37.

15 Horn, E., Lee, S.: Electronic evaluations of the fetal heart rate patterns preceding fetal death: further observation. American Journal of Obstetrics and Gynecology 1995; 87. S. 824–826.

16 Kleiger, R. E. et al.: Decreased heart rate variability and its association with increased mortality after acute myocardial infarction. The American Journal of Cardiology 1987; 59 (4). S. 256–262.

17 Lin, K. et al.: Combination of Ewing test, heart rate variability, and heart rate turbulence analysis for early diagnosis of diabetic cardiac autonomic neuropathy. Medicine 2017; 96 (45). e8296.

18 De Jong, M. M. J., Randall, D. C.: Heart rate variability analysis in the assessment of autonomic function in heart failure. Journal of Cardiovascular Nursing 2005; 20 (3). S. 186–195.

19 Nenna, A. et al.: Heart rate variability: a new tool to predict complications in adult cardiac surgery. Journal of Geriatric Cardiology 2017; 14 (11). S. 662.

20 Parati, G. et al.: Point: Counterpoint: Cardiovascular variability is/is not an index of autonomic control of circulation. Journal of Applied Physiology 2006; 101 (2). S. 676–682.

21 Taylor, J.: Point: counterpoint: Cardiovascular variability is/is not an index of autonomic control of circulation. Journal of Applied Physiology 2006. 101 (2). S. 676–682.

22 West, B. J.: The wisdom of the body; a contemporary view. Frontiers in Physiology, 2010. 1. S. 1.

23 Bischof, M.: Chronobiology. In: Popp, F.-A., Beloussov, L. (Hrsg.): Integrative Biophysics. Kluver Academic Publishers Dordrecht 2003. S. 44–48.

24 Schäfer, C. et al.: Heartbeat synchronized with ventilation. Nature 1998; 392 (6673). S. 239.

25 Hildebrandt, G.: Rhythmical function order and man's emancipation from the time factor. In: Schaeffer, K. S., Hildebrandt, G., Macbeth, N. (Hrsg.): Basis of an Individual Physiology. Futura Publishing New York 1979. S. 15–43.

26 Moser, M. et al.: Phase-and frequency coordination of cardiac and respiratory function. Biological Rhythm Research 1995; 26 (1). S. 100–111.
27 Guevara, M. R., Glass, L., Shrier, A.: Phase locking, period-doubling bifurcations, and irregular dynamics in periodically stimulated cardiac cells. Science 1981; 214 (4527). S. 1350–1353.
28 Kenner, T., Pessenhofer, H., Schwaberger, G.: Method for the analysis of the entrainment between heart rate and ventilation rate. Pflügers Archiv 1976; 363 (3). S. 263–265.
29 Rohen, J. W.: Morphologie des menschlichen Organismus. Verlag Freies Geistesleben Stuttgart 2007. S. 165–215.
30 Jerath, R. et al.: Role of cardiorespiratory synchronization and sleep physiology: effects on membrane potential in the restorative functions of sleep. Sleep Medicine 2014; 15 (3). S. 279–288.
31 Näsi, T. et al.: Spontaneous hemodynamic oscillations during human sleep and sleep stage transitions characterized with near-infrared spectroscopy. PLoS One 2011; 6 (10). e25415.
32 Bartsch, R. P. et al.: Phase transitions in physiologic coupling. Proceedings of the National Academy of Sciences 2012; 109 (26). S. 10181–10186.
33 Galletly, D., Larsen, P.: Cardioventilatory coupling during anaesthesia. British Journal of Anaesthesia 1997; 79 (1). S. 35–40.
34 Ahn, S., Solfest, Rubchinsky, L. L.: Fine temporal structure of cardiorespiratory syJ. nchronization. American Journal of Physiology 2014; 306 (5). S. 755–763.
35 Cabiddu, R. et al.: Modulation of the sympatho-vagal balance during sleep: frequency domain study of heart rate variability and respiration. Frontiers in Physiology 2012; 3. S. 45.
36 Wu, S.-D., Lo, P.-C.: Cardiorespiratory phase synchronization during normal rest and inward-attention meditation. International Journal of Cardiology 2010; 141 (3). S. 325–328.
37 von Bonin, D. et al.: Adaption of cardio-respiratory balance during day-rest compared to deep sleep – An indicator for quality of life? Psychiatry Research 2014; 219 (3). S. 638–644.
38 Bettermann, H. et al.: Effects of speech therapy with poetry on heart rate rhythmicity and cardiorespiratory coordination. International Journal of Cardiology 2002; 84 (1). S. 77–88.
39 Moser, M. et al.: Why life oscillates–from a topographical towards a functional chronobiology. Cancer Causes & Control 2006; 17 (4). S. 591–599.
40 Krüerke D. et al.: Can Speech-Guided Breathing Influence Cardiovascular Regulation and Mood Perception in Hypertensive Patients? The Journal of Alternative and Complementary Medicine 2018; 24 (3). S. 254–261.
41 Ben-Tal, A., Shamailov, S., Paton, J.: Evaluating the physiological significance of respiratory sinus arrhythmia: looking beyond ventilation–perfusion efficiency. The Journal of Physiology 2012; 590 (8). S. 1989–2008.
42 Rosslenbroich, B.: On the origin of autonomy: A new look at the major transitions in evolution. Springer Verlag New York 2014. S. 111–122.
43 Noble, D.: Claude Bernard, the first systems biologist, and the future of physiology. Experimental Physiology 2008; 93 (1). S. 16–26.
44 Cannon, W. B.: The wisdom of the body. Norton Boston 1932.
45 von Bertalanffy, L.: The theory of open systems in physics and biology. Science 1950; 111 (2872). S. 23–29.
46 Goldenfeld, N., Woese, C.: Life is physics: evolution as a collective phenomenon far from equilibrium. Annual Review of Condensed Matter Physics 2011; 2 (1). S. 375–399.
47 Pfaendner, P., Haupt. J. In: www.oberhaupt.org/tmp/PicturesRB.zip. (Abfrage 30.08.2018).
48 Prigogine, I., Stengers, I.: Order out of chaos: Man's new dialogue with nature. Bantam Books. New York 1984. S. 131–176.
49 Kellert, S. H.: On the way to dynamic understanding. In: Hull, D. L. (Hrsg.): In the wake of chaos: unpredictable order of dynamical systems. University of Chicago Press Chichago 1993. S. 104–105.
50 Winfree, A. T.: The prehistory of the Belousov-Zhabotinsky oscillator. Journal of Chemical Education 1984. 61 (8). S. 661.
51 Pertsov, A. M. et al.: Spiral waves of excitation underlie reentrant activity in isolated cardiac muscle. Circulation Research 1993; 72 (3). S. 631–650.

52 Winfree, A. T.: Patterns of timing in three dimensional space, in When time breaks down: the three-dimensional dynamics of electrochemical waves and cardiac arrhythmias. Princeton University Press Princeton 1987. S. 189–247.
53 Heusser, P.: Anthroposophie und Wissenschaft. Verlag am Goetheanum Dornach 2016. S. 110–182.
54 Wu, K.-T. et al.: Transition from turbulent to coherent flows in confined three-dimensional active fluids. Science 2017; 355 (6331). S. 1979.
55 Morozov, A.: From chaos to order in active fluids. Science 2017; 355 (6331). S. 1262–1263.
56 Dalmau, R., Furst, B.: Continuing the Debate: Branko Furst's Alternative Model and the Role of the Heart. Pharmacy and Therapeutics 2017; 42 (7). S. 443–445.
57 Wikipedia https://en.wikipedia.org/wiki/Kairos. (Abfrage 09.04.2018).
58 Steiner, R.: Die Rätsel der Philosophie (GA 18). Rudolf Steiner Verlag Dornach 1985. II. Band, 7. Kapitel.
59 Prigogine, I., Stengers, I.: Order out of chaos: Man's new dialogue with nature. Bantam Books. New York 1984. S. 291–313.
60 Prigogine, I.: The end of certainty. The Free Press. New York 1997. S. 9–56.
61 Fuchs, T.: The cyclical time of the body and its relation to linear time. Journal of Consciousness Studies 2018; 25 (7/8). S. 47–65.
62 Rohen, J. W.: Morphologie des menschlichen Organismus. Verlag Freies Geistesleben Stuttgart 2000. S. 26–75.
63 Weger, U. W., Edelhäuser, F.: The role of the brain during conscious experience: In search of a new metaphor. Journal of Consciousness Studies 2014; 21 (11/12). S. 111–129.
64 Steiner, R.: Von Seelenrätseln (GA 21). Rudolf Steiner Verlag Dornach 1983.
65 Gillette, M. U., Sejnowski, T. J.: Biological clocks coordinately keep life on time. Science 2005; 309 (5738). S. 1196–1198.
66 Edery, I.: Circadian rhythms in a nutshell. Physiological Genomics 2000; 3 (2). S. 59–74.
67 Steiner, R.: Das Verhältnis der verschiedenen naturwissenschaftlichen Gebiete zur Astronomie (GA 323). Rudolf Steiner Verlag Dornach 1997. Vortrag vom 6. Januar 1921.
68 Rivkees, S. A.,: Developing circadian rhythmicity in infants. Pediatrics 2003; 112 (2). S. 373–381.
69 Cutler, W. B.: Lunar and menstrual phase locking. American Journal of Obstetrics and Gynecology 1980; 137 (7). S. 834–839.
70 Rohen, J. W.: Morphologie des menschlichen Organismus. Verlag Freies Geistesleben Stuttgart 2007. S. 26–38.
71 Rosslenbroich, B.: On the origin of autonomy: A new look at the major transitions in evolution. Springer Verlag New York 2014. S. 92–95.
72 Scholander, P., Hargens, A. R., Miller, S. L.: Negative pressure in the interstitial fluid of animals. Science 1968; 161 (3839). S. 321–328.
73 Martino, T. A., Young, M. E.: Influence of the cardiomyocyte circadian clock on cardiac physiology and pathophysiology. Journal of Biological Rhythms 2015; 30 (3). S. 183–205.
74 Bray, M. S., et al.: Disruption of the circadian clock within the cardiomyocyte influences myocardial contractile function, metabolism, and gene expression. American Journal of Physiology 2008; 294 (2). S. 1036–1047.
75 Tu, B. P., McKnight, S. L.: Metabolic cycles as an underlying basis of biological oscillations. Nature Reviews Molecular Cell Biology 2006; 7 (9). S. 696.
76 Cho, C.-S. et al.: Irreversible inactivation of glutathione peroxidase 1 and reversible inactivation of peroxiredoxin II by H_2O_2 in red blood cells. Antioxidants & Redox Signaling 2010; 12 (11). S. 1235–1246.
77 O'Neill, J. S., Reddy, A. B.: Circadian clocks in human red blood cells. Nature 2011; 469 (7331). S. 498.
78 Aalkjær, C., Boedtkjer, D., Matchkov, V.: Vasomotion – what is currently thought? Acta Physiologica 2011; 202 (3). S. 253–269.
79 Pradhan, R., Chakravarthy, V.: Informational dynamics of vasomotion in microvascular networks: a review. Acta Physiologica 2011; 201 (2). S. 193–218.
80 Rosslenbroich, B.: On the origin of autonomy: A new look at the major transitions in evolution. Springer Verlag New York 2014. S. 19–40.

81 Hildebrandt, G.: Zur Physiologie des rhythmischen Systems. Der Merkurstab 1986; 39 (1). S. 8–30.

82 Husemann, A.: Der musikalische Bau des Menschen. Entwurf einer plastisch-musikalischen Menschenkunde. Verlag Freies Geistesleben Stuttgart 1989.

83 Nummenmaa, L. et al.: Bodily maps of emotions. Proceedings of the National Academy of Sciences 2014; 111 (2). S. 646–651.

84 Verhulst, J.: Der Erstgeborene. Mensch und höhere Tiere in der Evolution. Verlag Freies Geistesleben Stuttgart 1999. Kapitel 6.

85 Bos, A., van der Bie, G.: The anthroposophical view of the human being. In: van der Bie, G. (Hrsg.): Foundations of anthroposophical medicine. Floris Books Edinburgh 2005. S. 211–238.

86 Girke, M.: Innere Medizin. Salumed Verlag Berlin 2012. S. 7–46.

87 Lack, L. C. et al.: The relationship between insomnia and body temperatures. Sleep Medicine Reviews 2008; 12 (4). S. 307–317.

88 Dibner, C., Schibler, U., Albrecht, U.: The mammalian circadian timing system. organization and coordination of central and peripheral clocks. Annual Review of Physiology 2010; 72. S. 517–549.

89 Chellappa, S. L., Lasauskaite, R., Cajochen, C.: In a Heartbeat: Light and Cardiovascular Physiology. Frontiers in Neurology 2017; 8. S. 541.

90 Nadel, E.: Regulation of Body Temperature. In: Boron W. F., Boulpaep, E. L. (Hrsg.): Medical physiology: a cellular and molecular approach. Saunders Philadelphia 2003. S. 1231–1255.

91 Aschoff, J.: The circadian rhythm of body temperature as a function of body size. A Companion to Animal Physiology 1982. S. 173–188.

92 Kräuchi, K.: How is the circadian rhythm of core body temperature regulated. Springer Verlag New York 2002.

93 Segal, S. S.: Special Circulations. In: Boron W. F., Boulpaep, E. L. (Hrsg.): Medical physiology: a cellular and molecular approach. Saunders Philadelphia 2003. S. 558–573.

94 Taylor, N. A., Machado-Moreira, C. A.: Regional variations in transepidermal water loss, eccrine sweat gland density, sweat secretion rates and electrolyte composition in resting and exercising humans. Extreme Physiology & Medicine 2013; 2 (1). S. 4.

95 Rowell, L. B.: Human experimentation: No accurate, quantitative data? Journal of Applied Physiology 2007; 102 (3). S. 837–840.

96 Rowell, L. B.: Cardiovascular adjustments to thermal stress. In: Shepherd J. T., Abboud F. M. (Hrsg.): Handbook of Physiology. The Cardiovascular System. Peripheral Circulation and Organ Blood Flow. American Physiological Society Bethesda 1983. S. 967–1023.

97 Aschoff, J., Weaver, R.: Spontanrhythmik des Menschen bei Ausschluss aller Zeitgeber. Naturwissenschaft 1962; 49. S. 337–342.

98 Aschoff, J.: Adaptive cycles: their significance for defining environmental hazards. International Journal of Biometeorology 1967; 11 (3). S. 255–278.

99 Czeisler, C. A. et al.: Human sleep: its duration and organization depend on its circadian phase. Science 1980; 210 (4475). S. 1264–1267.

100 Refinetti, R., Menaker, M.: The circadian rhythm of body temperature. Physiology & Behavior 1992; 51 (3). S. 613–637.

KAPITEL 24

Der Effekt der Schwerkraft und der aufrechten Körperhaltung auf den Kreislauf

„Die Befreiung vom Zwang der Schwerkraft bildet den fundamentalen Unterschied zwischen der aufrechten menschlichen Haltung und der Körperhaltung höherer Tiere.“

Jos Verhulst, 2003

Die Anpassung an die Schwerkraft ist eine unabdingbare Voraussetzung für das Leben auf der Erde und spielt eine wesentliche Rolle bei der Strukturierung des Bewegungsapparat und der Verteilung der Körperflüssigkeiten. Rund 60 % der Muskelmasse (Rumpf und untere Extremitäten) sind darauf ausgelegt, der Schwerkraft entgegenzuwirken. Das sich bewegende Blut besitzt einen starken Impuls und ein Lagewechsel erfordert besondere adaptive Reaktionen, um es optimal zu verteilen. Das menschliche Gehirn nimmt den höchsten Punkt des Körpers ein, was es besonders anfällig für den passiven Effekt der Schwerkraft macht. Als Folge der aufrechten Haltung kann es zu einer lagebedingten Kreislaufstörung kommen (orthostatische oder vasovagale Synkope), eine kurz andauernde, selbstlimitierende Bewusstlosigkeit, die nur bei Menschen vorkommt.* Im Gegensatz zu Vierbeinern, deren Körperlängsachse parallel zum Boden verläuft, verbringen Menschen mehr als zwei Drittel ihres Lebens in der aufrechten oder sitzenden Position unter Überwindung des Schwerkraft-Vektors. Die Beibehaltung des aufrechten Gangs ist im Vergleich zu Vierbeinern jedoch nur mit einem minimalen Anstieg des Energieverbrauchs verbunden. Beim stehenden Menschen steigt der Sauerstoffverbrauch nur um 7 % im Vergleich zur Ruheposition (Rückenlage). Bei Hunden hingegen erhöht sich beim Vierfüßlerstand der Energiebedarf um 48 % und steigt auf 68 % über dem Ruhewert, wenn sie sich in den unnatürlichen Zweifüßlerstand begeben [3]. Um der Schwerkraft entgegenzuwirken, entwickelten Menschen und große Wirbeltiere diverse kurzfristige neuronale und langfristige humorale Anpassungen [→ Abb. 24.1], die den mittleren Arteriendruck bei einem Lagewechsel oder bei plötzlicher Beschleunigung ausgleichen und aufrechterhalten. Wassertiere mit Kiemenatmung sowie von Fruchtwasser umgebene Säugetierembryonen haben diese nicht. Bei ihnen erfolgt die Verteilung des Blutvolumens unabhängig von der Lage. Wir sahen bereits, dass die evolutionäre Anpassung an die Wasserumgebung von dem vorwiegend venösen Einkreislaufsystem adäquat unterstützt wird, wie es auch bei Säugetierembryonen der Fall ist [→ Kap. 11.4.2].

---

* Selbst unter extremen Umgebungsbedingungen kommt es bei Tieren nicht zu einem Kreislaufkollaps. Mehrere Vogelarten überfliegen den Himalaya in einer Höhe von 9000 m über dem Meeresspiegel bei einem atmosphärischen Druck von 0,3 atm, 220 mmHg (30 kPa) und einer Luftsauerstoffspannung von 30 Torr (3 kPa) ohne Unterbrechung [1]. Tief tauchende Meeressäuger bilden das andere Ende des Spektrums: Pottwale können 30–50 min lang 600–1200m tief und See-Elephanten bis zu 120 min in eine Tiefe von 1500m (bei hydrostatischen Druck von 150 atm) tauchen [2].

Ziel dieses Kapitels ist es zunächst, die physiologische Kreislaufreaktion auf die aufrechte Haltung zu untersuchen und die Organisationsebenen zu definieren, die für ihre Aufrechterhaltung verantwortlich sind (siehe [4] und [5] für eine ausführliche, vergleichende morphologische Diskussion der aufrechten Haltung des Menschen). Nach einer Betrachtung des umstrittenen Siphoneffekts im Zusammenhang mit der Hirnperfusion sind sowohl wichtige Eigenschaften der zerebralen Blutversorgung als auch die Abhängigkeit der Hirnfunktion von der Auftriebskraft zu diskutieren. Wird der Mensch der Mikrogravitation ausgesetzt, fallen die hydrostatischen Druckgradienten weg und es erfolgt eine kopfwärts gerichtete Verlagerung des Blutes und der extrazellulären Körperflüssigkeiten. Mikrogravitationsexperimente weisen auf die Existenz eines körpereigenen „Auftriebsfelds" hin. Die Gesamtkörperflüssigkeit (60 % des Gesamtkörpergewichts), welche die festeren Elemente wie Bindegewebe, Fett, Sehnen und Knochenmatrix umspült [→ Abb. 15.2], erzeugt diesen Auftrieb. Im Menschen verläuft der Auftriebsvektor parallel zur Längsachse des Körpers und arbeitet dem Schwerkraft-Vektor entgegen. Das Herz befindet sich am Schnittpunkt zwischen Schwerkraft und Leichte (Auftriebskraft).

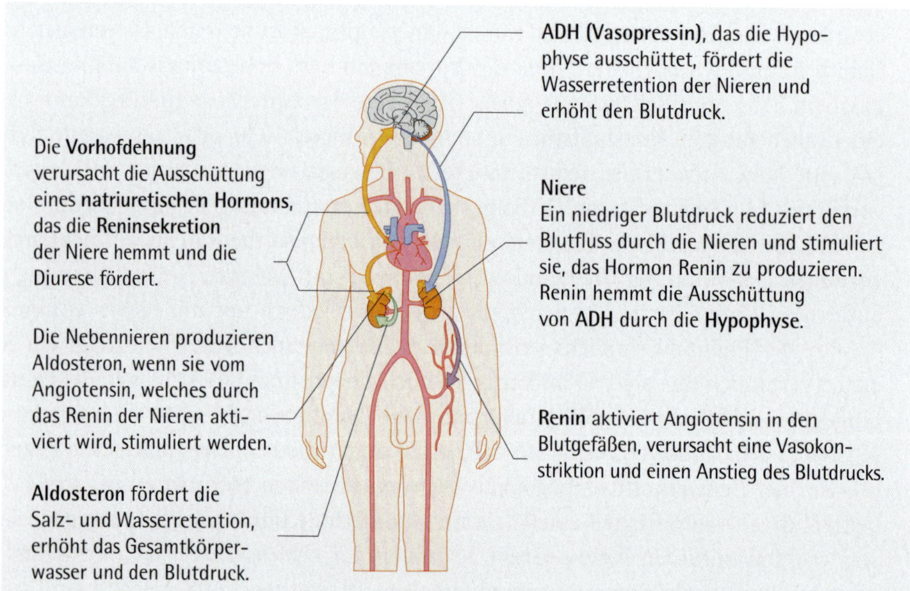

Abb. 24.1 Übersicht über die Hauptorgane und Hormone, die an der langfristigen (neurohormonalen) Kontrolle des Gesamtkörperwassers und des arteriellen Drucks beteiligt sind (adaptiert von Motifolio Inc.).

1. Kreislaufreaktion auf die aufrechte Körperhaltung

Ein aktiver Wechsel von der Rückenlage in eine stehende Position führt zum sofortigen Anstieg der Herzfrequenz und einem Abfall des zentralen arteriellen Drucks. Hydrostatische Drucke (arteriell und venös) unterhalb des Herzens steigen mit der Verlagerung von 600–900 ml Blut aus dem zentralen Blutkompartiment (große Thoraxgefäße) in die abhängigen Körperteile [→ Abb. 24.2]. Extravasation von Plasmaflüssigkeit bei längerem

Stehen reduziert zusätzlich das effektive Blutvolumen. Ein verringerter venöser Rückfluss führt zu einer reduzierten Füllung des rechten Ventrikels und aufgrund der begrenzten Blutreserve im Lungenkreislauf zu einer Abnahme des Schlagvolumens und des Herzzeitvolumens [Frank-Starling-Effekt → Kap. 16.1]. Der anfängliche Abfall des zentralen (aortalen) Drucks wird durch die metabolisch induzierte Dilatation der Muskelgefäße verstärkt [→ Kap. 17.1]. Die Venenklappen reduzieren maßgeblich das Pooling des venösen Blutes. Ihre wichtige Funktion zeigt sich erst, wenn sie fehlen, wie es bei Menschen mit angeboren fehlenden Venenklappen der Fall ist, die unter einer dauerhaften orthostatischen Intoleranz leiden [6]. Die Venenklappen unterbrechen die hydrostatische Blutsäule, verringern die Transsudation des Plasmas und das schwerkraftabhängige Ödem. Respiratorische Exkursionen des Diaphragmas (Atempumpe) und Venenkompression durch Muskelkontraktion beim Stehen und Gehen unterstützen den venösen Rückstrom (für weitere Erläuterungen zur Muskelpumpe siehe Kap. 17.1.2).

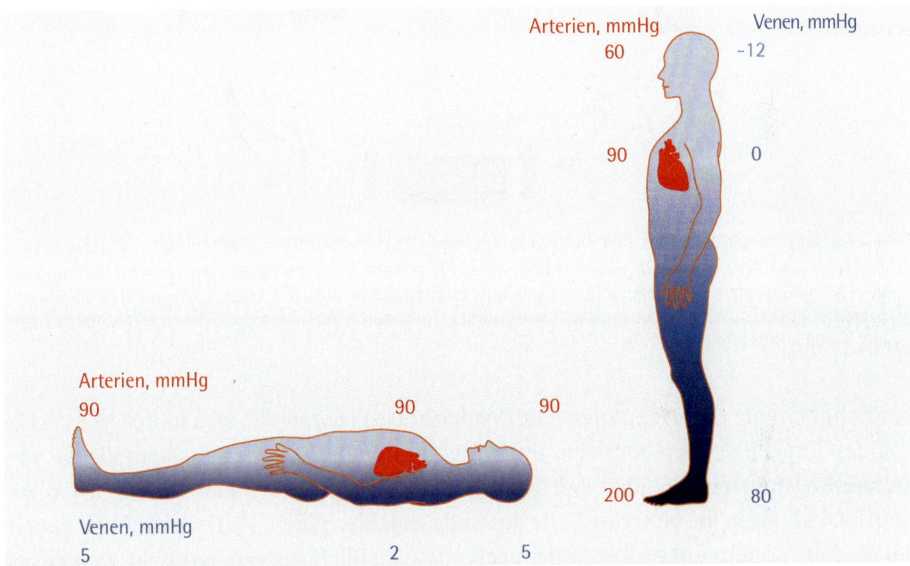

Abb. 24.2 Verteilung des arteriellen (rote Werte) und venösen (blaue Werte) Drucks in aufrechter Position und in Rückenlage (Null-Referenzpunkt in Höhe des rechten Vorhofs.) In der Rückenlage sind der arterielle und der venöse Druck gleichmäßig über die horizontale Achse verteilt. Im Stehen erhöht sich der arterielle Druck durch das Gewicht der Blutsäule unterhalb des Herzens und nimmt entsprechend oberhalb des Herzens ab. Das venöse Blut staut sich in der unteren Körperhälfte (dunkelblau). Die Venenklappen unterbrechen die Blutsäule und reduzieren den hydrostatischen Effekt. Der negative Druck in der Brusthöhle und in der Schädelhöhle wirkt der Schwerkraft entgegen.

Die von den arteriellen und kardiopulmonalen Barorezeptoren vermittelte Reflex-Vasokonstriktion und gewebespezifische mikrovaskuläre humorale Anpassungen [→ Kap. 21.2], gelten als Hauptfaktoren der kardiovaskulären Kontrolle der Orthostase [→ Abb. 24.3]. Hochdruck-Mechanorezeptoren im Aortenbogen und Sinus caroticus mit ihren neuronalen Projektionen zum medullären Kreislaufzentrum wirken als Sensoren der negativen Feedbackschleife, das Herz und die Blutgefäße als Effektoren. Eine Abnahme des arteriellen Drucks, entweder aufgrund von schwerkraftbedingtem Pooling oder Vasodilatation, senkt die Barorezeptor-Feuerungsrate, führt zu Tachykardie (innerhalb von 5 bis 15 Sekunden) und zur sympathisch vermittelten Vasokonstriktion. Als Reaktion auf einen erhöhten Druck kommt es zu Bradykardie und einem vagal vermittelten Blutdruckabfall innerhalb eines einzigen Herzschlags [7].

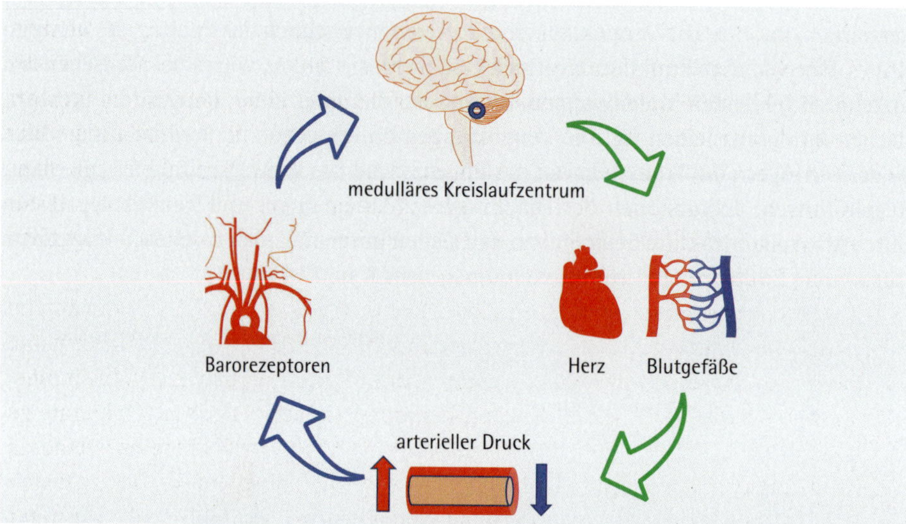

Abb. 24.3 Barorezeptorkontrolle des Blutdrucks. Die Hochdruckrezeptoren im Aortenbogen und Sinus caroticus nehmen den Anstieg des arteriellen Drucks (roter Pfeil) wahr als statische und dynamische Dehnung der Gefäßwand, gekoppelt mit dem Herzschlag. Das Signal erreicht das medulläre Kreislaufzentrum über vagale und glossopharyngeale Afferenzen. Die Blutdruckanpassung erfolgt durch Verlangsamung der Herzfrequenz und periphere Vasodilatation (blauer Pfeil).

Kardiopulmonale Barorezeptoren sind Niederdrucksensoren, die sich in den Ventrikeln und den Lungengefäßen befinden. Ihre afferenten Impulse erreichen ebenfalls das medulläre Kreislaufzentrum über den Vagusnerv, während die sympathischen Fasern der Haut und Muskeln die efferente Seite des Reflexbogens bilden [7]. Gemäß einem aktuellen Modell zur autonomen Kontrolle regelt ausschließlich das sympathische Nervensystem den Blutfluss im systemischen Kreislauf (mit Ausnahme von Organen mit doppelter Innervierung wie Herz, Lunge, Auge usw.) [8]. Das Modell lieferte wichtige Hinweise zum allgemeinen Verständnis der lageabhängigen Herz-Kreislauf-Kontrolle.

Die in den letzten drei Jahrzehnten gesammelten Daten zeigen, dass die Gleichgewichtsorgane, Utriculus, Sacculus (welche die Wahrnehmung der steten, linearen Beschleunigung registrieren) und Bogengänge (welche die plötzliche und progressive Drehbeschleunigung vermitteln) den Blutdruck während Bewegung und Lageveränderung signifikant modulieren.* Diese Effekte werden vom vestibulo-sympathischen

* In aufrechter Position befindet sich der Schwerpunkt des Körpers vor dem zweiten Sakralwirbel. Kumulative Schwerpunkte der einzelnen Organe und Gliedmaßen liegen in der Frontalebene, die durch die Fersen, Knie und Hüfte verläuft und über die Gelenkverbindung von Atlas und Hinterhauptbein aufsteigt, wo sie die Ebene kreuzt, welche die Gleichgewichtsorgane verbindet. Somit ist die Lage der Gleichgewichtsorgane im Kopf des Menschen in der Frontalebene optimal. Bei Menschenaffen dagegen befinden sich die Gleichgewichtsorgane vor der Frontalebene und bei Vierbeinern am äußersten Ende des Körpers [4].

Reflex (VSR) integriert und über die sympathischen Fasern in die Skelettmuskeln verteilt [9]. Direkte Mikroelektrodenaufzeichnungen der sympathischen Muskelaxone zeigen, dass ein Anstieg der sympathischen Muskelaktivität mit dem Herzschlag gekoppelt ist. Interessanterweise stellen die arteriellen Barorezeptoren einen festen Bestandteil des Reflexbogens dar. Der VSR unterscheidet sich von mittels Hoch- und Niederdruck-Barorezeptoren ausgelösten Reaktionen dadurch, dass er schon eintritt, *bevor* es zu Volumenumverteilungen im Körper kommt (siehe auch Kap. 23.5 zur antizipatorischen oder Feedforward-Regulierung). Die sympathische Nervenaktivität der Haut ist dagegen primär an der Wärmeregulierung beteiligt und spiegelt die emotionale Verfassung wider. Da die Blutversorgung von Muskel und Haut einen großen Anteil des Herzzeitvolumens ausmacht, trägt die antizipatorische sympathische Muskel- und Hautaktivität, z. B. bei Bewegung, Lagewechsel und unterschiedlichen emotionalen Verfassungen, maßgeblich zur Kreislaufkontrolle bei [10].

Zwei Reflexsysteme scheinen für die optimale Durchblutung des Gehirns während einer plötzlichen Lageveränderung verantwortlich zu sein: das direkte VSR-System und die Aktivierung der Hochdruck-Barorezeptoren, die mit der oben genannten inhärenten Verzögerung erfolgt (5–15 Sek.). Ein einzelner, unverzögerter Reflexbogen könnte zu einer gefährlichen Neubestimmung des „Sollwertes" von Hochdruck-Barorezeptoren und damit zu einer Abwärtsspirale mit orthostatischem Kollaps führen [7]. Von Bedeutung ist die Tatsache, dass VSR-Reflexe bei Tieren gewebespezifisch sind, also unterschiedlich für Arterien der Muskulatur, der Haut sowie der Eingeweide, und zusätzlich eine topographische Spezifität besitzen, z. B. Vorder- versus Hinterbeine. Bei Menschen scheinen jedoch nur gewebespezifische Muster vorhanden zu sein [9].

Während zahlreiche Daten auf die Bedeutung des Gleichgewichtsystems bei der kardiovaskulären Kontrolle von Tieren hinweisen, ist seine Funktion beim Menschen schwieriger zu bestimmen. Beispielsweise führen Läsionen des Nervus vestibularis bei anästhesierten und gelähmten Katzen in Kopfhochlage zu einer ausgeprägten Störung der Blutdruckregulierung. Es gibt jedoch keine Berichte über signifikante Blutdruckstörungen nach der operativen Entfernung des Labyrinths beim Menschen. Das lässt vermuten, dass der unterschiedliche vestibulo-sympathische Reflex einen wichtigen Indikator für die prinzipiell unterschiedliche Physiologie zwischen zwischen Menschen und Vierbeinern darstellt [9]. Ist es möglich, dass die enge Integration der Barozeptor- und Gleichgewichtsreflexe bei Tieren auf eine stärkere Abhängigkeit vom Gravitationsfeld hinweist, als dies beim Menschen der Fall ist?

1.1 Die Blutsäule als Vermittler der Lagewahrnehmung im Menschen

Obwohl weitgehend anerkannt ist, dass visuelle und vestibuläre Informationen eine wichtige Rolle bei der Orientierung im Raum und der Aufrechterhaltung des lokomotorischen Gleichgewichts spielen, wies man die Bedeutung der extravestibulären Mechanorezeptoren erst vor Kurzem nach. Studien an Patienten mit gestörter Gleichgewichtsfunktion (aufgrund von Krankheit, Trauma oder bilateraler operativer Entfernung des Gleichgewichtsorgans) zeigten, dass ihre Fähigkeit, eine aufrechte Haltung beizubehalten, fast identisch mit der Kontrollgruppe war, sogar wenn visuelle Anhaltspunkte fehlten [11]. Man nahm bisher an, dass diese Patienten auf propriozeptive Informationen von den Gelenken, Sehnen, Muskeln und der Haut angewiesen sind. Psychophysiologische Versuche von Horst Mittelstaedt et al. mit Patienten mit Labyrinthstörung zeigten jedoch, dass die im Schwerefeld unterschiedlich ausgerichtete Blutsäule der großen Gefäßen auch eine somatische Schwerkraftinformation vermittelt [12]. Dies bestätigte sich, als man Probanden auf eine Schlittenzentrifuge setzte, die sich mit konstanter Geschwindigkeit in einem abgedunkelten Raum drehte (um visuelle Anhaltspunkte auszuschalten). Die Verlagerungen des Blutes wurden mittels Körperplethysmografie gemessen und durch Anwendung eines positiven/negativen Drucks auf den Unterkörper kontrolliert [13]. Das Versuchsprotokoll stellte sicher, dass die Schwerkrafteffekte auf die Gleichgewichtsorgane neutralisiert wurden, sodass Probanden die kaudalen und kranialen Verschiebungen des Blutes als Kopfhoch- bzw. Kopftieflage empfanden. Diese Ergebnisse lassen vermuten, dass beim Menschen neben dem Sehsinn ein separates Informationssystem für die Wahrnehmung der Körperhaltung vorhanden ist, das durch die vertikale Ausrichtung der „Blutsäule“ vermittelt wird [14].

2. Die Siphonkontroverse

Die Physiologen des 19. Jahrhunderts waren sich durchaus der Tatsache bewusst, dass sich bei Vierbeinern der größere Teil des Blutvolumens in den Gefäßen in der Nähe des Herzens befindet und dass der passive Effekt der Schwerkraft die Kammerfüllung unterstützt [→ Abb. 24.4]. Experimente zeigten, dass die erzwungene Haltung eines Tieres in vertikaler Position zum Tode führt, vermutlich durch Pooling des Blutes in den abhängigen Bereichen (siehe [15] für weitere Literatur).

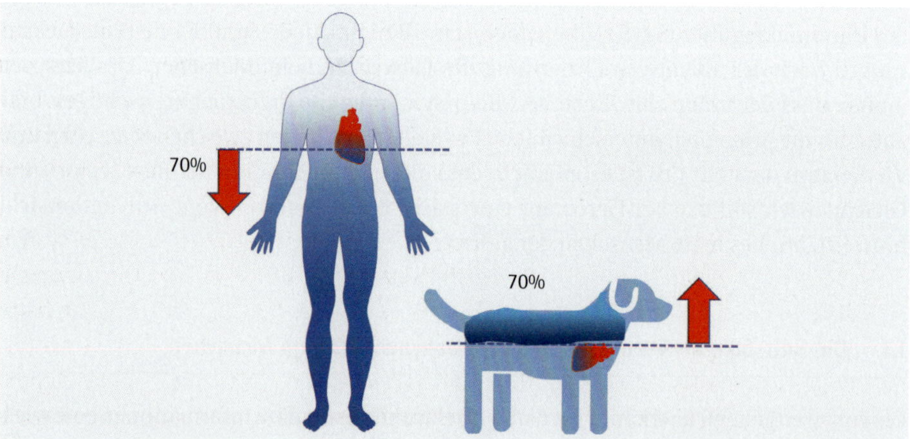

Abb. 24.4 Schwerkraftabhängige Blutverteilung bei Hund und Mensch. Aufgrund des schwerkraftbedingten Poolings befindet sich der größere Teil des Blutvolumens beim aufrecht stehenden Menschen unterhalb des Herzens. Bei Vierbeinern sind schätzungsweise 70 % des Blutvolumens oberhalb des Herzens verteilt. Die relativ tiefe Lage des Herzens begünstigt seine schwerkraftbedingte Füllung.

Bei Wasserschlangen und einigen Bodenschlangen beispielsweise kommt es zum Kreislaufstillstand und zu negativem Blutdruck im Kopf, wenn man sie in eine Kopfhochlage bringt [16]. Man vermutete daher, dass bei Menschen und großen Tieren das *Siphonprinzip* die Blutversorgung im Kopf unterstützt [→ Abb. 24.5]. Sollte dies tatsächlich der Fall sein, wäre keine zusätzliche Arbeit des Herzens erforderlich, um das Blut gegen die Schwerkraft anzuheben, da der negative Druck am oberen Ende des Siphons, d. h. in den Gefäßen des Kopfes, der Schwerkraft entgegenwirken würde. Der Blutfluss in den auf- und absteigenden Gefäßen würde sich entsprechend ausgleichen.

Das Siphonprinzip basiert auf dem Energieerhaltungsgesetz (siehe *Hydrodynamica*, 1738) nach Daniel Bernoulli (1700–1782). Dies besagt, dass bei einer idealen Flüssigkeit, die keinen Energieverlust durch Reibungswiderstand hat, die Summe aus hydrostatischem Druck (P), Gravitationsfeldenergie (ρ.G.z) und kinetischer Energie ($\frac{1}{2}\ \rho.v^2$) konstant bleibt und die Werte miteinander vertauschbar sind:

$$P + \rho.G.z + \tfrac{1}{2}\ \rho.v^2 = \text{Konstante} \qquad (24.1)$$

wobei P für den Druck, ρ für die Flüssigkeitsdichte, G für die Gravitationsbeschleunigung, z für die Höhe in Bezug auf den Referenzpunkt und v für Geschwindigkeit stehen. Es sei nebenbei erwähnt dass Bernoullis Gesetz allgemein auf theoretische Kreislaufmodelle angewendet wird [→ Kap. 14.1].

Die Frage, ob das Herz-Kreislauf-System nach dem Siphonprinzip funktioniert, stellte sich jedoch insbesondere in Bezug auf die zerebrale Blutversorgung bei Menschen und großen Tieren. Der Siphoneffekt ist seit mehr als einem Jahrhundert Gegenstand einer hitzigen Debatte unter Physiologen.* Leonard E. Hill (1866–1952) und Harold L. Barnard (1868–1908) untersuchten die Schwerkrafteffekte bei anästhesierten Hunden in aufrechter Haltung und stellten fest, dass *„die (Siphon) Lehre vollkommen falsch und nicht auf das Herz-Kreislauf-System anwendbar ist, bei dem Arterien einerseits und die Venen andererseits eine höchst unterschiedlicher Dehnbarkeit und Elastizität aufweisen.“*[18] In jüngerer Zeit brachten Roger S. Seymour und Kjell Johansen ähnliche Einwände vor und behaupteten, dass *„aufgrund der kollabierbaren Venen die Schwerkraftgradienten auf der arteriellen und der venösen Seite der Kreislaufs oberhalb des Herzens nicht übereinstimmen, wie es bei einem funktionsfähigen Siphon der Fall sein müsste.“* [19]

Ferner argumentiert man, dass das Herz in einem geschlossenen Kreislaufsystem nicht in der Lage ist, die hydrostatische Blutsäule zwischen Herz und Kopf aufrecht zu erhalten. Der Blutfluss würde stoppen, was einen Kreislaufkollaps zur Folge hätte. Das ist genau der Grund dafür, dass der zentrale arterielle Blutdruck stets größer ist als der hydrostatische Druck der Blutsäule oberhalb des Herzens. Schließlich behaupten die Gegner der Siphontheorie, dass die potenzielle Energie, die das Blut beim Antrieb zum Kopf gewinnt, durch den Reibungswiderstand in den zerebralen Gefäßen und den teilkollabierten Venen im Hals verloren geht. Seymour et al. beschrieben ein einfaches

* Interessant ist, dass William Harvey (1578–1657) den Blutfluss durch die Arterien dem Siphoneffekt zuschrieb [17] [→ Kap. 14.1].

Labormodell mit Wasserfluss in dünnen (kollabierbaren) Gummischläuchen, um ihre Behauptung zu untermauern [20].

Die Anhänger der Siphontheorie behaupten dagegen, dass der entscheidende Faktor in Bernoullis Gesetz die Gravitationskraft ist, die gleich starke aber entgegen gerichtete Effekte auf ein bestimmtes Flüssigkeitsvolumen in einem vertikalen Rohr ausübt. Mit dem Ansteigen der Flüssigkeit nimmt der Gravitations*druck* um $\rho.G.z$ ab und das Gravitations*potenzial* steigt um den gleichen Wert [21]. Versuche mit Hydraulikmodellen zeigten, dass sich der Fluss in vertikalen flexiblen Schläuchen nicht von dem in starren Rohren unterscheidet; beide unterliegen gleichermaßen der Schwerkraft [22]. James M. Hicks und Henry S. Badeer sehen einen entscheidenden Unterschied zwischen einem „offenen" System – bei dem die Schwerkraft den Aufwärtsfluss verhindert, aber den Abwärtsfluss verursacht – und einem „geschlossenen" System, wie es beim Kreislauf der Fall ist, bei dem das Herz die notwendigen Druckgradienten liefert, um den Reibungswiderstand zu überwinden [→ Abb. 24.5]. Hicks und Badeer stellten eine kombinierte Bernoulli-Poiseuille-Gleichung auf, die neben dem Verlust von kinetischer und Potenzialenergie auch die Abwärme aufgrund von Reibungswiderstand berücksichtigt [22].

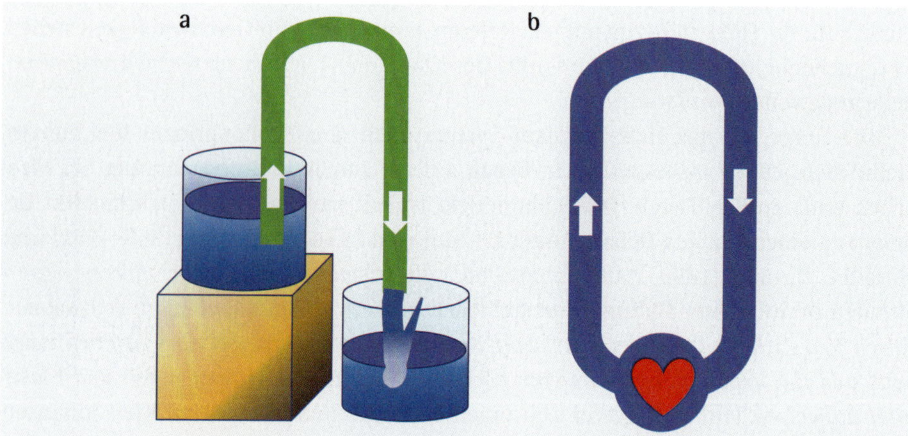

Abb. 24.5 Das Siphonprinzip. Ein offener Siphon ist ein umgekehrtes U-förmiges Rohr, das dazu dient, einen Flüssigkeitsstrom ohne Pumpantrieb über das Niveau des Reservoirs hoch zu befördern, angetrieben durch die Kombination aus Gravitationsdruck und Sog, die in dem Rohr entstehen (**a**). Nach Aktivierung fließt der Aufwärtsstrom der Flüssigkeit in dem kürzeren Rohr des Siphons unabhängig von der Höhe der Schleife. Siphon mit geschlossenem Kreislauf (**b**). Anhänger des Siphoneffekts behaupten, dass das Kreislaufsystem aus zahlreichen solcher Schleifen *oberhalb* und *unterhalb* des Herzens besteht (umgekehrter Siphon). Ein Gegengewicht an Kräften in den aufsteigenden (Arterien) und absteigenden Schenkeln (Venen) sorgt dafür, dass keine zusätzliche Energie seitens des Herzens notwendig ist, um die Schwerkraft zu überwinden.

2.1 Experimentelle Befunde bei Tieren

Um diese Streitpunkte zu klären, verglichen Forscher hämodynamische Daten verschiedener Tierarten, von Schlangen bis zu Giraffen. Harvey B. Lillywhite wies eine spezifische Anpassung an die Schwerkraft bei Wasser-, Boden- und Baumschlangen nach, die bekanntermaßen keine Venenklappen besitzen. Bei Wasserschlangen befindet sich das

Herz nahe der Körpermitte, verschiebt sich proximal bei Bodenschlangen und ist bei Baumschlangen, die einen Teil ihres Lebens in der vertikalen Position verbringen, in der Nähe des Kopfes [23] [→ Abb. 24.6]. Bei Bodenschlangen identifizierte man Barorezeptoren und dichte adrenerge und peptiderge Innervierung des Herzens und des Gefäßsystems, was auf die wichtige Rolle des autonomen Nervensystems für die Kreislauffunktion hinweist. Der Blutdruck bei Baumschlangen liegt zwei- bis dreimal höher (40–80 mmHg) als bei am Boden und im Wasser lebenden Schlangen (20–30 mmHg) [24, 25]. Roger S. Seymour und Joachim Arndt stellen die These auf, dass Schlangen in der schwerkraftlosen Wasserumgebung die druckregulierenden Mechanismen verloren, während Baumschlangen sie weiterentwickelten [16]. Insgesamt sprechen diese Beobachtungen gegen einen Siphoneffekt bei Schlangen [16, 20].

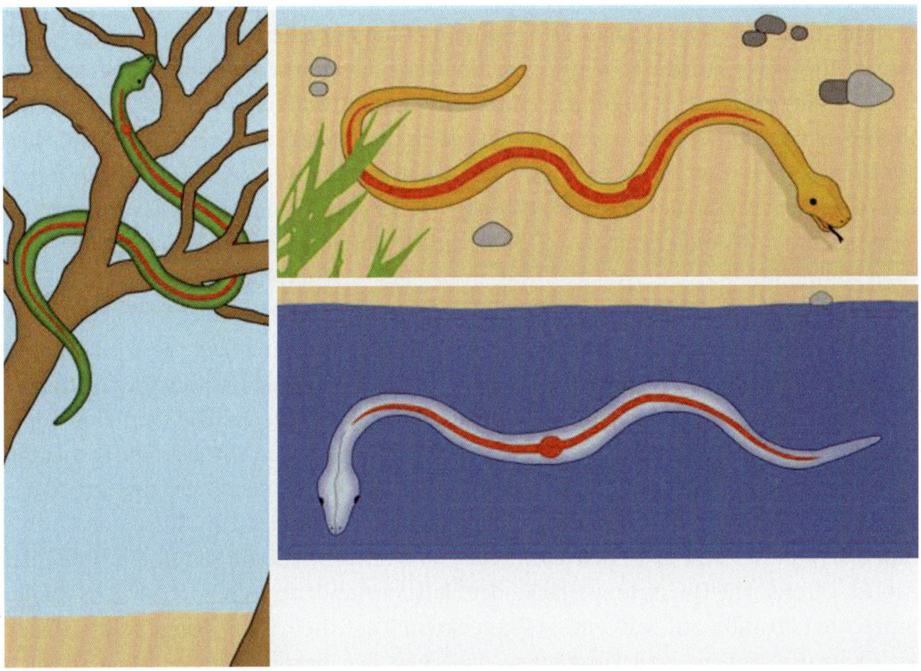

Abb. 24.6 Der Effekt der Schwerkraft auf die Position des Herzens bei drei Schlangenarten. Bei Baumschlangen minimieren die Nähe des Herzens zum Kopf und der schlanke Körperbau gravitationsbedingtes Pooling, was eine adäquate zerebrale Blutversorgung selbst beim vertikalen Klettern sicher stellt (links). Bei Wasserschlangen, bei denen das Herz in der Nähe der Körpermitte liegt, ist der Schwerkrafteffekt minimal (unten, rechts). Bei Bodenschlangen befindet sich das Herz zwischen den beiden Extremen (oben, rechts).

Die Gehirndurchblutung bei einer ausgewachsenen Giraffe, deren Kopf sich zwei oder drei Meter oberhalb und in einer ähnlichen Distanz unterhalb des Herzens befindet, sobald sie den Kopf zum Trinken senkt, stellt eine andere Herausforderung für die Physiologie dar. Obwohl der mittlere arterielle Druck doppelt so hoch wie bei Menschen ist, behauptete man, dass die zerebrale Blutversorgung bei Giraffen durch den Siphoneffekt gestützt werden müsse [21, 22, 26]. Wir verwiesen bereits auf die einzigartige Morphologie des Giraffenherzens, das einen solch hohen arteriellen Druck ohne Anzeichen einer linksventrikulärer Hypertrophie aufrechterhalten kann [→ Abb. 11.12, Bildlegende d].

Alan R. Hargens et al. maßen den arteriellen Druck und den der Jugularvene an unterschiedlichen Stellen am Hals bei aufrecht stehenden, sedierten Giraffen. Der mittlere Venendruck lag bei 16 mmHg am oberen und bei 7 mmHg am unteren Halsende. Dies widerspricht dem, was man bei einer Blutsäule von rund 90 cm vertikaler Distanz erwarten würde. Man nahm an, dass der Kollaps der Venen und die Segmentation der Blutsäule diese widersprüchlichen Werte verursachen. Die anhand anatomischer Dissektion ersichtliche topographische Verteilung zeigte jedoch eine größere Anzahl an Klappen am oberen Ende der Halsvenen und nur wenige am unteren, was vermuten lässt, dass dies das Gehirn vor einem Blutrückfluss beim Grasen und Trinken schützt.* Während der arterielle Druck von 110 mmHg am oberen und 190 mmHg am unteren Halsende den hydrostatischen Effekt widerspiegelt, fielen die Venendrücke umgekehrt als erwartet aus. Die arteriellen Drucke in der Beinarterie waren beim Gehen mit Werten zwischen 70 und 380 mmHg höchst variabel. Der venöse und interstitielle Druck lag zwischen -250 und +240 bzw. -120 und +80 mmHg. Die Autoren schlossen einen Siphoneffekt aus [28].

Diese Ergebnisse bestätigte eine Studie von Emil Brøndum et al., die bei fünf anästhesierten Giraffen die Drucke im Aortenbogen, in der Arteria carotis und in der Halsvene maßen [29]. Den Druck des Liquor cerebrospinalis bestimmte man bei zwei Tieren auf Höhe der Cisterna magna. Die Tiere wurden in einer Schlinge in aufrechter Position gehalten mit der Möglichkeit, den Hals bis auf Herzhöhe zu senken. Der mittlere Druck in der Aorta lag in der *aufrechten* Position bei 193 ± 11 mmHg und in der Carotis bei 118 ± 9 mmHg, ein Unterschied von 76 ± 4, der mit der Differenz des hydrostatischen Drucks übereinstimmte. Der Halsvenendruck am kranialen Ende lag bei -7 ± 2 mmHg und der zentrale Venendruck bei 4 ± 2 mmHg in der aufrechten Position. Der niedrigste gemessene Druck am kranialen Ende der Halsvenen betrug -21 mmHg.

Beim *Senken* des Kopfes stieg der Druck in der Carotis auf 134 ± 7 mmHg und der Druck in der Aorta sank auf 131 ± 13 mmHg. Der kraniale Venendruck stieg auf 30 ± 3 mmHg und der zentrale Venendruck ging auf -1 mmHg zurück. Die Flüsse von Carotis und Halsvene blieben in beiden Positionen unverändert, ebenso die Querschnitte der Arteria carotis. Die Querschnittsfläche der Halsvene änderte sich von 0.14 cm^2 in der aufrechten Position auf 3.19 cm^2 bei gesenktem Kopf. Kein signifikanter Unterschied trat beim Halsvenen- und Carotisfluss zwischen den beiden Positionen auf, jedoch nahm das Herzzeitvolumen um 30% während der Senkung des Kopfes ab. Der Druck der Rückenmarksflüssigkeit an der Cisterna magna lag bei 2 ± 0 mmHg in der aufrechten Position und bei 8 ± 0 mmHg in der mit gesenktem Kopf. Die Autoren kamen zu dem Ergebnis, dass der zerebrale Blutfluss bei einer aufrecht stehenden Giraffe trotz des hohen hydrostatischen Drucks allein vom arteriellen Druck ohne einen unterstützenden Siphoneffekt aufrecht erhalten wird. Sie stellten darüber hinaus fest, dass ein Siphonmechanismus bei einer Giraffe mit einem zwei Meter langen Hals entweder einen negativen Druck von mehr als 100 mmHg auf Kopfhöhe oder einen hohen (positiven)

* Das Senken des Kopfes aus fünf Metern Höhe zum Boden würde bei einer ausgewachsenen Giraffe den arteriellen Blutdruck unter Einbeziehung des hydrostatischen Drucks auf 350 mmHg erhöhen. Das „Rete mirabile der Arteria carotis“, ein Netzwerk von Arterien, das bei der Giraffe an der Schädelbasis in venöses Blut getaucht ist, schützt das Gehirn vor plötzlichen Druckanstiegen. Die S-Kurve der Arteria carotis an ihrem Eintritt in das Foramen caroticus, der „Carotis-Siphon“, könnte einer ähnlichen Funktion dienen [27].

Druck in der unteren Halsvene erzeugen müsste, was sich eben experimentiell nicht nachweisen ließ [29].

Schon diese kurze Literaturrecherche (es ließen sich noch viele weitere Publikationen anführen) zeigt, dass die Ansichten über den Effekt der Schwerkraft auf den Kreislauf deutlich differieren und keine Einigung möglich scheint. Es ist schwer vorstellbar, wie das Problem zu lösen ist, wenn sich die Physiker nicht einmal über die grundsätzliche Theorie des Siphoneffekts einig sind. Neben der konventionellen Siphontheorie, nach der die Schwerkraft die Flüssigkeit in das absteigende Rohr hinunterzieht und eine Saugkraft im aufsteigenden Rohr bewirkt,* wies man kürzlich nach, dass ein Siphoneffekt auch im Vakuum möglich ist und Höhen erreicht, welche die sogenannte barometrische Grenze der Flüssigkeit übersteigen, d. h. die Höhe, in der die Säule der Flüssigkeit im Rohr abreißt (bei Wasser geschieht dies knapp unter 7 m). Man beschrieb auch CO_2-Siphons und Siphons mit diskontinuierlichem Fluss, die Blasen enthalten. Die Funktionsweise dieser Siphons lässt sich nicht mit Prinzipien erklären, die auf Schwerkraft und atmosphärischem Druck basieren (vgl. [30] für eine ausgewogene Diskussion und weitere Literaturhinweise zu dem Thema).

Bei all den Spekulationen haben möglicherweise Janneke Gisolf et al. den Kern des Problems erfasst, wenn sie sagten, dass *„die Rolle des Gehirns bei der Siphonkontroverse merkwürdigerweise übersehen wurde."* [31] Um ein besseres Verständnis der relevanten Aspekte zu erhalten, sehen wir uns im Folgenden einige einzigartige Eigenschaften des zerebralen Blutflusses bei Menschen an.

3. Der Gehirnkreislauf beim Menschen

Das Gehirn macht nur 2 % des Körpergewichts aus, erhält jedoch rund 15–20 % des Herzzeitvolumens (HZV) [32]. Es ist in einer festen Hirnschale eingebettet und innerhalb des Subarachnoidalraumes von Liquor cerebrospinalis in Form einer Flüssigkeitssäule umgeben, die vom Kopf bis zur Basis des Wirbelkanals reicht. Der Großteil der arteriellen Blutversorgung (85 %) erfolgt über die paarige Arteria carotis interna, wobei die Arteria basilaris (aus dem Zusammenfluss der paarigen Arteria vertebralis) die verbliebenen 15 % des Flusses beisteuert. Die drei Gefäße treffen an der Hirnbasis im ringförmigen Circulus arteriosus Willisii zusammen, aus dem die drei paarigen Hirnarterien entspringen, Arteriae cerebri anterior, media and posterior [→ Abb. 24.7].

Das Gehirn hat nur eine geringe Speicherkapazität für Sauerstoff und Glukose und ist für seinen Grundumsatz auf eine konstante Blutzufuhr angewiesen. Beim Menschen

* Die Theorie zu den Effekten des atmosphärischen Drucks und von Vakuumpumpen geht auf Galileo Galileo (1564–1642) und Blaise Pascal (1623–1662) zurück [→ Kap. 14, Fußnote 2, S. 165].

entfallen rund 20–25 % des gesamten Stoffwechselbedarfs auf das Gehirn*, im Gegensatz zu etwa 8–10 % bei nicht-menschlichen Primaten und 3–5 % bei anderen Säugetieren. Der Grundumsatz und die Globalperfusion des Gehirns sind erstaunlich konstant mit nur geringen Abweichungen bei Ruhe, Schlaf, starker geistiger Aktivität [34] und aerober Muskelleistung [35].

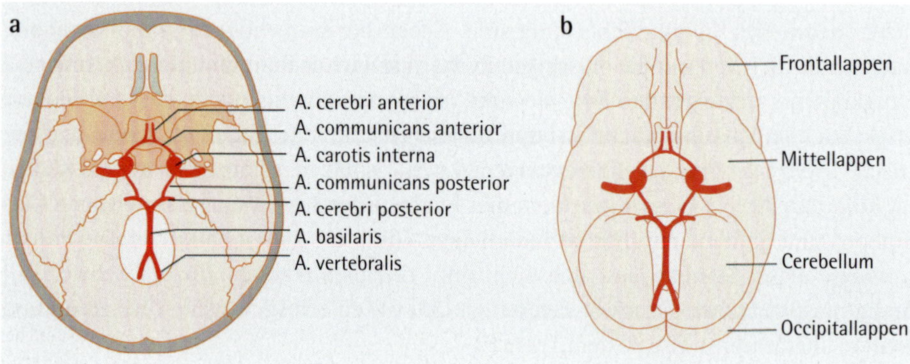

Abb. 24.7 Arterien an der Hirnbasis. Das Gehirn wird über die Endaufzweigungen der Arteria carotis interna und der Arteria vertebralis versorgt, die an der Schädelbasis zusammentreffen, um einen Gefäßring zu bilden, den Circulus arteriosus Willisii. Die vorderen und mittleren Hirnarterien versorgen den Frontal- und Mittellappen mit Blut. Der Occipitallappen wird überwiegend aus der Arteria cerebri posterior versorgt, die am Zusammenfluss der Arteria communicans posterior und der Arteria basilaris entspringt. Schädelbasisansicht des Circulus arteriosus Willisii mit entferntem Gehirn (**a**). Innenansicht des Gehirns mit Circulus arteriosus Willisii (**b**). Die Gefäßnamen in (**b**) sind die gleichen wie in (**a**) (adaptiert von Motifolio Inc.).

Die *zerebrale Autoregulation*, eine Summe metabolischer, myogener und neurogener Effekte [→ Kap. 21.1], gewährleistet einen konstanten Blutfluss über eine große Spannweite von mittleren arteriellen Drücken zwischen 50 und 150 mmHg [→ Abb. 24.8]. Wenn der zerebrale Perfusionsdruck (CPP), d. h. der Unterschied zwischen mittlerem arteriellem und intrakraniellem Druck (ICP), auf unter 60 mmHg sinkt, wird die Durchblutung des Gehirns zunehmend beeinträchtigt [36]. Eine unzureichende Blutzufuhr im Gehirn kann aufgrund eines Abfalls des arteriellen Drucks oder eines Anstiegs des ICP erfolgen. Chronische Veränderungen des ICP-Drucks werden durch die Verschiebung der Cerebrospinalflüssigkeit (CSF) in den Wirbelkanal und im geringeren Umfang zu Lasten des venösen Blutvolumens (normalerweise rund 100 ml) eher gut kompensiert. Wenn diese Kompensation nicht mehr ausreicht, führt jeder weitere Anstieg des CSF-Drucks zu einer Verschlechterung des Bewusstseinszustandes, und schlussendlich zu Koma und Tod [→ Abb. 24.9].

* Die Entwicklung der menschlichen kognitiven Fähigkeiten leitete man traditionell von anthropologischen Schätzungen der Gehirngröße ab. Die Anzahl der Neuronen nimmt bei Primaten mit der Gehirnmasse linear zu, während das Volumen der einzelnen Neuronen konstant bleibt. Das impliziert aus neurologischer Sicht, dass das menschliche Gehirn eine vergrößerte Version des Primatenhirns sein könnte. Es wurde angenommen, dass ein hoher Stoffwechselumsatz des Gehirns (der sich proportional zur zerebralen Durchblutung verhält) ein zuverlässigerer Indikator des evolutionären Voranschreitens der hominiden Entwicklung sein könnte. Die Schätzung der Gehirndurchblutung anhand der Größe des Foramen caroticus bei Schädeln von elf Arten menschlicher Vorfahren deutet auf eine sechsfache Zunahme des zerebralen Blutflusses während 3 Millionen Jahren hominider Entwicklung [33].

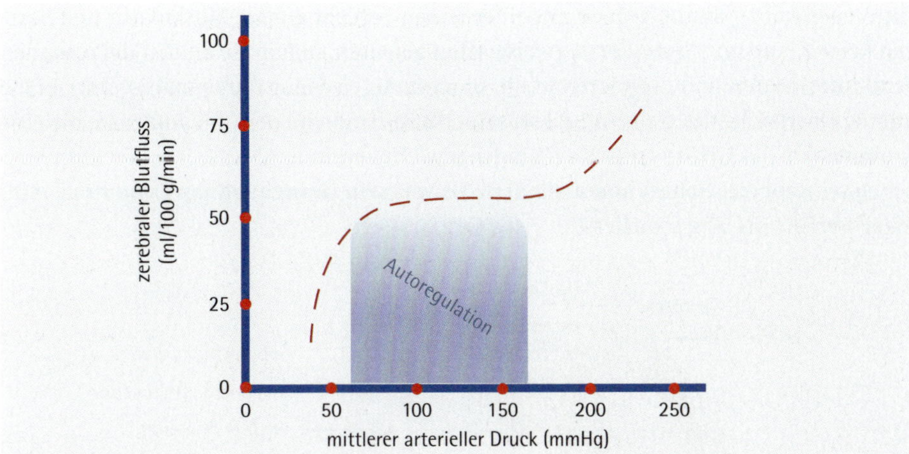

Abb. 24.8 Zerebrale Autoregulation. Die zerebrale Autoregulation ist eine physiologische Reaktion, die eine stabile Blutzufuhr im Gehirn bei mittleren arteriellen Drucken (MAP) von 50 bis 150 mmHg aufrechterhält. Sie beruht auf der myogenen Reaktion der Arteriolen auf den hohen Stoffwechselumsatz des Gehirns. Ein Abfall des MAP auf unter 40 mmHg kann zur zerebralen Ischämie führen. Bei Hypertonikern ist die Kurve nach rechts verlagert. Hohe CO_2-Konzentrationen, Hypoxie und Hirntrauma stören die Autoregulation. Ein MAP über die Autoregulationskurve hinaus unterbricht die Blut-Hirn-Schranke und verursacht eine Schwellung des Gehirns (Ödem).

Wir haben bereits auf die anatomischen Eigenschaften der Hirnkapillaren verwiesen, welche die Neuronen vor plötzlichen Veränderungen der osmotischen und elektrochemischen Gradienten im Blut schützen [→ Kap. 21.1]. Die von den mikrovaskulären Endothelzellen gebildete Blut-Hirn-Schranke (BHS) ermöglicht nur eine begrenzte Filtration von Plasma und löslichen Stoffen in den Interstitialraum des Gehirns mit wenig oder gar keinem Protein. Somit hat das Gehirn keine wirkliche Lymphe oder Lymphgefäße [37]. Der Interstitialraum macht rund 20% des Gehirnvolumens aus und ist mit Interstitialflüssigkeit gefüllt, die chemisch der CSF ähnelt. Eine Ischämie oder intensive Hirnaktivität führt zu einem schnellen Anstieg der Größe der Neuronen (Gehirnschwellung) auf Kosten der Interstitialflüssigkeit [38].

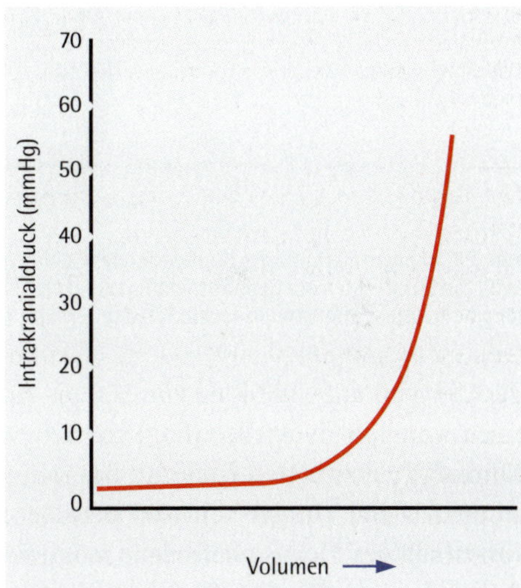

Abb. 24.9 Compliance-Kurve zum Intrakranialdruck. Kleine Zunahmen des Intrakranialvolumens werden durch die Verdrängung der CSF in den Wirbelkanal ausgeglichen. Weitere Zunahmen verursachen einen steilen Anstieg des Drucks und eine Hirnkompression, die sich in Kopfschmerzen, Übelkeit, Sehstörungen, Lethargie und Koma äußert.

Hirnvenen haben dünne Wände mit einer feinen Schicht glatter Muskulatur und besitzen keine Klappen. Sie werden teilweise offen gehalten, indem sie an den umgebenden Strukturen haften und drainieren in die starrwandigen Sinus durae matris. Die Gefäße auf der Oberfläche des Gehirns und an seiner Basis sind von der CSF umgeben, die eine Kompression des Gehirns durch sein Eigengewicht verhindert [→ Abb. 24.10]. Technisch gesehen schwebt das Gehirn innerhalb der CSF, was sein Gewicht effektiv von rund 1400 g auf weniger als 50 g reduziert!*

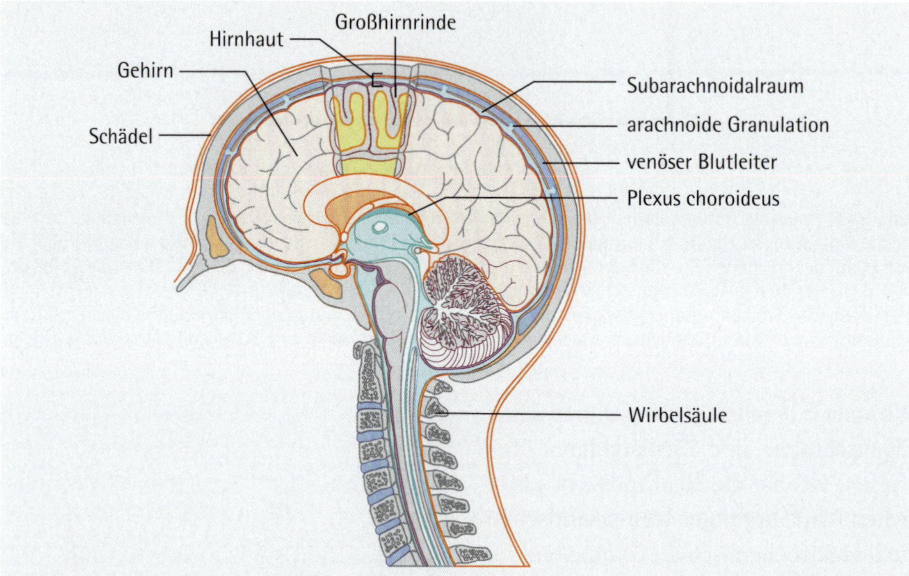

Abb. 24.10 Sagittalschnitt des Kopfes, der das Gehirn von der starren Hirnschale und den Hirnhäuten umgeben zeigt. Das Gehirn ist in der Cerebrospinalflüssigkeit (CSF) eingetaucht, die sein Gewicht effektiv verringert und es vor einem Dezelerationstrauma schützt (adaptiert von Motifolio Inc.).

Die CSF wird mit einer Rate von 500 bis 700 ml/Tag vom Plexus choriodeus produziert, einem von Ependymzellen (Epithelzellen, welche die Ventrikel auskleiden) umgebenen, baumartig verzweigten Geflecht, das sich sowohl in den lateralen Ventrikeln als auch im dritten und vierten Ventrikel befindet. Es gibt Hinweise, dass die Ependymzellen ausserhalb des Plexus choriodeus möglicherweise auch zur CSF-Produktion beitragen [37] [→ Abb. 24.11]. Die CSF fließt von den Ventrikeln und durch die Foramina Magendie und Luschka (kleine Öffnungen im Bereich des Hirnstamms) in den das Gehirn und Rückenmark umgebenden Subarachnoidalraum, der ein Gesamtvolumen von rund 150 ml hat. Der Normbereich der lumbalen CSF-Drucke in der Seitenlage liegt zwischen 7 und 15 mmHg. Die CSF wird über die klappenartigen arachnoidalen Granulationen drainiert, die sich in die Sinus durae matris öffnen, sobald der Druck der CSF den Venendruck übersteigt. Ein kleiner Teil der CSF fließt entlang der großen Blutgefäße und der perineuralen Spalträume der Hirn- und Spinalnerven in das Lymphsystem [39].

* Das archimedische Prinzip besagt, dass die Auftriebskraft eines eingetauchten Gegenstands dem Gewicht der verdrängten Flüssigkeit entspricht.

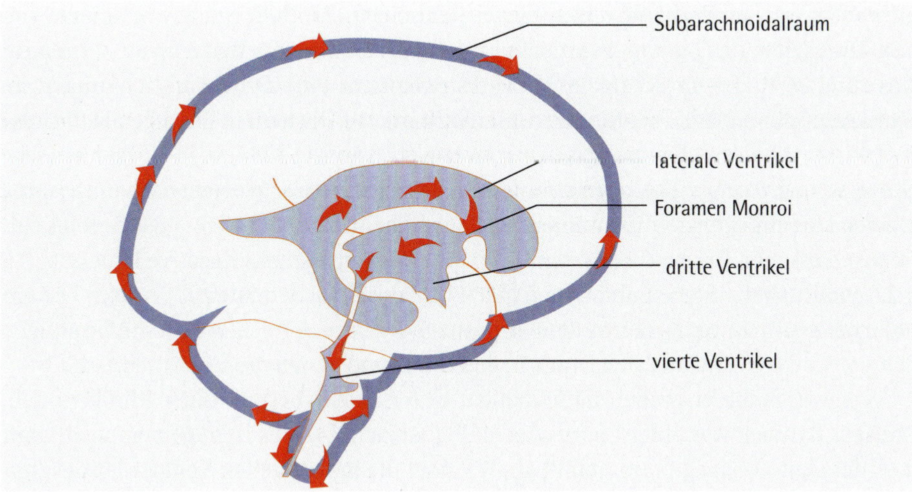

Abb. 24.11 Kreislauf der CSF. Die CSF wird von den Plexus chorioides ausgeschüttet und füllt das Ventrikelsystem. Sie fließt von den lateralen Ventrikeln über das Foramen Monroi in den dritten und weiter durch den Aquaeductus mesencephali zum vierten Ventrikel, von wo sie in den Subarachnoidalraum eintritt, der von der Innenschicht der Arachnoidea und Pia mater gebildet wird. Der Subarachnoidalraum umgibt die Hirnhemispheren und das Rückenmark innerhalb des Wirbelkanals. Die CSF fließt über die arachnoidalen Granulationen in das Venensystem ab. Indem Gehirn und Rückenmark innerhalb der CSF schweben, unterliegen sie nicht der Schwerkraft (adaptiert von Motifolio Inc.).

4. Unterliegt das Gehirn der Schwerkraft?

In der Rücken- oder Bauchlage übt die Schwerkraft einen gleichmäßigen Effekt auf Füße, Herz und Kopf aus und der arterielle Blutdruck ist entlang der Körperachse ausgeglichen. Beim Stehen treten aufgrund der Schwerkraft Unterschiede im arteriellen und venösen Druck auf [→ Abb. 24.2 oben]. Der arterielle Druck nimmt um rund 0,74 mmHg pro cm über dem Herzniveau ab und steigt unter dem Herzniveau um denselben Wert an. Wenn der mittlere Aortendruck bei einem 175 cm großen Menschen bei 90 mmHg liegt, würde er sich an der Kopfspitze auf 60 mmHg reduzieren, wenn man annimmt, dass diese 40 cm über dem Herzen liegt (ein Wert, der mithilfe von ρ.G.z aus der Gleichung Gl. 24.1 gewonnen wurde, bei einer Quecksilberdichte von rund dem 13.6-Fachen des Blutes). Der mittlere arterielle Druck in den Füßen liegt im Bereich von 200 mmHg.
Wie wirkt sich die Schwerkraft auf den venösen Schenkel aus? Unterhalb des Herzens steigt der Venendruck proportional zum ρ.G.z (Gl. 24.1), es sei denn, die Venenklappen unterbrechen die hydrostatische Säule. Sollte sich der hydrostatische Druck direkt auf den Kopf übertragen, läge der Druck im Sinus sagittalis superior bei rund -40 mmHg. Das ist jedoch nicht der Fall. Wenn der Venendruck oberhalb des Herzens zunehmend negativ wird, kollabieren die großen Venen am Hals und verhindern einen weiteren Druckabfall.

Die in den lateralen Ventrikeln (am interventrikulären Foramen Monroi) gemessenen CSF-Drucke gelten als „Goldstandard“, lassen sich aber aus ethischen Gründen bei gesunden, wachen Probanden nur schwer verifizieren. Keith C. Bradley berichtete von CSF-Drücken in den Lateral-Ventrikeln in sitzender Position im Bereich von -12 mmHg, was rund 30% des vorhergesagten Wertes entspricht [40]. Druckaufzeichnungen im Sinus sagittalis superior bei Kindern unter Vollnarkose, die man in die sitzende Position (auf 90°) brachte, ergaben negative Druckwerte bei 5 von 15 Kindern [41]. Telemetrische Hirngewebemessungen bei asymptomatischen Patienten (vier Wochen nach Entfernung kleiner, klar abgegrenzter Hirntumoren) zeigten ebenfalls einen leicht positiven bis subatmosphärischen Druck (0.5 ± 4 mmHg) in der Rückenlage und negative Drucke (– 3.7 ± 3.8 mmHg) beim Stehen und Gehen [42, 43]. Zahlreiche Berichte zur venösen Luftembolie bei neurochirurgischen Patienten in sitzender oder aufrechter Position bestätigen einen negativen transmuralen Druck in den Sinus und Venen des Gehirns [44–46].*

Angesichts dieser großen individuellen Unterschiede besteht unter Klinikern kein Konsens darüber, was einen „normalen" ICP ausmacht [43]. Es ist allgemein anerkannt, dass der akute Anstieg (oder Abfall) des ICP über die individuellen Kompensationsgrenzen des Patienten hinaus Symptome induziert, die von Kopfschmerzen, Sehstörungen, Übelkeit und Erbrechen möglicherweise bis zu epileptischen Anfällen und letztendlich zum Koma führen. Ein Patient mit einem undiagnostizierten, progredienten Hirntumor präsentiert typischerweise eine solche Progression von Symptomen. Leichtere Formen eines „Gehirns, das sein eigenes Gewicht spürt" sind relativ häufig, wie zum Beispiel Kopfschmerz nach einer diagnostischen oder versehentlichen Spinalpunktion (z.B. beim Legen eines Epiduralkatheters). Die Kopfschmerzen verschlimmern sich für gewöhnlich in der aufrechten Position und verbessern sich im Liegen. Ein weiteres Beispiel ist der idiopathisch erhöhte, intrakranielle Druck oder der Pseudotumor cerebri, ein Syndrom, das mit einem erhöhten ICP verbunden ist, ohne dass ein Hydrocephalus oder eine andere erkennbare Ursache vorliegt. Dies äußert sich durch zeitweilig auftretende Kopfschmerzen, Nackenschmerzen und Sehstörungen in Folge eines Macula-Ödems, die zu einer Verschlechterung oder gar zum Verlust der Sehkraft führen können [47].

Die Bedeutung des negativen interstitiellen Drucks bei der Erhaltung der normalen Organ- und Gewebefunktion wurde bereits diskutiert. Zum Beispiel würde die Lunge kollabieren, wenn kein negativer intrapluraler Druck vorhanden wäre [→ Kap. 15.2]. Beim Gehirn geht der Prozess noch einen Schritt weiter. Mittels eines anhaltenden negativen intrakraniellen Drucks umgibt sich das Gehirn mit einem Flüssigkeitsmantel, der die Schwerkraft effektiv aufhebt. Die optimale neurosensorische Verarbeitung, welche die bewusste und unbewusste Hirnfunktion unterstützt, hängt entscheidend von der Schwerelosigkeit des Gehirns ab. Im Vergleich dazu ist der bekannte „Luftpolstereffekt" der CSF, der das Gehirn vor traumatischen Verletzungen schützt, nur von sekundärer Bedeutung.

* Um das Eindringen von Luft zu verhindern, tragen Chirurgen während der Kraniotomie Knochenwachs auf die freiliegenden Knochenränder auf. Die Praxisregel lautet: Wenn kein Blut herauskommt, wird Luft eingesaugt.

5. Effekt der Mikrogravitation auf den Kreislauf

Die Exposition in die Schwerelosigkeit (Mikrogravitation) führt zu signifikanten kardiovaskulären Anpassungen und wirkt sich praktisch auf jedes Organsystem des Körpers aus, von der Gleichgewichtsfunktion bis zur Knochenmineralisierung. Die meisten Astronauten entwickeln einen gewissen Grad der Weltraumkrankheit, die sich durch Gesichtsblässe, kalte Schweißausbrüche, Magenbeschwerden, Übelkeit und Erbrechen in den ersten ein bis zwei Tagen nach Eintritt in die Erdumlaufbahn äußert. Die Mikrogravitation hebt die hydrostatischen Gradienten innerhalb des Kreislaufsystems auf und verursacht eine sofortige Umverteilung des Blutes und der Interstitialflüssigkeit in den Oberkörper (Dehnung der Halsvenen für die Dauer des Raumflugs) und ein allmähliche Extravasation von Plasma in den Interstitialraum (Gesichtsschwellung) innerhalb von Stunden bis Tagen* [49] [→ Abb. 24.12]. Eine kopfwärts gerichtete Verlagerung des Blutes sollte eigentlich den ZVD erhöhen, was eine vermehrte Harnproduktion und eine Verringerung des zirkulierenden Blutvolumens zur Folge hätte [→ Abb. 24.1]. Skylab- und Spacelab-Studien dokumentierten jedoch eine kardiale Dilatation mit paradoxerweise *vermindertem* ZVD ohne Diurese (siehe [49] für weitere Literaturangaben). Eine weitere mikrozirkulatorische Veränderung ist der Abfall des interstitiellen Drucks, der zusammen mit dem konstanten onkotischen Plasmadruck den Filtrationsgradienten der Flüssigkeit aus den Kapillaren erhöht [→ Kap. 21.1.2]. Alan R. Hargens und Sara C. Richardson zufolge löst der Anstieg des negativen Gewebedrucks und nicht das Fehlen des schwerkraftinduzierten hydrostatischen Drucks die Flüssigkeitsextravasation aus [50] [→ Kap. 15.2].

Die kopfwärts gerichtete Blut- und Flüssigkeitsverschiebungen sind für einen konstant leicht erhöhten ICP verantwortlich, ohne die tageszeitlichen Veränderungen wie sie auf der Erde üblich sind. Trotz eines gesteigerten CPP aufgrund des fehlenden hydrostatischen Gradienten scheint die zerebrale Autoregulation jedoch gut erhalten zu sein [51]. Magnetresonanzaufnahmen von Astronauten nach längeren Raumfahrtmissionen zeigten im Vergleich zu vor dem Flug ermittelten Messungen eine Aufwärtsverschiebung des Gehirns mit zusammengepressten Gehirnwindungen am Scheitelpunkt und einem kleinen, aber signifikanten Anstieg des intrakraniellen Drucks [52]. Dies verursachte bei rund zwei Dritteln der Crewmitglieder in den ersten Stunden bis Tagen des Raumflugs eine Kombination aus Kopfschmerzen, Unwohlsein, Lethargie, Übelkeit, Erbrechen und Magenbeschwerden [51]. Beim freien Schweben im All müssen sich Astronauten mangels statischer und somatosensorischer Informationen stark auf visuelle Anhaltspunkte verlassen,** um sich in der Raumstation oder während eines Weltraumspazierganges zu orientieren.

* Ein negativer Druck im Unterkörper wird genutzt, um die Verschiebung der Flüssigkeit zum Schädel umzukehren. Astronauten tragen eine Zeit lang vor der Rückkehr zur Erde beispielsweise Gummihosen mit verstellbarer Saugkraft, auch „Chibis-Anzug" genannt. Die simulierte Schwerkraft, die eine Kurzarmzentrifuge produziert, ist eine effektivere Methode, um die unerwünschten Effekte der Mikrogravitation zu reduzieren [48].

** Experimente auf der Internationalen Raumstation zeigten, dass Astronauten verzerrte Wahrnehmungen ihrer visuellen Umgebung hatten; Entfernungen wurden unterschätzt und Gegenstände wirkten höher und flacher als auf der Erde [53].

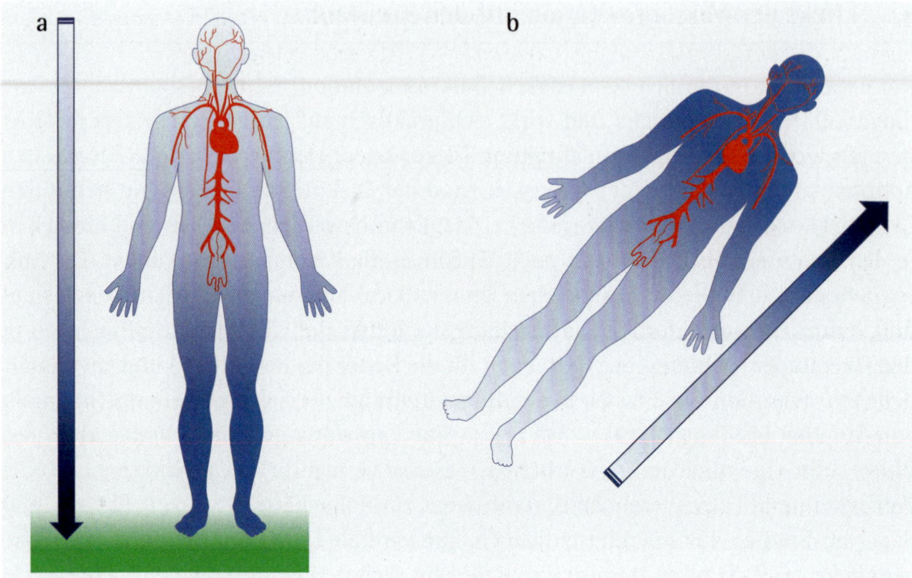

Abb. 24.12 Polare Verteilung von Blut und Gewebeflüssigkeit bei Schwerkraft und Mikrogravitation. Auf der Erde nimmt der hydrostatische Druck vom Kopf in Richtung Füße zu, was sich auf den Bewegungsapparat und die Verteilung von Blut und Gewebeflüssigkeiten auswirkt (**a**). In einer schwerelosen Umgebung fließen Blut und Interstitialflüssigkeiten unabhängig von der Körperposition kopfwärts. Fehlende Schwerkraft führt zu einer ungehinderten Einwirkung der peripheren Kräfte (**b**).

Weitere Veränderungen, die in der schwerelosen Umgebung auftreten, sind Hypovolämie, Herzatrophie und Verminderung der Erythrozyten. Diese Zustände stabilisieren sich nach einem gewissen Zeitraum (4 bis 6 Wochen) und bilden sich bei der Rückkehr in die Schwerkraft schnell wieder zurück. Ossäre Demineralisation und Muskelschädigungen dagegen können auch nach der Rückkehr zur Erde fortbestehen [54]. Eine Diskrepanz zwischen dem Augeninnen- und dem Intrakranialdruck führt möglicherweise zu Sehstörungen, z. B. Weitsichtigkeit, und zur Entwicklung einer maladaptiven Erkrankung namens VIIP (visual impairment intracranial pressure syndrome) mit Sehstörungen und erhöhtem Hirndruck. Das VIIP-Syndrom kann auch nach Rückkehr zur Erde anhalten, vermutlich wegen der erhöhten CSF-Produktion. Interessanterweise verursacht der längere Aufenthalt in der Mikrogravitation eine Reihe von visuellen und orthostatischen Symptomen, die dem oben genannten Pseudotumor cerebri ähneln [47]. Es wurde kürzlich darauf hingewiesen, dass Studien zum Hydrocephalus in Verbindung mit einem längeren Weltraumflug eine Möglichkeit bieten, die Pathogenese der veränderten CSF-Homöostase im All und auf der Erde zu untersuchen [55].

Nach Rückkehr zur Erde leidet rund die Hälfte der Astronauten an akuter kardiovaskulärer Dekonditionierung, wozu u. a. Kopfschmerzen, Benommenheit, Synkope, erhöhte Ruheherzfrequenz und orthostatische Hypotonie gehören. Letztere entsteht durch Hypovolämie und Pooling des Blutes in den Beinen sowie durch eine autonome Fehlregulation (Abnahme der Barorezeptorsensitivität und Ungleichgewicht der sympathischen-parasympathischen Funktion). Abhängig von der Dauer des Raumflugs benötigt die Akklimatisierung an die Schwerkraft der Erde mehrere Stunden bis Tage [56]. Die mikrozirkulatorische Funktionsstörung des Endothels könnte eine wichtige Rolle bei der raumflugbedingten kardiovaskulären Dekonditionierung spielen [57].

6. Prolongierte Bettruhe simuliert Mikrogravitation

Obwohl die Bettruhe ein altbewährtes Hilfsmittel zur Besserung bei akuter Krankheit ist, kann prolongierte Bettruhe die Genesung erschweren. Ein sofortiger Effekt des Hinlegens, die Flüssigkeitsverlagerung in den Brustkorb, ist eine der aufrechten Körperhaltung entgegengesetzte kardiovaskuläre Reaktion, die einen akuten Anstieg der linksventrikulären Füllung bewirkt [→ Kap. 24.1]. Eine Bettruhe von länger als 24–48 Stunden führt zur schrittweisen Verringerung des Plasmavolumens und zur Anpassung des hämodynamischen Zustands an ein neues Gleichgewicht, das sich mittig zwischen den Werten der aufrechten Position und der Rückenlage befindet [58]. Die relative Hypovolämie und der Anstieg der Herzfrequenz (rund ein Schlag für je zwei Tage Bettruhe) verringern die linksventrikuläre Füllung und führen zu einer verminderten linksventrikulären Dehnbarkeit innerhalb von zwei Wochen Bettruhe [59]. Merja A. Perhonen und Kollegen zeigten bei jungen gesunden Probanden, die sich einer zweiwöchigen Bettruhe mit einer Kopftieflage von sechs Grad unterzogen, dass die linksventrikuläre Remodellierung eine spezifische Anpassung des Herzens an die liegende Position und nicht ein Effekt der Hypovolämie ist [58]. Die Wiedereinnahme der aufrechten Haltung kann zu einer orthostatischen Hypotonie und kardiovaskulären Dekonditionierung führen, also Symptomen, die mit den Beschwerden der Astronauten nach einem Raumflug vergleichbar sind.*

Eine längere Bettruhe führt zudem zur Abnahme der Muskelkraft von 10–15 % pro Woche, sodass nach drei bis fünf Wochen Inaktivität nur noch rund die Hälfte der ursprünglichen Kraft vorhanden ist. Der Verlust der Muskelmasse und der Spannkraft betrifft vorwiegend die unteren Extremitäten und die Rumpfmuskulatur, d. h. die Muskeln, die am meisten der Schwerkraft widerstehen [60].

7. Zusammenfassung und Schlussfolgerungen

Die Siphon-Debatte ist ein weiteres Beispiel dafür, dass die Anwendung eines mechanistischen Modells nicht alle physiologischen Phänomene erfasst. Wir sahen, dass sich der am Kulminationspunkt der Siphonschleife scheinbar wirksame negative Druck nicht auf den Interstitialraum beschränkt, sondern auch in Parenchymorganen vorhanden ist, vor allem im Gehirn und in den Körperhöhlen (wie z. B. Intrapleural- und Epiduralräume, siehe Kap. 15.2). Sogwirkung findet sich zudem sowohl in den Herzkammern (diastolischer Sog im Zentrum des Blutwirbels) als auch in den Arterien [→ Kap. 22.2.5] und Venen. Die Unterbrechung des venösen Stroms während der Muskelkontraktion führt

* Die liegende Position mit nach unten geneigtem Kopf ist ein bekanntes Modell für die Simulation der Mikrogravitation. Ähnliche Ergebnisse zeigen Körper-Wasser-Immersionsversuche [48].

zu hoch negativen Venendrücken, wie das Beispiel der Giraffe zeigt [→ Kap. 24.2.1]. Während sich der Druck vorwiegend auf den intravaskulären Raum beschränkt, ist Sogwirkung ubiquitär. Tatsächlich ist Sog das Kennzeichen der „peripheren Kräfte" bei einem lebenden Organismus [→ Kap. 15.2]. So wie der Schwerkraft-Vektor beim Menschen in der aufrechten Stellung nach unten hin an Gewichtskraft zunimmt, wird der negative Druck zum Kopf hin physiologisch immer wichtiger. Wie bereits erwähnt, hängt die Lungenfunktion vom negativen intrathorakalen Druck ab [→ Kap. 15.2], während das von der CSF umgebene Gehirn mit seinem auf rund 50 Gramm reduzierten Gewicht dem Auftrieb unterliegt [→ Abb. 24.13].

Die Bedeutung des negativen Drucks lässt sich am besten in Mikrogravitationsumgebungen nachweisen, wie zum Beispiel bei Weltraumflügen oder an Bord einer Raumstation. Die nach kranial gerichtete Verschiebung des Blutes, der Interstitialflüssigkeit und der Gehirnmasse in der Mikrogravitation demonstriert die axiale Richtung des Auftriebsfaktors beim Menschen. (Wäre dies nicht der Fall, würden sich die Flüssigkeiten gleichmäßig in alle Richtungen verteilen.) Schließlich bestätigen die nachteiligen Effekte einer prolongierten Bettruhe, dass im Gegensatz zu Tieren, deren Körperachse horizontal ausgerichtet ist, beim Menschen die aufrechte Haltung die physiologische Norm darstellt.

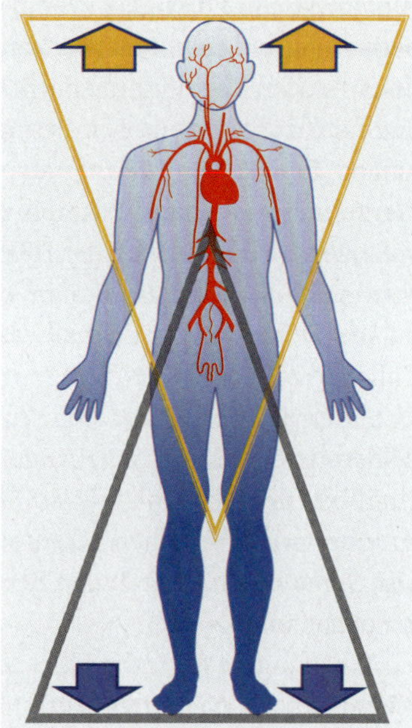

Abb. 24.13 Die Wirkung von Schwerkraft (zentrischer Kraft) und peripheren Kräften auf die Verteilung von Blut und Körperflüssigkeiten. Wie jedes physische Objekt unterliegt der Körper der Schwerkraft (graues Dreieck). Er lässt sich mit einem Flüssigkeitsbehälter vergleichen, in dem festere Bestandteile (Knochen, Bindegewebe und Fett) schweben, die technisch gesehen Wasser verdrängen und einen Auftrieb erzeugen (gelbes Dreieck), welcher der Schwerkraft entgegenwirkt. Da Körperflüssigkeit rund 60 % des Gesamtkörpergewichts ausmacht, übersteigt der Auftrieb die Schwerkraft.

Es stellt sich die Frage, inwieweit sich Sogwirkung und Druck innerhalb des Gefäßsystems gegenseitig im Gleichgewicht halten. Sollte es so ein Gleichgewicht geben, würde das Blut „auf- und abwärts" fließen, ohne dass das Herz zusätzliche Energie aufwendet, wie es das biologische Kreislaufmodell besagt und auch die Anhänger des Siphoneffekts betonen.* Außerhalb des Kapillarsystems unterliegt das Blut in der Makrozirkulation jedoch der Schwerkraft und benötigt damit Druck. Arterielle Drucke sind bei Wasserlebewesen aufgrund der Schwerelosigkeit minimal und bei

* Es scheint, als ginge es bei der weitgefassten Frage des Siphonprinzips um die Art der kreisförmigen Bewegung als Urform der natürlichen Bewegungen, wie sie ursprünglich Aristoteles (385–323 v. Chr.) formulierte [→ Kap. 14, Fußnote 1, S. 164]. Bevor ein Siphon automatisch funktioniert, muss er angefüllt werden. Diese Füllung ist bei einem Organismus hingegen nicht erforderlich, in dem physikalische Gesetze aufgehoben sind und übergeordnete Gesetzmäßigkeiten der Pflanzen- und/oder Tierorganisation wirksam werden [→ offene Systeme, Kap. 23.3.1]. Darüber hinaus unterscheidet sich der Druck (oder die Saugkraft) in einem Blutgefäß oder einem Geweberaum ontogenetisch von dem Druck/der Saugkraft, den/die eine mechanische Pumpe erzeugt. Ungeachtet der Tatsache, dass beide mit demselben Instrument quantifizierbar sind, gehören sie unterschiedlichen Kategorien an.

an Land lebenden Tieren und Vögeln (mit „physiologischer" Hypertonie) proportional höher [→ Kap. 11.4.4]. Bei Säugetieren ist der arterielle Druck grundsätzlich höher als der hydrostatische Druck zwischen Herz und Kopf. Den Druck in den Arterien sollte man daher als artspezifische Anpassung an die Umwelt (Schwerkraft) betrachten und nicht als maßgeblich für den Blutantrieb durch das Kapillarsystem.*

Die Bedeutung des Auftriebs findet in der physiologischen Fachliteratur zunehmends Anerkennung. Es fehlt jedoch weiterhin ein konzeptioneller Rahmen, der ihn mit den zugehörigen Phänomenen in einen Kontext bringt. So erfolgte beispielsweise der Nachweis, dass die regionale Verteilung von Belüftung und Blutfluss in der Lunge nur teilweise mit der Wirkung der Schwerkraft zu erklären ist, was das ursprünglich von John B. West vorgestellte konventionelle Gravitationsmodell der Lungenperfusion infrage stellt [61]. In einem umfangreichen Review-Artikel wiesen Imelda M. Galvin und Kollegen darauf hin, dass ein Ventilations-/Perfusionsmodell, das auf einer fraktalen Musterbildung der bronchialen und vaskulären Elemente basiert, besser in der Lage ist, die heterogene Blut- und Luftverteilung im normalen und im pathologischen Zustand zu beschreiben als das Modell, das auf Gravitationsgradienten beruht. Bemerkenswert ist, dass mehrere der Versuche, die das Fraktal-Modell bestätigen, in Mikrogravitationsumgebungen stattfanden [62].

Schließlich sind physiologische Reaktionen auf Scham und Angst, wie Erröten bzw. Erblassen, einzigartige menschliche Erscheinungen, die in einem umfassenden Modell, das auch psycho-physiologische Phänomene beinhaltet, zu berücksichtigen sind. Bei rund einem Fünftel der Menschen führen plötzlicher emotionaler Stress, akute Schmerzen oder allein der Anblick von Blut zur Bewusstlosigkeit. Wie und warum geschieht dies? Die haltungsbedingte oder vasovagale Synkope tritt nur im Sitzen oder Stehen auf und ist durch einen vorübergehenden Abfall der Durchblutung im Gehirn verursacht. Die vasovagale Synkope ist ein Beispiel für eine funktionelle autonome Fehlregulierung mit abrupter, vagal vermittelter Verlangsamung der Herzfrequenz sowie einer neuronal symphatisch oder neurohumoral vermittelten Sympathikolyse und hypotonischer Vasodilatation [63]. Ein Versuch, die bisher beschriebenen Phänomene mit psychischen Effekten auf das Herz-Kreislauf-System in Verbindung zu bringen, erfolgt im letzten Kapitel.

---

* Die Debatte über den Kreislauf bei der Giraffe entfachte eine ähnliche Diskussion bezüglich der Blutversorgung des Kopfes bei langhalsigen Sauropoden. Diplodocus oder Barosaurus und Argentinosaurus mit Hälsen, die 7 bzw. 12 Meter über das Herz hinausragen, würden einen Blutdruck im Bereich von 700 mmHg und ein riesiges Herz erfordern, das bis zu 5 % des Körpergewichts ausmacht, ein Wert, der deutlich über dem eines typischen Säugetierherzens liegt (0,6 %). Computermodelle berechneten, dass eine vollständige Halsstreckung bei diesen Arten aufgrund des unzureichenden Blutdrucks nicht möglich gewesen wäre. Auf solchen Modellen basierende Annahmen würden aber zu der Schlussfolgerung führen, dass Giraffen nicht existieren können [27]!

Literatur

1 Scott, G. R.: Elevated performance: the unique physiology of birds that fly at high altitudes. Journal of Experimental Biology 2011; 214 (15). S. 2455–2462.

2 Tyack, P.L. et al.: Extreme diving of beaked whales. Journal of Experimental Biology 2006; 209 (21). S. 4238–4253.

3 Abitbol, M.: Effect of posture and locomotion on energy expenditure. American Journal of Physical Anthropology 1988; 77 (2). S. 191–199.

4 Verhulst, J.: Der Erstgeborene. Mensch und höhere Tiere in der Evolution. Verlag Freies Geistesleben Stuttgart 1999. Kapitel 6.

5 Rohen, J. W.: Morphologie des menschlichen Organismus. Verlag Freies Geistesleben Stuttgart 2007. S. 15–96.

6 Bevegärd, S., Lodin, A.: Postural circulatory changes at rest and during exercise in five patients with congenital absence of valves in the deep veins of the legs. Journal of Internal Medicine 1962; 172 (1). S. 21–29.

7 Rowell, L. B.: Human cardiovascular control. Oxford University Press New York 1993. S. 37–80.

8 Jänig, W., McLachlan, E. M.: Autonomic failure. Oxford University Press Oxford 2013. S. 21–34.

9 Yates, B. J., Bolton, P. S., Macefield, V. G.: Vestibulo-sympathetic responses. Comprehensive Physiology 2014; 4 (2). S. 851.

10 Hammam, E., Macefield, V. G.: Vestibular modulation of sympathetic nerve activity to muscle and skin in humans. Frontiers in Neurology 2017; 8. S. 334.

11 Horak, F. et al.: Effects of vestibular rehabilitation on dizziness and imbalance. Otolaryngology – Head and Neck Surgery 1992; 106 (2). S. 175–180.

12 Mittelstaedt, H.: Somatic graviception. Biological Psychology 1996; 42 (1/2). S. 53–74.

13 Vaitl, D., Mittelstaedt, H., Baisch, F.: Shifts in blood volume alter the perception of posture. International Journal of Psychophysiology 1997; 27 (2). S. 99–105.

14 Vaitl, D. et al.: Shifts in blood volume alter the perception of posture: further evidence for somatic graviception. International Journal of Psychophysiology 2002; 44 (1). S. 1–11.

15 Rowell, L. B.: Human cardiovascular control. University Press Oxford 1993. S. 3–36.

16 Seymour, R. S., Arndt, J. O.: Independent effects of heart – head distance and caudal blood pooling on blood pressure regulation in aquatic and terrestrial snakes. Journal of Experimental Biology 2004; 207 (8). S. 1305–1311.

17 Siegel, R. E.,: Why Galen and Harvey did not compare the heart to a pump. The American Journal of Cardiology 1967; 20 (1). S. 117–121.

18 Hill, L., Barnard, H.: The influence of the force of gravity on the circulation. The Journal of Physiology 1897; 21 (4–5). S. 323–352.

19 Seymour, R. S., Johansen, K.: Blood flow uphill and downhill: Does a siphon facilitate circulation above the heart? Comparative Biochemistry and Physiology 1987; 88 (2). S. 167–170.

20 Seymour, R. S., Hargens, A. R., Pedley, T. J.: The heart works against gravity. American Journal of Physiology 1993; 265 (4). S. 715–720.

21 Hicks, J. W., Badeer, H. S.: Siphon mechanism in collapsible tubes: application to circulation of the giraffe head. American Journal of Physiology 1989; 256 (2). S. 567–571.

22 Hicks, J. W., Badeer, H. S.: Gravity and the circulation: „open“ vs. „closed“ systems. American Journal of Physiology 1992; 262 (5). S. 725–732.

23 Lillywhite, H. B.: Circulatory adaptations of snakes to gravity. American Zoologist 1987; 27 (1). S. 81–95.

24 Lillywhite, H .B., Pough, F. H.: Control of arterial pressure in aquatic sea snakes. American Journal of Physiology 1983; 244 (1). S. 66–73.

25 Lillywhite, H. B. et al.: Cardiovascular responses of snakes to hypergravity. Gravitational and Space Research 2007; 10 (2). S. 145–152.

26 Hicks, J. W., Munis, J. R.: The siphon controversy counterpoint: the brain need not be „baffling“. American Journal of Physiology 2005; 289 (2). S. 629–632.
27 van Dijk, J. G.: Fainting in animals. Clinical Autonomic Research 2003; 13 (4). S. 247–255.
28 Hargens, A. R. et al.: Gravitational haemodynamics and oedema prevention in the giraffe. Nature 1987; 329 (6134). S. 59.
29 Brøndum, E. et al.: Jugular venous pooling during lowering of the head affects blood pressure of the anesthetized giraffe. American Journal of Physiology 2009; 297 (4). S. 1058–1065.
30 Wikipedia: Siphon. https://en.wikipedia.org/wiki/Siphon (Abfrage 20.12.2018).
31 Gisolf, J. et al.: The siphon controversy: an integration of concepts and the brain as baffle. American Journal of Physiology 2005; 289 (2). S. 627–629.
32 Xing, C.-Y. et al.: Distribution of cardiac output to the brain across the adult lifespan. Journal of Cerebral Blood Flow & Metabolism 2017; 37 (8). S. 2848–2856.
33 Seymour, R.S., Bosiocic, V., Snelling, E. P.: Fossil skulls reveal that blood flow rate to the brain increased faster than brain volume during human evolution. Royal Society Open Science 2016; 3 (8). doi: 160305.
34 Sokoloff, L. et al.: The effect of mental arithmetic on cerebral circulation and metabolism. The Journal of Clinical Investigation 1955; 34 (7). S. 1101–1108.
35 Hiura, M. et al.: Changes in cerebral blood flow during steady-state cycling exercise: a study using oxygen-15-labeled water with PET. Journal of Cerebral Blood Flow & Metabolism 2014; 34 (3). S. 389–396.
36 Paulson, O., Strandgaard, S., Edvinsson, L.: Cerebral autoregulation. Cerebrovascular and Brain Metabolism Reviews 1990; 2 (2). S. 161–192.
37 Abbott, N. J.: Evidence for bulk flow of brain interstitial fluid: significance for physiology and pathology. Neurochemistry International 2004; 45 (4). S. 545–552.
38 Johanson, C. E. et al.: Multiplicity of cerebrospinal fluid functions: new challenges in health and disease. Cerebrospinal Fluid Research 2008; 5 (1). S. 10.
39 Bulat, M., Klarica, M.: Recent insights into a new hydrodynamics of the cerebrospinal fluid. Brain Research Reviews 2011; 65 (2). S. 99–112.
40 Bradley, K. C.: Cerebrospinal fluid pressure. Journal of Neurology, Neurosurgery & Psychiatry 1970; 33 (3). S. 387–397.
41 Grady, M. S., Bedford, R. F., Park, T.: Changes in superior sagittal sinus pressure in children with head elevation, jugular venous compression, and PEEP. Journal of Neurosurgery 1986; 65 (2). S. 199–202.
42 Andresen, M., Juhler, M.: Intracranial pressure following complete removal of a small demarcated brain tumor: a model for normal intracranial pressure in humans. Journal of Neurosurgery 2014; 121 (4). S. 797–801.
43 Andresen, M. et al.: Effect of postural changes on ICP in healthy and ill subjects. Acta Neurochirurgica 2015; 157 (1). S. 109–113.
44 Matjasko, J. et al.: Anesthesia and surgery in the seated position: analysis of 554 cases. Neurosurgery 1985; 17 (5). S. 695–702.
45 Bithal, P. et al.: Comparative incidence of venous air embolism and associated hypotension in adults and children operated for neurosurgery in the sitting position. European Journal of Anaesthesiology 2004; 21 (7). S. 517–522.
46 Gale, T., Leslie, K.: Anaesthesia for neurosurgery in the sitting position. Journal of Clinical Neuroscience 2004; 11 (7). S. 693–696.
47 Degnan, A., Levy, L.: Pseudotumor cerebri: brief review of clinical syndrome and imaging findings. American Journal of Neuroradiology 2011; 32 (11). S. 1986-1993.
48 Clément, G., Pavy-Le Traon, A.: Centrifugation as a countermeasure during actual and simulated microgravity: a review. European Journal of Applied Physiology 2004; 92 (3). S. 235–248.
49 Hargens, A. R., Watenpaugh, D. E.: Cardiovascular adaptation to spaceflight. Medicine and Science in Sports and Exercise 1996; 28 (8). S. 977–982.
50 Hargens, A. R., Richardson, S.: Cardiovascular adaptations, fluid shifts, and countermeasures related to space flight. Respiratory Physiology & Neurobiology 2009; 169 (Suppl. 1). S. 30–33.

51 Zhang, L.-F., Hargens, A. R.: Spaceflight-induced intracranial hypertension and visual impairment: pathophysiology and countermeasures. Physiological Reviews 2017; 98 (1). S. 59–87.

52 Roberts, D. R. et al.: Effects of spaceflight on astronaut brain structure as indicated on MRI. New England Journal of Medicine 2017; 377 (18). S. 1746–1753.

53 Clément, G., Skinner, A., Lathan, C.: Distance and size perception in astronauts during long-duration spaceflight. Life 2013; 3 (4). S. 524–537.

54 Turner, R. T.: Invited review: what do we know about the effects of spaceflight on bone? Journal of Applied Physiology 2000; 89 (2). S. 840–847.

55 Roberts, D. R., Petersen, L. G.: Studies of hydrocephalus associated with long-term spaceflight may provide new insights into cerebrospinal fluid flow dynamics here on earth. Journal of the American Medical Association, Neurology 2019; 76 (4). S. 391–392.

56 Williams, D. et al.: Acclimation during space flight: effects on human physiology. Canadian Medical Association Journal 2009; 180 (13). S. 1317–1323.

57 Coupe, M. et al.: Cardiovascular deconditioning: from autonomic nervous system to microvascular dysfunctions. Respiratory Physiology & Neurobiology 2009; 169 (Suppl. 1). S. 10–12.

58 Perhonen, M. A., Zuckerman, J. H., Levine, B. D.: Deterioration of left ventricular chamber performance after bed rest: „cardiovascular deconditioning“ or hypovolemia? Circulation 2001; 103 (14). S. 1851–1857.

59 Levine, B. D., Zuckerman, J. H., Pawelczyk, J. A.: Cardiac atrophy after bed-rest deconditioning: a nonneural mechanism for orthostatic intolerance. Circulation 1997; 96 (2). S. 517–525.

60 Dittmer, D., Teasell, R.: Complications of immobilization and bed rest. Part 1: Musculoskeletal and cardiovascular complications. Canadian Family Physician 1993; 39. S. 1428.

61 West, B. J.: Respiratory Physiology: People and Ideas. Oxford University Press Oxford 1996. S. 140–169.

62 Galvin, I., Drummond, G., Nirmalan, M.: Distribution of blood flow and ventilation in the lung: gravity is not the only factor. British Journal of Anaesthesia 2007; 98 (4). S. 420–428.

63 Mosqueda-Garcia, R.: Role of the Autonomic Nervous System. In: Alboni, P., Furlan, R. (Hrsg.): Vasovagal Syncope. Springer Verlag New York 2015. S. 53–65.

KAPITEL 25

Das integrative Kreislaufmodell – eine Synthese

„Die große Tragödie der Wissenschaft – die Vernichtung einer schönen Hypothese durch eine hässliche Tatsache." Thomas Huxley, 1870

„Es reicht nicht aus, sentimental und ästhetisch in der Natur zu verharren und dieses Bewusstsein auf eine wissenschaftliche Infrastruktur zu übertragen, welche die Natur größtenteils ablehnt. Eine neue Wissenschaft der Natur ist von Nöten, die sich von der Wissenschaft der Dinge unterscheidet und auf anderen menschlichen Fähigkeiten beruht als nur dem analytischen Denken. Eine Grundlage für diese Wissenschaft ist die Entdeckung der wahren Gesamtheit." Henri Bortoft, 1996

Um unsere Diskussion auf eine Ebene zu bringen, welche die bisher beschriebenen Kreislaufphänomene – so paradox diese auch erscheinen mögen – verständlicher macht, müssen wir auf den Ursprung der Ideen und die Art der wissenschaftlichen Untersuchung blicken, die zur Entstehung des klassischen Druckantriebsmodells des Kreislaufs beitrugen. Es stellt sich berechtigerweise die Frage, wie es möglich ist, dass nach mehr als einem Jahrhundert umfangreicher experimenteller Arbeit auf allen Gebieten der kardiovaskulären Physiologie die zentrale Vorstellung von dem was Kreislauf ist, von den beobachteten Phänomenen so grundlegend abweicht. „Die Methode ist alles", erklärte Carl Ludwig (1816–1895) [1] – und hat damit recht! Wenn man also eine Methode auswählt, mit der ein komplexes biologisches Phänomen auf ein mechanisches Modell, basierend auf physikalisch-chemischer Kausalität, reduziert wird, minimieren sich letztendlich auch die Erkenntnisse. Es gibt noch eine weitere, weniger offensichtliche, aber gleichermaßen wichtige Konsequenz dieses Ansatzes, nämlich dass *„zunehmend das Menschliche am Menschen, das sich ja in der tatsächlich erlebten und erlittenen Realität ganz wesentlich auch auf Aspekte von Leben, Seele und Geist erstreckt, inhaltlich und methodisch aus dem Auge verloren wurde"* [2]. Ähnlich formulierte es Richard Horton, der meinte, dass *„zunehmend ausgetrocknete Formen (der Wissenschaft) den Abgrund zwischen der menschlicher Realität und dem offiziellen Verständnis erweitern. Diese Entzweiung von Wissenschaft und Menschentum hat den moralischen Impetus aus der wissenschaftlichen Forschung eliminiert"*, und er hebt besonders hervor, dass *„jeder, der von dem Wunsch geleitet wird, Wissenschaft für das öffentliche Wohl anzuwenden, von der Methodologie besessen sein sollte"* [3] (für eine tiefergehende Analyse der wissenschaftlichen Methoden siehe [4, 5]). Wenn das Herz-Kreislauf-System der Angelpunkt der evolutionären Entwicklung ist, wie es der vergleichende Ansatz der vorliegenden Untersuchung nahe legt [→ Abb. 11.2], dann sollte dies zur Entdeckung von Kreislaufphänomenen führen, die spezifisch menschlich sind.

In diesem abschließenden Kapitel schauen wir uns zunächst das intellektuelle Milieu an, das Mitte des 19. Jahrhunderts den Hintergrund für die physikalischen und biologischen Wissenschaften bildete und zu der biophysikalischen und physiologischen Forschung führte, die bis heute dieses Gebiet dominiert. Die Behauptung der „Berliner Schule" der Physiologie, dass die Ursache für Leben in den Gesetzmäßigkeiten der anorganischen Natur zu suchen sei, eröffnete ein breites Spektrum (den biologischen Phänomenen zugrunde liegender) materieller Prozesse für die experimentelle Untersuchung. Der Nachteil dieses Ansatzes ist jedoch, dass er die Physiologie ausschließlich als „Physik und Chemie des Lebens" definierte [6]. Als Alternative zu dieser Ansicht entstand das Konzept des „Organizismus", das Walter B. Cannon (1871–1945), Conrad H. Waddington (1905–1975), Ludwig von Bertalanffy (1901–1972)*, Joseph Needham (1900–1995) und andere Mitglieder des „Theoretical Biology Club" befürworteten, die in dem Versuch, den Organismus als Ganzes zu betrachten, dynamische Konzepte wie Homöostase, Integration und Organisation einführten, um biologische Phänomene auf der systemischen Ebene zu beschreiben [6]. Die Abwanderung von technischen Wissenschaftlern – vertraut mit quantitativen Techniken und exakten analytischen Untersuchungsmethoden – in Abteilungen der Biologie und Physiologie führte zum Aufkeimen neuer Fachgebiete wie Biophysik, Molekularbiologie und Genetik. Dies verursachte eine weitere Aufsplitterung der biologischen Wissenschaften und Medizin in „omik"-Fachgebiete (Genomik, Pharmakogenomik, Proteomik usw.) mit dem Ziel, biologische Faktoren mithilfe von Computermodellierungen von „Big Data" auf Systemebene zu integrieren und eine „personalisierte Medizin" zu schaffen [8]. Inwiefern dieses Ziel erreicht wurde, ist fraglich.

Vor diesen Entwicklungen entstand bereits Ende des 18. Jahrhunderts, der „Berliner Schule" vorausgehend, eine Strömung, die sowohl den vitalistischen Theorien als auch dem Reduktionismus in den Biowissenschaften entgegenstand. Sie wurde von Johann Wolfgang von Goethe (1749–1832) und einer Gruppe von Naturphilosophen wie Johann Friedrich Blumenbach (1752–1840), Alexander von Humboldt (1769–1859), Carl Gustav Carus (1789–1869) und anderen angeführt, die sich an der fortwährenden Debatte zu nicht-vitalistischen Alternativen und der Formulierung von Entwicklungsgesetzen der organischen Form und Struktur beteiligten [9, 10]. Anstelle eines vitalistischen oder mechanistischen Konzepts der lebendigen Natur legte Goethe dar, dass einem Organismus eine *Idee*, die *Urform* oder der Typus innewohnt, dem eine von der anorganischen Natur unterschiedliche, aber nicht minder gesetzmäßige Ordnung zugrunde liegt. Goethe dokumentierte seine Forschungsergebnisse sorgfältig und beschrieb eine dynamische Erkenntnistheorie, wonach der Typus objektiven Erfahrungsinhalt darstellt [11]. Bei der Anwendung dieser Methode entdeckte Rudolf Steiner (1861–1925),

---

* Ludwig von Bertalanffy ist einer der Begründer der Allgemeinen Systemtheorie (AST). Das Ziel der AST war es, die Wiederholung der (nicht erfolgreichen) Versuche zu vermeiden, eine einheitliche Theorie durch Reduzierung aller Wissenschaften auf Physik und Chemie zu formulieren. Stattdessen war Bertalanffy bestrebt, sie durch „strukturelle Gleichförmigkeiten auf unterschiedlichen Realitätsebenen" zu vereinen. Ähnlich wie die mathematische Wahrscheinlichkeitstheorie mit „zufälligen Ereignissen" unabhängig von ihrer Beschaffenheit arbeitet, würde die AST mit „organisierten Ganzheiten" arbeiten. Bertalanffy hatte die Vision, die AST auf alle Systeme unabhängig von ihrer Art anzuwenden, einschließlich der Physik, Biologie, Ökologie, Psychologie, Soziologie, Kultur, Geschichte usw. Die AST war der Vorläufer der modernen Systembiologie [→ Kap. 25.5]. Laut Henri Bortoft verfolgt *„die Wissenschaft der strukturellen Gleichförmigkeiten auf unterschiedlichen Realitätsebenen"* gemäß von Bertalanffy das gleiche Ideal, das René Descartes (1596–1650) erstmalig in die Wissenschaft einführte und der damit eine einheitliche Methodik vorhersah, die auf Mathematik gründende *mathesis universalis* [→ Kap. 14, Fußnote 1, S. 165] [7].

Wissenschaftsphilosoph, Herausgeber von Goethes naturwissenschaftlichen Schriften und Autor von wegweisenden Arbeiten zur Erkenntnistheorie [12], das zentrale Kreislaufphänomen, das den Anstoß zu dieser Untersuchung gab [→ Kap. 16.2].

In einer abschließenden Zusammenfassung wird das Herz-Kreislauf-System als eine selbstorganisierende, emergente Struktur auf unterschiedlichen Organisationsebenen betrachtet, die sowohl mit den großen phylogenetischen wie auch den ontogenetischen Entwicklungsschritten kompatibel sind [→ Kap. 11].

1. Die „Berliner Schule" der Physiologie

Die wichtige Rolle, die das Leipziger Physiologische Institut für die Fortentwicklung des Fachs spielte, wurde bereits erwähnt [→ Kap. 16.1]. Carl Ludwig, sein Begründer und prominentester Vertreter, führte als Erster eine systematische Untersuchung isoliert perfundierter Organe (Herz, Niere, Leber, Lunge) durch und leistete gemeinsam mit seinen Kollegen wichtige Beiträge auf nahezu jedem Gebiet der Physiologie: Das „Alles-oder-Nichts-Gesetz" des Herzens, die absolute Refraktärzeit, die post-extrasystolische Potenzierung, das Treppenphänomen, die Abhängigkeit der Herzfunktion vom oxidativen Stoffwechsel und der Kontraktionsstärke von der Füllungskapazität (später Frank-Starling-Gesetz genannt) sind nur einige der bekannteren Entdeckungen von Mitarbeitern des Leipziger Instituts im Bereich der kardiovaskulären Physiologie [13]. Ludwig, ein Mann des praktischen Denkens, adaptierte das Galvanometer für die Blutdruckmessung, erfand mit der *Stromuhr* ein Verfahren für die direkte Flussmessung und zeichnete als Erster kontinuierlich experimentelle Daten mit Hilfe des von ihm entwickelten Kymographions auf [→ Abb. 23.3].

Neben der umfangreichen Forschungsarbeit war das Institut auch ein gefragter Ausbildungsort. Einige der bekannteren Physiologen dieser Generation, wie zum Beispiel Elias Cyon (1843–1912), Ivan P. Pavlov (1849–1936), Henry P. Bowditch (1840–1911), Franklin P. Mall (1862–1917), John J. Abel (1857–1938), Adolf Fick (1829–1901, der das Diffusionsgesetz und die Fick-Methode für die Messung des Herzzeitvolumens entwickelte), Otto Frank (1865–1944) und zahlreiche andere arbeiteten unter Ludwigs persönlicher Leitung und profitierten von seinen Erkenntnissen und sorgfältigen Methoden. Laut Paul F. Cranefield (1925–2005) verstand sich die amerikanische Physiologie als Nachfolge von Ludwigs Institut [6].

Weniger bekannt ist hingegen, dass Ludwig und seine Mitarbeiter Emil du Bois-Reymond (1818–1896), Hermann von Helmholtz (1821–1894) und Ernst Wilhelm von Brücke (1819–1892), alles bedeutende Physiologen, im Mittelpunkt einer aufkeimenden Bewegung standen, die es sich zur Aufgabe machte, physiologische Phänomene anhand von strengen physikalischen Methoden zu untersuchen und somit die letzten Überbleibsel des im 19. Jahrhundert populären Vitalismus* aus Medizin und Biologie zu

* Der Vitalismus schreibt die spezifische Struktur, die Funktion und das Leben des Organismus über-materiellen „Lebenskräften" zu, die einer empirischen Untersuchung nicht zugänglich sind und damit als unwissenschaftlich gelten. Die Frage nach spezifischen Lebenskräften muss empirisch gelöst werden, in der gleichen Art wie die Frage nach den physikalischen Kräften [14].

entfernen. Die vier trafen sich 1847 in Berlin (deshalb die „Berliner Schule") und legten den Schwur ab *„eine neue Physiologie auf chemo-physikalischer Grundlage aufzubauen und ihr den gleichen wissenschaftlichen Rang wie der Physik zu geben."* [6] Diese Intention äußerte du Bois-Reymond bereits 1842 in einem Brief an einen Freund:

„Brücke seinerseits schreibt eine Dissertation, in welcher zuerst der Versuch gemacht ist, ... alle vegetativen Vorgänge der organischen Körper auf physikalischem Wege zu erklären ... Brücke und ich wir haben uns verschworen, die Wahrheit geltend zu machen, dass im Organismus keine anderen Kräfte wirksam sind, als die gemeinen physikalisch-chemischen; dass, wo diese bislang nicht zur Erklärung ausreichen, mittels der physikalisch-mathematischen Methode entweder nach ihrer Art und Weise der Wirksamkeit im konkreten Fall gesucht werden muss, oder dass neue Kräfte angenommen werden müssen, welche, von gleicher Dignität mit den physikalisch-chemischen, der Materie inhärent, stets auf nur abstoßende oder anziehende Componenten zurückzuführen sind" [2].

Das Hauptargument für die mechanistische Kausalität und den „physiologischen Reduktionismus" war jedoch eher epistemologisch (*episteme,* griechisch: Wissen, d.h. die Wissenschaft des Wissens) als methodisch. Es entstand in dem zeitgenössischen intellektuellen Klima des Neo-Kantianismus,* der Europa zu Beginn des 19. Jahrhunderts mit dem Versprechen faszinierte, einen undogmatischen, direkten Weg in Richtung wissenschaftlichen Fortschritts einzuschlagen [17]. Vor Immanuel Kant (1724–1804) bestimmte der Dualismus zwischen der äußeren und der inneren Welt die philosophische Debatte zwischen Rationalisten und Empirikern. Die Rationalisten glaubten, dass Wissen das Ergebnis rationalen Denkens sei, während die Empiriker der Meinung waren, dass man die Welt nur durch Erfahrung „kennen" könne. Kant, der Begründer der modernen Erkenntnistheorie, schuf eine Synthese dieser Ansichten und entwickelte eine Theorie, welche die wissenschaftliche Methodik tiefgreifend beeinflusste in dem Sinne, dass die Gewissheit des Wissens von den Fähigkeiten des menschlichen Denkens und nicht von äußeren dogmatischen Wahrheiten abhängt.

Für Kant waren die von Naturwissenschaft und Mathematik entdeckten Gesetze nicht in der äußeren Welt, sondern nur im menschlichen Denken zu finden. Der Prozess der Erkenntnis der Wirklichkeit umfasst eine Synthese der Sinneswahrnehmungen (Farben, Töne, Formen und Wärmegrade) und der sogenannten „Dinge an sich", von denen

---

* Nach Immanuel Kant, dem Begründer der modernen Erkenntnistheorie, sind alle Erscheinungen (Phänomene) lediglich Darstellungen von Dingen, die uns in ihrem Wesen unbekannt sind. Da das menschliche Bewusstsein keinen direkten Zugang zur äußeren Welt hat, sondern diese nur über die Sinne erfährt, haben unsere bewussten, vom Gehirn produzierten Darstellungen laut Kant nur *subjektiven* Wert. Ebenso sind nach Kant Konzepte ohne Sinneswahrnehmung „leere Konzepte", reine Gedankenformen ohne objektive Realität [15]. Für viele Erkenntnistheoretiker des 20. Jahrhunderts, von Immanuel Kant bis Karl Popper (1902–1994), hat das menschliche Denken, das Ordnung und Gesetzmäßigkeit in die Sinneswahrnehmungen bringt, keine *objektive* Bedeutung. Dies führt zu einer Reduzierung der Realität auf das, was von den Sinnen erfassbar ist und letztlich zu hypothetischen Atomen und subatomaren Partikeln, die als mathematische Strukturen behandelt werden. Diese Ansicht widerspricht dem empirischen ontologischen Idealismus, der von Platon (ca. 428–348 v. Chr.) und Aristoteles (384–322 v. Chr.) begründet und von deutschen idealistischen Philosophen wie Georg F. W. Hegel (1770–1831), Johann G. Fichte (1762–1814), Friedrich W. Schelling (1775–1854) und anderen weiterentwickelt wurde. Johann Wolfgang von Goethe (1749–1832), Friedrich Schiller (1759–1805), Ignaz P. V. Troxler (1780–1866), Rudolf Steiner (1861–1925), Alfred N. Whitehead (1861–1974), Nicolai Hartmann (1882–1950), Werner Heisenberg (1901–1976) und verschiedene moderne Wissenschaftsphilosophen setzten dies auf ein festes epistemologisches Fundament und legten dar, dass der wissenschaftliche Prozess darin besteht, das, was die Sinne vermitteln (Wahrnehmung), mit gesetzmäßigen Ideen, die durch das Denken entstehen (Konzept), zu durchdringen [16].

nichts bekannt ist außer der Tatsache, dass sie existieren. Die Art und Weise, wie diese „Dinge in uns“ wirken, wird von den Sinnesorganen und vom Verstand beeinflusst und kann daher nur *subjektiv* und damit nicht real sein. Somit fehlt sowohl dem wahrgenommenen Objekt als auch dem Wahrnehmenden die objektive Realität und beide sind damit reine Epiphänomene des Intellekts [18]. Um die Gewissheit der mathematischen und naturwissenschaftlichen Wahrheiten zu retten, übertrug Kant die Gesetzmäßigkeit der Natur auf unser Denken und setzte somit *„dem Erkenntnisvermögen unübersteigliche Grenzen“* [19].

Diese Interpretation der Realität spiegelt sich wieder in der folgenden Ausführung zur Aufgabe der Wissenschaft von Hermann von Helmholtz in seinem Essay *Über Goethes naturwissenschaftliche Arbeiten* aus dem Jahre 1853:

„Denn eine Naturerscheinung ist physikalisch erst dann vollständig erklärt, wenn man sie bis auf die letzten ihr zugrunde liegenden und in ihr wirksamen Naturkräfte zurückgeführt hat. Da wir nun die Kräfte nie an sich, sondern nur in ihren Wirkungen wahrnehmen, so müssen wir in jeder Erklärung von Naturerscheinungen das Gebiet der Sinnlichkeit verlassen und zu unwahrnehmbaren, nur durch Begriffe bestimmten Dingen übergehen. Es ist das letztlich eine Welt unsichtbarer Atome, Bewegungen, anziehender und abstoßender Kräfte“ (zitiert aus [20], Hervorhebungen von Peter Heusser).

Eine logische Folge dieser Argumentation war die (bis heute anhaltende) Entwicklung eines immensen Systems von Hypothesen in der Wissenschaft, das nicht untersucht, wie die Natur ist, sondern wie sie sich anhand von Axiomen und Annahmen rekonstruieren lässt. Kants Einfluss auf die wissenschaftliche Methode führte zu einer paradoxen Situation, in der die Wissenschaft kraft der Methodik, die ihre vermeintliche Stärke ist, mit Fragmenten arbeitet, die sie zusammenzufügen versucht. Der Physiker und Wissenschaftsphilosoph Henri Bortoft äußerte dazu:

„Die Wissenschaft hält sich selbst für objektiv, ist aber im Wesentlichen subjektiv, weil sie Fragen beantworten muss, die der Wissenschaftler selbst formuliert hat. Wissenschaftler bemerken diesen Zirkelschluss nicht, weil sie glauben, dass sie die Stimme der ‚Natur‘ sprechen hören, und nicht erkennen, dass es sich dabei um das Echo ihrer eigenen Stimme handelt.“ [21] (Hervorhebungen von Henri Bortoft)

Du Bois-Reymond, der das Nervenaktionspotenzial entdeckte, schrieb mehrere Bücher, unter anderem das einflussreiche Werk *Untersuchungen über die Elektrizität bei Tieren*, das er über drei Jahrzehnte in Teilen veröffentlichte. In einer der Passagen behandelte er die große Reichweite der physikalisch-analytischen Methode, die nicht nur biologische Prozesse erfasst, sondern möglicherweise auch menschliche Handlungen vorhersagt:

„Dadurch werden sich aber diejenigen, welche mit mir eines Sinnes sind, nicht erschüttern lassen in der Überzeugung, dass nichtsdestoweniger, wenn nur unsere Methoden ausreichten, eine analytische Mechanik sämtlicher Lebensvorgänge möglich wäre. Diese Überzeugung beruht auf der Einsicht, die ja schon Aristoteles besaß, dass alle Veränderungen in der Körperwelt in unserer Vorstellung zurückkommen auf Bewegungen. Also auch jene Vorgänge können nichts anderes sein als Bewegungen. Nun aber lassen sich alle Bewegungen schließlich zerlegen in solche, welche erfolgen nach der zwei vorausgesetzte Stofftheilchen verbindenden Geraden, entweder in der einen, oder in der anderen Richtung.

Also auf solche einfache Bewegungen müssen auch die Vorgänge in den organischen Wesen am letzten Ende zurückführbar sein. Diese Zurückführung würde eben eine analytische Mechanik jener Vorgänge abgeben. Man sieht daher, dass wenn die Schwierigkeit der Zergliederung nicht unser Vermögen überstiege, die analytische Mechanik im Grunde reichen würde bis zum Problem der persönlichen Freiheit, ..."[5].*

Die Folge des reduktionistischen Ansatzes war, dass Sinneswahrnehmungen als Illusionen und die hypothetische Welt der Atome und Moleküle als Realität gedeutet wurden, von der sich auf der Grundlage mechanischer (atomarer) und mathematischer Modelle alles ableiten ließ. Die Einführung der quantitativen mathematischen Methode in Medizin und Biologie basierte auf der Unterscheidung zwischen „primären" Eigenschaften wie Größe, Form, Bewegung usw. und „sekundären", wie z. B. Farbe, Temperatur, Geruch und Tasteindrücke.** Es lassen sich jedoch nur die primären Eigenschaften mathematisch direkt ausdrücken, während man die sekundären lediglich als *subjektive* Erfahrungen ohne „objektiven" Wert betrachtete. Dies führte zur dualistischen (kartesianschen) Spaltung der Wissenschaft, bei der ein direkter Kontakt mit der Sinneswelt als irreal (Illusion) gilt und die Realität durch intellektuelles Räsonieren rekonstruiert werden muss [20].

Um die vorgeschlagene Methode auf eine solide epistemologische Grundlage zu stellen, berief sich du Bois-Reymond auf Aristoteles' Kausalprinzipien, erkannte jedoch nur zwei der vier Prinzipien an.*** Lineare Kausalität bietet eine Grundlage für die Berechenbarkeit physikalischer Phänomene, und ihre Anwendung ist so gesehen durchaus angemessen. Wird sie aber auf einen Organismus angewendet, reduziert sie diesen auf einen *Mechanismus* und versucht ihn lediglich durch die Summe seiner *Teile* zu erklären. Und wenn dann weiter agumentiert wird, *„dass im Organismus keine anderen Kräfte wirksam sind, als die gemeinen chemisch-physikalischen*", wie du Bois-Reymond postulierte, reduziert dies Sinneswahrnehmungen und Gedanken ebenfalls auf elektrisch-chemische Effekte des Nervensystems.

---

* 1872 hielt Emil du Bois-Reymond auf der 45. Versammlung der Gesellschaft Deutscher Naturforscher und Ärzte in Leipzig einen vielfach publizierten Vortrag „Über die Grenzen des Naturerkennens", in dem er über die Geheimnisse der Materie und der Kraft sprach, die sich der menschlichen Wahrnehmung nicht erschließen *„ignoramus et ignorabimus ... wir wissen es nicht und wir werden es niemals wissen*". Später formulierte er dies teilweise um in *„dubitemus*" (wir zweifeln anstelle von *ignorabimus*) und behauptete, dass der Ursprung der Bewegung, die Empfindung in unbewussten Nerven und der Ursprung des freien Willens „transzendent" seien und damit nicht von der Wissenschaft erklärt werden können.

** Das von John Locke (1632–1704) eingeführte Konzept besagte, dass *primäre* Eigenschaften objektive Merkmale äußerlicher Dinge seien, während *sekundäre* Qualitäten wie Farbe, Ton, Geschmack, Wärme oder Kälte lediglich *subjektive* Erfahrungen darstellten, die von den Sinnen vermittelt und von den primären Eigenschaften abgeleitet würden, also nicht quantifizierbar und damit nicht Teil der „objektiven" Natur seien [20].

*** Aristoteles unterschied vier Arten von Ursachen (oder Prinzipien): a) die *materielle* Ursache (causa materialis), z. B. das Metall des Rades; b) die *formale* Ursache (causa formalis), z. B. die Idee des Rades (sein Wesen oder das Konzept); c) die *wirkende* Ursache (causa efficiens), z. B. die Tätigkeit des Handwerkers, der das Rad baut; d) die *finale* Ursache (causa finalis), d. h. der Zweck, für den das Rad gebaut wurde. Im Fall der linearen (mechanischen) Kausalität, auf die du Bois-Reymond Bezug nahm, wurden zum Beispiel bei einer Billardkugel (materielle Ursache), die eine andere anstößt und deren Bewegung verursacht (wirkende Ursache), nur die Funktion der *materiellen* und *wirkenden Ursache* von der Wissenschaft anerkannt. Auf diese Weise lassen sich die einzelnen Komponenten des mechanischen Systems berechnen und das „Ganze" ist (berechtigterweise) von seinen Teilen ableitbar. Charakteristischerweise *fehlen* aber die formalen und finalen Ursachen in einem mechanischen System, sodass ein solches Gesetz zu einer Abstraktion wird, wenn es auf ein lebendiges System Anwendung findet [20].

2. Organismus versus Mechanismus

Die Vorstellung, dass sich die reduktionistische Methodik der anorganischen Wissenschaften (Physik, Chemie) gleichermaßen auf einen lebendigen Organismus anwenden lässt, lehnten mehrere Wissenschaftsphilosophen und Zeitgenossen der Berliner Gruppe [→ Fußnote 1, S. 395] ab, insbesondere Rudolf Steiner. Dieser argumentierte, dass eine Methode, die einen Organismus als komplexen biologischen Mechanismus betrachtet, sein Wesen nicht erfassen und nicht erklären könne. Steiner war, wie auch schon Goethe [11], der Ansicht, dass einem Organismus eine *aktive* Idee (der *Typus* oder eine *Urform*) zugrunde liegt, die ihre Komponenten im Prozess der Selbstorganisation vereinigt. In einer Abhandlung zur wissenschaftlichen Methodik erläuterte Steiner den Unterschied zwischen physikalischen und biologischen Systemen:

„Dies ist eben der Gegensatz des Organismus zur Maschine. Bei der letzteren ist alles Wechselwirkung der Teile. Es existiert nichts Wirkliches in der Maschine selbst außer dieser Wechselwirkung. Das einheitliche Prinzip, welches das Zusammenwirken jener Teile beherrscht, fehlt im Objekte selbst und liegt außerhalb desselben in dem Kopfe des Konstrukteurs als Plan. Nur die äußerste Kurzsichtigkeit kann leugnen, daß gerade darinnen die Differenz zwischen Organismus und Mechanismus besteht, daß dasjenige Prinzip, welches das Wechselverhältnis der Teile bewirkt, beim letzteren nur außerhalb (abstrakt) vorhanden ist, während es bei ersterem in dem Dinge selbst wirkliches Dasein gewinnt. So erscheinen dann auch die sinnlich wahrnehmbaren Verhältnisse des Organismus nicht als bloße Folge auseinander, sondern als beherrscht von jenem inneren Prinzipe, als Folge eines solchen, das nicht mehr sinnlich wahrnehmbar ist. In dieser Hinsicht ist es ebensowenig sinnlich wahrnehmbar, wie jener Plan im Kopfe des Konstrukteurs, der ja auch nur für den Geist da ist; ja es ist im wesentlichen jener Plan, nur daß er jetzt eingezogen ist in das Innere des Wesens und nicht mehr durch Vermittlung eines Dritten – jenes Konstrukteurs – seine Wirkungen vollzieht, sondern dieses direkt selbst tut." [22]

Was ist das Wesen des *vereinenden Prinzips*, der Urform Goethes, im Lichte der modernen Evolutionsbiologie? Mark F. Riegner zufolge ist Goethes dynamisches typologisches Denken ein „*Vorläufer der modernen evolutionären Entwicklungsbiologie*" und lässt sich als das ideelle, organisierende Evolutionsprinzip betrachten, als eine gesetzmäßige Einheit von Genotyp und Phänotyp, die bei der Morphogenese und Entwicklung wirksam ist [23]. Diese Gesetzmäßigkeit ist das übergreifende Prinzip, das alle Einzelfälle umfaßt.

In Steiners Worten:

„Der Typus ist somit die Idee des Organismus: die Tierheit im Tiere, die allgemeine Pflanze in der speziellen. Man darf sich unter diesem Typus nichts Festes vorstellen. Er hat ganz und gar nichts zu tun mit dem, was Agassiz, Darwins bedeutendster Bekämpfer, einen ‚verkörperten Schöpfungsgedanken Gottes' nannte. Der Typus ist etwas durchaus Flüssiges, aus dem sich alle besonderen Arten und Gattungen, die man als Untertypen, spezialisierte Typen ansehen kann, ableiten lassen. Der Typus schließt die Deszendenztheorie nicht aus. Er widerspricht nicht der Tatsache, daß sich die organischen Formen auseinander entwickeln. Er ist nur der vernunftgemäße Protest dagegen, daß die organische Entwicklung rein in den nacheinander auftretenden, tatsächlichen (sinnlich wahrnehmbaren) Formen

aufgeht. Er ist dasjenige, was dieser ganzen Entwicklung zugrunde liegt. Er ist es, der den Zusammenhang in dieser unendlichen Mannigfaltigkeit herstellt. Er ist das Innerliche von dem, was wir als äußerliche Formen der Lebewesen erfahren. Die Darwinsche Theorie setzt den Typus voraus." [24] (siehe [14, 25] für eine ausführliche Diskussion des *Typus*).

Steiner argumentierte weiter, dass die Sinne die „sekundären" Qualitäten eines Objektes *auf die gleiche Weise* wahrnehmen wie die „primären" und diese aus epistemologischer Perspektive somit ebenso *objektiv* sind. Es gibt daher keinen Grund, das eine über das andere zu stellen.

„*Größe, Gestalt, Lage, Bewegung, Kraft usw. sind genau in demselben Sinne Wahrnehmungen wie Licht, Farben, Töne, Gerüche, Geschmacksempfindungen, Wärme, Kälte usw. Wer die Größe eines Dinges von seinen übrigen Eigenschaften absondert und für sich betrachtet, der hat es nicht mehr mit einem wirklichen Dinge, sondern mit einer Abstraktion des Verstandes zu tun. Es ist das Widersinnigste, das sich denken läßt, einem von der sinnlichen Wahrnehmung abgezogenen Abstraktum einen andern Grad von Realität zuzuschreiben als einem Dinge der sinnlichen Wahrnehmung selbst. Die Raum- und Zahlverhältnisse haben von den übrigen Sinneswahrnehmungen nichts voraus als ihre größere Einfachheit und leichtere Überschaubarkeit. Auf dieser Einfachheit und Überschaubarkeit beruht die Sicherheit der mathematischen Wissenschaften.*" [26].

Wenn man darauf bestehe, die physische Welt auf rein mathematische oder mechanische Weise zu beschreiben, so Steiner, geschehe dies zur Erleichterung und aus Bequemlichkeit für unser Denken. Dies könnte zumindest teilweise die oben erwähnte Wahl der mathematischen Methode von du Bois-Reymond und Helmholtz erklären. Noch wichtiger ist, dass es bei Reduktion makroskopischer Phänomene auf die „*Welt unsichtbarer Atome und Bewegungen sowie Anziehungs- und Abstoßungskräfte*" keine Möglichkeit gibt zu verfizieren, was objektiv vorhanden ist. So ist es schwer nachvollziehbar, wie man selbst primären Eigenschaften, auf hypothetische Atome und Vibrationen limitiert, einen objektiven Wert zusprechen könnte.

Angesichts des bisher Gesagten kommen wir noch einmal kurz auf das Experiment der „aktiven Flüssigkeiten" zurück [→ Kap. 23.3.2]. Eine rationale Erklärung solcher selbstangetriebenen Flüsse beruht auf zwei Ursachen: a) der Beschaffenheit der einzelnen Teile, d. h. zylindrischer Röhren, Kinesin-Cluster, ATP, Mikrotubuli usw. und b) der Anordnung dieser Komponenten gemäß dem Versuchsprotokoll (aktive Idee oder Plan) auf eine Weise, welche die gerichtete Bewegung der Kinesin-Cluster zeigt. Es ist offensichtlich, dass das *vereinende Prinzip*, das sich in dem selbstangetriebenen Fluss zeigt, im Kopf *des Experimentators* als Plan entsteht.

In einem Organismus hingegen bilden die *materiellen* Komponenten (Zellen, Organe), die *wirkenden Kräfte* sowie das *vereinende Prinzip* (die zugrunde liegende Gesetzmäßigkeit oder der Plan eines bestimmten Organismus) eine *Einheit*. So gesehen geht einem chemischen (oder mechanischen) System seine Struktur, d. h. das Teil, der Funktion immer voran und ist von ihr unabhängig, während sich bei einem lebendigen System Form und Funktion *gleichzeitig* manifestieren. Daher ist, wie Peter Heusser darlegt „*der lebendige Organismus im Sinne dieser Überlegungen nur dadurch möglich, dass er nicht nur aus dem System seiner wechselwirkenden Bestandteile (Moleküle, Organellen, Zellen, usw.) besteht, sondern dass er darüber hinaus ein zweites Wirksystem enthält, das jenes erste durchdringt, ihm aber hierarchisch übergeordnet ist, indem es seine Ordnung bewirkt"* (Hervorhebung von Peter Heusser) [14]. Im Sinne der aristotelischen Epistemologie ist dieses zweite System die formale, aber auch die finale Ursache [→ Fußnote 3, S. 398].

Die Aufgabe des Biologen ist es dann, das aktive, *organisierende Prinzip* eines Organismus (*des Typus*) mit der gleichen Genauigkeit zu erfassen, die der Physiker anwendet, um ein physikalisches Gesetz zu formulieren. Für Bortoft ist das organisierende Prinzip nicht länger eine Idee, die sich *außerhalb* des Phänomens befindet und ihm vom Experimentator aufgezwungen wird, sondern es ist das organisierende Prinzip, das als eine *aktive Idee* erscheint, die im Kopf des Forschers *erlebt* wird (in dem Sinne, wie es Steiner im oben stehenden Zitat beschrieb, vgl. [22]). Die daraus folgende Erfahrung ist ein Eindringen in das Wesen des Phänomens:

„Das organisierende Prinzip eines Phänomens selbst, das seine intrinsische Notwendigkeit ist, drückt sich in der Aktivität des Denkens aus, wenn dieses versucht, das Phänomen konkret zu durchdringen." [27]

Anstatt sich auf vage Intuition zu verlassen, basiert Goethes kognitiver Ansatz auf einer Steigerung der Beobachtungsfähigkeiten auf der Basis einer rigorosen Methode, derzufolge der Verstand des Forschers als „Organ der Wahrnehmung" und nicht nur als ein Medium des gewöhnlichen Denkens dient [28–30]. In Goethes eigenen Worten:

„Die Phänomene zu erhaschen, sie zu Versuchen zu fixieren, die Erfahrungen zu ordnen und die Vorstellungsarten darüber kennen zu lernen, bei dem ersten so aufmerksam, bei dem zweiten so genau als möglich zu sein, beim dritten vollständig zu werden und beim vierten vielseitig genug zu bleiben, dazu gehört eine Durcharbeitung seines armen Ichs, von deren Möglichkeit ich auch sonst nur keine Idee gehabt habe. " (Goethe, Brief an Friedrich Heinrich Jacobi (1743–1819)[31].

Damit unterscheidet sich die von Goethe und Steiner entwickelte unmittelbar anschauende, partizipatorische Form der Wissenschaft wesentlich von dem analytischen Ansatz, bei dem der Inhalt der Sinneswahrnehmung in quantitative Daten umgewandelt und ihre Bedeutung über die mathematische Analyse abgeleitet wird. In dem Prozess, bei welchem der Forscher die Position eines objektiven „Betrachters" einnimmt, zerstückelt man den Organismus zuerst in die kleinstmöglichen Teile, um ihn dann auf übergeordneten Organisationsebenen wieder zusammenzusetzen. Es ist jedoch zu betonen, dass diese Erörterung weder das reduktionistische noch das ganzheitliche Modell einseitig propagieren soll. Wie Hans Primas (1928–2014) feststellte, ist die Natur außerordentlich vielseitig geschichtet und *„jede hierarchische Ebene bringt eine eigene nicht-reduzierbare Sprache mit sich, die nicht zugunsten einer ‚Universalsprache' eliminiert werden darf. Sich gegenseitig ausschließende, ergänzende Beschreibungen der Natur sind nicht nur zulässig, sondern auch gleichermaßen berechtigt und notwendig. Das heißt, dass Wissenschaft notwendigerweise pluralistisch ist."* (zitiert nach [2], Hervorhebung von Peter Heusser)

Interessanterweise wurde das von Goethe und Steiner favorisierte dynamische typologische Denken laut Mark F. Riegner von den Neo-Darwinisten (fälschlicherweise) angegriffen, welche die Ansicht vertraten, dass dieses in der modernen Evolutionsbiologie nichts zu suchen habe, da Ideen keine inhärente objektive Realität hätten. Sollte dies der Fall sein, so Riegner, *„folgt daraus, dass ihre Kritik, die selbst eine Idee ist, ebenfalls* *ignoriert werden müsste*“ [23]. Es ist offentsichtlich, dass Ideenfindung ein fester Bestandteil der Welt ist, wie Robert J. Richards kommentierte:

„*Es scheint kaum einfacher anzunehmen, dass die Welt in der Tat ein Knäuel aus mathematischen Fäden (strings) ist, die sich unserem Bewusstsein in der täglichen Erfahrung als Naturdinge offenbaren, als zu glauben, dass sie eine organische Struktur von Ideen ist, die sich auf vergleichbare Weise zeigt. Idealismus kann nicht besiegt, nur vergessen werden*“ (zitiert nach [23]).

3. Emergenz und die hierarchische Ordnung in der Natur

Die zumindest theoretische Überbrückung der Kluft zwischen physikalischen und biologischen Phänomenen ebnete historisch gesehen den Weg, den Organismus nicht länger als Mechanismus, sondern als ein auf mehreren Ebenen organisiertes System zu betrachten. Erwin Schrödinger (1887–1961), einer der Hauptbegründer der Quantenphysik und Nobelpreisträger (1933), schrieb das einflussreiche Buch *Was ist Leben?*, in dem er die Rolle der Thermodynamik in lebenden Systemen untersuchte. Schrödinger war fasziniert von der Idee, dass neben den bekannten Gesetzen der Physik eine „negative Entropie“ und andere physikalische Gesetze in lebenden Systemen aktiv sein könnten. Ludwig von Bertalanffy, einer seiner vielen Anhänger, der für seine Ablehnung des reduktionistischen wie auch des vitalistischen Ansatzes bekannt war, entwickelte die „Allgemeine Systemtheorie“ mit dem Ziel, das vorhandene Wissen der Physik mit dem der Biologie wieder in Einklang zu bringen. Wie erwähnt unterstützten Bertalanffy und andere Mitglieder des „Theoretical Biology Club“ ein „organismisches“ Konzept der Biologie, das den Organismus auf seinen verschiedenen Organisationsebenen anerkennt und dennoch als eine Einheit betrachtet [→ Kap. 23.3.1]. In seinem Buch *Theoretische Biologie*, einem Klassiker zu diesem Thema, unternahm er den Versuch, das Konzept der „Einheit des Lebens“ auf das Problem der Entwicklung anzuwenden [33]. Bertalanffy zeigte, dass sich ein echtes thermodynamisches Gleichgewicht nur in einem isolierten (geschlossenen) System entwickeln kann, während biologische Organismen *offene* Systeme in ständiger Interaktion und im Austausch mit der Umgebung sind. Durch innere Dynamik entwickeln die Organismen höhere Grade des „Gleichgewichts“ (steady-state), unter Beibehaltung ihrer strukturellen Integrität [34]. Paul Weiss (1898–1989) leistete gleichermaßen bahnbrechende Beiträge zum organismischen Ansatz in der Biologie. Er definierte ein System, wie z. B. eine Zelle, ein Organ oder einen Organismus, folgendermaßen:

„*Pragmatisch definiert ist ein System ein eingeschränkter Komplex relativ begrenzter Phänomene, die innerhalb dieser Grenzen ein relativ stabiles Strukturmuster im Raum oder eine sequenzielle Konfiguration in der Zeit beibehalten, trotz einer hohen Variabilität in den Details der Verteilung und den wechselseitigen Beziehungen zwischen seinen untergeordneten Bestandteilen.*“ (zitiert nach [35])

Boris P. Belousov (1893–1970) und Anatol M. Zhabotinsky (1938–2008) beschrieben in den 1950er Jahren oszillierende und gestaltete anorganisch-chemische Reaktionen, die keine Tendenz zu einem thermodynamischen Gleichgewicht zeigten. Wenn eine Gruppe ungeordneter Moleküle einem kontinuierlichen Energiefluss ausgesetzt wird, entsteht eine spontane Ordnung, die eine Art von kooperativem Verhalten, von Erinnerung und Sensitivität gegenüber kleinen Störungen nachzuahmen scheint. Diese chemisch oszillierenden Gestaltungen verwendete Ilya Prigogine (1917–2003) als Modelle für das Verständnis selbstorganisierender biologischer Systeme, die Nährstoffe als externe Energiequelle nutzen, um einen stabilen Status, fernab vom thermodynamischen Gleichgewicht, zu schaffen.

Die selbstorganisierenden Eigenschaften chemischer Oszillatoren, die in bestimmter Hinsicht das Verhalten eines Organismus imitieren, lassen sich als „bottom-up"-Phänomene deuten, die aus der Interaktion von spezifischen Atomen und Molekülen resultieren, sofern ausreichend Energie vorhanden ist. Eine solche Ansicht lässt aber die Tatsache außer Acht, dass das resultierende System vollständig *neue* Eigenschaften hat. Dies führt uns zu dem wichtigen Konzept der Emergenz (*emergere*: zum Vorschein kommen, auftauchen), definiert als das Auftreten *neuer Eigenschaften*, die auf den untergeordneten Organisationsebenen nicht vorhanden sind und sich aus diesen weder ableiten noch vorhersagen lassen [36, 37]. Zum Beispiel können die Eigenschaften von Kochsalz (NaCl), bestehend aus Natrium und Chlor, nicht aus den Eigenschaften des weißen amorphen Natriumpulvers und des übelriechenden, toxischen Chlorgases abgeleitet werden. Wie Peter Heusser feststellte, basiert die reduktionistische Erklärung dieser chemischen Reaktion auf der Kontinuität der Atome. Dies erklärt aber in keiner Weise die Phänomene, da die emergenten Eigenschaften *„nicht aus denjenigen abgeleitet werden (können), die den vorgestellten bzw. erschlossenen Atomen allein zugesprochen werden ... Und zweitens sind die Substanzen auf beiden Seiten der Reaktionsgleichung erkenntniswissenschaftlich gleich zu behandeln*" (Hervorhebungen von Peter Heusser), d. h. sie entsprechen ihrer jeweiligen Gesetzmäßigkeit. In der Tat liegen hier drei unterschiedliche Gesetzmäßigkeiten vor: jene des festen Agregatzustandes von Na, jene des gasförmigen von Cl und schließlich jene von kristallinem Kochsalz (NaCl), die Gesetzmäßigkeit des *Ganzen* [20]. Obwohl in der abgeleiteten Substanz die gleichen Atome vorliegen, sind das „Salzartige" und andere Qualitäten der neuen Verbindung hoch spezifisch und nicht aus den Bestandteilen ableitbar. Sie sind daher genauso *empirisch* zu untersuchen, wie die Gesetzmäßigkeiten der Bestandteile.

Die folgende Feststellung von Bertrand Kiefer zur Emergenz in einer Publikation des Schweizerischen Nationalfonds erfasst den Kern dieses universellen Phänomens:

„Zu den rätselhaftesten und doch grundlegenden Phänomenen des Universums gehört die Emergenz: das Auftreten neuer Eigenschaften auf jeder höheren Komplexitätsstufe, die sich auf der vorangehenden Stufe nicht vorhersehen lassen haben. Ein Beispiel: Von lebloser Materie lassen sich die Kennzeichen des Lebens nicht ableiten. Unabhängig davon, wie weit man die Forschung in Physik und Chemie treibt, wird man auf diesem Weg nie das spezifische Verhalten lebender Organismen vorhersagen können. Es scheint ein allgemeingültiges Prinzip zu sein, dass sich das (komplexere) Ganze nicht auf seine (einfacheren) Teile zurückführen lässt. Davon ausgenommen ist keine Stufe zunehmender Komplexität. Auf der Ebene der Atome: Bei einer isolierten Betrachtung der Wasserstoff- und Sauerstoffatome deutet nichts auf die Eigenschaften eines Wassermoleküls. Oder am anderen Ende der Komplexitätsskala: Die Merkmale des Bewusstseins ergeben sich nicht aus der

Extrapolation des Verhaltens ... Aus der Emergenz leitet sich ein wichtiger Schluss ab: Der Reduktionismus ist eine Irrlehre" [38].

Somit lässt sich das „Ganze" nicht nur in der Biologie (siehe unten), sondern auch auf den Gebieten der Physik und Chemie aufgrund der emergenten Eigenschaften der neuen Molekularstruktur, die ihrer eigenen, völlig anderen Gesetzmäßigkeit unterliegt, nicht logisch aus den Komponenten ableiten. Diese Nicht-Ableitbarkeit ist die grundlegendste Eigenschaft höherer emergenter Strukturen und macht das reduktionistische Modell der Substanz im Grunde hinfällig [2, 20]. In dem bemerkenswerten Artikel „Umdenken in der Naturwissenschaft" wies Hans Primas, ein namhafter Chemiker, erfolgreicher Erfinder und Professor an der Eidgenössischen Technischen Hochschule Zürich, darauf hin, dass die Unzulänglichkeit des kartesianischen (reduktionistischen) Modells als alleinige Grundlage für das Verständnis der Natur zunehmend Akzeptanz findet und beschrieb, dass die moderne Wissenschaft, insbesondere die Quantenmechanik, das reduktionistische Modell obsolet macht:

„Der Atomismus behauptet, die Materie sei aus kleinsten, nicht weiter zerlegbaren Bausteinen aufgebaut, und das Naturgeschehen müsste aus den Eigenschaften und den Bewegungen dieser Atome erklärt werden ... Moleküle, Atome, Elektronen, Quarks oder Strings sind aber keine Bausteine der Materie ... *Von dem ursprünglichen Begriff der Materie ist in der heutigen Physik nichts übriggeblieben ... Wenn wir die Quantenmechanik für eine gute Theorie der Materie halten, dann ist die Aussage ‚Die Materie ist aufgebaut aus elementaren Bausteinen' naturwissenschaftlich falsch. Entscheidend ist nicht die Tatsache, dass die Atome der Chemiker weiter teilbar sind – das wäre eine triviale Nomenklaturfrage –, sondern dass die materielle Realität eigentlich ein Ganzes ist, das überhaupt nicht aus Teilen aufgebaut ist ... Die Dialektik von Ganzem und Teil ist in der Quantenwelt grundsätzlich verschieden von den in den klassischen Naturwissenschaften üblichen Beschreibungen. Die Physik wurde aus wissenschaftlich-empirischen Gründen – gegen zähen Widerstand der meisten Philosophen – gezwungen, die ganzheitliche Natur der materiellen Welt anzuerkennen ... Nach den Vorstellungen der modernen Quantenphysik ist die materielle Realität eine Ganzheit, und zwar eine Ganzheit, die nicht aus Teilen besteht. ... Die Quantenmechanik ist die erste logisch konsistente und mathematisch ausformulierte Theorie. Der Ganzheitsbegriff der modernen Physik ist viel umfassender als die ganzheitlichen Ansätze der übrigen Naturwissenschaften.*" [32]

In Anbetracht des oben Gesagten lässt sich feststellen, dass die Selbstorganisation von Substanzen und Strukturen höherer Ordnung, wie zum Beispiel Kristallen, nicht eine reine Selbstaggregation von Teilen ist, sondern Ausdruck der übergeordneten Gesetzmäßigkeit, welche die Aktivität der Teile zugunsten des emergenten Ganzen*

* Eine Analogie zu den physikalischen Eigenschaften von Wasser nahe der kritischen Temperatur veranschaulicht die Dynamik eines solchen Zustandes. Unter normalen Bedingungen ist Wasser nahezu nicht komprimierbar, hat einen geringen Temperaturdehnungskoeffizienten und ist ein hervorragendes Lösungsmittel mit einer hohen dielektrischen Konstante, d.h. es neutralisiert schnell elektrische Ladung. Nahe dem kritischen Punkt (bei 374 °C und 22.064 MPa), wenn flüssige und gasförmige Phasen gleichzeitig existieren, kehren sich diese Eigenschaften in das genaue Gegenteil um: Wasser wird komprimierbar, ein schlechtes Lösungsmittel und lässt sich mit nicht-polaren Molekülen mischen [39].

unterdrückt oder *aufhebt.** In diesem Sinne ist die übergeordnete Gesetzmäßigkeit das *aktive Kausalitätsprinzip* und die untergeordnete Ebene wird zum rezeptiven bzw. passiven Prinzip.**

4. Entstehung und Aufstieg der Molekularbiologie

Wir sahen, dass die auf der Quantenmechanik basierende moderne Physik tatsächlich in der Lage ist, sich von den selbstauferlegten Beschränkungen des reduktionistischen Modells zu lösen. In der Biologie und Medizin ist das jedoch größtenteils nicht der Fall [4, 9, 41]. In der Molekularbiologie ist ein solcher „bottom-up"-Ansatz in der Kausation zu sehen, die von der Transkription einer genetischen Sequenz zu Proteinen, Zellen, Organen, Organsystemen und schließlich zum Organismus führt [→ Abb. 25.1, blaue Pfeile]. Diese Metapher führten Jacques Monod (1910–1976) und François Jacob (1920–2013) in den 1960er Jahren ein, indem sie eine Analogie zwischen biologischen Systemen und Computern aufstellten, wobei die DNA das Programm kodiert und Gene, Genschalter und Gennetzwerke die Transkriptionsprozesse leiten [42]: Jacob zufolge *„ist das genetische Programm ein Modell, das von elektronischen Computern entlehnt wurde. Es setzt das genetische Material mit dem Magnetband eines Computers gleich"* (zitiert aus [43]). Nach diesem Modell bildet eine Reihe von Genen den Bauplan für spezifische Phänotypen und ihre Mutationen sind die Ursachen von Krankheitsprozessen. Der schnelle technische Fortschritt im Bereich der Molekularbiologie und die Entdeckung des Gens der zystischen Fibrose im Jahre 1989 führten zu dem Versprechen einer Gensubstitutionstherapie für monogenetische Störungen [44] und der Erwartung, eine kausale Erklärung für häufige Krankheiten wie Diabetes, Hypertonie und Arteriosklerose zu finden [45]. Die 1999 erfolgte Vorhersage des Leiter des Humangenomprojekts, Francis Collins, dass *„die gesunde Form des Gens selbst für die sogenannte Gentherapie genutzt werden könnte"* [44], erfüllte sich jedoch noch nicht. Auch den „Krieg gegen den Krebs", den amerikanische Forscher Anfang der 1970er Jahre unter der Prämisse erklärten, dass sich spezifische Krebsphänotypen auf einzelne molekulare Dysfunktionen zurückführen und mit Chemotherapeutika behandeln ließen, gab man inzwischen auf [46].

Während der reduktionistische Ansatz bei der *Identifizierung* monogenetischer Krankheiten, wie zum Beispiel Thalassämie, Sichelzellanämie oder Hämophilie, um nur einige zu nennen, von Nutzen ist, werden die meisten Krankheiten vermutlich von einer Kombination diverser Vererbungs- und Umgebungsfaktoren verursacht. Darüber hinaus zeigten die genetischen Modelle, die man in Studien zur kardialen Hypertrophie mittels Überexpression oder Knockout von bestimmten Genen bei transgenen Mäusen verwendete, die Komplexität dieses Ansatzes, da sich Gen-Knockouts keinem eindeutigen

---

* Das Konzept des „aufgehobenen Moments" wurde ursprünglich von G. W. F. Hegel (1770–1831) entwickelt und bezieht sich auf eine Randbedingung (ebenfalls des Stoffes) zwischen dem „Sein" und „Nichtsein" oder der „Emergenz" und ihrem entgegengesetzten Zustand der „Submergenz" [20].

** Das Konzept des Kausalitätprinzips entspricht Goethes und Steiners „bildender Kraft" [14]. Das Konzept der „aktiven Information", das David Bohm und David Peat einführten [40], hat eine ähnliche Bedeutung in der Physik. In Bezug auf die aristotelischen Ebenen der Kausalität lassen sich „aktive Informationen" mit der *formalen* Ursache gleichsetzen [→ Fußnote 2, S. 398].

Phänotypus zuordnen lassen [47]. Die ursprüngliche Interpretation, welche die Bedeutung der Gene relativierte, wurde später durch eine eher physiologische Theorie zur Hochregulierung der verbleibenden Gene ersetzt [48]. Dennoch ist die Annahme einer genetisch bedingten Kausalität weit verbreitet [49] und erreichte zur Jahrtausendwende ihren Zenit mit dem Humangenomprojekt. Dies war eine bemerkenswerten Leistung, inspiriert von dem Versprechen der Genmedizin, nach deren Schätzung der menschliche Organismus aus ca. 26.000 proteinkodierenden Genen (zu wenige, um die Komplexität von Organismus, Krankheiten und Therapien zu erklären) und rund 100.000 Proteinen besteht [50]. Die Gesamtzahl der Gene wurde mehrfach revidiert und liegt nach neuesten Schätzungen bei 19.000 [51] – eine überraschend kleine Zahl, um die Komplexität eines gesunden Organismus zu erklären, ganz zu schweigen von verschiedenen Krankheitszuständen mit möglichen pharmakotherapeutischen Interventionen. Obwohl von führenden Molekularbiologen als der „Heilige Gral" bezeichnet, stellt die erfolgreiche Sequenzierung des menschlichen Genoms laut Carl R. Woese (1928–2012) ein *„erstaunliches Beispiel für eine Biologie dar, die aus technischer Perspektive operiert ... in der Rolle, die lebende Welt zu verändern, ohne zu versuchen, sie zu verstehen*" [52]. Das viel debattierte „zentrale Dogma" der Biologie, das den genetischen Determinismus befeuerte, nämlich dass die DNA der einzige Regler des molekularen und zellulären Regulierungsnetzwerks ist, ist inzwischen jedoch widerlegt [53]. Artenübergreifende Klonierungsexperimente, bei denen ein somatischer Zellkern in die empfangende Eizelle eingesetzt wird, bestätigten, dass nicht nur die DNA, sondern auch das Protoplasma der Eizelle eine wesentliche Rolle bei der Entwicklung des Phänotypus spielt [43].

In den letzten zwei Jahrzehnten nahm die Forschung zur grundlegenden Bedeutung der Epigenetik exponentiell zu. Kurz gesagt beschreibt diese die Alteration der Genexpression und der zellulären Phänotypen, die *ohne* Veränderungen im Watson-Crick-DNA-Modell stattfinden [54]. Darüber hinaus wird der Begriff „Epigenetik", den Conrad H. Waddington (1905–1975) 1942 einführte und als *„den gesamten Komplex der Entwicklungsprozesse definierte, die zwischen Genen und ihrer Umgebung liegen*" [55], nunmehr als komplexe Interaktion zwischen der DNA und ihrer Umgebung verstanden. Demzufolge macht die Genregulierung von Histonen, Nukleosomen und Zellstrukturen die DNA-Replikation und nicht-DNA-Vererbung möglich [56].

5. Systembiologie

Nach Abschluss des Humangenomprojekts und der Identifikation von Genomen anderer Spezies kam eine Fülle komplexer „-omik"-Verfahren auf, die das Ziel hatten, Pools biologischer Moleküle zu identifizieren, die zur Struktur, Funktion und Dynamik eines Organismus werden. Das Ziel der „-omik"-Medizin ist es, eine personalisierte Therapie zu entwickeln, die auf der molekularen Information einzelner Patienten beruht und damit die Grundlage für eine „Präzisionsbehandlung" bildet [8]. Sie würde es *„Ärzten ermöglichen, die Ursache der Krankheit eindeutig zu diagnostizieren, ohne sich auf ihre Intuition verlassen zu müssen*" [57].

Diese Ansicht kritisierten integrativ-denkende Physiologen, wie zum Beispiel Sui Huang, der sich besorgt über *„virtuelle Organismen, die in virtuellen klinischen Studien nützlich sein könnten"* äußerte [58]. Ähnlich argumentierten Michael J. Joyner und Bente K. Pedersen, dass die enge Definition der Systembiologen von Schlüsselkonzepten der Physiologie, wie beispielsweise der Homöostase und der Regulierung physiologischer Wirkmechanismen, das Verständnis dafür erschwert, wie sich Tiere an die reale Welt anpassen [59] und *„bisher nicht die umfangreichen therapeutischen Erkenntnisse gebracht hat, die wir uns erhofft hatten"* [60]. Eine weitere Kritik an der Systembiologie ist, dass die Aufstellung von Hypothesen, basierend auf automatisierter Datenanalyse, die sogenannten „fishing expeditions" und „data mining", das konventionelle wissenschaftliche Modell umgeht und kein Ersatz für die biologische Untersuchung darstellt, bei der zuerst eine Hypothese aufgestellt und diese dann anhand der verfügbaren Daten getestet wird [61]. Andere sind der Meinung, dass datengestützte Computermethoden zwar keinen Ersatz darstellen, aber eine Ergänzung sein können und die Möglichkeit bieten, neue Hypothesen in einem datenreichen, aber hypothesenarmen post-Genom-Zeitalter aufzustellen [62]. Die Genommedizin schien so vielversprechend, dass man mehrere Institute bekannter medizinischer Hochschulen auflöste oder umbenannte, unter anderem das Institut für Physiologie in Harvard (der Ort, wo Walter B. Cannon (1871–1945), der den Begriff der Homöostase prägte, seine gesamte wissenschaftliche Laufbahn von 1906–1942 verbrachte), die nun Abteilung für Systembiologie heißt.

Anstelle der von den Neodarwinisten vertretenen reduktionistischen „Aufwärts"-Kausalität [63], der zufolge Gene die Proteine und RNA-Netzwerke direkt beeinflussen und somit die Produktion zellulärer Organellen, Zellgewebe und Organe kontrollieren, vertritt Denis Noble, ein führender Anhänger der Systembiologie, die Theorie der „biologischen Relativität" [64]. Dieses Modell gibt der „Aufwärts"- wie auch der „Abwärts"-Kausation genau das gleiche Gewicht, das heißt, die DNA-Sequenzen (Gene) *„tun absolut nichts, bis sie, angeregt von einer Vielzahl von Transkriptionsfaktoren die sich an den regulatorischen Stellen der Gene binden, ein- und ausgeschaltet werden"* [64]. Die Transkriptionsfaktoren werden darüber hinaus vom inneren und äußeren Milieu beeinflusst, zu dem die emergenten Systemeigenschaften wie Rhythmus und Information gehören [→ Abb. 25.1].

Zur Illustration zeigte Noble anhand eines Computermodells des Herzschrittmacherrhythmus, dass sich Ionenströme, die durch die Proteinkanäle fließen, um eine rhythmische Aktivität zu erzeugen, durch die Veränderung des Membranpotenzials der Schrittmacherzellen leicht unterbrechen lassen. Das Vorhandensein von Spannungsoszillatoren in Ionen*kanälen* („Aufwärts"-Kausalität) ist eine Voraussetzung für die Rhythmuserzeugung auf der *Zellebene*. Der Rhythmus wiederum übt den erforderlichen Feedback-Effekt auf die Funktion der Schrittmacherzellen aus („Abwärts"-Kausalität) die, vereinfacht gesagt, ihr eigenes Verhalten beeinflussen. Somit gibt es kein „Herzrhythmusprogramm", sondern *„die gesamte Abfolge der Ereignisse, einschließlich des Feedbacks zwischen Zellpotenzial und Aktivität der Proteine, <u>ist</u> der Herzrhythmus"* [64] (Hervorhebung von Denis Noble [→ auch Kap. 23.5.1]). Daraus folgt, dass es unmöglich ist, ein lebendes System nur auf Grundlage der Geninformation zu erklären, da diese ausschließlich für die chemische Primärstruktur der Proteine verantwortlich ist, aber keine Informationen zu ihrer räumlichen Gestaltung enthält und es wenig Sinn macht, über einen Herzrhythmus auf der Ebene der Proteine und DNA zu sprechen („Aufwärts"-Kausalität) [64]. Wir sahen bereits, dass der Herzrhythmus neben der Integration auf Zellebene auf mehreren höheren Ebenen integriert ist [→ Kap. 23].

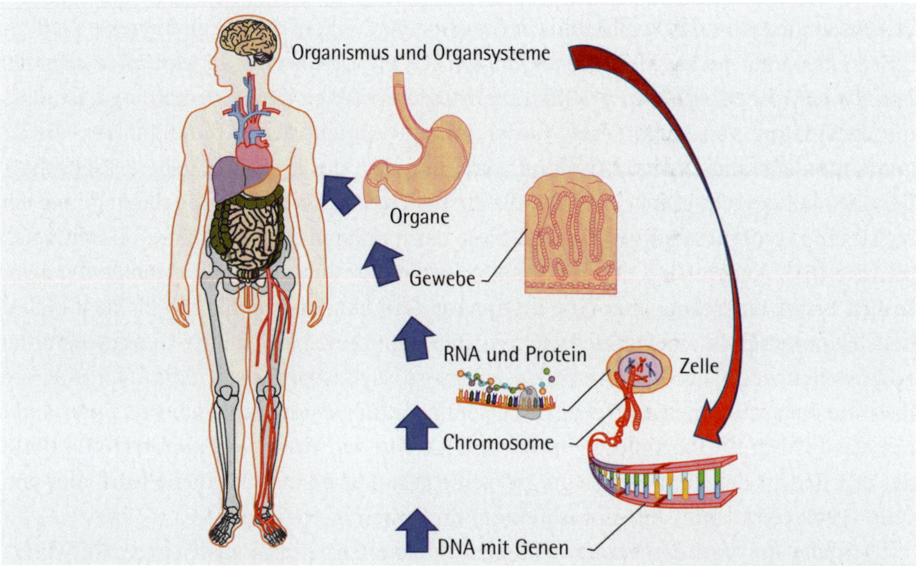

Abb. 25.1 Kausalität des Wachstums und der Differenzierung von Genen zum Organismus aus neodarwinistischer (reduktionistischer) und systemphysiologischer Perspektive. Das reduktionistische Modell vertritt die „bottom-up"-Kausation, bei der Gene, die Proteine und RNA kodieren, das unterste und damit wichtigste Glied in der Kette darstellen, die von den Genen zu Proteinen, Zellen, Geweben, Organen und Organsystemen führt (blaue Pfeile). Diese Sichtweise ergänzt die „top-down"-Kausation, die nach Ansicht der Systembiologen eine ebenso wichtige Rolle spielt (roter Pfeil). Beispiele für solche übergeordneten, nicht genomischen (epigenetischen) Prozesse reichen von der Kontrolle der Gentranskription und der Synthese von Zellstrukturelementen über die Tertiärstruktur von Proteinen und die Anordnung und Funktion von Zellorganellen bis hin zur Form von Organen und der Gestalt ganzer Organismen.

Der Theorie der biologischen Relativität zufolge *unterscheidet* sich das Problem eines „top-down"-Ansatzes *nicht* vom „bottom-up"-Ansatz, insofern nach Zerlegung des Organismus in seine kleinsten Teile das Verständnis seiner Komponenten auf den *untergeordneten* Ebenen notwendig ist, um Funktionen zu erklären, welche die höheren Ebenen definieren. Dazu gehört die Funktion von Organen oder des Organismus als Ganzes [→ Abb. 25.1] [65]. Um diesem Prinzip gerecht zu werden, verwenden Systembiologen einen „modularen" Ansatz. Ein Zielbereich wird ausgesucht, zum Beispiel die Erzeugung des Herzrhythmus (wie oben erwähnt) oder die Remodellierung des Herzens nach einem Myokardinfarkt, und auf systemischer (z. B. Ganzkörper-Sauerstoffverbrauch oder Noradrenalinkonzentration im Plasma), organspezifischer oder zellulärer und molekularer Ebene untersucht [48]. Die Fülle an Daten, die zu den Prozessen auf jeder dieser Ebenen zur Verfügung stehen, führt zur Anwendung von Modulen riesiger Datensätze (verfügbar in elektronischen Datenbanken) zu Genexpression, RNA- und DNA-Sequenzierung, makromolekularen Strukturen, Proteininteraktion und Stoffwechselprofilen, mit denen die erhobenen biologischen Daten analysiert und, sofern geeignet, in grafischer Form dargestellt werden [66]. Sobald ein ausreichendes Verständnis auf der gewählten Ebene erreicht ist, besteht das Ziel darin, das Ganze auf mechanistische Weise anhand der modularen Interaktion seiner Teile zu erklären:

„Um das Verhalten zu erklären, müssen die Teile in ihrem natürlichen Kontext betrachtet werden, d. h. als Komponenten im funktionierenden System, und gleichzeitig muss das System als Ganzes untersucht werden ... Am Ende ergibt eine mechanistische Erklärung des Zellverhaltens ein quantitatives, mechanistisches Modell, das molekulare Phänomene in der Zelle erfasst, die für das Zellverhalten, das erklärt werden soll, verantwortlich sind" [67].

Darüber hinaus gibt es mehrere andere grundlegende Probleme bei diesem Ansatz, wie beispielsweise das der Berechenbarkeit.* Ein komplexes Zellmodell eines virtuellen Herzens enthält z. B. schätzungsweise nur 2 % der 5000 Gene. Doch selbst wenn eine solche Berechnung möglich wäre, sind Moleküle höherer Ordnung wie Nukleinsäuren (DNA, RNA)**, Proteine und Lipide *leblose* Substanzen, die physikalisch-chemischen Gesetzen unterliegen, auch wenn diese einer höheren emergenten Ordnung entsprechen, wie oben beschrieben [→ Kap. 25.2] [65]. Daher würde man die Eigenschaften, welche spezifisch die *Ebene des Lebens* definieren, *übersehen*, weil sie sich auf einer höheren Ebene zeigen. Im Gegensatz zu einem physikalischen System organisiert sich ein Organismus auf mehreren Ebenen: zuerst durch Konstruktion der physischen Strukturen im *Raum* (z. B. Proteine und Zellorganellen), die physikalisch-chemischen Gesetzen unterliegen. Die physische *Form* sowie die Ebene des *Lebens* und höhere Organisationsebenen unterstehen jedoch dem *Organisationsprinzip* (dem Gesetz des *Typus*), das die Teile in ein *organisches Ganzes* bringt und physikalische Gesetze aufhebt [→ Kap. 25.2].

Es stellt sich die Frage, in welchem Umfang die *Dekonstruktion* eines Organismus in die Ebene der Gene, Proteine und Zellen und seine modulare *Rekonstruktion* durch computergestützte mathematische Modellierung die Ebene des Lebens und höhere Organisationsformen erfasst, wie es die Systembiologie behauptet [→ Fußnote 1, S. 394]. Wie nahe kommt ein virtuelles Herz [69] oder ein virtuelles Tier an sein reales Gegenstück heran? Auf die Frage, ob die Systembiologie ein „getarnter Vitalismus" sei, bei dem die eigentliche Ebene des Lebens als virtuelles (mathematisches) Konstrukt behandelt wird, antwortet Noble, dass die in der Systembiologie verwendeten Methoden genauso rigoros seien wie jene, die beim reduktionistischen Modell Verwendung finden. Der einzige Unterschied ist, dass die Systembiologie die „top-down"– wie auch die „bottom-up"-Kausalität berücksichtigt [65]. Indem man jedoch einfach postuliert, dass Ganzheit in der mathematischen Methode zu finden sei, kommt es dazu, dass dieser Ansatz „das *Ganze betrachtet, als wäre es ein Teil, allerdings ein ‚Superteil', das die übrigen, untergeordneten Teile dominiert*" [21].

---

* Die räumlichen Dimensionen im menschlichen Körper reichen von 10^{-12} m für Atome bis 10^{-1} m für Organe und die Zeitskalen umfassen eine Spanne von 10^{-6} s (Geschwindigkeit der chemischen Reaktionen) bis mehr als 10^{9} s (durchschnittliche Lebensdauer eines Menschen [→ Abb. 23.9]). Man schätzt, dass die Simulation des chemischen Prozesses, der an der Faltung eines einzelnen Proteinmoleküls beteiligt ist (eine tertiäre Proteinstruktur), mehrere Monate Rechenzeit auf dem leistungsstärksten Supercomputer, dem IBM Blue Gene, erfordern würde [65].

** Die Molekularstruktur der DNA wurde mittels Röntgenkristallografie abgeleitet [68].

Nicht zuletzt stellt sich die Frage was genau mit Kausalität gemeint ist. Das Konzept der „biologischen Relativität"*, bei dem jede Eigenschaft auf Systemebene einen größenabhängigen, aber gleichen Erklärungswert erhält, *eliminiert das Wesen* des Organismus und widerspricht der oben beschriebenen Kausalität, bei der eine hierarchisch geordnete Gesetzmäßigkeit die untergeordneten Ebenen *aufhebt* oder *unterdrückt* [→ Kap. 25.3]. Wenn ein Organ oder ein gesamter Organismus von dem Gesetz des Ganzen geordnet wird, muss dieses Gesetz einen kausalen *Effekt* (die eigentliche *causa efficiens* [→ Fußnote 3, S. 398]) auf die untergeordneten Ebenen ausüben. Somit sollte man Kausalität, schon aus epistemologischen und kategorialen Gründen, als eine Folge des ordnenden Prinzip des Ganzen oder des „Typus" (in Goethes Sinne [14]) definieren, anstatt sie gleichermaßen den unterschiedlichen Ebenen des Systems zuzuschreiben, wie es die Theorie der biologischen Relativität behauptet, oder der untersten Ebene, wie es das reduktionistische „bottom-up"-Modell geltend macht.

Zusammenfassend läst sich sagen, dass die kontinuierliche Entwicklung in der Analyse materieller Strukturen und molekularer Mechanismen zweifelsohne enorm erfolgreich war und weiterhin zur schrittweisen Entschlüsselung der zellulären, biomolekularen und genetischen Prozesse sowie ihrer Anwendung in der medizinischen Diagnose und Therapie beiträgt. Die Diagnose und pharmakologische Behandlung von Herzrhythmusstörungen sind ohne komplexe Modelle der Kardiomyozyten und der leitfähigen Gewebe kaum vorstellbar [69]. Die Idee, dass sich das Herz zumindest vorübergehend durch eine mechanische Pumpe ersetzen lässt, ist ein Beispiel für eine auf einen Organismus übertragene, mechanistische Modellvorstellung. Seit der ersten erfolgreichen Herz-Lungen-Bypass-Operation im Jahre1953 führte man Millionen chirurgische Eingriffe am offenen Herzen durch. Diese bemerkenswerten Erfolge wären ohne die gleichzeitige Fortentwicklung der diagnostischen und interventionellen Kardiologie, der Anästhesie, der Medizintechnik sowie der ausgereiften Verfahren zur Organentnahme und -konservierung nicht möglich gewesen. Die Molekularbiologie trug wesentlich zu diesen klinischen Fortschritten bei [71].

6. Emergente Eigenschaften des Herz-Kreislauf-Systems

Trotz der oben genannten Erfolge ist das Kernprinzip der kardiovaskulären Physiologie, nämlich die Funktion des Herzens als Druckantriebspumpe, noch aus dem überholten physikalischen Modell des 19. Jahrhunderts zu befreien. Dieses Modell basiert auf einer enormen Fülle an Versuchsdaten zu den mechanischen und molekularen Aspekten der kardiovaskulären Funktion. Trotz seiner Detailliertheit und Komplexität stellt ein solches Modell im Wesentlichen eine eindimensionale bottom-up-Sicht des Kreislaufsystems dar, die einige wichtige empirische und konzeptionelle Merkmale dieses zentralen Organs der evolutionären Entwicklung nicht erfasst [→ Abb. 11.2]. Es besteht das Risiko, dass wir durch die Anwendung des traditionellen Herz-als-Pumpe-Konzepts auf

* Die Theorie der biologischen Relativität unterstüzt uneingeschränkt die „Abwärts"-Kausation und Zielgerichtetheit von Organismen und bekennt sich damit klar zur Epistemologie nach Kant [64, 70].

komplexe hämodynamische Probleme zu Erklärungen gelangen, die den beobachtbaren Phänomenen *entgegengesetzt* sind. Wie bereits erwähnt, führte das vereinfachte Konzept des Herz-als-Druckantriebspumpe zum, jetzt größtenteils wieder aufgegebenen, Einsatz potenter Vasopressoren und intraaortaler Ballonpumpen in der Behandlung der Herzinsuffizienz [→ Kap. 14.1.1]. Die anfängliche Begeisterung über die Anwendung von künstlichen Herzen (TAH) zur Behandlung der terminalen Herzinsuffizienz in den 1980er und 1990er Jahren wich ebenfalls einer Enttäuschung. Während zahlreiche technische Aspekte des TAH gelöst wurden, bleibt das Problem bestehen, die Herzleistung auf den Stoffwechselbedarf der Organe und Gewebe, d. h. auf die „sensorische" Funktion des TAH abzustimmen [→ Kap. 16.7]. Angesichts der Tatsache, dass das Phänomen der autonomen Blutbewegung bereits vor mehr als hundert Jahren entdeckt wurde [72], ist es bedauerlich, dass pharmakologische Therapien, welche die Prinzipien des biologischen Modells unterstützen, z. B. Vasodilatatoren und ß-Blocker, nicht schon früher zum Einsatz kamen [73].

Teil III dieses Buches unternimmt daher den Versuch, diese einseitige Sicht zu erweitern und zu zeigen, dass das Herz-Kreislauf-System eine selbstorganisierende, emergente Struktur ist, die sich auf vier Organisationsebenen verstehen lässt, d. h. der physischen, der Lebens-, der Seelen- (Tier) und der menschlichen Ebene, die jeweils durch eine Reihe von „Grenzbedingungen" definierbar sind* (siehe auch [74]).

Aus ontologischer Sicht korrelieren diese Organisationsebenen mit der Metamorphose der leblosen Mineralsubstanz, um Träger des Lebens, des Empfindens und spezifisch menschlicher Eigenschaften zu werden. In Hinsicht auf die evolutionäre Entwicklung spiegeln sich diese Organisationsebenen in der progressiven Emanzipation des Organismus von seiner Umgebung in Richtung einer größeren Autonomie wider [75]. Sie ebnen den Weg zu einem umfassenderen Verständnis der kardiovaskulären Physiologie. Im Folgenden seien diese Organisationsebenen kurz charakterisiert.

6.1 Physische Ebene

Wenn die Funktionen des Herz-Kreislauf-Systems nur *physischen* Kräften unterliegen würden, könnte man es als ein rein mechanisches Flüssigkeitsverteilungssystem ansehen, das von einer druckerzeugenden Pumpe angetrieben wird. Beispiele solcher Modelle finden sich in Kapitel 14.1. Sie beachten jedoch nicht, dass der biologische Kreislauf Teil eines lebendigen Organismus ist, d. h. man berücksichtigt zwar die zahlreichen physischen Faktoren, die mit dem steten und pulsatilen Fluss zusammenhängen, wie Druck, Widerstand, Elastanz, Viskosität, Temperatur usw. übersieht aber die übergeordneten Prinzipien, die diese modifizieren. Es besteht kein Zweifel, dass physikalische *Kräfte* aus dem leblosen Mineralreich (Gravitation, elektromagnetische Wechselwirkung, starke und schwache Kernkräfte) in einem Organismus wirken. Würden allerdings

* Nach Michael Polanyi „*erkennt die Theorie der Grenzbedingungen an, dass die höheren Lebensebenen eine Hierarchie bilden, bei der jede Ebene von den Funktionen der Prinzipien der untergeordneten Ebenen abhängt, auch wenn sie sich selbst nicht auf diese unteren Prinzipien reduzieren lässt*" [37].

nur physikalische Kräfte im Körper (und seinen Organen) wirken, so wäre er nichts anderes als ein großes Konglomerat aus amorpher und kristalliner Materie. Ein lebendiger Körper unterliegt dem *Prinzip der Form*, das sowohl physische als auch übergeordnete Kräfte in einer bestimmten (tierischen oder menschlichen) Gestalt organisiert.

Genauso wie Mineralien und organische Kristalle, z.B. Enzyme, eine bestimmte *Gestalt* gemäß den übergeordneten Strukturgesetzen annehmen [→ Kap. 23.3.1], unterliegen auch ein Organismus und seine Organe höheren Strukturprinzipien der *Form* (d.h. bildenden Kräften, siehe unten), die für den Typus charakteristisch sind. Da sich das „Innere" eines Organismus nicht einfach als Fortsetzung der äußeren Bedingungen betrachten lässt, ist anzunehmen, dass jeder Stoff eine Transformation durchläuft, d.h. die Gesetzmäßigkeit der jeweils übergeordneten Ebene seine Eigenschaften bestimmt [→ Kap. 25.3].

6.2 Ebene des Lebens

Ein *lebendiger* Organismus ist zwangsläufig Kräften des Lebens unterworfen, die sich „*nicht auf die Gesetze der Physik und Chemie reduzieren lassen*" [37]. Diese sind in den zirkulierenden Flüssigkeiten aktiv und wurden verschiedentlich als Zeitorganisation oder Ätherleib* [76, 77] bzw. „somatische integrative Einheit" bezeichnet [78]. Theodor Schwenk (1910–1986) charakterisierte die ätherische Organisation wie folgt:

„*Der Ätherleib des Menschen ist also der den Sinnen unsichtbar bleibende Kraftleib, der dem Stoffesleib des Menschen zugrundeliegt, ihn durchdringt und in jedem Augenblick der Erstarrung im Festen und dem Tode entreißt. Wenn der Ätherleib sich vom stofflichen Leibe löst, verfällt dieser sofort den auflösenden Kräften der mineralisch-toten Natur und gliedert sich wieder in diese ein. Der Ätherleib führt somit einen fortwährenden Kampf gegen die nur irdische Gesetzmäßigkeit, und er wird geschildert als diejenige Leiblichkeit, die der Schwere die Leichte, den Auftrieb entgegenstellt, den irdischen Kräften des Druckes diejenigen des Saugens. Er ist der Träger der Universalkräfte des Kosmos, denen die Zentralkräfte der Erde gegenüberstehen.*" [79]

Auf mikroskopischer Ebene bestehen Organismen aus Zellen, den Grundeinheiten des Lebens. Die zytoplasmische Strömung** oder *Zyklose* ist ein gut beschriebenes Phänomen bei großen Pflanzen- und Tierzellen. ATP-gesteuerte „Molekularmotoren" [→ Kap. 23.3.2] transportieren Flüssigkeit entweder in Mikrovesikeln oder indem sie Kleinstverwirbelungen schaffen. Die Mikrovesikeln gleiten an den intrazellulären Aktinfilamenten und Mikrotubuli entlang, die Teile der Zytoskelettmatrix sind [80]. Auf systemischer Ebene sind Sauerstoff- und Nährstoffzulieferung sowie der Abtransport von CO_2 und Stoffwechselabbauprodukten essentiell für den Metabolismus, dessen Umsatz

* „Leib" bezieht sich hier auf die Summe der bildenden Kräfte. Schwerkraft, Magnetismus, Elektrizität, chemische und nukleare Kräfte agieren punktförmig vom Zentrum zur Peripherie. Konzeptionell wirken die ätherischen Kräfte in entgegengesetzter Richtung, d.h. zentripetal. Der Begriff des Äther- oder Lebensleibes ist nicht zu verwechseln mit der Vorstellung des 19. Jahrhunderts über den Äther in der Physik als hypothetisches Medium zwischen Materie und Kräften [→ Fußnote 1, S. 395].

** Aquaporine (Transmembranproteine) ermöglichen den Transport von Wasser und kleinen löslichen Stoffen in nahezu allen tierischen/menschlichen Zellgeweben [→ Kap. 15.2].

innerhalb mehrerer Größenordnungen variieren kann. Bei Säugetieren sind die Stabilisierung der intrazellulären ATP-Konzentration, unter weiten Schwankungen des Energiebedarfs, und die Regulierung der Körpertemperatur die homöostatischen Endpunkte. Aus energetischer Perspektive werden Lebensprozesse daran gehindert, ein statisches thermodynamisches Gleichgewicht zu erreichen und sind damit vor der natürlichen Tendenz des Verfalls geschützt [→ Kap. 32.3.2]. Wir identifizierten diese energieverbrauchenden Strukturen im aristotelischen Sinne als „unbewegte Beweger" des Blutes und der Körperflüssigkeiten anstelle der von ihnen abgeleiteten Druckgradienten, wie es beim konventionellen Kreislaufmodell der Fall ist. Die vegetativen Prozesse, wie zum Beispiel Ernährung, Wachstum, Wundheilung, Fortpflanzung, Regeneration und Zellatmung, sind ein Ausdruck differenzierter Kräfte des *Lebens*, die der *zyklischen* Zeit unterliegen [→ Kap. 23.5].

In der äußeren Natur lassen sich die ätherischen Bildekräfte an den verschiedenen Phänomenen des Wachstums, der Entwicklung und der Gestaltung von Pflanzen beobachten [81]. Das tägliche Aufsteigen von Säften in den Kapillaren von Bäumen und anderen Pflanzen, bedingt durch die *Saugkraft*, die der Schwerkraft entgegen wirkt, ist eine Manifestation ihres Effekts [→ Abb. 23.9]. Wir sahen, dass negativer Gewebedruck eine wesentliche Rolle sowohl bei der Regulierung der Gesamtkörperflüssigkeiten als auch im Lymph- und Blutkreislauf von Tieren und Menschen spielt [→ Kap. 15.2 und 24.4]. In der Tat lässt sich sagen, dass das Phänomen des „venösen Rückflusses", das zentrale Merkmal des Kreislaufmodells nach Arthur Guyton (1919–2003), die Summe der Saugkräfte repräsentiert, die zwischen dem venösen Ende der Kapillaren und dem rechten Vorhof im systemischen Kreislauf sowie zwischen Lunge und linkem Vorhof im Lungenkreislauf wirken [→ Kap. 14.3].

6.2.1 „Somatische integrative Einheit"

Die weiterführende Frage, was das „Leben des menschlichen Organismus als Ganzes" ausmacht, ist Mittelpunkt einer anhaltenden Debatte unter Bioethikern, Neurologen und Intensivmedizinern, seit der Tod Ende der 1960er Jahre als vollständiger Verlust der Hirnfunktion definiert [82] und detaillierte Kriterien für den Hirntod bestimmt wurden [83]. Diese Kriterien setzen voraus, dass das Gehirn der „zentrale Integrator" der Körperfunktionen ist. Seine irreversible Schädigung reduziert den Körper auf eine Summe von Organen, was zu einem thermodynamischen „point of no return" und einer „Dis-Integration" des Körpers als Ganzes führt. Diese vermeintlich *biologische* Definition von Tod wurde zum „Standard" oder zur offiziellen Begründung für die Festlegung des Hirntods. D. Alan Shewmon et al. (siehe weitere Literaturhinweise in [84]) argumentierten, dass diese hirnbasierte Definition des Todes, die einen dauerhaften Verlust des Bewusstseins (Menschseins) impliziert, keine biologische, sondern eher eine soziologische/psychologische Definition ist, die nicht mit dem Tod des Organismus gleichzusetzen ist [84]. Im Gegenteil, so argumentiert Shewmon, existiere die Funktion des Gehirns auf der Integrationsebene der bewussten (und unbewussten) *Informationen*, welche die äußeren und inneren Sinne (Sensoren) wahrnehmen, wie zum Beispiel die Regulierung von

Temperatur, motorischer Aktivität, Plasmaosmolalität, Blutdruck und zahlreichen anderen Funktionen [→ Kap. 23.6]. Weder Herzschlag noch Atmung vermittelt das Gehirn direkt (obwohl sie beide vom Hirnstamm integriert werden und sich vorübergehend künstlich ersetzen lassen), setzen sich aber im Wesentlichen auf Zellebene im gesamten Körper fort. So gesehen besitzt der Organismus seine eigene „integrative Einheit", die entgegengesetzt zur Entropie wirkt (d. h. den Organismus fern vom statischen thermodynamischen Gleichgewicht hält). Laut Shewmon ist die „somatische integrative Einheit" eine emergente, nicht-lokale Qualität des Organismus, die sich aus der wechselseitigen Interaktion seiner Teile ableitet [78]. Es ist offensichtlich, dass Shewmon und andere Befürworter des Konzepts der „somatischen integrativen Einheit" für eine Ebene des Lebens (Ätherleib) als separates Organisationsprinzip plädieren. Da nach wie vor kein Konsens über die Bedeutung der höheren Glieder der tierischen und menschlichen Organisation besteht, ist natürlich auch keine biologische, sondern nur eine soziologische Definition des Hirntods möglich.

6.3 Tier-(Seelen)-Ebene

Im Gegensatz zu Pflanzen, die sich als zweidimensionale Strukturen betrachten lassen, bei denen das „Oberflächenprinzip" wirkt (was gut am Wachstum eines Blattes oder des Kambiums zu beobachten ist [→ Abb. 23.10]), zeichnet sich ein Tier sowohl physisch als auch psychisch durch „Innerlichkeit" aus. Die organische Basis dafür bildet die Gastrulation, eine entscheidende Phase der Embryonalentwicklung, in welcher ein pluripotentes pflanzliches Entwicklungsstadium, die Morula, „eingestülpt" und dadurch zum Träger der tierischen oder menschlichen Organisation wird. Diese scheinbar unbedeutende Geste ist für die Internalisierung dessen verantwortlich, was zuvor die Summe der irdischen und kosmischen Verhältnisse darstellte [→ Kap. 12 und 23.6]. Ein Tier entwickelt somit eine *äußere* Form und eine Reihe von inneren Räumen (Körperhohlräume), in denen sich Gewebe und Organe ansiedeln. So wie das frühe embryonale Herz die extraembryonalen und embryonalen Kreisläufe verbindet [→ Kap. 1], vermittelt das ausgewachsene Herz durch den Kontakt des Blutes mit der Alveolarluft, zwischen der äußeren (makrokosmischen) und inneren (mikrokosmischen) Welt.

Zusätzlich zum vegetativen Leben besitzen Tiere und Menschen ein *inneres* Seelenleben, das Bewusstsein, Bewegung, Empfindungen und Gefühle (Instinkte, Triebe, Emotionen, Wohlempfinden, Schmerzen usw.) vermittelt. Im Gegensatz zum physischen Körper, der *Raum* einnimmt, und zur Ebene des *Lebens*, die räumliche Prozesse *zeitlich* ordnet, sind die Seelenerfahrungen (bewusst und unbewusst) rein innerliche Erlebnisse [→ Kap. 25.2] und dennoch untrennbar mit der physischen und ätherischen Organisation verbunden. Eine besondere Tiergestalt erscheint als sichtbarer Ausdruck der Seelenkräfte, die auf die Lebens- und physische Organisation wirken.

Wie besprochen, schafft eine funktionelle Unterteilung des Organismus in Nerven-Sinnes-, Rhythmus- und Stoffwechselbereiche die Basis für die drei grundlegenden Seelenfähigkeiten des Denkens, Fühlens und Wollens [→ Kap. 23.6 und Abb. 23.12]. Während diese bei Tieren nach wie vor „fest“ mit dem organischen Leben verbunden sind, haben sie beim Menschen einen gewissen Grad der Trennung (Autonomie) erreicht (siehe unten).

Die Idee, dass neuronale Prozesse *nicht* die Ursache psychischer Erfahrungen, sondern nur eine Ebene oder ein Stratum zur Bewusstwerdung dieser Erlebnisse sind, ist im funktionellen Dreigliederungsmodell impliziert [85]. Eine Reihe von Stoffen, die diese Prozesse unterstützen, wurde identifiziert, wie z. B. Synthese, Freisetzung und Aufnahme biogener Amine wie Adrenalin, Noradrenalin, Serotonin, Acetylcholin, Glutamat, Histamin und Neuropeptide, um nur einige zu nennen. Sie bilden die materielle Basis für das Seelenleben des Menschen (oder Tieres), während die psychologischen *Erfahrungen* ihre „inneren“ Gegenstücke sind.

Das Wachbewusstsein wird periodisch durch den Schlaf unterbrochen, wenn anabole (regenerative) Prozesse des Stoffwechselsystems eine dominante Rolle übernehmen [→ Kap. 23.6]. Katabole Prozesse* des Nerven-Sinnes-Systems werden von Lebensprozessen (ätherischen Prozessen) ausgeglichen, deren primäre Funktion Nährstoffversorgung und Energiebereitstellung ist. Somit besteht eine *fundamentale Polarität* zwischen den (ätherischen) Lebens- und den Seelenprozessen, die ein Spektrum an biologischen *Rhythmen* [→ Abb. 23.9] bewirkt. Sowohl Systole und Diastole des Herzens, als auch die peripher und zentrierend wirkenden Kräfte des zirkulierende Blutes sind Ausdruck dieser Polarität. Biologische Rhythmen spiegeln die Synchronisation zwischen den verschiedenen Organisationsebenen im Organismus, aber auch seine Anpassung an die makrokosmische Umgebung wider [→ Kap. 23].

Ein wichtiger Aspekt der rhythmischen Prozesse ist die Tatsache, dass sie die physiologische Grundlage für das *Gefühlsleben* [86] bilden. Es ist allgemein bekannt, dass psychologische Zustände wie Angst und Nervosität das Atemmuster und die Pulsqualität beeinflussen. Ein Anstieg des arteriellen Drucks ist ein Zeichen einer bewussten oder unbewussten Stressreaktion auf eine beliebige Ursache. Es ist allgemein anerkannt, dass stressinduzierte Hypertonie multifaktorielle Ursachen hat, jedoch unausweichlich mit neurohormoneller Aktivierung, Tachykardie und einem Anstieg des peripheren Widerstands einhergeht. Zahlreiche Studien an Menschen und Tieren bestätigten die Verbindung zwischen chronischem Stress und Hypertonie, koronarer Herzkrankheit und Angststörungen [87]. Was hingegen bei Menschen und einigen Säugetieren eine angemessene, aber potenziell schädliche Reaktion darstellt, ist bei anderen Spezies physiologische Norm. Im Vergleich zu Säugetieren sind Vögel hypertensiv (durchschnittlicher arterieller Druck von 133 mmHg [88]) und hyperthermisch (40–42 °C). Ihr basaler Sauerstoffverbrauch (ein Marker für den Grundumsatz) überschreitet deutlich den von Säugetieren [→ Kap. 11.4.4]. Als Vertreter von Tierarten mit einem überentwickelten (vorwiegend katabolen) Nerven-Sinnes-Pol haben Vögel besonders gut entwickelte kardiorespiratorische und adreno-hypophysäre Systeme, welche diese einseitige Entwicklung ausgleichen [89]. Somit lässt sich aus evolutionärer Perspektive der arterielle Kreislauf,

---

* Nervenzellmembran- und -aktionspotenziale sind katabole, energieverbrauchende Prozesse. Ebenso sind Neuropeptide die Abbauprodukte größerer Vorläufermoleküle, die in den Zellkörpern entstehen. Sie werden an den Axonen entlang zu den Nervenenden transportiert und dort in synaptischen Vesikeln gespeichert, freigesetzt und wiederverwertet. All dies benötigt sehr viel Stoffwechselenergie.

der einer langen evolutionären Entwicklung entstammt, als ein Maß der „Beseelung“ oder Pneumatisierung betrachten [→ Kap. 15.3 und Abb. 11.12].

6.4 Menschliche Ebene

Das oben genannte Seelenleben oder die Empfindungsorganisation ergänzt ein weiteres übergeordnetes Bildeprinzip, das die seelischen und vegetativen Funktionen, die Menschen mit Tieren bzw. Pflanzen teilen, übersteigt. Dies ist die „Ich“-Organisation [90], die Menschen eine einzigartige *Gestalt*, gesteigerte geistige Fähigkeiten, höhere Sensibilität der Hände, feinmotorische Kontrolle, bessere Erkennung des Gesichtsausdrucks usw. verleiht. Diese Fähigkeiten stehen im unmittelbaren Zusammenhang mit der *aufrechten Haltung*, die eine frühe evolutionäre Errungenschaft darstellt [91]. Die Anpassung der Seh-, Barorezeptor- und Gleichgewichtsfunktionen und vor allem die vertikale Ausrichtung der Blutsäule ermöglichen die aufrechte Körperhaltung [→ Kap. 24.1]. Die Quasi-Schwerelosigkeit des Gehirns, das im Liquor cerebrospinalis schwebt, führt zu einer teilweisen Freisetzung ätherischer Kräfte und stellt sie als frei verfügbares Substrat für das Denken und Wahrnehmen zur Verfügung [92]. Dies bringt jedoch eine Minderung des Regenerationspotenzials des Gehirns mit sich [→ Kap. 23.6].

Während die Entwicklung des Tiertypus die Ebene des Bewusstseins und des artspezifischen Verhaltens erreicht, erlangt der Mensch Individualisierung und *Selbst*-Bewusstsein.* Die Emanzipation vom Zeitfaktor, der Erwerb einer symbolischen und gesprochenen Sprache sowie soziales Lernen bieten Menschen neben der körperlichen Entwicklung auch die Möglichkeit für soziales und kulturelles Wachstum. Die bewusste Steuerung der motorischen Funktion ist ein weiterer Ausdruck des selbstgestalteten freien Willens, eine spezifisch menschliche Eigenschaft.

Wenn das „denkende Selbst“ der höchste Ausdruck der „Ich“-Organisation ist und im Nerven-Sinnes-Pol wirkt, d.h. im Gehirn, wie manifestiert sich dann das „Selbst“ im rhythmischen und metabolischen System? Bei Menschen konvergieren Puls und Atmung im Ruhezustand und im Schlaf in Ganzzahl-Verhältnissen, für gewöhnlich 4:1 [→ Kap. 23.1 und 23.2]. Ein Zusammenbruch dieses lebenserhaltenden Rhythmus, wie dies bei einem Atem- oder Herzstillstand der Fall ist, führt zu metabolischen Veränderungen, welche die Integrität des rhythmischen Systems beeinträchtigen und zum Kreislaufkollaps führen. Dieses potenziell katastrophale Ereignis bedeutet eine „Trennung“ der übergeordneten Organisationsprinzipien, d.h. der Seelen- und der „Ich“-Organisation, von den unteren Wesensgliedern, die im Dienst der Lebens- und physischen Prozesse stehen. Von Bedeutung ist die Tatsache, dass selbst nach einem solchen kritischen Ereignis der Zellstoffwechsel und eine Restbewegung des Blutes für einige Zeit fortbestehen, was die Robustheit der Lebensprozesse widerspiegelt [→ Kap. 15.1). Wenn eine erfolgreiche Herz-Lungen-Wiederbelebung stattfindet, bevor irreversible metabolische

* Sowohl Bewusstsein als auch Selbstbewusstsein (beim Menschen) sind Aspekte der Hirnfunktion, die im Schlaf erlöschen. So wird der Begriff der „Ich“-Organisation für das Prinzip verwendet, das die physische, ätherische und seelische Organisation in die menschliche physische Form transformiert.

Veränderungen einsetzen, lässt sich die Funktion des rhythmischen Systems (und damit die Integrität der Seelen-Geist-Funktion) möglicherweise wiederherstellen.

Zelluläre und humorale Immunität sind individualisierte Marker der „Ich"-Organisation, die in nahezu jede zelluläre und subzelluläre Struktur eingeprägt sind.* Die metabolische Energieproduktion und die Erhaltung der Körperkerntemperatur (Homöothermie) sind zentrale physiologische Prozesse, welche die Kontinuität des Lebens und der Bewußtseinsfunktionen sicherstellen. Hier spielt das kardiovaskuläre System eine entscheidende Rolle dabei, Sauerstoff und metabolisches Substrat für die Wärmeproduktion bereit zu stellen und Wärme vom Kern in die Peripherie zu leiten. Die metabolische Wärmeerzeugung ist ein grundlegender periodischer Prozess, auch als „körpereigener Referenzrahmen" bezeichnet, der bei Menschen untrennbar mit dem Schlaf-Wach-Zyklus verbunden ist, nicht jedoch bei Tieren [→ Kap. 23.6.2].

Da der Mensch keine durch Haare isolierte Haut besitzt, ist er sich seines inneren und äußeren thermischen Milieus sehr bewusst. Er erlebt das Element der Wärme nicht nur objektiv als Veränderung der Körpertemperatur, sondern auch als *innere Qualität* des eigenen Befindens und Gewissens. Charakterisierungen wie Seelenwärme, Empathie, Warm- oder Kaltherzigkeit usw. weisen auf diesen polaren (inneren und äußeren) Aspekt der vom Herzen wahrgenommenen Wärme hin. Anstatt Ausdruck seiner mechanischen „Ineffizienz" zu sein [→ Kap. 16.6], übernimmt ein unverhältnismäßig hoher Anteil der vom Herzen generierten Wärme eine wichtige physiologische und kognitive Funktion. Das Element der Wärme verbindet das Innere und Äußere, das Psychische und das Physische [93]. Da das sauerstoffreiche, lebensspendende Blut „das metabolische Feuer" in jedem Teil des Körpers „anfacht", gilt es als das Organ der „Ich"-Organisation, deren äußerer, physischer Ausdruck die individualisierte menschliche *Gestalt* und deren innerster Aspekt das zirkulierende Blut selbst ist [94].

Rückblickend sei noch einmal darauf hingewiesen, dass die historisch begründete epistemologische und methodologische Engführung der biologischen Wissenschaften wesentlich dazu beitrug, dass die Physiologie bis heute das Phänomen der autonomen Bewegung des Herzens und des Blutes nicht anerkennen konnte. Es zeigt sich, dass die in den anorganischen Wissenschaften berechtigte Forschungsmethode, die einen Organismus, unter Anwendung mathematischer Modelle, auf Gene, Organellen, Zellen und Organe reduziert, die systemische Kausalität, die sie zu erklären versucht, nicht erbringen kann. Ein solcher rein hypothesengestützter Ansatz aus der Zuschauer-Perspektive beschreibt im Wesentlichen den Organismus nur *äußerlich* und kann die Bedeutung qualitativer Phänomene wie Leben, Fühlen, Wille usw. nicht erkennen, die das spezifische Wesen des Organismus ausmachen. Dies führt zu der unüberwindbaren (kartesianischen) Kluft in den biologischen Wissenschaften zwischen Geist und Körper. Zur Ergänzung unseres Ansatzes gaben wir eine kurze Übersicht der Goetheschen Wissenschaftsmethode, die das ontologische, *selbstorganisierende Prinzip* eines Organismus im Kontext der Naturreiche verdeutlicht. Aus dieser Perspektive betrachtet, erweist

---

* Der Grad der Gewebespezifität ist im Allgemeinen beim Menschen stärker ausgeprägt als in höheren Säugetieren, die Allotransplantate innerhalb einer Spezies und manchmal sogar Xenotransplantate zwischen verschiedenen Spezies unter Immunsuppression tolerieren.

sich das Herz-Kreislauf-System als zentrales Organ der evolutionären Entwicklung mit hierarchischen Organisationsebenen, die wir als Körper-, Lebens-, Seelen- und spezifisch menschliche Ebene charakterisieren. Abschließend sei nochmals betont, dass ein solcher anthropozentrischer Ansatz die heutige Physiologie auf eine feste epistemologische Grundlage stellt und damit zu einem weitreichenden und ergebnisoffenen Paradigmenwechsel für die Zukunft beiträgt.

Literatur

1 Ludwig, C.: Contributions to the knowledge of the influence of the respiratory movements upon the blood flow in the arterial system (1847). In: Ruskin, A. (Hrsg.): Classics in Arterial Hypertension. Charles Thomas Springfield 1956.

2 Heusser, P.: Emergenz und Kausalität. In: Heusser, P., Weinzirl, J. (Hrsg.): Medizin und die Frage nach dem Menschen. Königshausen & Neumann Würzburg 2013. S. 35–50.

3 Horton, R.: Offline: The urgent need to rehumanise science. The Lancet 2016; 388 (10041). S. 223.

4 Heusser, P.: Anthroposophie und Wissenschaft. Eine Einführung. Verlag am Goetheanum Dornach 2016.

5 du Bois-Reymond, E.: Untersuchungen über Thierische Elektricität (Erster Band). Verlag G. Reimer Berlin 1848. S. 35–36.

6 Cranefield, P. F.: The organic physics of 1847 and the biophysics of today. Journal of the History of Medicine and Allied Sciences 1957; 12 (4). S. 407–423.

7 Bortoft, H.: Taking Appearance Seriously: The Dynamic Way of Seeing in Goethe and European Thought. Floris Books Edinburgh 2012. S. 10–27.

8 Zhang, X.: Precision Medicine. Personalized Medicine, Omics and Big Data: Concepts and Relationships. Journal of Pharmacogenomics Pharmacoproteomics 2015; 6. S. 144.

9 Bischof, M.: Biophotons. Springer Verlag New York 1998. S. 375–394.

10 Duchesneau, F.: Self-Organization and Emergence in Life Sciences. Springer Verlag New York 2006. S. 171–186.

11 Goethe, J. W. v.: Das Naturwissenschaftliche Werk. In: Sämtliche Werke in 45 Bänden, Band 23–25. Suhrkamp Verlag Frankfurt a. M. 1989–1991.

12 Steiner, R.: Grundlinien einer Erkenntnistheorie der Goetheschen Weltanschauung mit besonderer Rücksicht auf Schiller (GA 2). Rudolf Steiner Verlag Dornach 2003.

13 Zimmer, H. G.: Modifications of the isolated frog heart preparation in Carl Ludwig's Leipzig Physiological Institute: relevance for cardiovascular research. The Canadian Journal of Cardiology 2000; 16 (1). S. 61.

14 Heusser, P.: Anthroposophie und Wissenschaft. Eine Einführung. Verlag am Goetheanum Dornach 2016. S. 110–182.

15 Kant, I.: Kritik der reinen Vernunft. Felix Meiner Verlag Hamburg 1956. Transzendentale Elementarlehre, Zweiter Teil, Erste Abt., Erstes Buch, 2. Hauptstück, 2. Abschnitt, § 23.

16 Heusser, P.: Anthroposophie und Wissenschaft. Eine Einführung. Verlag am Goetheanum Dornach 2016. S. 24–66.

17 Galaty, D. h.: The philosophical basis of mid-nineteenth century German reductionism. Journal of the History of Medicine and Allied Sciences 1974; 29 (3). S. 295.

18 Steiner, R.: Grundlinien einer Erkenntnistheorie der Goetheschen Weltanschauung, mit besonderer Rücksicht auf Schiller (GA 2). Rudolf Steiner Verlag Dornach 2003. Kapitel 6.

19 Steiner, R.: Die Rätsel der Philosophie (GA 18). Rudolf Steiner Verlag Dornach 1985. Kapitel 6.

20 Heusser, P.: Anthroposophie und Wissenschaft. Eine Einführung. Verlag am Goetheanum Dornach 2016. S. 67–109.

21 Bortoft, H.: The wholeness of nature: Goethe's way toward a science of conscious participation in nature. Lindisfarne Press Hudson 1996. S. 3–26.

22 Steiner, R.: Einleitungen zu Goethes Naturwissenschaftlichen Schriften (GA 01). Rudolf Steiner Verlag Dornach 1987. Kapitel 4.

23 Riegner, M. F.: Ancestor of the new archetypal biology: Goethe's dynamic typology as a model for contemporary evolutionary developmental biology. Studies in History and Philosophy of Science Part C: Studies in History and Philosophy of Biological and Biomedical Sciences 2013; 44 (4). S. 735–744.

24 Steiner, R.: Grundlinien einer Erkenntnistheorie der Goetheschen Weltanschauung (GA 2). Rudolf Steiner Verlag Dornach 1979. Kapitel 16.

25 Bortoft, H.: The wholeness of nature: Goethe's way toward a science of conscious participation in nature. Lindisfarne Press Hudson 1996. S. 77–107.

26 Steiner, R.: Einleitungen zu Goethes Naturwissenschaftlichen Schriften (GA 1). Rudolf Steiner Verlag Dornach 1987. Kapitel 17.

27 Bortoft, H.: The wholness of nature: Goethe's way toward a science of conscious participation in nature. Lindisfarne Press Hudson 1996. S. 191–247.

28 Bortoft, H.: Taking Appearance Seriously: The Dynamic Way of Seeing in Goethe and European Thought. Floris Books Edinburgh 2012.

29 Seamon, D., Zajonc, A.: Goethe's Way of Science: A Phenomenology of Nature. State University of New York Press Albany 1998.

30 Holdrege, C.: Thinking like a plant: a living science for life. Lindisfarne Books Great Barrington 2013.

31 Goethe, J. W. von: Briefe, Band II (Hamburger Ausgabe in 4 Bänden). Christian Wegner Verlag Hamburg 1964. S. 192.

32 Primas, H.: Umdenken in der Naturwissenschaft. GAIA-Ecological Perspectives for Science and Society, 1992; 1 (1). S. 5–15.

33 Bertalanffy, L. von, Woodger, J. H.: Modern theories of development: An introduction to theoretical biology. Oxford University Press London 1933.

34 Bertalanffy, L. von: The theory of open systems in physics and biology. Science 1950; 111 (2872). S. 23–29.

35 Rosslenbroich, B.: Outline of a concept for organismic systems biology. In: Seminars in Cancer Biology 2011; 21 (3). S. 156–164.

36 Anderson, P. W.: More is different. Science 1972; 177 (4047). S. 393–396.

37 Polanyi, M.: Life's Irreducible Structure: Live mechanisms and information in DNA are boundary conditions with a sequence of boundaries above them. Science 1968; 160 (3834). S. 1308–1312.

38 Kiefer, B.: Das Prinzip der Emergenz. Horizonte 2007; 75. S. 33.

39 Anisimov, M. A., Sengers, J. V., Sengers, J. M. L.: Near-critical behavior of aqueous systems. In: Palmer, D. A., Harvey, A. H., Prini, R. F. (Hrsg.): Aqueous Systems at Elevated Temperatures and Pressures. Academic Press / Elsevier Amsterdam 2004. S. 29–71.

40 Peat, F. D.: Active information, meaning and form. Frontier Perspectives 1999; 8. S. 49–53.

41 Bischof, M.: Introduction to integrative biophysics. In: Popp, F.-A., Belousov, L. (Hrsg.): Integrative Biophysics. Kluver Academic Publishers Dordrecht 2003. S. 1–115.

42 Monod, J., Jacob., F.: General conclusions: teleonomic mechanisms in cellular metabolism, growth, and differentiation. Cold Spring Harbor Symposia on Quantitative Biology 1961; 26. S. 389–401.

43 Noble, D.: Genes and causation. Philosophical Transactions of the Royal Society A: Mathematical, Physical and Engineering Sciences 2008; 366 (1878). S. 3001–3015.

44 Collins, F. S.: Cystic fibrosis. molecular biology and therapeutic implications. Science 1992; 256 (5058). S. 774–779.

45 Manolio, T. A. et al.: Finding the missing heritability of complex diseases. Nature 2009; 461 (7265). S. 747.

46 Gatenby, R. A.: A change of strategy in the war on cancer. Nature 2009; 459 (7246). S. 508.

47 Frey, N., Olson, E.: Cardiac hypertrophy: the good, the bad, and the ugly. Annual Review of Physiology 2003; 65 (1). S. 45–79.

48 Kuster, D. W. et al.: 'Integrative Physiology 2.0': integration of systems biology into physiology and its application to cardiovascular homeostasis. The Journal of Physiology 2011; 589 (5). S. 1037–1045.

49 Dawkins, R.: The selfish gene. Oxford University Press New York 2006.

50 Venter, J. C. et al.: The sequence of the human genome. Science 2001; 291 (5507). S. 1304–1351.

51 Ezkurdia, I. et al.: Multiple evidence strands suggest that there may be as few as 19 000 human protein-coding genes. Human Molecular Genetics 2014; 23 (22). S. 5866–5878.

52 Woese, C. R.: A new biology for a new century. Microbiology and Molecular Biology Reviews 2004; 68 (2). S. 173–186.

53 Noble, D.: Central Dogma or Central Debate? American Physiological Society Bethesda 2018.

54 Goldberg, A. D., Allis, C. D., Bernstein, E.: Epigenetics: a landscape takes shape. Cell 2007; 128 (4). S. 635–638.
55 Waddington, C. H.: The epigenotype. International Journal of Epidemiology 2011; 41 (1). S. 10–13.
56 Deichmann, U.: Epigenetics: The origins and evolution of a fashionable topic. Developmental Biology 2016; 416 (1). S. 249–254.
57 Katsnelson, A.: Momentum grows to make 'personalized' medicine more 'precise'. Nature Medicine 2013; 19 (3). S. 249.
58 Huang, S.: The practical problems of post-genomic biology. Nature Biotechnology 2000; 18 (5). S. 471.
59 Joyner, M. J., Pedersen, B. K.: Ten questions about systems biology. The Journal of Physiology 2011; 589 (5). S. 1017–1030.
60 Joyner, M. J.: Giant sucking sound: can physiology fill the intellectual void left by the reductionists? Journal of Applied Physiology 2011; 111 (2). S. 335–342.
61 Calvert, J., Fujimura, J. H.: Calculating life? Duelling discourses in interdisciplinary systems biology. Studies in History and Philosophy of Science 2011; 42 (2). S. 155–163.
62 Kell, D. B., Oliver, S. G.: Here is the evidence, now what is the hypothesis? The complementary roles of inductive and hypothesis-driven science in the post-genomic era. Bioessays 2004; 26 (1). S. 99–105.
63 Noble, D.: Evolution beyond neo-Darwinism: a new conceptual framework. Journal of Experimental Biology 2015; 218 (1). S. 7–13.
64 Noble, D.: A theory of biological relativity: no privileged level of causation. Interface Focus 2012; 2 (1). S. 55–64.
65 Noble, D.: The music of life. Oxford University Press New York 2006. S. 74–87.
66 Gehlenborg, N. et al.: Visualization of omics data for systems biology. Nature Methods 2010; 7 (Suppl. 3). S. 56.
67 Boogerd, F. et al.: Towards philisophical foundations of Systems Biology, introduction. In: Boogerd, F. et al. (Hrsg.): Systems biology: philosophical foundations. Elsevier Amsterdam 2007. S. 3–19.
68 Watson, J. D., Crick, F. H.: Molecular structure of nucleic acids. Nature 1953; 171 (4356). S. 737–738.
69 Noble, D.: From the Hodgkin–Huxley axon to the virtual heart. The Journal of Physiology 2007; 580 (1). S. 15–22.
70 Noble, D.: Dance to the tune of life: Biological relativity. Cambridge University Press Cambridge 2016. S. 247–267.
71 Piciche, M.: Dawn and Evolution of Cardiac Procedures, Research avenues in cardiac surgery and interventional cardiology. Springer Verlag New York 2013.
72 Steiner, R.: Geisteswissenschaft und Medizin (GA 312). Rudolf Steiner Verlag Dornach 2020. Vortrag vom 22.3.1920.
73 Alexander, W.: Branko Furst's Radical Alternative: Is the Heart Moved by the Blood, Rather Than Vice Versa? Pharmacy and Therapeutics 2017; 42 (1). S. 33–39.
74 Kümmell, H. C., Das menschliche Herz im Spiegel der Viergliederung. In: Bavastro, P., Kümmell, H. C. (Hrsg.): Das Herz des Menschen. Verlag Freies Geistesleben Stuttgart 1999. S. 39–58.
75 Rosslenbroich, B.: On the origin of autonomy: A new look at the major transitions in evolution. Springer Verlag New York 2014. S. 19–40.
76 Bockemühl, J. (Hrsg.): Erscheinungsformen des Ätherischen. Verlag Freies Geistesleben Stuttgart 1985.
77 Steiner, R., Wegman, I.: Grundlegendes für eine Erweiterung der Heilkunst (GA 27). Rudolf Steiner Verlag Dornach. Kapitel 3 und 4.
78 Shewmon, D. A.: The brain and somatic integration: insights into the standard biological rationale for equating „brain death“ with death. The Journal of Medicine and Philosophy 2001; 26 (5). S. 457–478.
79 Schwenk, T.: Das sensible Chaos. Strömendes Formenschaffen in Wasser und Luft. Verlag Freies Geistesleben Stuttgart 1988. S. 92–95.
80 Goldstein, R. E., van de Meent, J.-W.: A physical perspective on cytoplasmic streaming. Interface Focus 2015; 5 (4). S.1–15.
81 Bockemühl, J.: Die Bildebewegungen der Pflanzen. In: Bockemühl, J. (Hrsg.): Erscheinungsformen des Ätherischen. Verlag Freies Geistesleben Stuttgart 1985. S. 107–134.

82 Beecher, H.: Ad Hoc Committee of the Harvard Medical School to Examine the Definition of Brain-death. 1968. A definition of irreversible coma. Special communication: Report of the ad hoc committee of the Harvard Medical School to Examine the Definition of Brain Death. The Journal of the American Medical Association 1968; 205 (6). S. 337–340.

83 Machado, C. et al.: The Declaration of Sydney on human death. Journal of Medical Ethics 2007; 33 (12). S. 699–703.

84 Shewmon, D. A.: Chronic „brain death“: meta-analysis and conceptual consequences. Neurology 1998; 51 (6). S. 1538–1545.

85 Weger, U. W., Edelhäuser, F.: The role of the brain during conscious experience: In search of a new metaphor. Journal of Consciousness Studies 2014; 21 (11/12). S. 111–129.

86 Rohen, J. W.: Morphologie des menschlichen Organismus. Verlag Freies Geistesleben Stuttgart 2007. S. 15–96.

87 Shapiro, A. P., Baum, A.: Behavioral aspects of cardiovascular disease. Perspective in behavioral medicine. Band 5. Lawrence Erlbaum Hillsdale 1991. S. 338.

88 Grubb, B. R.: Allometric relations of cardiovascular function in birds. American Journal of Physiology 1983; 245 (4). S. 567–572.

89 Ritchie, M.: Neuroanatomy and physiology of the avian hypothalamic/pituitary axis: clinical aspects. The veterinary clinics of North America. Exotic Animal Practice 2014; 17 (1). S. 13–22.

90 Girke, M.: Innere Medizin. Grundlagen und therapeutische Konzepte der Anthroposophischen Medizin. Salumed Verlag Berlin 2012. S. 7–41.

91 Rosslenbroich, B.: On the origin of autonomy: A new look at the major transitions in evolution. Springer Verlag New York 2014. S. 209–224.

92 Steiner, R.: Geisteswissenschaftliche Impulse zur Entwicklung der Physik (GA 320). Rudolf Steiner Verlag Dornach 2000. Vortrag vom 24.12.1919.

93 Girke, M.: Innere Medizin.Grundlagen und therapeutische Konzepte der Anthroposophischen Medizin. Salumed Verlag Berlin 2012. S. 197–258.

94 Bos, A., van der Bie, G.: The anthroposophical view of the human being. In: van der Bie, G. (Hrsg.): Foundations of anthroposophical medicine. Floris Books Edinburgh 2005. S. 211–238.

Index

A

B

C

D

E

F

G

H

I

K

L

M

N

O

P

R

S

T

U/V

W

Z

Über den Autor

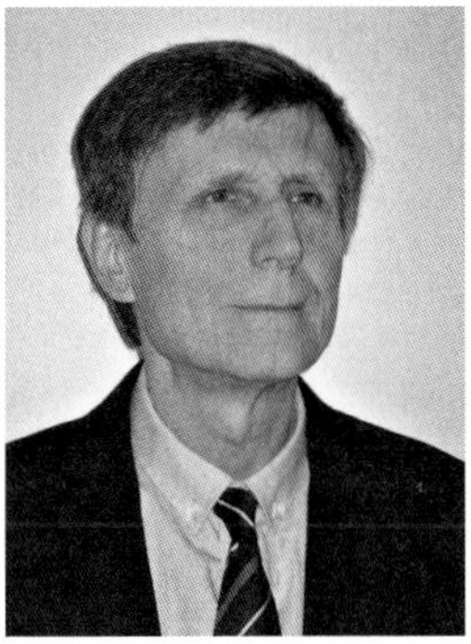

Prof. Dr. med. Branko Furst wurde 1954 in Slowenien geboren. 1978 schloss er sein Medizinstudium an der Medizinischen Fakultät der Universität Ljubljana, Slowenien ab. Nach kurzer Tätigkeit als Allgemeinmediziner siedelte er nach Großbritannien um und absolvierte seine Facharztausbildung in Anästhesiologie an verschiedenen Lehrkrankenhäusern in Portsmouth und London. Nachdem er 1986 an der Fakultät für Anästhesie am Royal College of Surgeons in Ireland (FFARCSI) diplomierte, nahm er die Einladung für eine Fakultätsstelle am Department of Anesthesiology an der Texas Tech University Medical School in El Paso, TX, USA an, wo er sich sowohl der klinischen Praxis als auch der Lehrtätigkeit widmete. Seit 1993 arbeitet Dr. Furst am Albany Medical College in Albany, NY. Er ist Professor für Anästhesiologie und weiterhin sowohl in der klinischen Praxis als auch in der Forschung und Ausbildung aktiv. Zu seinen langjährigen Forschungsinteressen gehören die kardiovaskuläre Physiologie, die Phänomenologie des Bewusstseins und der Allgemeinanästhesie sowie die medizinische Anthropologie. Dr. Furst´s Veröffentlichungen über die hemozentrische Kreislauflehre und autonome Blutbewegung stoßen in Fachkreisen auf großes Interesse. Seine Forschungsergebnisse präsentiert er regelmäßig auf Symposien sowohl in den USA als auch in Europa.

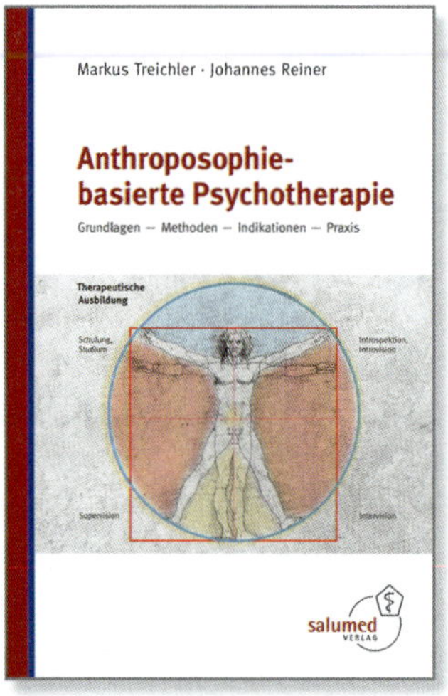

344 Seiten · gebunden · 68 €
ISBN: 978-3-928914-37-6

MARKUS TREICHLER, JOHANNES REINER

Anthroposophie-basierte Psychotherapie

Grundlagen – Methoden – Indikationen – Praxis

„Als Fachkollegin erlebe ich eine erstaunliche Resonanz beim Lesen: zu welcher Erlebniskongruenz man doch findet, obwohl jeder seinen subjektiven Weg durch die therapeutische Landschaft wählt. Entscheidend wichtig also, dass man einen Kompass, einen Fahrplan und eine solide Orientierung an die Hand bekommt. Genau das bietet das vorliegende Buch … Der integrative Ansatz dieses Konzeptes ist beeindruckend. Anthroposophie-basierte Psychotherapie baut auf systemisches, tiefenpsychologisches, analytisches, verhaltenstherapeutisches, schematherapeutisches, achtsamkeitsbasiertes Verständnis auf und sucht, ihren Beitrag zur Integration und Dialogvermittlung zu leisten."

Deutsches Ärzteblatt PP 6/2020, PETRA STEMPLINGER,
Fachärztin Für Kinder- Und Jugendpsychiatrie

Autoren: Markus Treichler, Facharzt für Psychiatrie und Psychotherapie; Dr. med. Johannes Reiner, Facharzt für Psychiatrie und Psychotherapie

---

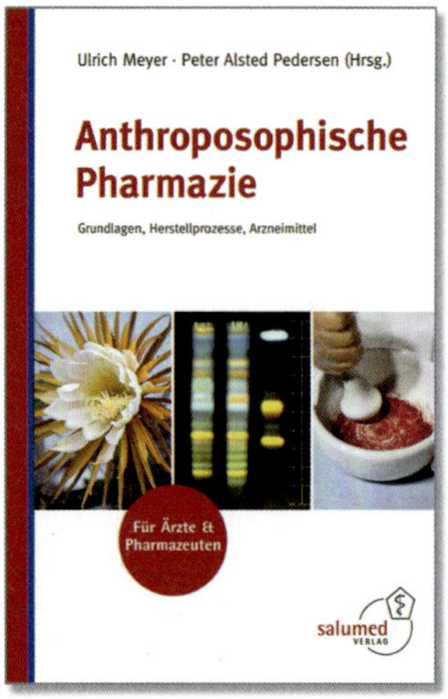

807 Seiten · gebunden · 98 €
ISBN: 978-3-928914-31-4

ULRICH MEYER, PETER A. PEDERSEN (HRSG.)

Anthroposophische Pharmazie

Für Ärzte & Pharmazeuten

Grundlagen, Herstellprozesse, Arzneimittel

„Das vorliegende Lehrbuch ‚Anthroposophische Pharmazie' ist ein erster, aus meiner Sicht sehr gut gelungener Ansatz, vielschichtige Aspekte strukturiert zusammenzuführen. Denjenigen, die mit der Entwicklung, Zusammensetzung und Herstellung, aber auch der Zulassung von anthroposophischen Arzneimitteln befasst sind, sowie natürlich allen anderen an der Thematik Interessierten werden hier Zusatzinformationen an die Hand gegeben, die in klassischen pharmazeutischen Lehrbüchern und den gültigen Arzneibüchern nicht zu finden sind."

PROF. DR. ROLF DANIELS,
Lehrstuhl für Pharmazeutische Technologie,
Eberhard Karls Universität Tübingen

Herausgeber: Prof. Dr. Ulrich Meyer, Apotheker, Salumed Verlag; Dr. Peter A. Pedersen, Apotheker

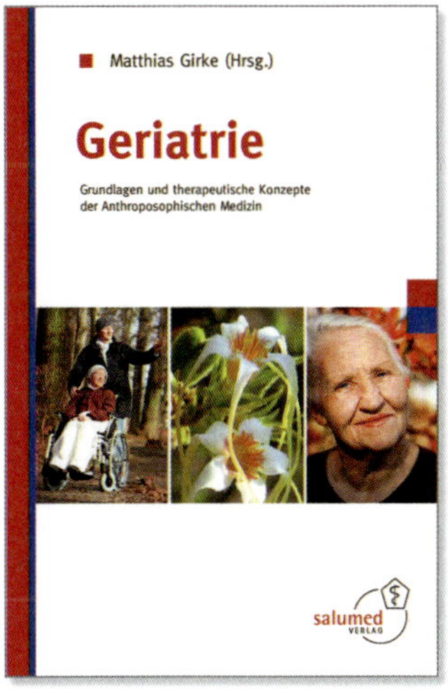

664 Seiten · gebunden · 98 €
ISBN: 978-3-9815535-2-9

MATTHIAS GIRKE (HRSG.)

Geriatrie

Grundlagen und therapeutische Konzepte der Anthroposophischen Medizin

Das Buch erläutert umfassend die Therapie wichtiger Krankheitsbilder, Aspekte der anthroposophischen Krankenpflege sowie Physio- und künstlerische Therapien: Arthrose, Augenheilkunde, Demenz, Dermatologie, Diabetologie, Ernährung, Gastroenterologie, Gesangstherapie, Glaukom, Heileurythmie, HNO-Heilkunde, Hypertonie, Inkontinenz, Kardiologie, Kunsttherapie, Mammakarzinom, Onkologie, Orthopädie, Osteoporose, Palliativpflege, Physiotherapie, Pneumologie, Prostatahyperplasie, Prostatakarzinom, Schlafstörungen, Schwindel, Sprachgestaltung, Tinnitus, Urologie, Zahnheilkunde.

Herausgeber: Dr. med. Matthias Girke, Internist, Gemeinschaftskrankenhaus Havelhöhe, Berlin / Leitung der Medizinischen Sektion am Goetheanum, Dornach (Schweiz)

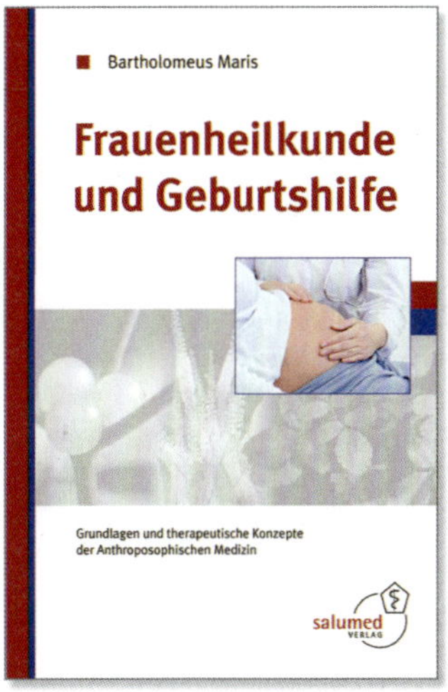

264 Seiten · gebunden · 48 €
ISBN: 978-3-928914-26-0

BARTHOLOMEUS MARIS

Frauenheilkunde und Geburtshilfe

Grundlagen und therapeutische Konzepte der Anthroposophischen Medizin

Dieses Fachbuch vermittelt die grundlegenden Zusammenhänge der Frauenheilkunde und Geburtshilfe und gibt mit konkreten Therapieempfehlungen Antworten auf Fragen aus der täglichen Praxis. Aufbauend auf dem anthroposophischen Menschenbild wendet es sich generellen Themen wie dem weiblichen Zyklus, dem Klimakterium sowie Sexualität, Verhütung, Schwangerschaft und Geburt genauso zu wie einzelnen Krankheitsbildern, etwa der Endometriose, dem polyzystischen Ovarialsyndrom oder dem Lichen sclerosus.

Autor: Dr. med. Bartholomeus Maris, niedergelassener Arzt für Frauenheilkunde und Anthroposophische Medizin (GAÄD)

℅ Gemeinschaftskrankenhaus Havelhöhe
Kladower Damm 221 · 14089 Berlin
Tel. +49(0)30/364 313 85 · Fax +49(0)30/364 325 89

salumed VERLAG

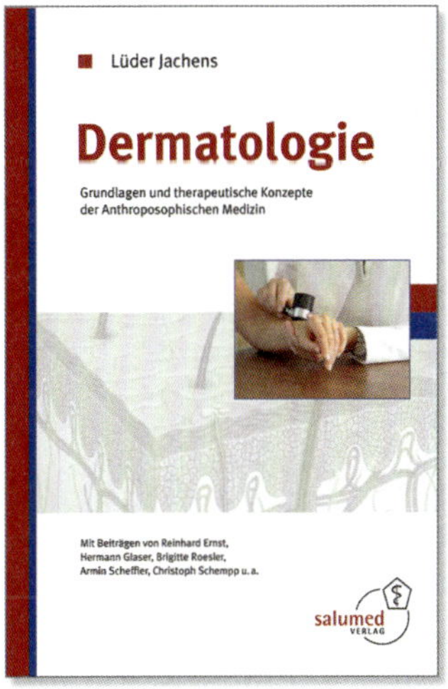

528 Seiten · gebunden · 78 €
ISBN: 978-3-928914-28-4

L Ü D E R   J A C H E N S

Dermatologie

Grundlagen und therapeutische Konzepte der Anthroposophischen Medizin

Die Phänomene der gesunden und kranken Haut beleuchtet dieses Fachbuch der Dermatologie. Als Praxis- und Lehrbuch ermöglicht es einen schnellen Zugriff auf Therapieangebote sowie vertiefendes Grundlagenwissen. Sowohl für die Anamnese als auch für die Therapie bietet das Buch konkrete Informationen in Verbindung von konventionellen und komplementärmedizinischen Ansätzen. Das Buch präsentiert zentrale Themen der dermatologischen Praxis aus anthroposophisch-menschenkundlicher Sicht. Daneben werden Charakter und Wirkung dermatologischer Heilmittel der Anthroposophischen Medizin erläutert.

Autor: Dr. med. Lüder Jachens, niedergelassener Arzt für Haut- und Geschlechtskrankheiten, Allergologie, Naturheilverfahren und Anthroposophische Medizin (GAÄD)

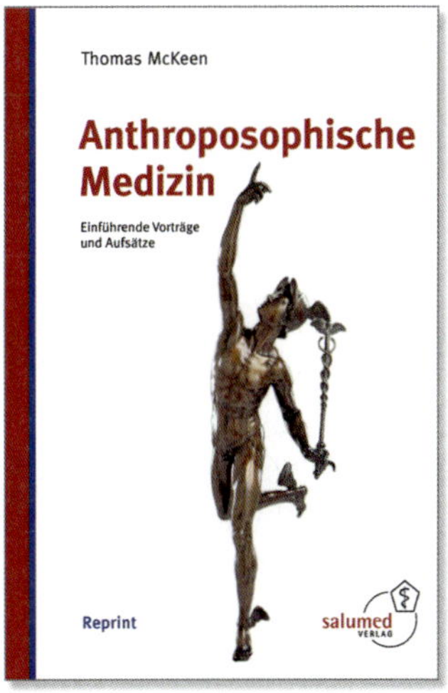

296 Seiten · gebunden · 48 €
ISBN: 978-3-9815535-9-8

T H O M A S   M C K E E N

Anthroposophische Medizin

Einführende Vorträge und Aufsätze

Thomas McKeen (1953–1993) inspirierte als Leiter des von ihm gegründeten Anthroposophischen Ärzteseminars an der Filderklinik (heute Eugen-Kolisko-Akademie) in den 1980er-Jahren eine ganze Generation von Medizinern. Seine gut verständlichen Vorträge und Aufsätze sind bis heute spannend zu lesen. Sie eröffnen einen ersten, unkomplizierten Zugang zur anthroposophischen Medizin und Menschenkunde. Der Reprint ist für Ärzte, Pharmazeuten, Therapeuten und Pflegende gleichermaßen eine anregende Lektüre.

Autor: Thomas McKeen (1953–1993), Arzt

c/o Gemeinschaftskrankenhaus Havelhöhe
Kladower Damm 221 · 14089 Berlin
Tel. +49(0)30/364 313 85 · Fax +49(0)30/364 325 89

salumed VERLAG